区域临床检验与病理规范教程
内分泌与代谢系统疾病

总主编　郑铁生

主　审　张忠辉

主　编　府伟灵　梁自文

副主编　黄君富　阎晓初　钱士匀　杨　军

U0207843

人民卫生出版社
PEOPLE'S MEDICAL PUBLISHING HOUSE
·北　京·

图书在版编目（CIP）数据

内分泌与代谢系统疾病 / 府伟灵，梁自文主编. —
北京：人民卫生出版社，2021.1
区域临床检验与病理规范教程
ISBN 978-7-117-30430-6

Ⅰ. ①内… Ⅱ. ①府…②梁… Ⅲ. ①内分泌病－诊疗－医学院校－教材②代谢病－诊疗－医学院校－教材
Ⅳ. ①R58

中国版本图书馆 CIP 数据核字（2020）第 165170 号

人卫智网	www.ipmph.com	医学教育、学术、考试、健康，购书智慧智能综合服务平台
人卫官网	www.pmph.com	人卫官方资讯发布平台

区域临床检验与病理规范教程
内分泌与代谢系统疾病
Quyu Linchuang Jianyan yu Bingli Guifanjiaocheng
Neifenmi yu Daixiexitong Jibing

主　　编：府伟灵　梁自文
出版发行：人民卫生出版社（中继线 010-59780011）
地　　址：北京市朝阳区潘家园南里 19 号
邮　　编：100021
E - mail：pmph @ pmph.com
购书热线：010-59787592　010-59787584　010-65264830
印　　刷：三河市宏达印刷有限公司（胜利）
经　　销：新华书店
开　　本：850×1168　1/16　　印张：19　　插页：2
字　　数：562 千字
版　　次：2021 年 1 月第 1 版
印　　次：2021 年 3 月第 1 次印刷
标准书号：ISBN 978-7-117-30430-6
定　　价：65.00 元

打击盗版举报电话：010-59787491　E-mail：WQ @ pmph.com
质量问题联系电话：010-59787234　E-mail：zhiliang @ pmph.com

编者（以姓氏笔画为序）

丁海涛　内蒙古自治区人民医院

马越云　中国人民解放军空军特色医学中心

王　晨　山西医科大学第二医院

王欣茹　中国人民解放军火箭军特色医学中心

龙　健　重庆医科大学附属第一医院

叶迎春　武汉大学人民医院

代　喆　武汉大学中南医院

巩　丽　空军军医大学第二附属医院

成元华　贵州医科大学附属医院

吕怀盛　宁夏医科大学总医院肿瘤医院

刘　煜　南京医科大学附属逸夫医院

许华斌　皖西卫生职业学院附属医院

李云慧　中国人民解放军北部战区总医院

杨　军　西安交通大学第二附属医院

杨　莹　云南省第二人民医院

肖德胜　中南大学湘雅医院

吴　峰　陆军军医大学第一附属医院

邹国英　湖南省脑科医院

张　华　贵州省人民医院

张秀明　深圳市罗湖医院集团

张忠辉　陆军军医大学第一附属医院

张建波　河南省肿瘤医院

阿祥仁　青海省人民医院

陈　刘　陆军军医大学第一附属医院

武晓泓　浙江省人民医院

周丽娜　陆军军医大学第一附属医院

府伟灵　陆军军医大学第一附属医院

段　勇　昆明医科大学第一附属医院

宫惠琳　西安交通大学第一附属医院

钱士匀　海南医学院

徐秀芬　宁波鄞州中医院

高　凌　武汉大学人民医院

黄君富　陆军军医大学第一附属医院

阎晓初　陆军军医大学第一附属医院

梁自文　陆军军医大学第一附属医院

谢小兵　湖南中医药大学第一附属医院

鞠海兵　中国人民解放军联勤保障部队第920医院

学术秘书

陈　刘（兼）

区域临床检验与病理规范教程系列教材
出版说明

近年来,国务院和国家卫生健康委员会陆续发布了《关于促进健康服务业发展的若干意见》《关于推进分级诊疗制度建设的指导意见》《关于印发医学检验实验室基本标准和管理规范(试行)的通知》和《关于推进医疗联合体建设和发展的指导意见》等一系列相关文件,在国家层面上给未来的医疗服务模式和要求提供了指导意见。这一重要举措,不仅能促进区域内医学检验检查质量的提升,为医学诊断提供更加科学的依据,还能方便广大群众享受高质量的医疗服务,切实帮助减轻就医负担,有效缓解看病难、看病贵的问题。

显然,目前医改的重点还是强基层,最近五年,每年都有 50 个以上的政策文件涉及基层医疗。而在众多的文件中,对基层影响最大的是分级诊疗制度。包括家庭医生签约制度和医联体制度是推进分级诊疗的重要"抓手",在这些政策的叠加下,基层医疗发展进入了新阶段。到 2020 年,家庭医生签约要全覆盖,医保支付方式改革全覆盖,医联体建设也要覆盖到所有公立医院。

为了实现患者能在区域(县域)内自由流动,首先要解决的就是资源共享问题。基层医院的医学检验能力薄弱,病理检查基本上是"空白",不能满足患者的需求,所以指导意见中提出要建立医学检验检查中心,为医联体内各医疗机构提供一体化服务。实现医联体内服务供给一体化、医疗质量质控同质化和检验检查结果互认,已成为每个医联体的硬性任务。检验、病理等资源从科室变为独立医疗机构,已经不是未来而是正在发生的事情。成立独立医疗机构主要靠两种途径:一种是医联体内将检验、病理等资源整合对外开放;一种是将社会资本融入自己开办的医学检验中心。这是医疗改革发展的大趋势。

目前,我国在医学检验与病理检查项目中,95% 的项目仍在医院检验科和病理科完成,仅有 5% 左右的项目由第三方独立机构承接。在美国和日本等国家,独立实验室已经占据医学检验检查市场的 1/3 以上。所以,我国检验与病理的发展从科室逐步转移到独立检验检查中心,还有很大的调整空间,也是医联体建设的需求。我国的独立医疗机构在检验与病理服务方面还存在严重不足,也是制约其发展的重要因素:①人力资源不足。全国大部分基层医疗机构缺乏具备专业水平的检验与病理的技术和管理人才,这已成为制约全民健康覆盖中的关键问题。②教育及培训不足。医学是门不断发展的学科,相关专业的继续教育十分重要。在检验与病理方面,我国在继续教育及能力提升方面均需加强。③基础设施不足。如专业的实验室设备及相关技术支持,以及供应链、信息系统、相关质控措施的整合等。④相关质量及能力认可不足。检验与病理高度专业化,因此需要依据一定的标准进行管理以确保其检测结果的可靠性。

检验与病理在疾病检出、确诊、治疗、预后及疾病管理等方面的关键作用及核心价值已不言而喻。为有效解决以上问题,我们自 2016 年 10 月开始进行调研与策划,并于 2017 年 2 月在宁波召开了专家论证会。会议认为，组织国内临床、检验、病理专家共同编写一套区域临床检验与病理规范教程系列培训教材，用于临床医生、检验检查人员的规范化培训，全面提升基层诊疗水平，对深化医药卫生体制改革，实施健康中国战略；对建立科学合理的分级诊疗制度，助力社会办医健康发展；对提高基层医疗卫生水平，促进临床、检验、病理等学科融合发展，都具有深远的历史意义和现实指导意义。

为编好这套培训规范教材，我们专门成立了评审专家委员会，遴选确定了总主编，召开了主编人会议。确定本系列教材共分为三个板块：①《区域临床检验与病理规范教程　机构与运行》主要讨论区域临床检验与病理诊断机构的建设与运行管理，包括相关政策、法规的解读，机构的规划、建设及其运行中的科学管理等。②《区域临床检验与病理规范教程　实验室标准化管理》主要讨论实验室的建设与标准化管理的各项要求，为机构中实验室的建设与管理提供标准、规范。③第三板块共有10本教材，均以疾病系统命名，重点是评价各检验与病理检查项目在临床疾病中的应用价值，指导临床医生理解和筛选应用检验与病理的检查指标，以减少重复性检查，全面降低医疗费用，同时检验与病理专业人员也可以从中了解临床对检查指标的实际需求。

本套教材的编写，除坚持"三基、五性、三特定"外，更注重整套教材系统的科学性和学科的衔接性，注重学科的融合性和创新性。特点是：①与一般教科书不同，本套教材更强调临床指导和培训功能；②参加编写的作者来自170多家高校、医疗单位以及相关企业，包括临床医学、检验医学、病理诊断等专家教授280余人，具有较高的权威性、代表性和广泛性；③所有参编人员都具有较高的综合素质，大家协同编写、融合创新，力图做到人员融合、内容融合、检验与病理融合，临床与检验和病理融合；④本套教材既可作为培训教材，又可作为参考书，助力提高基层医疗水平，促进临床、检验、病理等学科融合发展。

编写本套高质量的教材，得到了相关专家的精心指导，以及全国有关院校、医疗机构领导和编者的大力支持，在此一并表示衷心感谢。希望本套教材的出版，能受到全国独立医疗机构、基层医务工作者和住院医师规范化培训生的欢迎，对提高医疗水平、助力国家分级诊疗政策和推进社会办医健康发展作出积极贡献。

由于编写如此庞大的"融合"教材尚属首次，编者对"融合"的理解存在差异，难免有疏漏和不足，恳请读者、专家提出宝贵意见，以便下一版修订完善。

区域临床检验与病理规范教程系列教材

目　录

总主编：郑铁生　　总秘书：尚冬燕

区域临床检验与病理规范教程系列教材

评审专家委员会

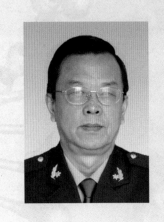

　　张忠辉，硕士研究生导师、教授、主任医师。1968年毕业于第七军医大学（现陆军军医大学）。1987年起先后担任第三军医大学（现陆军军医大学）第一附属医院医教部主任、业务副院长、院长兼党委书记。1999年经中国人民解放军总政治部、总后勤部推荐出任国家卫生部保健局局长、北京医院院长兼党委书记、中央保健委员会委员兼办公室主任、中央保健委员会专家组成员；历时6年为中央高级干部的保健作出了积极有益的贡献。曾任全国政协第十届委员、原卫生部高级专业技术资格评审委员会副主任委员、军队老年医学会顾问。培养研究生11名，发表论文128篇，参编专著5部，获军队科技进步奖3项，牵头主持国家科技部"十一五攻关课题"等5项。先后担任中华医学会内分泌学分会第五届委员；中华医学会老年医学分会、中国医师协会、中华医院管理学会常务理事；卫生部国际交流与合作中心理事会理事，中国人民对外友好协会理事，中华医院管理学会医院权益维护顾问，中华医学会医疗事故技术鉴定专家组成员；北京医院协会副会长；重庆市中西医结合学会糖尿病专业委员会主任委员。曾任职专业期刊《保健医苑》名誉主编、《中华老年医学杂志》第五届编委会副总编、《中国临床保健杂志》编委会主任以及其他20余家期刊编委。

主编简介

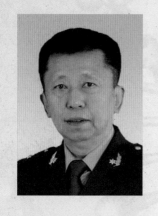

府伟灵，博士研究生导师、教授、主任医师。现任陆军军医大学第一附属医院检验科、全军检验专科中心名誉主任，国家 973 计划项目首席科学家，现任中国医师学会检验医师分会副会长、中华医学会检验医学分会副主任委员，全军检验医学专业委员会主任委员，中国研究型医院学会检验医学专业委员会主任委员等 20 余项重要学术职务。主要从事太赫兹 / 拉曼无标记检测技术、医院感染防治、战创伤感染的防治研究工作。先后主持国家 973 和 863 计划项目、国家自然科学基金重点项目、军队后勤重大项目等 30 余项，以第一作者或通讯作者发表国内外论文 500 余篇（其中 SCI 论文 100 余篇），以第一完成人获国家科学技术进步奖、中华医学奖、军队科学技术进步奖等 15 项国家及省部级科学技术成果奖，获得国际、国家发明专利 40 余项。主编或参编教材、专著 20 余部。2015 年中央军委主席习近平签署通令记三等功。

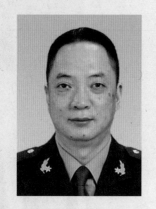

梁自文，硕士研究生导师、教授、主任医师，美国耶鲁大学高级访问学者。现任重庆市医学会骨质疏松及骨矿盐疾病专业委员会副主任委员，四川省西部精神医学协会内分泌暨糖尿病专委会糖尿病周围血管病变暨足病学组常务委员。重庆医院协会内分泌管理专业委员会副主任委员。

从事内分泌与代谢病学医教研工作 32 年，具有丰富的临床经验，主持国家自然科学基金项目 4 项、军队和省部级课题 6 项，以第一、通讯作者发表 SCI 论文 30 篇、核心期刊论文 48 篇，参编《实用糖尿病学》、卫生部"十一五"规划教材《内科学与野战内科学》，获得军队医疗成果二等奖 1 项，军队科技进步三等奖 2 项。

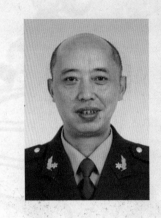

黄君富，硕士研究生导师、教授、主任技师。长期从事检验医学的方法学研究及检验新技术的临床应用研究工作，现任中国医促会临床检验医学分会秘书长、重庆市医学会检验专业委员会秘书长、重庆中西医结合学会检验医学专业委员会副主任委员，《中国检验医学与临床》副主编、《国际检验医学杂志》常务编委。先后主持国家自然科学基金2项、863计划课题1项、国家支撑计划课题1项。获中国预防医学科技技术奖一等奖1项、军队科技进步三等奖2项；国家发明专利授权4项；发表论文70余篇，其中SCI收录期刊论文25篇；主编专著1部，参编教材3部，参编专著4部。

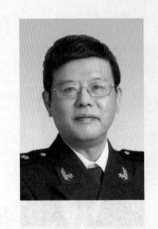

阎晓初，教授、主任医师。从事临床病理诊断与教学工作至今35年，临床经验丰富，擅长软组织肿瘤病理诊断；主持并完成国家、省部级科研课题与教育项目10余项；作为第一或通讯作者发表论文60余篇，其中SCI收录15篇。现任中华医学会病理学分会委员，重庆市医学会病理学专委会主任委员，中国抗癌协会肿瘤病理专委会常委，中华医学会病理学分会骨与软组织疾病学组副组长，中国医疗器械行业协会病理学专业委员会常务副主任委员，中国医疗保健国际交流促进会病理学分会副主任委员，重庆抗癌协会理事等学术任职。任《中华病理学杂志》《中华消化外科杂志》《中华乳腺病杂志》编委，《临床与实验病理学杂志》《诊断病理学杂志》常务编委。

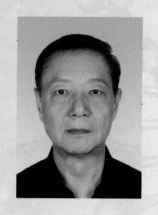

钱士匀，硕士研究生导师、教授。现任全国高等院校医学检验专业校际协作理事会副理事长、海南省生物化学与分子生物学学会理事长、中国生物化学与分子生物学学会脂质与脂蛋白专业委员会常务委员、海南医学院医学检验技术专业负责人、海南省优秀教学团队责任人。

研究方向为临床遗传性疾病基因诊断实验研究、脂蛋白代谢紊乱与心脑血管疾病关系研究，擅长实验室精细管理与生化实验数据结果分析诊断。承担国家自然科学基金及海南省重点科学技术研究项目3项。获省部级科技进步二等奖2项、海南省教学成果二等奖2项、各级期刊发表论文20余篇（含SCI）。主编国家级规划教材和专著10本。

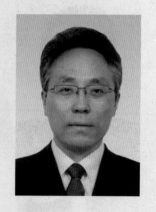

杨军，博士研究生导师、主任医师，九三学社社员，西安交通大学第二附属医院病理科主任。三秦人才津贴、教育部新世纪优秀人才、第五届陕西省青年科技奖获得者。兼任中国医药生物技术协会组织生物样本库分会委员，陕西省抗癌协会理事、陕西省抗癌协会肿瘤组织生物样本库分会副主任委员、陕西省抗癌协会分子病理专业委员会副主任委员、陕西省抗癌协会临床病理委员会常务委员，陕西省医师协会病理科医师分会副会长，陕西省国际医学交流促进会病理专业委员会副主任委员，陕西省医学会病理学分会常委，南方医科大学学报特约编委。

主要从事临床病理诊断工作和肿瘤免疫、分子诊断及转化医学研究工作。先后承担国家自然科学基金2项、省部级基金4项，参与国家自然科学基金10项。共获国家专利15项（转化2项），发表论文90余篇。

前　言

　　《区域临床检验与病理规范教程　内分泌与代谢系统疾病》教材是一本以内分泌与代谢系统疾病为主要阐述对象，融合临床医学实践、检验和病理诊断等知识，帮助基层临床、检验和病理等相关专业医师在疾病诊疗中规范运用实验室手段，提高疾病诊疗效果的培训教材。

　　本教材共分 26 章，以内分泌与代谢系统疾病中的常见病、多发病为主，在简要介绍疾病的概述、临床表现、病因与发病机制、诊断与鉴别诊断的基础上，重点阐述检验与病理相关检查指标或项目在疾病诊断、病情观察、疗效监测、预后判断、风险评估以及疾病预防等方面的实际应用价值，以帮助临床医师合理应用和正确理解检验与病理有关项目及结果；同时本书也有利于检验与病理专业医师巩固临床知识，了解临床需求，充分发挥实验室对临床诊疗的支持与促进作用。部分章节还增加了临床病例分析，以加深读者对内分泌系统与代谢性疾病实验室检查项目实际应用的理解和体会。

　　本教材主要供给"区域医联体"或"医联体"下属的"区域检验中心"医务人员，作为提高基层在职人员诊疗水平的培训教材，也可作为临床医生在疾病诊疗中的参考书，还可为临床检验医师和病理检测人员提供学习参考。

　　本教材在编写过程中，除遵循教材的基本要求外，在内容、编排和体例格式等方面都做了许多新的尝试，采用临床、检验和病理的专家协同编写，再通过互审、责任副主编初审把关的方法反复修订，最后由主审和主编审定，创新性地完成了本书的编写工作，积累了丰富的编写经验。本教材在编写过程中得到了各位编者所在单位的大力支持，在此谨表诚挚谢意。对主审专家张忠辉教授悉心为每一章审稿和指导表示衷心的感谢，也真诚感谢秘书陈刘的辛勤劳动！

　　但由于本书的编写尚属首次，囿于编者经验的缺乏以及临床、检验、病理各专业深度融合的难度，难免存在一些不足，希望广大专家与读者不吝指正，以便再版时修正。

府伟灵　梁自文

2020 年 7 月

目　录

第一章

内分泌系统疾病

第一节 概　述

内分泌系统是由内分泌腺及存在于某些脏器中的内分泌组织和细胞所组成的一个体液调节系统，其主要功能是在神经系统支配下和物质代谢反馈基础上释放激素，调节人体的生长、发育、生殖、代谢、运动、病态、衰老等生命现象，维持人体内环境的相对稳定。内分泌系统疾病的发生，是由于内分泌腺及组织发生病理改变所致，还有许多疾病通过代谢紊乱也可引起内分泌系统结构和功能的改变。人体主要的内分泌腺包括下丘脑、垂体、甲状腺、甲状旁腺、肾上腺、胰岛、性腺及其他。

内分泌系统疾病是指内分泌腺或内分泌组织本身的分泌功能和/或结构异常时发生的综合征。

一、内分泌系统疾病分类

根据不同的分类依据，内分泌系统疾病可有多种分类。

（一）按内分泌腺的功能分类

1. 功能亢进　常伴腺体增生、腺瘤（癌）分泌激素过多而引起的临床综合征，如原发性醛固酮增多症、甲状旁腺功能亢进等。

2. 功能减退　由于内分泌腺受多种原因的破坏，如先天发育异常、遗传、酶系缺陷、炎症、肿瘤浸润压迫、供血不足、组织坏死、变性、纤维化或自身免疫、药物影响、手术切除和放射治疗等引起的激素合成和分泌过少而发生的临床综合征，如垂体前叶功能减退、慢性肾上腺皮质功能减退等。

3. 功能正常但腺体组织结构异常　如单纯性甲状腺肿和甲状腺癌等，其功能正常，但有组织结构的病理改变。

（二）按内分泌组织疾病分类

1. 胃肠胰内分泌病　包括胰升糖素瘤、胰岛素瘤、胃泌素瘤、舒血管肠肽瘤（胰霍乱瘤，又称水泻、低钾、低胃酸综合征）、生长抑素瘤、类癌与类癌综合征等，并有胰岛素相对和绝对缺乏的糖尿病。

2. 肾脏内分泌病　如肾素瘤（球旁细胞瘤）和巴特氏综合征等。

（三）按不同的发病机制，包括激素的分泌异常、前激素转换异常、靶细胞对激素的反应异常、内分泌腺体异常等，内分泌系统疾病可分为

1. 激素缺乏性疾病

（1）内分泌腺体功能减退：可因外伤，肿瘤性破坏、感染、出血、自身免疫性损害等所致，即原发性内分泌腺功能减退；下丘脑或垂体激素缺乏，表现为靶器官（如甲状腺、肾上腺皮质、性腺）的功能低下，即继发性内分泌腺功能减退。先天性内分泌腺体的功能低下经常为激素合成障碍，偶为合成的激素结构异常，缺乏生物活性，如一种罕见的糖尿病，血中胰岛素水平高于正常，但其氨基酸排列紊乱，没有生物活性。

（2）继发于腺体外因素所致的激素缺乏：如前激素向激素转变障碍，加快激素降解、出现拮抗性物质（如相应抗体）等。

（3）激素的反应低下：在一部分内分泌腺体功能减退者中，血激素水平正常，甚至偏高。这可能

是由于出现抗受体抗体,封闭了受体,降低了激素与受体结合的机会;也可能是因受体结构异常或数量减少所致,如假性甲状旁腺功能减退症,血浆甲状旁腺激素显著增高,但临床甲状旁腺功能明显低下,在肾病时可能对后叶加压素不敏感,肝病时对胰高血糖素不敏感等。

2. 激素过多综合征

(1)内分泌腺体功能过高:主要是由各种原因所致的腺体增生或功能性腺瘤的产生。功能性腺瘤均分化较好,腺体增生多因上一级腺体功能亢进所致,即所谓继发性内分泌激素过多症。

(2)产生异位激素的肿瘤:由于肿瘤细胞能功能自主性地分泌激素或有激素活性的类似化合物,从而引起相应的临床表现,可以由单基因(促肾上腺皮质激素,生长激素、泌乳素、甲状旁腺激素、降钙素、胃泌素、红细胞生成素等)和双基因(如绒毛膜促性腺激素、促黄体生成素、促卵泡刺激素等)异常所致。虽然多种外胚叶肿瘤细胞可以产生此类异常生物活性物质,但主要是有摄取胺前体和脱羧作用的细胞,多见于肺燕麦细胞癌、类癌、胸腺瘤等。

(3)医源性:在用激素或其衍生物以超过生理剂量治疗疾病时可以导致医源性激素过多综合征。

(4)靶组织敏感性高:较少见,如甲状腺功能亢进症者,其某些组织的儿茶酚胺受体敏感性增高。

(5)自身免疫性疾病:一些自身免疫性抗体与受体结合,有类似激素的作用。最常见的如弥漫性甲状腺肿(Graves 病)中刺激性抗体可以引起甲状腺功能亢进症;较少见的有胰岛素受体抗体,可以出现类似胰岛素过多的临床表现。

(6)继发于全身性疾病的激素高分泌状态:系正常的内分泌腺体受过量的生理性或病理性刺激所致。如伴腹腔积液的肝硬化,充血性心力衰竭及肾病综合征时的醛固酮增多,尿毒症时的甲状旁腺激素增多等。

3. 内分泌腺体综合征 Schmidt 综合征系 2 个或 2 个以上腺体由于免疫功能缺陷同时发生功能减退的疾病,可以包括胰岛、甲状腺、肾上腺、甲状旁腺和性腺。由于增生、腺瘤、腺癌所致多个内分泌腺功能亢进者称为多发性内分泌腺瘤病(multiple endocrine neoplasia syndrome,MENS),一般分为 3型:MEN I 型(Wermer 综合征),包括甲状旁腺、胰岛、垂体、肾上腺皮质和甲状腺功能亢进。MEN II型(Sipple 综合征),包括嗜铬细胞瘤(可能为双侧和肾上腺外分布)、甲状腺髓样癌和甲状旁腺增生。MEN III 型,包括甲状腺髓样癌、嗜铬细胞瘤和神经瘤等。这 3 型疾病多有家族史,病因机制不明。

4. 不伴有激素紊乱的内分泌腺体疾病 包括非功能性肿瘤、癌、囊肿、炎症等。

二、内分泌系统常见疾病及其症状

(一)垂体功能减退症

系垂体激素缺乏所致的综合征,可以是单个激素减少:如生长激素(growth hormone,GH)、促性腺激素缺乏;或多种激素同时缺乏:如促性腺激素、促甲状腺激素(thyroid stimulating hormone,TSH)、促肾上腺皮质激素(adrenocorticotropic hormone,ACTH)等。常表现毛发脱落,尤以腋毛、阴毛为明显,眉毛稀少或脱落。男性睾丸松软缩小,阳痿,胡须稀少,性欲减退或消失;女性乳腺萎缩,长期闭经,不育。

(二)甲状腺疾病

1. 单纯性甲状腺肿 是因缺碘、先天性甲状腺激素(thyroid hormone,TH)合成障碍或致甲状腺肿等多种原因引起的非炎症性或非肿瘤性甲状腺肿大,不伴甲状腺功能减退或亢进表现。

2. 甲状腺功能亢进症 简称甲亢,是指由多种病因导致甲状腺功能增强,从而分泌甲状腺激素过多所致的临床综合征。临床主要表现为甲状腺肿大、突眼、基础代谢增加和自主神经系统功能失常。

3. 甲状腺功能减退症 简称甲减,是由多种原因引起的甲状腺激素合成减少、分泌生物效应不足所致的一组内分泌疾病。患者常诉畏寒,皮肤干燥而粗糙,较苍白,少光泽、少弹性、少汗等。

(三)肾上腺皮质疾病

1. 库欣综合征 是由多种原因引起肾上腺分泌过量的糖皮质激素(主要是皮质醇)所致。主要临床表现有满月脸、多血质、向心性肥胖、皮肤紫纹、痤疮、糖尿病倾向、高血压、骨质疏松、对感染抵抗力降低等。

2. 慢性肾上腺皮质功能减退症　分原发性和继发性两种：原发性者又称 Addison 病，是双侧肾上腺因自身免疫、结核、真菌等感染或肿瘤、白血病等原因导致绝大部分被破坏从而引起肾上腺皮质激素分泌不足所致。继发性者为下丘脑 - 垂体病变引起促肾上腺皮质激素不足所致。患者常极度疲乏，体力减退，有时厌食、恶心、呕吐、体重减轻、脉搏细弱、血压低。重症病例有低血糖症发作，对外源性胰岛素敏感性增加。继发性患者肤色常变浅，是由促肾上腺皮质激素 - 促脂素（ACTH-β-LPH）中黑色素细胞刺激素（MSH）减少所致，与原发性肾上腺皮质功能减退症的皮肤色素沉着加深相反。

（四）嗜铬细胞瘤

起源于肾上腺髓质、交感神经节或其他部位的嗜铬组织，这种瘤组织持续或间断的释放大量儿茶酚胺，引起持续性或阵发性高血压和多个器官功能及代谢紊乱。临床上常呈阵发性或持续性高血压、头痛、多汗、心悸及代谢紊乱综合征。

第二节　内分泌系统疾病临床检验诊断

一、实验室检查

（一）代谢紊乱依据

各种激素可以影响不同的物质代谢，包括糖、脂质、蛋白质、电解质和酸碱平衡，可测定基础状态下有关血糖、血脂、钠、钾、钙、磷、碳酸氢根等。

（二）激素分泌情况

可对空腹血中激素和 24h 尿中激素及其代谢产物进行测定（如 GH、PRL、ACTH、TSH、LH、FSH、总 T_3、总 T_4、游离 T_3、游离 T_4、皮质醇、睾酮、雌二醇、黄体酮、甲状旁腺素、胰岛素、C 肽、醛固酮、儿茶酚胺等）。由于激素呈脉冲性分泌，尤其是促性腺激素和性腺激素，最好相隔 15～30min 抽一次血，共 3 次并等量混合后，测定其值。测定 24h 尿游离皮质醇、17 酮类固醇、醛固酮、香草基杏仁酸等，应同时测定肌酐量，使测定结果具有可比性。

（三）动态功能测定

1. 兴奋试验　多适用于激素分泌功能减退的情况，可估计激素的贮备功能。应用促激素试验探测靶腺的反应，如 ACTH、TSH、HCG、促甲状腺素释放激素（thyrotropin-releasing hormone，TRH）兴奋试验、胰岛素低血糖兴奋试验、胰升糖素兴奋试验、左旋多巴、精氨酸兴奋试验等。

2. 抑制试验　多适用于激素分泌功能亢进的情况。观察其正常反馈调节是否消失，有无自主性激素分泌过多，是否有功能性肿瘤存在，如地塞米松抑制试验。葡萄糖耐量试验既可作为兴奋试验（胰岛素、C 肽）又可作为抑制试验（GH）。可乐定抑制试验可观察儿茶酚胺的分泌情况。

（四）自身抗体检测

如甲状腺球蛋白抗体（thyroglobulin antibody，TgAb）、甲状腺过氧化物酶抗体（thyroid peroxidase antibody，TPOAb）是甲状腺微粒体抗体（thyroid microsomal antibody，TMAb）的主要成分、促甲状腺激素受体抗体（TSH receptor antibody，TRAb）、胰岛素自身抗体（insulin autoantibody，IAA）、胰岛细胞抗体（islet cell antibody，ICA）、谷氨酸脱羧酶抗体（glutamic acid decarboxylase antibody，GADA）等。抗体测定有助于明确内分泌疾病的性质以及自身免疫病的发病机制，甚至可作为早期诊断和长期随访的依据。

（五）白细胞染色体检查

检查染色体是否存在畸变、缺失、增多等。

（六）HLA 鉴定

人类白细胞抗原（human leukocyte antigen，HLA）是具有高度多态性的同种异体抗原，是调节人体免疫反应和异体移植作用的最重要的一组基因。

二、影像和病理检查

主要用于定位诊断和病因诊断，现有多种检查方法可以帮助明确病变的性质和部位。并早期发现癌的远位转移灶。

（一）影像学检查

蝶鞍 X 线平片、分层摄影、CT、MRI 属非侵袭性内分泌腺检测法，可鉴定下丘脑 - 垂体疾病、肾上腺肿瘤、胰岛肿瘤等。直径 <3.5cm 者，若不愿探查，可用 CT 随访，较大肿块可在超声引导下进行穿刺活检或作探查手术。

（二）放射性核素检查

甲状腺扫描采用 ^{131}I、肾上腺皮质扫描采用 ^{131}I- 胆固醇、^{131}I 间碘苄胍（^{131}I-mlBG）扫描用于嗜铬细胞瘤的诊断。

（三）超声检查

适用于甲状腺、肾上腺、胰腺、性腺（卵巢和睾丸）等，还可甲状腺造影。

（四）细胞学检查

在 CT/ 超声引导下进行细针穿刺细胞病理活检，其他包括免疫细胞化学技术，精液检查，激素受体检测。

（五）静脉导管检查

选择性静脉导管在不同部位取血测定激素以明确垂体、甲状腺、肾上腺，胰岛病变部位，如下岩窦（左、右）取血测定垂体激素对于判断某侧垂体病变有一定价值。

小　结

内分泌系统是一种整合性的调节机制，通过分泌特殊的化学物质来实现对有机体的控制与调节。同时它与神经系统相辅相成，共同调节机体的生长发育和各种代谢，维持内环境的稳定。任何一种内分泌细胞的功能失常所致的一种激素分泌过多或缺乏，均可引起相应的病理生理变化。完整的内分泌系统疾病诊断应包括病因诊断、病理诊断（定性和定位诊断）和功能诊断。就目前的研究成果和医疗水平，病因诊断较为困难，因不少内分泌病的病因尚不明确或缺少检查手段，应争取及早诊断，以利治疗。

参 考 文 献

[1]　施秉银，陈璐璐. 内分泌与代谢系统疾病. 北京：人民卫生出版社，2015.

[2]　廖二元. 内分泌代谢病学. 3 版. 北京：人民卫生出版社，2012.

[3]　易建玮. 内分泌疾病的 CT 诊断进展. 中国医药指南，2013，11（12）：452-453.

[4]　JHAVERI KS, LAD SV, HAIDER MA. Computed tomogmphic histogram analysis in the diagnosis of lipid-poor adenomas: Comparison to adrenal washout computed tomograph. J Comput Assisted Tomogr, 2007, 22（34）：783-784.

[5]　孙淑娟，康东红. 内分泌疾病药物治疗学. 北京：化学工业出版社，2010.

（阿祥仁　高　凌　吕怀盛　府伟灵）

第二章

催乳素瘤

第一节 概　述

泌乳素瘤(prolactinoma)也称催乳素瘤,是垂体泌乳素细胞瘤分泌过量泌乳素(prolactin, PRL)引起的下丘脑 - 垂体疾病中常见的一种疾病,是功能性垂体瘤中最常见者,占二分之一左右。40%垂体微腺瘤以及40%～70%垂体嫌色细胞大腺瘤是泌乳素瘤,女性多见。典型 PRL 瘤的临床表现有闭经、溢乳、不孕(育)、高泌乳素血症(hyperprolactinemia)及垂体见占位性病变,患者均有血清 PRL 增高。PRL 瘤多见于20～40岁,女性显著多于男性,女性患者中,微腺瘤占三分之二,大腺瘤为三分之一,但绝经以后女性患者以大腺瘤为主,男性患者几乎都是大腺瘤,长期药物治疗者 PRL 瘤可明显钙化。PRL 瘤大小与 PRL 水平相关,通常肿瘤越大,PRL 水平越高。PRL 水平仅中度增高的垂体瘤(50～100mg/ml)可能为多形性腺瘤。

一、病因与发病机制

泌乳素瘤是常见的下丘脑 - 垂体疾病,由垂体泌乳素细胞瘤分泌过量泌乳素所致,明确的发病机制不详,一方面可能与下丘脑调节垂体 PRL 细胞方面的功能紊乱有关,另一方面也可能与垂体 PRL 分泌细胞原发性内在缺陷有关。

PRL 瘤的发病机制曾有过几种假说。以往认为长期服用雌激素可能是 PRL 瘤形成的原因,但大规模研究表明口服避孕药,尤其是低剂量的雌激素和 PRL 瘤的形成并无联系。

现认为垂体的自身缺陷是 PRL 瘤形成的起始原因,下丘脑调节功能紊乱仅起着允许和促进作用。用分子生物学技术在人类腺垂体肿瘤中找到一些候选基因,其中与 PRL 瘤有关的肿瘤激活基因包括肝素结合分泌性转型基因(heparin binding secretory transforming gene, HST)、垂体瘤转型基因(pituitary tumor transforming gene, PTTG)。肿瘤抑制基因有 *CDKN2A* 基因和 *MENI* 基因,后者在家族性多发性内分泌腺瘤综合征 - I 型患者中被发现。由于这些基因的变异,解除了垂体干细胞的生长抑制状态,转化成某种或几种腺垂体细胞,并发生单克隆增殖。在下丘脑激素调节紊乱、腺垂体内局部形成肿瘤,导致某种或几种腺垂体激素自主性合成和分泌。

二、临床表现

(一)女性 PRL 瘤

多为触摸性泌乳,性功能障碍,主诉性欲减退或缺如、性感丧失、性高潮缺如、性交痛等。其他性腺功能减退的症状有经期缩短、经量稀少或过多、月经延迟及不孕。此外,因血清雌二醇降低引起乳腺萎缩,阴毛脱落,外阴萎缩,阴道分泌物减少等症状。女性青少年患者可发生青春期延迟、生长发育迟缓及原发性闭经。

(二)男性 PRL 瘤

主要表现性功能减退的症状,可为完全性或部分性,如程度不等的性欲减退、阳痿,男性不育症及精子数目减少。体格检查可发现患者胡须稀疏,生长缓慢,阴毛稀少,睾丸松软,乳腺发育、溢乳。

男性青少年患者青春期发育及生长发育停止，体态异常和睾丸细小。此外，男性约69%可肥胖。

（三）肿瘤压迫综合征

最常见的局部压迫症状是头痛和视觉异常。头痛的原因多为大腺瘤引起的颅内压增高，可伴恶心、呕吐。垂体肿瘤向上扩展压迫视交叉时，可出现视觉异常症，如视力减退、视物模糊、视野缺损、眼外肌麻痹等。最典型、常见的是由于视交叉受压引起的双颞侧偏盲。压迫部位不同，视野缺损形式也各异。压迫视束时产生同侧偏盲，压迫视神经时出现单眼失明。早期压迫症状不重，但由于营养血管被阻断、部分神经纤维受压出现视力下降及视物模糊。后期眼底检查可见视神经萎缩。肿瘤从蝶鞍向两侧海绵窦方向扩展，可压迫Ⅲ、Ⅳ、Ⅴ、Ⅵ脑神经，并产生眼睑下垂、复视、面部疼痛、眼球运动障碍等相应症状；瘤体偶有向大脑颞叶内侧扩展，引发癫痫。

（四）骨质疏松

PRL瘤患者长期高PRL血症可致骨质疏松，本症有时可为首诊症状。男性患者在纠正高PRL血症及性腺功能恢复正常后，桡骨干骨密度增加而椎骨骨密度无明显改变，PRL水平正常而性腺功能未能恢复者骨密度不增加。

（五）急性垂体卒中

某些生长较快的PRL瘤，也可发生瘤内出血，出现急性垂体卒中，表现为突发剧烈头痛、恶心、呕吐及视力急剧下降等脑神经压迫症状，甚至出现昏迷和眼球突出，需紧急抢救。

三、诊断标准与鉴别诊断

（一）诊断标准

1. 相关症状

（1）闭经：早期可有月经过多或不规则。

（2）溢乳：约占50%女性患者。

（3）两性均可有不孕（育）和不同程度的性功能减退。

（4）垂体瘤占位压迫的临床症状与体征，如头痛，视野缺损和视力减退等。

（5）除外某些药物因素。

2. 辅助检查

（1）血PRL测定：正常人空腹血清PRL小于20μg/L，泌乳素瘤患者血清PRL多大于100μg/L，大于200μg/L几乎可以肯定存在泌乳素瘤。

（2）蝶鞍正侧位X线片、垂体CT或磁共振检查：可证实肿瘤的存在，视野检查可协助诊断。

（3）血清FSH、LH、雌二醇值均可减低。

（4）必要时可作TRH兴奋试验、甲氧氯普胺试验，对诊断泌乳素瘤有一定的参考价值。

（5）作相关检查，以排除原发性甲状腺功能减退和下丘脑、垂体及其他内分泌疾病，除外脑部，乳房疾患。

（二）泌乳素瘤的诊断流程（图2-1）

（三）鉴别诊断

PRL瘤的鉴别诊断主要围绕高PRL血症进行，当血清PRL呈轻至中度升高（未达到200nmol/L）者须与特发性高PRL血症、垂体非PRL瘤、下丘脑肿瘤或鞍区垂体外肿瘤等鉴别。

1. 垂体非PRL瘤　血PRL一般低于200nmol/L，MRI或CT检查可发现腺垂体内有占位病变，向鞍上扩展压迫垂体柄使PRL不能到达腺垂体，腺垂体激素检测发现除PRL增高外，还有另一种激素增高（无功能腺瘤则无），但其他腺垂体激素多减少。用溴隐亭治疗后，PRL降至正常，但垂体瘤的大小很少变化，临床上遇到此种情况要考虑垂体非PRL瘤可能，以无功能性垂体腺瘤和GH瘤常见。

2. 下丘脑肿瘤或鞍区垂体外肿瘤　肿瘤类型众多，其共同点是血清PRL常低于100nmol/L，MRI或CT检查发现垂体内无占位病变，肿块与腺垂体无联系，多靠近垂体柄区域并压迫垂体柄造成门脉

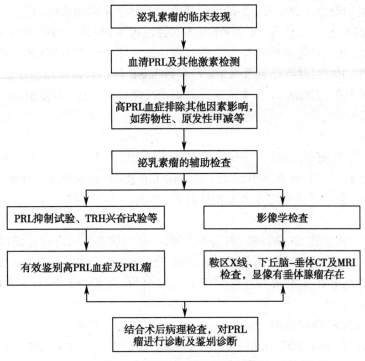

图 2-1 泌乳素瘤的诊断流程图

血流障碍,或者位于下丘脑内干扰多巴胺的合成和分泌。一般患者多有脑神经压迫,颅内压增高及尿崩症等症状,通常下丘脑 - 垂体区 MRI 或高分辨率 CT 检查可与 PRL 瘤鉴别。

3. 原发性甲状腺功能减退症 一般情况下易将其与 PRL 瘤鉴别,在少数情况下不但引起高 PRL 血症,还可导致腺垂体增大,使 MRI 等检查误认为存在垂体腺瘤。近年报道多例原发性甲状腺功能减退患者 MRI 检查显示有垂体肿瘤,实验室检查有高 PRL 血症,尽管临床上甲状腺功能减退症症状不明显,但甲状腺功能检查表明为原发性甲状腺功能减退症,用甲状腺激素替代治疗后治愈。

4. 特发性高 PRL 血症 病因不明,可能为下丘脑损害(未能发现的病损)引起,特发性高 PRL 血症必须先排除药物性、病理性、生理性高 PRL 血症后才能确立诊断,CT 或 MRI 无异常发现。一般血清 PRL 仅轻度升高(多小于 100nmol/L),少数患者以后可演变为 PRL 瘤,用溴隐亭治疗可预防 PRL瘤的形成,且应定期随诊。

5. 其他 垂体较大的其他肿瘤和非垂体肿瘤,如颅咽管瘤,生殖细胞瘤,脑膜瘤,压迫垂体柄时可阻碍下丘脑 PRL 的传递,也可产生高 PRL 血症,而称之为"假泌乳素瘤",但后者血清 PRL 对 TRH刺激反应较好,摘除肿瘤后血清 PRL 迅速下降,可用于鉴别。本病如伴有 GH、ACTH、TSH 等其他垂体激素增高及相应临床表现时,可诊断为含有其他细胞的 PRL 混合瘤。

总之,以溢乳或闭经为主诉就诊患者的诊断应首先考虑高泌乳素血症可能,如血 PRL 不升高或升高不明显应进一步做 PRL 兴奋试验或必要的影像学检查。

第二节　实验室检查指标与评估

一、实验室检查

(一) 基础 PRL 测定

静脉取血测催乳素的要求是:正常进食早餐(种类为碳水化合物,避免摄入蛋白质和脂肪类食物),于上午 10:30～11:00 休息 0.5h 后静脉穿刺取血(中国垂体催乳素腺瘤诊治共识(2014 版))。

血 PRL 基础浓度一般小于 20µg/L，为排除抚摸乳房或静脉穿刺的影响，应多次重复采取血样，最好的方法是留置静脉导管，患者休息 2h 后采血，多次抽取标本，每次间隔时间约 20min，共约 6 次左右取其平均值（消除脉冲式分泌的影响），但分析其测定结果要考虑有无生理性、药物性因素的影响。如血 PRL 在 20µg/L 以下可排除高泌乳素血症，大于 200µg/L 时结合临床及垂体影像学检查即可肯定为 PRL 瘤；如果达到 300～500µg/L，在排除生理妊娠及药物性因素后，即使影像检查无异常，也可诊断为 PRL 瘤。

（二）PRL 动态试验

1. TRH 兴奋试验（目前不推荐）　在基础状态下静脉注射人工合成的 TRH 200～400µg（用生理盐水 2ml 稀释），于注射前 30min 及注射后 15、30、60、120 及 180min 分别抽血测血清 PRL。正常人及非 PRL 瘤的高 PRL 血症患者峰值多出现在注射后 30min，峰值/基值 >2，PRL 瘤者峰值延迟，峰值/基值 <1.5。

2. 氯丙嗪（或甲氧氯普胺）兴奋试验（目前不推荐）　基础状态下肌内注射或口服氯丙嗪 30mg 或甲氧氯普胺（胃复安）10mg，分别于给药前 30min，及给药后 60、90、120 及 180min 抽取血标本测 PRL。正常人及非 PRL 瘤性高 PRL 血症患者的峰值在 1～2h，峰值/基值 >3，PRL 瘤无明显峰值出现或峰值延迟，并且峰值/基值 <1.5。

3. 左旋多巴（L-dopa）抑制试验（目前不推荐）　基础状态下口服左旋多巴 0.5g，分别于服药前 30min，及服药后 60、120、180、360min 抽血标本测 PRL。正常人服药后 1～3h PRL 水平抑制到 4µg/L 以下或抑制率大于 50%，PRL 瘤则不被抑制。

4. 溴隐亭抑制试验（目前不推荐）　服药当天早 8 点（空腹）抽血测 PRL 水平，夜间 10～11 点口服溴隐亭 2.5mg，次晨 8 点（空腹）再抽取血标本测 PRL 水平，抑制率大于 50% 者支持非肿瘤性高 PRL 血症诊断，抑制率小于 50% 者符合垂体肿瘤性高 PRL 血症，正常人的抑制率也大于 50%。

（三）其他激素测定

临床怀疑 PRL 瘤者除测定 PRL 外，还应检测 LH、FSH、TSH、GH、ACTH、睾酮及雌激素等。

二、影像学检查

（一）蝶鞍区 X 线平片

由于 PRL 瘤微腺瘤多见，常规 X 线平片多不能发现蝶鞍扩大或侵袭。垂体瘤增大到一定程度可造成蝶鞍骨质局部破坏的 X 线表现，如鞍区扩大，骨质变薄或缺损等。由此可推测垂体瘤的存在，但无法确定肿瘤大小，更无法发现垂体微腺瘤。正常鞍结节角约为 110°，随着 PRL 瘤增大，此角可渐变为锐角，据此也可推断垂体瘤的存在，做气脑造影或脑动脉 X 线显影检查虽然在一定程度上可以显示垂体瘤的大小等，但是属有创性检查且伴有一定的风险，已被 CT 和 MRI 的普及应用所替代。

（二）蝶鞍区 CT 及 MRI 检查

1. CT 检查　CT 扫描正常成人脑垂体高度，女性 <8mm，男性 <7mm，密度均匀，上缘稍凹陷，垂体柄居中，左右对称，CT 扫描垂体瘤的阳性所见为：未注射造影对比剂（平扫）时，有隐约可见的高密度区；注射造影剂后，见鞍区腺垂体组织影像增强，高度超过正常，垂体柄移位；垂体腺形态异常，增大，上缘膨隆，两侧不对称，大腺瘤时可向鞍上，鞍旁扩展，占据鞍上池，第三脑室，海绵窦等；非增强或增强扫描时，腺体密度不匀，有低密度区，在微腺瘤时低密度区直径达垂体腺的 1/2 或更大；鞍底骨质倾斜，破坏。

CT 扫描有其局限性，对鞍内微腺瘤假阳性和假阴性仍然较高，正常生育年龄女性垂体上缘也可以有隆起，密度不均匀和局部低密度区。手术证实为微腺瘤的病例，CT 检出率是 85%。对鞍区的囊性肿物和空泡蝶鞍的鉴别有困难时，可用水溶性的甲泛葡胺做脑池造影 CT 扫描，以得到明确的诊断。

2. MRI 检查　垂体微腺瘤的 MRI T1 加权像表现为圆形的低密度影，T2 加权像的密度更高些。

大腺瘤的影像片类似于正常腺组织,但其内可出现囊性变及出血灶。当怀疑垂体有 PRL 微腺时,可用 Gd-DPTA 作增强剂进行冠状位 MRI 增强扫描,以增加微小腺瘤发现的概率。MRI 还可发现一些非垂体性的鞍内占位病变(如脑膜瘤及颈内动脉瘤),用 MRI 诊断 PRL 微腺瘤时,垂体凸出度的诊断价值不及垂体高度,另外,MRI 不能显示骨质的破坏及钙化组织。

三、放射性核素检查

用 ^{111}In-pentetreotide 行垂体瘤显像,在生长激素分泌瘤及无功能大腺瘤结果较满意。对 PRL 瘤,尤其是微腺瘤及手术后残余瘤显像的价值有待进一步研究。

四、病理检查

(一) PRL 细胞腺瘤

垂体腺瘤中最常见的一种,但半数是尸检时偶然发现的,手术切除的并不多,约占手术切除垂体腺瘤的 11%～26%。年轻妇女常见,影像学显示女性患者常为小腺瘤;而男性患者年龄相对较大,且多数为大腺瘤并向鞍上伸展。

PRL 细胞腺瘤的大小 0.1～10cm 不等。<1.0cm 者称为微小腺瘤,>1.0cm 为大腺瘤。小腺瘤常位于垂体前叶的后侧部分,大腺瘤可侵入硬脑膜、鼻窦和骨。肿瘤软、实性、红色或灰红色,如有砂粒体形成则显砂粒感。瘤细胞似正常前叶细胞或稍大,弥漫成片或排列成索、巢、假腺或乳头状结构,间质为血管丰富的纤细间质,可有一定的异型性,但核分裂象罕见,只能结合免疫组化染色和临床内分泌功能才能进行正确分类。免疫组化染色:PRL 强阳性呈核旁(相当于 Golgi 区)阳性小球,核 Pit 常阳性,ER 亦可阳性。根据电镜下瘤细胞内分泌颗粒的多少,分为多颗粒型和少颗粒型,分泌颗粒的异位胞吐是 PRL 瘤的电镜诊断标志。多颗粒型主要由嗜酸细胞构成,少颗粒型由嫌色细胞构成。少颗粒的 PRL 腺瘤是最常见的一种亚型,嫌色细胞排列成乳头、小梁或实性片块,也可围绕血管形成假菊形团,可有钙化和砂粒体形成,分泌颗粒球形,少,大小为 150～300nm。多颗粒型 PRL 腺瘤较少颗粒性腺瘤少见,由嗜酸性细胞构成,胞质弥漫性 PRL 阳性。分泌颗粒大者可达 700nm。

(二) 垂体卒中

通常是垂体的大腺瘤发生急性出血性梗死,肿瘤组织快速膨胀而导致颅内压增加,重者可使患者急性死亡。

(三) 空泡蝶鞍

约 5% 的空泡蝶鞍可能有高泌乳素血症,可能是继发于垂体柄的扭曲,偶亦可由于泌乳素瘤所致。

第三节 实验室检查指标的临床应用

一、血清 PRL 水平

血 PRL 的测定结合影像学检查可用于 PRL 瘤的诊断以及鉴别诊断。血清 PRL 在 200μg/L 以下者,以往用各种兴奋或抑制(少见)试验来鉴别是否为 PRL 瘤,由于这些动态试验并无特异性,且稳定性差,因此目前临床基本不用。临床上更多地依赖于高分辨率 CT 和 MRI。一般 PRL 生理性增加的幅度为 20～60μg/L,基础血清 PRL 60～200μg/L 的患者必须结合下丘脑 - 垂体的影像检查结果来判断是否为 PRL 瘤;少数高 PRL 血症患者尽管基础 PRL 增高,但无明显临床症状,或 PRL 瘤患者经药物治疗后症状转好,而 PRL 下降不显著。

必须注意,所有病理性高 PRL 血症患者在怀疑为下丘脑 - 垂体疾病而作 MRI 检查前,必须先详细询问病史,体格检查及常规肝、肾功能检查以逐一排除药物性、应激性、神经源性及系统性疾病可能,其中尤其要排除原发性甲减。

二、其他激素水平

PRL 瘤长期高 PRL 血症导致 LH、FSH 下降，睾酮或雌激素水平降低。有些混合性腺瘤（以合并 GH 分泌增多最常见）除 PRL 增高外，尚有其他腺垂体激素增多，大的 PRL 瘤可压迫周围腺垂体组织引起一种或几种腺垂体激素分泌减少。此外，PRL 瘤患者尿 17- 酮类固醇和各种雌激素分解代谢产物浓度均增加，这可能是高浓度的 PRL 降低 α- 还原酶和 β 类固醇脱氢酶的活性所致。

三、影像学检查

长薄分层（2mm）多层断层 X 线摄片中的鞍底阳性征象，正位显示鞍底倾斜，侧位显示鞍底前下壁起泡状膨胀伴鞍结节角缩小，这两点可作为 PRL 瘤的 X 线重要特征，其诊断价值远较平片为高。

CT 扫描克服了大多数常规 X 线方法的限制，只需较小的 X 线辐射量就可以直接观察垂体肿瘤的影像。采用高分辨率直接冠状位连续薄分层并矢状重建扫描法，同时静脉注射不透 X 线的含碘对比剂增强扫描，不仅能直接清楚地观察垂体大腺瘤，还可能发现 3～4mm 的微小腺瘤，用于治疗后复查准确率高。

MRI 检查比 CT 扫描更灵敏、更具有特异性。MRI 在诊断下丘脑 - 垂体疾病尤其是垂体瘤时优于 CT。MRI 可更好地观察垂体瘤内部结构及其与周围组织的关系，了解病变是否侵犯视交叉、颈静脉窦、蝶窦以及侵犯程度，对纤细的垂体柄是否断裂或被占位病灶压迫等细微变化的观察效果也优于 CT。

案例 2-1

【病史摘要】　女，29 岁，主诉"月经紊乱 6 年，溢乳 4 年，伴视力模糊 1 年"。患者 6 年前出现月经周期不规则，经量较少，已就诊于多家医院妇科。曾多次肌内注射黄体酮，用药后月经来潮，停药后月经停止，患者自觉平时畏寒、疲乏、皮肤干燥。四年前体检时发现有溢乳，多次查性激素提示泌乳素升高，其他激素（LH、FSH、E_2、黄体酮、睾酮）水平均正常，间断服用溴隐亭片及黄体酮治疗，治疗时月经可正常，停药后仍闭经。近 1 年来患者自觉畏寒等症状明显，并有视力模糊、下降以及明显的乏力。病程中睡眠及饮食尚可，大、小便正常。以"垂体瘤？PRL 瘤"收住，拟行手术。

【临床检验】　性激素：LH 6.59IU/L（1.7～8.6IU/L）、FSH 5.23IU/L（1.5～12.4IU/L）、E_2 90.52pmol/L（28.0～156.0pmol/L）、PRL 72.65ng/ml（3.86～22.8ng/ml），GH、ACTH 均正常。甲状腺功能：T_3 1.33nmol/L（1.23～3.39nmol/L）、T_4 91nmol/L（54～174nmol/L）、FT_3 5.43pmol/L（3.50～6.50pmol/L）、FT_4 42pmol/L（10.2～31pmol/L）、TSH 3.59mIU/L（0.35～5.5mIU/L）。其他常规检查结果均无特殊异常。

【影像学检查】　垂体增强 MRI：垂体体积略增大，向两侧生长，海绵窦受侵，鞍底破坏。考虑垂体微腺瘤。

【病理检查】　PRL 腺瘤。

【诊断】　PRL 瘤。

【案例分析】　该患者女性，29 岁，主要表现为闭经、溢乳和高 PRL 血症，未曾服用精神类药物。实验室检查血清 PRL 升高，甲状腺功能检查结果可排除原发性甲减，结合患者近期影像学辅助检查，垂体增强 MRI 结果提示垂体微腺瘤，术后病理检查提示 PRL 腺瘤，故诊断为 PRL 瘤。

【讨论】　血清 PRL 升高时，需询问患者是否服用精神类药物、胃肠动力药物、避孕药物等，其可引起药物性 PRL 升高。另外，PRL 瘤的诊断一定要排除原发性甲减，因为原发性甲减时 TRH 的升高可刺激 PRL 升高，还可造成垂体代偿性增生，容易误诊为垂体瘤。

小 结

垂体泌乳素瘤在功能性垂体腺瘤中是最常见的疾病。泌乳素瘤可分泌过量的泌乳素,从而导致妇女产生闭经或月经紊乱、泌乳、停止排卵、不孕等症状,可导致男性性功能低下、不育,严重时可侵犯周围组织,导致视力下降、头痛等,甚至危及生命。泌乳素瘤引起的高泌乳素血症的临床表现因年龄、性别、高泌乳素血症持续时间及肿瘤大小的差异而有所不同。在临床的相关诊疗以及防治过程中,将泌乳素瘤的实验室检查和影像学检查有效地结合在一起具有很高的诊断价值和指导意义。

参 考 文 献

[1] 葛均波,徐永健. 内科学. 8 版. 北京:人民卫生出版社,2013.

[2] LOVAT F, VALERI N, CROCE CM, et al. MicroRNAs in the pathogenesis of cancer. Semin Oncol, 2011, 38(6):24-33.

[3] WU ZB, YU CJ, SU ZP. Bromocriptine treatment of invasive giant prolactinomas involving the cavernous sinus: results of a long-term follow up. Neurosurg, 2006, 104:54-61.

[4] 王雯,姚伟峰. 不同剂量溴隐亭对催乳素瘤临床疗效、血清催乳素水平及肿瘤体积的影响. 中国药房, 2017, 28(26):3681-3684.

[5] CASANUEVA FF, MOLITCH ME, SCHLECHTE JA, et al. Guidelines of the Pituitary Society for the diagnosis and management of prolactinomas. Clin Endocrinol, 2006, 65:265-273.

[6] 刘彤华. 诊断病理学. 3 版. 北京:人民卫生出版社,2012:401-444.

(高 凌 阿祥仁 吕怀盛 梁自文)

第三章

腺垂体功能减退症

第一节 概　　述

　　垂体分为前叶及后叶两部分，前叶被称为腺垂体，后叶称为神经垂体。垂体前叶缺乏较大的直接动脉血供，主要依靠垂体门脉系统的密集毛细血管网供血，产后出血时的低血压易引起垂体梗死。腺垂体分泌促甲状腺激素（thyroid stimulating hormone，TSH）、促肾上腺皮质激素（adrenocorticotropic hormone，ACTH）、卵泡刺激素（follicular-stimulating hormone，FSH）、黄体生成素（luteinizing hormone，LH）、生长激素（growth hormone，GH）、泌乳素（prolactin，PRL）等，分别调节甲状腺、肾上腺、性腺等靶腺功能，维持生长发育及正常生理功能。下丘脑 - 垂体轴是内分泌系统的协调中心，下丘脑位于大脑基底部，第三脑室的下方，并且紧靠视交叉和垂体的上方，下丘脑激素通过垂体门脉系统到达垂体，调节垂体激素分泌，下丘脑及垂体本身的病变均可导致垂体功能紊乱。

　　腺垂体功能减退症（hypopituitarism）是指各种原因导致的腺垂体功能受损，机体出现一种或多种腺垂体激素分泌不足所导致的综合征。其临床表现取决于病因以及激素分泌功能不全的类型和程度，当腺垂体损坏在 50% 以下时患者可能是无症状的，超过 75% 时表现出与激素缺乏相关的症状，损坏达 95% 时症状严重，可诱发垂体危象，多在感染、呕吐、腹泻、脱水、寒冷、饥饿等情况下及应用安眠药或麻醉剂时出现。

　　成年人腺垂体功能减退症又称为西蒙病（Simmond disease），生育期妇女因产后垂体前叶缺血性坏死所致者，称为希恩综合征（Sheehan syndrome）。希恩综合征导致的垂体功能减退，GH、PRL 最早受累，TSH 次之，ACTH 最后。

　　腺垂体功能减退症的流行病学资料缺乏，一项西班牙的研究报道发病率约为 4 例 /100 000 人。

一、临床表现

（一）垂体前叶激素缺乏症状、体征

　　1. 泌乳素缺乏　泌乳素缺乏出现产后无乳。

　　2. 促性腺激素缺乏　女性患者性欲减退，闭经或月经稀少，阴毛、腋毛稀少，乳房萎缩和外阴、子宫萎缩；男性患者胡须稀少，阴毛、腋毛脱落，阳痿，生殖器萎缩。儿童则出现性发育障碍。

　　3. 生长激素缺乏　成人无明显表现，部分患者可出现空腹低血糖、骨折修复缓慢。儿童 GH 缺乏则出现生长迟缓或停滞。

　　4. 促甲状腺激素缺乏　怕冷、动作缓慢、反应迟钝，面色苍白、皮肤干燥脱屑、头发、眉毛稀疏，声音嘶哑，食欲减退，腹胀、便秘，心率缓慢，严重者可出现低体温，黏液水肿、神志淡漠、木僵甚至昏迷等危象表现。部分患者可出现高脂血症和胡萝卜素血症，但不如原发甲减明显。儿童起病者表现为生长迟缓、骨龄落后、智力障碍。

　　5. 促肾上腺皮质激素缺乏　乏力、食欲减退，抵抗力差、易感染，肤色变浅，常出现低血压、低血糖、低血钠的症状，严重者可出现恶心、呕吐、高热、休克等危象表现。

　　6. 垂体危象　指垂体功能减退性危象（简称垂体危象），在全垂体功能减退症基础上，各种应激

如感染、腹泻、呕吐、失水、饥饿、寒冷、中暑、手术、外伤、麻醉、酗酒以及使用镇静药、安眠药、降糖药等均可诱发垂体危象。临床表现可为下述不同类型：①高热型（体温高于40℃）；②低温型（体温低于30℃）；③低血糖型；④低血压、循环衰竭型；⑤水中毒型；⑥混合型。各种类型可伴有相应的临床症状，突出表现为消化系统、循环系统和神经精神方面的症状，诸如高热、循环衰竭、休克、恶心、呕吐、头痛、低血糖、谵妄、抽搐、昏迷等严重垂危状态。

（二）垂体原发疾病的症状、体征

垂体肿瘤可引起压迫症状，如头痛、视力减退、视野缺损、失明等。有分泌功能的垂体肿瘤还可出现相应激素增多的临床表现，如GH瘤可出现肢端肥大症的一系列表现等。

二、病因及发病机制

按发病部位和病因可将腺垂体功能减退症分为原发性和继发性，垂体本身病变引起的为原发性，下丘脑及以上神经病变或垂体门脉系统病变引起者为继发性。任何可导致垂体结构和功能破坏的疾病均可导致腺垂体功能低下，既往以希恩综合征最为常见，近年来肿瘤导致的腺垂体功能减退达60%以上，垂体炎症性病变也逐渐被人们认识。常见病因见表3-1。

表3-1　腺垂体功能减退的常见原因

原发性	继发性
垂体瘤、鞍旁或鞍上肿瘤	下丘脑病变
垂体缺血性坏死、垂体卒中	
蝶鞍区手术、创伤、放射治疗	
垂体感染和炎症如脑炎、脑膜炎、自身免疫性	
垂体炎、真菌或梅毒感染等	
空泡蝶鞍	
垂体柄中断综合征	
先天遗传性缺陷导致激素合成障碍	

其他，长期大剂量糖皮质激素治疗也可抑制相应的垂体激素分泌，突然停药可出现单一性垂体激素分泌不足的临床表现。

三、诊断标准与诊断流程

腺垂体功能减退症需依靠病史、临床表现、典型体征，并结合实验室、影像学检查，排除其他影响因素后，才能诊断。

（一）诊断标准

完整的诊断包括功能诊断、定位诊断及病因诊断。

1. 功能诊断

（1）有垂体或下丘脑疾病、手术、放射治疗、外伤史。

（2）有腺垂体功能减退的临床表现。

（3）相应靶腺激素水平降低。

2. 定位诊断　检测发现垂体激素低下，或行兴奋试验发现垂体储备功能低下时提示病变在垂体。

3. 病因诊断　影像学检查可发现下丘脑、垂体区的异常改变。

（二）诊断流程

首先进行功能诊断，当患者具备腺垂体功能减退的临床表现或不明原因低血钠、低血糖、昏迷，或既往有垂体手术、放疗、外伤、产后大出血病史时，均应进行垂体及靶腺功能评估。垂体及靶腺激素需同时检测。如靶腺激素水平低下，垂体激素水平也低下或未升高而呈正常水平，即可作出腺垂体功能低下的诊断；如单纯激素检测不能诊断，而临床高度怀疑时可进一步行兴奋试验以明确。功能诊断明确后需完善下丘脑、垂体影像学检查以明确病因。

（三）鉴别诊断

1. 原发单个靶腺功能减退　临床出现单个靶器官功能减退的表现，实验室检查单个靶腺激素水平下降，相应垂体促激素水平升高，其他靶腺激素水平及促激素水平正常。如原发性肾上腺皮质功能减退症仅累计肾上腺，有典型的皮肤、黏膜色素沉着等特征性改现，低血压和低钠血症较腺垂体功能减退症更为突出。激素检测发现各时间点血皮质醇水平降低、ACTH 显著升高。

2. 自身免疫性多发性内分泌腺病综合征　由于自身免疫的因素导致患者多个内分泌靶腺功能减退，包括特发性肾上腺皮质功能减退症、慢性淋巴细胞性甲状腺炎、甲状旁腺功能减退症、性腺功能减退症和 1 型糖尿病，常合并其他自身免疫疾病如白癜风、SLE 等。本病的靶腺功能减退为原发性的靶腺功能减退，垂体促激素水平增高。

3. 神经性厌食　多为青年女性，因不正确的审美观念导致进食障碍，多有精神诱因。出现体重降低，恶病质、闭经，但无阴毛、腋毛脱落。内分泌功能评估可见性激素及甲状腺激素低下，但血浆皮质醇水平升高，鉴别并不困难。

4. 失母爱综合征　与心理、家庭、社会等因素有关，改变环境、得到关怀和营养改善后可显著恢复生长，有学者认为此现象是暂时性垂体功能减退。

5. 慢性消耗性疾病　如肿瘤、结核、严重营养不良等，可影响下丘脑释放激素的分泌，导致不同程度的内分泌功能减退，但一般较轻，阴毛、腋毛不脱落，且有各自原发病的表现，可根据相应病史、体征、实验室检查加以鉴别。

第二节　实验室检查指标与评估

一、实验室检查指标

（一）常规检查

1. 血常规　腺垂体功能减退的患者可有贫血，多为正细胞正色素性贫血。主要由于垂体功能减退，造成垂体分泌的激素如促肾上腺皮质激素（ACTH）、促甲状腺激素（TSH）、生长激素（GH）等分泌减少，可引起红细胞生成减少，出现贫血。

2. 血糖　腺垂体功能减退的患者，在各种应激如感染、败血症、腹泻、呕吐、失水、饥饿、寒冷、急性心肌梗死、脑血管意外、手术、外伤、麻醉及使用镇静药、安眠药、降糖药等均可诱发垂体危象，糖皮质激素、甲状腺激素、生长激素等相对进一步缺乏，其有拮抗胰岛素及升血糖作用，故可引起低血糖，甚至低血糖昏迷。

3. 电解质　患者常有低钠血症，尤其垂体危象时可有严重低钠血症。低钠血症时，当血钠下降速度过快或重度低钠血症时，脑细胞失代偿，出现颅内压升高，甚至脑疝，可因呼吸、循环衰竭而死亡，长时间缺乏可引起神经系统渗透性脱髓鞘改变。

（二）内分泌腺功能评估指标

1. 直接评估指标　腺垂体功能情况可以通过对其所支配的靶腺功能状态来反映，同时测定垂体促激素和靶腺激素水平，联合分析可直接评估内分泌腺功能。腺垂体功能减退时，靶腺激素水平减低，垂体激素水平也减低或不能反应性升高。

（1）性腺轴：常用检测指标包括雌二醇（E_2）、睾丸酮（T）、促黄体生成素（LH）、促卵泡刺激素（FSH）等。E_2 是一种类固醇激素，是最具有活性的内源性雌激素，主要由卵巢滤泡、黄体及妊娠时胎盘生成，极少量由肾上腺皮质和睾丸产生或为睾酮的代谢产物，为男性雌激素的主要来源，主要功能是促使子宫内膜转变为增殖期和促进女性第二性征的发育，其代谢物是雌酮及雌三醇。垂体功能减退的

女性患者血中 E_2 水平降低，没有排卵及基础体温改变，阴道涂片未见雌激素作用的周期性改变。男性 T 主要来源于睾丸间质细胞。垂体功能减退男性患者血睾酮水平降低或正常低值，精液量少，精子数量减少，形态改变，活动度差。性激素分泌虽然没有明显的昼夜节律，但每日中仍有一定的波动，为便于比较，一般均在早晨 8 点采血。LH 及 FSH 均由垂体前叶嗜碱性细胞分泌，FSH 主要功能是促进卵泡发育成熟，在男性则作用于睾丸生精小管，可促进精子形成。LH 的作用为协同 FSH 促进卵泡成熟、排卵，随后使卵泡转变为黄体，并促进雌激素及孕激素的合成分泌。同时测定 E2 或 T、FSH、LH 水平，可以更好地判断靶腺功能减退为原发性的还是继发性的。

（2）甲状腺轴：常用检测指标包括 FT_3、FT_4、TT_3、TT_4、TSH。甲状腺激素检测是甲状腺功能紊乱的主要检测项目，T_4 由甲状腺滤泡细胞合成分泌，99.98% 为与蛋白结合的结合型，仅 0.02% 为游离型。TT_4 测定结果受血中甲状腺结合球蛋白（TBG）含量的影响，而 FT_4 不受 TBG 的影响，对于了解甲状腺的功能状态较 TT_4 更有意义。T_4 减低见于甲状腺功能减退症、亚急性甲状腺炎后期以及肾衰竭等。80% 的 T_3 在外周由 T_4 转化而成，20% 来源于甲状腺，99.7% 为结合型，0.3% 为游离型。T_3 是诊断甲状腺功能亢进症的特异性指标，对估计甲状腺功能亢进有无复发亦有重要参考价值。大多数情况下，T_3 与 T_4 平行，在甲状腺功能亢进时升高，甲状腺功能减退时降低。

TSH 由 α 链和 β 链两条肽链组成，与 LH、FSH、HCG 结构相似，具有促进甲状腺滤泡上皮细胞增生、甲状腺激素合成和释放的作用，甲状腺激素分泌增加后又能反馈抑制 TSH 的分泌。在体内受 T_3、T_4 和中枢神经系统的调节，TSH 分泌呈昼夜节律性，清晨 2～4 时最高，以后渐降，至下午 6～8 时最低。TSH 是临床上诊断甲状腺功能亢进和甲状腺功能减退症的最灵敏指标，对病变部位诊断有辅助价值。

（3）肾上腺轴：常用检测指标包括血浆皮质醇、尿液游离皮质醇、尿 17- 羟皮质类固醇、尿 17- 酮皮质类固醇及 ACTH。血浆皮质醇是由肾上腺束状带所分泌，包括结合和游离两部分。结合型皮质醇无生物活性，不进入细胞，不被肝脏分解代谢，不被肾小球滤过，受血浆蛋白浓度影响；游离型皮质醇具有生物活性，可进入细胞，在肝脏代谢失活，经肾小球滤过进入尿中，尿中游离皮质醇含量与血浆游离皮质醇的含量成正比。皮质醇的分泌主要受垂体分泌的促肾上腺皮质激素的调节，其分泌有明显的昼夜节律，上午 8 时左右分泌达高峰，以后逐渐下降，午夜零点最低。尿游离皮质醇由血液中游离皮质醇经肾小球滤过而来，因此其含量与血浆中真正具有生物活性的游离皮质醇成正比。测定尿游离皮质醇可以有效、正确地反映肾上腺皮质的功能状态。尿 17- 羟皮质类固醇是肾上腺皮质分泌的皮质醇经肝灭活后，大部分以葡萄糖醛酸酯或硫酸酯的形式存在，总称 17- 羟皮质类固醇，由尿排出，每日排出量占总量 30%～70%。尿 17- 羟皮质类固醇含量可以反映肾上腺皮质分泌皮质醇的情况，有助于某些内分泌疾病的诊断。尿 17- 酮皮质类固醇主要来源于体内肾上腺皮质激素及雄性激素的代谢产物，男性尿液中的 17- 酮皮质类固醇 1/3 来源于睾丸，而 2/3 来源于肾上腺皮质。女性尿液中的 17- 酮皮质类固醇，可反映肾上腺皮质功能。男性尿 17- 酮类固醇测定主要反映睾丸功能和肾上腺皮质的分泌功能，尤其是分泌性激素的功能。

ACTH 是腺垂体嗜碱细胞分泌由 39 个氨基酸组成的直链多肽，生理作用是促进肾上腺皮质的组织增生以及皮质激素的合成和分泌。ACTH 检测可用于垂体肾上腺皮质功能亢进或低下症的诊断和鉴别诊断，在原发性肾上腺功能不全中，典型表现是 ACTH 水平增高，而水平低下的 ACTH 通常见于垂体功能减退继发的肾上腺功能不全。

ACTH 及皮质醇分泌均存在明显昼夜节律性，早 6～8 时分泌最多，下午 5 时左右分泌量较清晨最高值下降 50% 或 50% 以上，午夜或清晨 1 点左右分泌最少。诊断肾上腺皮质功能减退时，主要以早 8 时血浆皮质醇及 ACTH 为诊断指标。

（4）GH：GH 由腺垂体嗜酸细胞合成和分泌，呈脉冲式分泌，半衰期较短，仅 20min，受下丘脑产生的生长激素释放素（GHRH）的调节，还受性别、年龄和昼夜节律的影响，睡后 1h 达高峰，为分泌量的一半。生长激素的主要生理功能是促进神经组织以外的所有其他组织生长，促进机体合成代谢和蛋白质合成，促进脂肪分解，对胰岛素有拮抗作用，抑制葡萄糖利用而使血糖升高等作用。血清生长激素测定有助于巨人症、肢端肥大症、遗传性生长激素生成缺陷的生长激素缺乏症诊断。

（5）胰岛素样生长因子1（IGF-1）及人胰岛素样生长因子结合蛋白3（IGFBP-3）：IGF-1的产生依赖于GH，促生长作用强，是儿童期的重要生长因子。GH的作用主要经IGF-1介导完成，血液中几乎80%的IGF-1与IGFBP-3结合。IGF-I和IGFBP-3分泌模式呈非脉冲性分泌，昼夜波动少，在血中浓度稳定，并与GH水平呈一致关系，因此单次测定IGF-I或IGFBP-3的血清（浆）浓度可以了解一段时间内的GH平均水平。

2. 储备功能评估指标

（1）GnRH兴奋试验：GnRH为下丘脑释放的一种十肽调节激素，可迅速地促进腺垂体贮存的黄体生成素（LH）和促卵泡激素（FSH）的生物合成及其释放，本试验主要目的是检测腺垂体促性腺激素的贮备功能。方法为抽取晨8时静脉血，测定血浆FSH和LH作为基础对照，然后静脉注射GnRH 100μg，注射后20、60min，分别采血测定FSH和LH水平，与基础对照值比较。对于垂体病变所致性激素功能紊乱者，GnRH兴奋试验反应缺乏或低下，呈无周期性变化。

（2）戈那瑞林兴奋试验：利用戈那瑞林能刺激腺垂体分泌FSH、LH的原理，静脉注射戈那瑞林100μg，注射前和注射后15、30、60、90、120min，分别采血测定FSH和LH水平，以此来评估垂体FSH、LH分泌的储备功能。

（3）ACTH兴奋试验：利用外源性ACTH对肾上腺皮质的兴奋作用，测定肾上腺皮质的最大反应能力，即储备功能，从而鉴别是否存在肾上腺皮质功能减退。短期ACTH试验：25U（0.25mg）合成ACTH（1～24h）静脉内注射。注射前和注射后60min采血测定血浆皮质醇。延长期ACTH试验：50U（0.5mg）合成ACTH（1～24h）溶于500ml 9g/L氯化钠溶液静脉滴注8h。滴注前和滴注后4、6及8h采血测定血浆皮质醇。通常应将尿皮质醇与血浆皮质醇一起作为诊断标准来考虑。本试验对鉴别肾上腺皮质功能减退是因肾上腺本身病变引起，还是继发于腺垂体功能减退所致有较大价值。

（4）胰岛素低血糖兴奋试验：低血糖应激状态可诱发腺垂体分泌生长激素、促肾上腺皮质激素、促甲状腺激素等多种激素，但生长激素缺乏症者对低血糖刺激无反应，因此胰岛素低血糖兴奋试验可用于评估GH的缺乏。空腹静脉注射常规胰岛素0.075～0.1U/kg，有垂体功能低下的患者0.05U/kg，有胰岛素抵抗的患者0.15～0.3U/kg，分别在0、30、60、90和120min抽血查血糖和GH水平。血糖要求下降到空腹血糖的50%以下，或降至2.8mmol/L（50mg/dl），或有低血糖的症状。患者多在注射后15～45min发生低血糖，对症状严重者可在取血后静脉注射50%葡萄糖注射液40ml，并提前终止试验。

（5）可乐定兴奋实验：可乐定属于选择性α-肾上腺素能增强剂，作用于中枢神经系统α-肾上腺素能受体，刺激下丘脑促生长激素释放激素（GHRH）释放，以促使GH释放。口服可乐定4μg/kg，分别在服药前及服药后30、60、90和120min抽血查GH水平。

（6）精氨酸兴奋试验：精氨酸主要通过介导α-受体，抑制下丘脑生长激素抑制激素（GHIH）的分泌，从而刺激腺垂体分泌GH。盐酸精氨酸0.5g/kg（最大量不超过30g），按10%浓度溶于注射用水中，于基础状态下30min以内静滴完毕，滴注前及滴注后30、60、90、120min抽血检测GH水平。

（三）影像学评估

CT或MRI均可清晰显示垂体、下丘脑的结构，明确垂体、下丘脑病变性质。

1. CT　垂体密度均匀，腺垂体与大脑灰质等密度。垂体高度青春期前儿童垂体正常高度≤6mm，成年男性正常上限为8mm，绝经期女性正常上限8mm。垂体无血-脑屏障，注射增强剂后可迅速显著强化，强化程度一般略低于邻近海绵窦中的静脉血，垂体强化顺序为垂体后叶、垂体柄、垂体前叶。

2. MRI　垂体信号均匀，腺垂体与大脑灰质等信号，垂体后叶呈高信号。

二、实验室检测指标评估

任何一项实验的检验指标都有一定的假性结果，即诊断的灵敏度和特异性都不可能为100%，应充分了解各项指标的意义及其局限性,实验室检测结果必须与临床信息全面结合才能做出正确诊断。对腺垂体功能减退症,多项实验指标的联合检测比单一实验结果的准确性要高。

（一）内分泌腺功能直接评估指标

对于典型或严重的患者,通过检测靶腺及垂体激素水平,联合分析即可直接评估内分泌轴功能,简单易行。但需注意的是,激素分泌易于受到各种因素影响,如昼夜节律、运动、疾病、药物、食物、紧张、应激等,因此单次的测定结果可能不稳定,连续动态观察比单次测定结果的可靠性要高得多。垂体激素呈脉冲式分泌,故宜相隔15~20min连续抽取等量抗凝血液3次,等量相混后送检。

1. 性腺轴　性激素检测一般上午8~11时空腹抽血。女性患者最好在月经来潮后的第2~3天检测,此时可反映卵巢基础功能状态。但对长期无月经来潮女性及男性患者,可随时检查。E_2 基础值为25~45pg/ml,LH、FSH基础值为5~10IU/L。FSH和LH的基础值均<5IU/L,需考虑腺垂体功能减退。

2. 甲状腺轴　TT_3、TT_4 易受到血浆蛋白浓度的影响,FT_3、FT_4 可直接反映甲状腺功能。TSH对甲状腺功能变化最为敏感,FT_4 水平变化15%~20%,可使TSH水平发生50%~100%的改变。未治疗患者,甲状腺功能检测不受时间影响,对已服用甲状腺激素患者,应空腹、服药前抽血检测。

3. 肾上腺轴　血浆皮质醇及ACTH受影响因素众多,各种原因的应激状态、急慢性疾病、药物、食物均可影响结果。ACTH极不稳定,放置室温易受蛋白酶降解,血样应用EDTA抗凝,并立即分离血浆冷藏。ACTH分泌具有昼夜节律性变化,应选择合适的采血时间。早8点血清皮质醇<3μg/dl（83nmol/L）可以确诊肾上腺皮质功能低下,≥15μg/dl（416.7nmol/L）可以排除,但血浆皮质醇在正常范围内不能排除肾上腺皮质功能减退的可能,需进一步行兴奋实验评估。

4. 生长激素　GH有脉冲式分泌的特点,半衰期又较短,一日中多数时间GH存在处于低水平,单一的基础水平测定意义有限,定时的24h监测不仅费时、费钱,而且实际价值不大,仅限于科研。因此,了解GH分泌减少和储备情况应做动态功能兴奋试验,但各兴奋试验均存在一定假阴性率,需联合两种不同途径的兴奋试验以确定。

5. 胰岛素样生长因子1（IGF-1）和人胰岛素样生长因子结合蛋白3（IGFBP-3）　由于前述IGF-1和IGFBP-3的特点,能较好地代表内源性生长激素的分泌状态。目前推荐以免疫法检测血清（浆）IGF-1或IGFBP-3,作为GH紊乱诊断的首选实验室检出项目。IGF-1或IGFBP-3水平显著降低,考虑GH缺乏症。有研究证实,该两项指标的诊断灵敏性和特异性均优于其动态功能试验。

（二）内分泌腺储备功能评估指标

对于通过靶腺及垂体激素直接检测无法确诊的患者,可通过兴奋试验进一步评估其储备功能。兴奋试验不仅能更准确反映腺体功能,同时还可明确定位,帮助确诊及避免漏诊。

1. 下丘脑-垂体-性腺轴储备功能评估　通过GnRH兴奋试验、氯米芬兴奋试验和戈那瑞林兴奋试验,可了解腺垂体合成及分泌促性腺激素的贮备能力。GnRH兴奋试验主要用于定位下丘脑、垂体性闭经及鉴别真假性早熟,目前临床较多采用简化的GnRH兴奋试验。氯米芬兴奋试验常与GnRH兴奋试验配合,用作性腺功能减退症的定位诊断。正常人行戈那瑞林兴奋试验15~30min后,女性血中LH与FSH峰值为基础值的3倍以上,男性为2倍左右。腺垂体功能减退者无反应或低反应,下丘脑病变者为延迟反应,其峰值出现于60~90min。

2. 下丘脑-垂体-甲状腺轴储备功能评估　TRH兴奋试验较其他动态试验安全,简便,影响因素少,并且同时完成了TSH基础水平测定,在甲状腺功能紊乱,特别是病变部位的诊断上有较大价值。

3. 下丘脑-垂体-肾上腺轴储备功能评估　肾上腺储备功能正常者,兴奋后血皮质醇峰值水平≥500nmol/L（18μg/dl）;肾上腺储备功能低下者,兴奋后血皮质醇<500nmol/L（18μg/dl）。但对于ACTH长期缺乏者,由于肾上腺皮质萎缩,对于ACTH的兴奋反应延迟,可出现延迟高峰。

4. 对于GH缺乏的评估　对于GH缺乏的评估应在甲状腺激素及糖皮质激素替代后再进行,同时由于各种药物激发GH反应途径不同,其敏感性和特异性有差异,不同的刺激试验间都有一定的假阳性,任何一种激发试验均有 15% 失败的可能性,故对同一患者应采用至少两种作用途径不同的药物进行激发试验才能作为判断的结果。一般认为两种试验 GH 峰值均 <5μg/L 为 GH 完全缺乏;5~9μg/L 为部分缺乏;10μg/L 即为 GH 不缺乏。胰岛素低血糖兴奋试验是确诊生长激素缺乏的经典检查方法,但是该试验有一定的危险性,小儿需慎重,且禁用于老年人、有心脑血管疾病以及癫痫病史者。

（三）影像学评估

增强 CT 可以明确有无垂体瘤,肿瘤大小,对周围血管神经有无侵犯。MRI 对垂体软组织的分辨力优于 CT,可弥补 CT 的不足。

第三节　实验室检查指标的临床应用

一、实验室检查指标在诊疗中的应用

（一）常规检查

各种激素可以影响不同的物质代谢,包括糖、脂质、蛋白质、电解质和酸碱平衡,可测定基础状态下血糖、血常规、血钠、钾、钙、磷等,了解患者的一般情况。常规检查不能确诊疾病,但是可以辅助诊断。例如老年性腺垂体功能减退患者,缺乏特异临床表现,可仅表现为反复难以纠正的低钠血症,这对诊断有提示作用,而且在治疗过程中仍需定时检测,避免纠正过快。

（二）内分泌腺功能

1. 直接评估　靶腺及垂体激素水平低下是腺垂体功能减退症的直接证据,是诊断的必要条件。部分腺垂体功能损伤轻微的患者,其临床表现较隐匿,早期诊断较困难。对有垂体损伤病史的患者均应定期进行腺垂体及靶腺功能检查,尽早明确诊断,以免延误治疗,出现垂体危象。

2. 储备功能评估　兴奋实验能更准确地反映腺垂体及靶腺的储备功能,是评估的金标准。对于靶腺及垂体激素检测存在疑问的患者,均应进行兴奋试验。

（三）影像学

对存在腺垂体功能减退的患者,均应进行垂体影像学检查,以发现垂体破坏的原因。

（四）病理学

明确垂体占位的患者,术后病理检查,通过大体观察、普通切片 HE 染色光镜观察、免疫组化染色和 / 或电子透视显微镜观察,明确垂体肿瘤及鞍旁或鞍上肿瘤类型,特别是嫌色细胞瘤和颅咽管瘤。

二、实验室检查指标在随访中的应用

（一）甲状腺激素

甲状腺轴的替代治疗目标是维持 T_3、T_4 在参考范围上三分之一,故治疗后需随访甲状腺激素水平。但因垂体破坏,TSH 水平不能作为治疗随访的指标。

（二）24h 尿游离皮质醇

肾上腺皮质功能的替代主要是使皮质功能低下的症状消失,血皮质醇水平不能作为治疗的目标及随访的指标,24h 尿游离皮质醇排泄量可间接反映全天血浆游离皮质醇浓度的状态,在肾上腺皮质功能随访中有一定价值。

（三）影像学

对病因不明的腺垂体功能减退患者,如初诊时垂体影像学检查阴性,1 年后应再次随访影像学,连续检查 3 年,以免漏诊。

（四）病理学

明确手术肿瘤的大小、边界及术后相关治疗与预后的关系。

案例3-1

【病史摘要】 女，55岁，因"反复恶心、呕吐6年，水肿2年，加重2周"入院，6年前自觉受凉后出现恶心、呕吐、乏力，无腹泻，此后多次受凉后发作，未予重视，未诊治。1年前，受凉后上述症状再发，于当地医院查血钠112mmol/L，予以补钠后好转后出院。2年前间断出现双下肢及眼睑水肿，无活动后心累气促。2周前受凉后再次出现恶心、呕吐、乏力、畏寒，于当地医院查血钠110mmol/L，对症治疗无好转，为进一步诊治转入我院。我院门诊血钠120mmol/L，甲状腺功能：FT₃ 1.7（2.01～4.82pg/ml）、FT₄ 0.33（0.59～1.25ng/dl）、TSH0（0.49～4.91mIU/L），早8点皮质醇110（124.2～662.4nmol/L）。入院查体：血压100/50mmHg，心率60次/min，面色姜黄，眉毛稀疏，阴毛、腋毛脱落，乳晕浅淡，心肺腹未见明显异常，双下肢轻度非凹陷性水肿。既往史：30年前生产时有大出血休克病史，产后无乳，停经。

【初步诊断】 低钠血症，腺垂体功能减退症。

【实验室检查】

血电解质：Na^+ 120mmol/L，K^+ 4.5mmol/L，Cl^- 99mmol/L。

甲状腺功能：FT₃ 1.7pg/ml（2.01～4.82pg/ml），FT₄ 0.33ng/dl（0.59～1.25ng/dl），TSH 0mIU/L（0.49～4.91mIU/L）。

早8点皮质醇：110nmol/L（124.2～662.4nmol/L），ACTH 5pg/ml（7.2～63.3pg/ml）。

性激素：LH 1.44mIU/ml（绝经期10.87～58.64mIU/ml），P 0.27ng/ml（0.4～2.7ng/ml），FSH 2.3mIU/ml（16.74～113.79mIU/ml），E_2 12pg/ml（0～56pg/ml）。

生长激素：0.5ng/ml（0～5ng/ml）。

IGF-1：48.4ng/ml（69～200ng/ml）。

MRI：垂体萎缩，空泡蝶鞍。

【诊断】 腺垂体功能减退症，希恩综合征。

【病例分析】 患者反复低钠血症，门诊查甲状腺及肾上腺皮质功能提示受损，而相应垂体激素水平低下（TSH、ACTH），提示腺垂体病变导致靶腺功能受损。进一步评估性腺轴及生长激素轴，考虑全腺垂体功能低下。MRI结果结合有产后大出血病史、产后无乳、停经，考虑病因为希恩综合征。

【治疗及监测】 予以患者每日氢化可的松早20mg，下午10mg，左旋甲状腺激素25μg替代治疗。依据甲状腺功能调整甲状腺激素剂量，以维持FT₄正常上限水平。监测血压、体重调整氢化可的松剂量。同时教育患者终身替代治疗，定期监测，应激时增加氢化可的松剂量，及时就医。因年龄55岁故未予性腺激素替代治疗，患者因经济原因拒绝生长激素替代治疗。

小 结

腺垂体功能减退症是指各种原因导致的腺垂体功能受损，机体出现一种或多种腺垂体激素分泌不足所导致的临床表现为各种激素缺乏导致的综合表现，其严重程度与激素缺乏程度相关。临床诊断包括功能诊断及病因诊断，通过垂体及靶腺功能评估以及下丘脑、垂体影像学检查以明确病因。可通过加强预防措施而免于发病，如提高孕妇的保健水平可减少产后垂体坏死引起的腺垂体功能减退症；提高脑外科及放射治疗的水平有助于减少这些因素引起的腺垂体功能减退症。

参 考 文 献

[1] FLESERIU M, HASHIM IA, KARAVITAKI N, et al. Hormonal replacement in hypopituitarism in adults: An Endocrine Society Clinical Practice Guideline. Clin Endocrinol Metab, 2016, 101（11）: 3888-3921.

[2] PIERCE M, MADISON L. Evaluation and initial management of hypopituitarism. Pediatr Rev, 2016, 37（9）: 370-376.

[3] GOUNDEN V, JIALAL I. Hypopituitarism（Panhypopituitarism）. Stat Pearls [Internet]. Treasure Island（FL）: Stat Pearls Publishing; 2018.

[4] 陈家伦. 临床内分泌学. 上海: 科学技术出版社. 2018.

（龙　健　丁海涛　王　晨　黄君富）

第四章

巨人症和肢端肥大症

第一节 概 述

巨人症（gigantism）和肢端肥大症（acromegaly）是一类起病隐匿的慢性进展性内分泌疾病，由多种原因导致体内生长激素（growth hormone，GH）分泌过量所致。生长激素和胰岛素样生长因子（IGF-1）分泌增多，引起全身软组织、骨和软骨过度增生，常伴随内分泌及代谢紊乱，在骨骺闭合之前引起巨人症，在骨骺闭合之后导致肢端肥大症。患者恶性肿瘤发生率增高，常伴结肠癌、结肠息肉、肺癌、甲状腺癌等。由于巨人症和肢端肥大症是同种疾病在不同年龄段的表现，且发病年龄多在 20~50 岁，故本章着重叙述肢端肥大症。

一、肢端肥大症分类

根据是否依赖生长激素释放激素（growth hormone releasing hormone，GHRH）分为以下两类：

1. 非生长激素释放激素依赖型 占绝大多数，升高的生长激素通过反馈机制抑制下丘脑生长激素释放激素的释放。95% 以上的肢端肥大症是分泌生长激素的垂体腺瘤所致，极少数为分泌生长激素的恶性肿瘤（肺癌和胰腺癌等）。

2. 生长激素释放激素依赖型 主要由于下丘脑原位肿瘤或其他内脏的肿瘤异位产生生长激素释放激素，刺激垂体前叶增生并分泌过多的生长激素。

二、病因与发病机制

（一）主要病因

本病多因垂体肿瘤引起或其他原因引起垂体的生长激素分泌过量所致。生长激素的主要作用为促进骨组织、肌肉、结缔组织和内脏的增大，促进 DNA、RNA 合成，对抗胰岛素促进水钠潴留，并能激发体内分泌一些肽类物质，如生长激素。生长激素和 / 或 IGF-1 分泌过多的原因主要有垂体性和垂体外性。具体如下：

1. 原发性垂体功能异常 垂体腺瘤（多分泌颗粒性或少分泌颗粒性生长激素瘤）、GH/PRL 混合瘤、泌乳生长细胞腺瘤、嗜酸性干细胞腺瘤、多种垂体激素（GH、PRL、TSH 及其他垂体糖蛋白激素）分泌腺瘤、生长激素细胞增生垂体癌、淋巴细胞性垂体炎。

2. 继发性垂体功能异常（下丘脑性或异源性生长激素释放激素分泌过多） 下丘脑神经元错构瘤、腺垂体神经元迷芽瘤、神经节细胞瘤、类癌（支气管、胃肠或胰腺）、小细胞型肺癌、肾上腺腺瘤、嗜铬细胞癌（瘤）、恶性嗜铬细胞瘤、卵巢癌。

3. 其他疾病 体质性巨人症、青春期发育提前和性早熟、性腺功能减退症、肾上腺皮质增生症，Sotos 综合征（小儿巨脑畸形综合征）和 Weaver 综合征（Ⅱ型末端多发关节弯曲、颅额异常）、Beckwith-Wiedemann 综合征（贝 - 维综合征，表现过度生长）、PRL 瘤、McCune-Albright 综合征（多发性骨纤维发育不良伴性早熟综合征）、Simpson-Golabi-Behmel 综合征（也称为 Bulldog 综合征或 Sara Agers 综合征，是一种罕见的遗传综合征）、Carney 综合征（由黏液瘤、皮肤色素沉着、内分泌功能亢进所组成的综合征）、肌肉腺苷脱氨酸缺陷 - 心肌肥厚 - 巨人症、Wilms 瘤（起源于肾胚基细胞的肾母细胞瘤）。

（二）发病机制

垂体瘤发生的机制不明，可原发于垂体本身的改变，兴奋性 G 蛋白的调节 α 亚单位发生点突变，自动激活腺苷酸环化酶，通过 cAMP 使蛋白磷酸化及细胞生长和分化，导致生长激素分泌瘤的发生；也可继发于下丘脑功能调节失常。由于垂体过量分泌生长激素，继而使 IGF-1 产生过多，在青春期前期骨骺未关闭前可引起巨人症，而在骨骺已关闭的成年人会引起手、足、软组织、内脏器官及某些扁骨增大，临床表现为肢端肥大症。

三、临床表现

（一）巨人症

常始于幼年，生长较同龄儿童明显高大，持续长高直至性腺完全发育，骨骺闭合，男性身高大于 2m，女性身高大于 1.85m。若缺乏促性腺激素，性腺不发育，骨骺不闭合，可持续加速长高，软组织可表现为面部粗糙、手脚增厚增大，心肺、内脏增大。若垂体瘤持续发展可导致腺垂体功能减退，精神不振、全身无力、毛发脱落、性欲减退、生殖器萎缩等。

（二）肢端肥大症

主要为生长激素分泌增多的表现，如全身软组织、骨和软骨的过度增生及伴随的内分泌代谢紊乱。患者后期出现特征性外貌，面容丑陋、鼻大唇厚、鼻窦增大，声带变粗厚，发音低沉；手足增大、皮肤增厚、多汗和皮脂腺分泌过多；头皮多皱褶，褶叠呈脑回状，额部皮肤皱褶肥厚；头形变长、眉弓突出、前额斜长、下颚前突、有齿疏和反咬合、枕骨粗隆增大后突，桶状胸和驼背等改变。此外，一些症状体征还可由肿瘤压迫、侵犯周围组织的器官所致，如垂体瘤压迫正常垂体组织可导致腺垂体功能减退症、高 PRL 血症，下丘脑功能障碍如食欲亢进、肥胖、睡眠障碍、体温调节异常、尿崩症等；此外，大腺瘤还常引起头痛、视野缺损、颅内压增高、脑神经麻痹等。

（三）并发症

长期过量 GH 和 IGF 分泌导致其他系统受累，如胰岛素抵抗、糖耐量减低（29%~45%）乃至继发性糖尿病（10%~20%）；呼吸道感染、呼吸困难、睡眠呼吸暂停综合征；心肌肥厚、心脏扩大、左心室功能减退、心力衰竭、冠心病、动脉粥样硬化；脑梗死、脑出血；骨关节受累、神经肌肉疼痛、腕管综合征；女性闭经、泌乳、不育；男性性功能障碍；结肠息肉、结直肠癌、甲状腺癌、肺癌发生率增高等。预后较差，病残和死亡率较高，平均寿命减少 10 年；患者常死于心脏病、脑血管病、糖尿病并发症、垂体卒中及 / 或垂体功能衰竭等。

四、诊断标准与诊断流程

（一）诊断标准

肢端肥大症进展缓慢，症状复杂，早期诊断困难，从起病到确诊往往延搁 5~10 年。诊断分为三个步骤：定性诊断、定位诊断、病因诊断。

1. 定性诊断

（1）典型症状：典型面貌、肢端肥大、内分泌代谢紊乱证据和影像学检查异常。

（2）血清 GH 和 IGF-1 均升高，葡萄糖 GH 抑制试验不被抑制。

2. 定位诊断及病因诊断　通过垂体 MRI 和 CT 了解垂体 GH 腺瘤大小及腺瘤与邻近组织关系。

典型的肢端肥大症面貌，手足肥大，头颅增大，口唇增厚，音调低沉，下颌前突与牙列稀疏等肢端肥大症全身临床表现。血清 GH 检查可发现血 GH 浓度升高，多在 10μg/L 以上，可同时有 PRL 升高、血糖升高、血磷升高及甲状腺功能异常及骨代谢指标异常等发现。口服葡萄糖耐量试验可呈高血糖曲线，同时不能抑制血浆 GH 水平，GH 多在 5μg/L 以上。TRH 兴奋试验时，血浆 GH 值大于 GH 基础值的 50%，同时 GH 值多在 10μg/L 以上，IGF-1 可呈明显升高。MRI 和 CT 扫描可发现蝶鞍扩大，鞍区占位病变,鞍周受压,手足增大增宽,颅骨、长骨及脊柱骨等 X 线的特异表现,可协助诊断。肢端肥大症可伴多发性内分泌腺瘤 I 型及其他恶性肿瘤,对诊断明确的患者应除外上述两种情况。如垂体肿瘤导致者还应对垂体功能进行全面评估。没有肢端肥大症典型临床表现的患者,出现下述症状时需要考虑肢端肥大症的可能,推荐进行 IGF-1 水平检测。包括睡眠呼吸暂停综合征、2 型糖尿病、高血压、无力性关节炎、腕管综合征、多汗等。

（二）肢端肥大症的诊断流程(图 4-1)

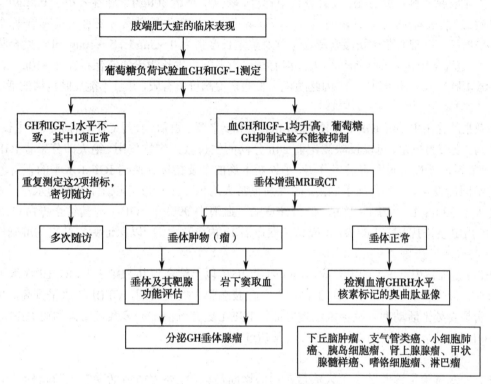

图 4-1　肢端肥大症的诊断流程图

（三）鉴别诊断

1. 肢端肥大症的外观表现主要需与皮肤骨膜肥厚症相鉴别　后者的 X 线表现主要为:四肢骨骨膜增生及骨干增粗,呈对称性,以胫腓骨和尺桡骨为主。骨膜早期呈锯齿状,随病程进展相互连接呈层状;骨膜以骨干远端最明显,且渐向近端蔓延,一般不累及骨骺和干骺端。

2. 垂体生长激素腺瘤主要需与如下疾病相鉴别

（1）鞍区其他性质的肿瘤:如颅咽管瘤、脑膜瘤、胶质瘤、鞍区生殖细胞瘤、脊索瘤、鞍区表皮样囊肿或皮样囊肿、雪旺细胞瘤、转移瘤和神经垂体肿瘤等,白血病、淋巴瘤和浆细胞瘤等引起的原发性或继发性鞍区症状。

（2）鞍区先天性畸形或其他非肿瘤性病变:如 Rathke 囊肿、空蝶鞍、鞍区蛛网膜囊肿、颈内动脉及大脑前动脉或前交通动脉瘤、交通性脑积水所致的第三脑室扩大等。

（3）鞍区炎症性疾患:垂体脓肿、蛛网膜粘连、结核性脑膜炎和黏液囊肿,鞍区的真菌感染、艾滋病患者的弓形虫扩肺孢子虫感染、淋巴细胞性垂体炎、朗格汉斯组织细胞增多症。

3. 体质性巨人症　常有家族史,可能与遗传有关。身高虽远远高于正常人,但身体各部发育较匀称。性发育无异常,骨龄无延迟,蝶鞍不扩大。血浆生长激素不增高,无代谢障碍。

4. 类肢端肥大症　体质性或家族性,本病从幼婴时开始,有面貌改变,体形高大类似肢端肥大症,但程度较轻,蝶鞍不扩大,血中生长激素水平正常。

第二节　实验室检查指标与评估

一、实验室检查指标

（一）血清生长激素水平

正常人生长激素脉冲式分泌，具有昼夜节律性，峰值可高达 30μg/L，峰谷多小于 0.2μg/L，正常人在运动、应激及低血糖时，生长激素明显升高。肢端肥大症患者生长激素分泌丧失昼夜节律，24h 总生长激素水平增高。基础血浆生长激素测定正常血浆生长激素为 0～5μg/L，5～10ng/ml 时结合临床可以考虑肢端肥大症，>10μg/L 则诊断价值大。但有时候患者随机生长激素通常保持在 2～10μg/L，与正常人的生长激素脉冲式分泌难以区分，因此随机生长激素检测价值有限，并且不能反映病情的活动程度。

（二）胰岛素样生长因子（IGF-1）

生长激素的作用主要经 IGF-1 介导完成，IGF-1 主要来源于肝脏，介导 GH 对骨和软骨生长。IGF-1半衰期长，浓度较为恒定，可以反映测定前 24h 分泌的生长激素生物作用，绝大部分患者 IGF-1 浓度增高，能可靠反映慢性生长激素过多分泌，是诊断本病的重要指标。血清 IGF-1 水平的正常值随性别和年龄的不同而变化，一般将高于同龄、同性别正常人均值 2 个标准差以上，判断为水平升高；成人血中浓度大于 333μg/L，可确诊本病。值得注意的是血清中 99% 的 IGF-1 与其结合蛋白（IGFBP）结合，血中 IGFBP 会干扰 IGF-1 的检测，应该在取血后 1h 内分离血清，以保证测定结果的准确性。

（三）胰岛素结合蛋白-3（IGFBP-3）

IGFBP-3 是血液中 IGF-1 的主要载体，IGF-1 有 95% 以上结合到 IGFBP-3 上，IGFBP-3 水平的变化直接影响具有促生长功能的 IGF-1 的生物活性。在肢端肥大症活动期，IGFBP-3 水平升高。IGFBP-3在判断疾病是否处于活动期以及手术疗效方面比 IGF-1 更有价值。大多数正常人的血 IGFBP-3 浓度为 2～4mg/L，而处于病情活动期的本病患者常超过 10mg/L。

（四）口服葡萄糖抑制试验（OGTT 抑制试验）

OGTT 抑制试验是诊断肢端肥大症最常用的诊断性试验，亦为病情活动的判断指标。生长激素为一种升糖激素，正常情况下低血糖时生长激素分泌增多，而血糖升高时生长激素分泌受抑制。而肢端肥大症或巨人症患者，生长激素分泌为自主性，血糖增高时生长激素分泌不受抑制，甚至可能反常性增高。方法：体重≤80kg 者，用 75g（或 100g）葡萄糖；体重 >80kg，给予葡萄糖 1.25g/kg。患者口服葡萄糖 0、30、60、90 及 120min 分别取血测定血糖及生长激素水平。结果判断：服用葡萄糖后血糖峰值超过空腹值的 50%，且血生长激素水平谷值≤1.0μg/L，为被抑制，反之为异常。多数肢端肥大症患者生长激素水平不降低，呈矛盾性增高。

（五）其他动态试验

其他动态试验有 GHRH 兴奋试验、TRH 兴奋试验、GnRH 兴奋试验、多巴胺抑制试验、精氨酸抑制试验，对肢端肥大症的诊断有一定价值，但均不如 OGTT 抑制试验。

（六）其他垂体功能的评估

行血催乳素（PRL）、促卵泡素（FSH）、黄体生成素（LH）、促甲状腺激素（TSH）、促肾上腺皮质激素（ACTH）及其相应靶腺功能测定，对垂体功能进行全面评估。如有显著的多尿、烦渴、多饮等症状要评估垂体后叶功能。

（七）骨、软组织影像检查

骨、软组织影像学检查可见颅骨增厚、下颌骨升支延长、体部前突；手足骨末节指骨骨丛增生，并有手足骨增粗、骨皮质增厚、关节间隙增宽；跟垫软组织增厚，X 线测量大于 23mm 有临床意义。

（八）垂体肿瘤定位影像检查

颅骨平片示蝶鞍扩大，鞍底双重轮廓；头颅 MRI 和 CT 扫描可了解垂体生长激素腺瘤大小和腺瘤与邻近组织关系，MRI 优于 CT。

（九）垂体外肿瘤定位影像检查

垂体外生长激素释放激素肿瘤十分罕见，在 MRI 检查未发现垂体腺瘤或术后垂体病理检查为垂体生长激素细胞增生时，应检查是否可能来自胸部、腹部或盆腔的非垂体瘤引起的生长激素释放激素分泌肿瘤。多数生长激素释放激素分泌肿瘤可表达生长抑素受体，采用 ^{111}In 或 ^{123}I 标记的奥曲肽显像有助于诊断生长激素释放激素分泌肿瘤。

（十）垂体肿瘤的病理检查

术后垂体肿瘤病理检查是最为可靠的诊断方法。病理检查包括术中大体检查、普通切片 HE 染色光镜观察、免疫组化染色、电子透射显微镜观察，根据肿瘤细胞不同形态学及内分泌特征进行垂体肿瘤分型。按照 2017 年世界卫生组织垂体肿瘤最新分类标准根据免疫组化染色显示肿瘤细胞激素表型、转录因子表达和超微结构对肿瘤进行亚类分型，对识别高侵袭性、高复发风险的垂体瘤，对临床治疗、预后具有指导意义。

二、实验室检查指标评估

（一）血清 GH

虽然肢端肥大症的特点是血清 GH 升高，但是有报道随着年龄增加血生长激素水平在下降，而且不同检测方法生长激素值相差较人。故随机测定血生长激素水平不能作为诊断肢端肥大症的依据，需要连续测定生长激素或结合动态试验，才能更好地为肢端肥大症的诊断提供依据。

（二）血清 IGF-1

血清 IGH-1 浓度是全面反映生长激素分泌的可信指标，也是诊断肢端肥大症的最可靠的筛选指标。与血清生长激素水平不同，IGF-1 水平变化较小，能稳定地反映生长激素的分泌情况。绝大多数肢端肥大症患者的血清 IGF-1 水平升高，血 IGF-1 水平还可以鉴别活动的、未经治疗的肢端肥大症和正常个体，且其与疾病的严重程度具有相关性。但应注意血清 IGF-1 水平随性别、年龄和营养状态而不同，因此，血清 IGF-1 浓度应根据年龄和性别矫正。

（三）OGTT 抑制试验

该试验有助于评估生长激素水平。正常情况下，生长激素的分泌受到抑制，这一反应在肢端肥大症患者则为迟钝或相反的。需要注意的是，生长激素被抑制的正常值随生长激素测定方法的敏感程度而不同。

（四）磁共振（MRI）

当以上实验室检查存在生长激素的过度分泌，就有必要做垂体腺的 MRI 检查，以确定病变的部位。MRI 还有助于制订手术方案，判断视交叉是否受压，海绵窦是否有浸润或受压，了解鞍外生长的程度以及颈动脉的位置。

（五）垂体肿瘤的免疫组化染色检查指标

2017 年世界卫生组织垂体肿瘤病理分类明确了转录因子在垂体瘤分类中的地位，根据垂体激素（生长激素）免疫组化染色进行分类，必要时加做转录因子（PLT-1）以及辅助因子（ki-67，p53）免疫组化染色。

第三节　肢端肥大症检查指标的临床应用

一、在临床诊疗中的应用

（一）血清 GH 水平

对于起病隐匿、临床表现不典型的肢端肥大症患者，需要行血清 GH 水平检查，明确有无 GH 升高，从而明确诊断。血清 GH 检查可发现血 GH 浓度升高，多在 10ng/ml 以上，可同时发现有 PRL 升高、血糖升高、血磷升高及甲状腺功能异常及骨代谢指标异常等。正常人的血清 GH 水平可被高血糖抑制，而病情活动期的肢端肥大症患者血清 GH 水平持续升高且不被高血糖所抑制。因此，GH 水平测定有助于治疗效果的判断，治疗后患者随机 GH 测定值＜2.5μg/L，OGTT 抑制试验谷值≤1ng/ml，患者生存率和正常人相似。

（二）血 IGF-1

GH 的作用主要经 IGF-1 介导来完成。血清 IGF-1 水平比 GH 水平更灵敏地反映病情活动性。当患者有相关肢端肥大症表现且血 IGF-1 水平升高时可以明确诊断肢端肥大症，而不需要行 OGTT 抑制试验。经治疗有效的肢端肥大性患者血 IGF-1 应降至与年龄和性别相匹配的正常范围内。当血清 GH 水平和 IGF-1 水平不一致，其中 1 项正常时，需要重复这 2 项指标的测定，并密切随诊观察，定期测定二者水平。

（三）OGTT 抑制试验

主要是通过葡萄糖负荷后看血清 GH 水平是否抑制到正常来判断，若病情得到控制，则口服葡萄糖负荷后 GH≤1.0μg/L，但若患者存在营养不良、未控制糖尿病、肝肾疾病或神经性厌食症，可能出现假阳性结果。由于检测 GH 的各种方法之间存在差异，建议选用灵敏度≤0.05ng/ml 的方法检测 GH。

（四）影像学检查

临床诊断肢端肥大症后通过影像学检查定位，评估肿瘤的大小，对周围组织的侵袭性以及术后的随访。

（五）病理检查

新版 WHO 垂体瘤病理分类明确了转录因子在垂体瘤分类中的地位，根据垂体激素免疫组化染色进行分类，必要时加做转录因子以及辅助因子免疫组化染色，其中生长激素腺瘤 PIT-1 调控垂体细胞生长激素分化，ki-67 或 p53 表达预测肿瘤侵袭性。

二、在预后与随访中的应用

（一）血清 GH 和 IGF-1 水平

有研究认为术后第一天的 GH 测定可以评估手术预后，但由于手术应激，该方法评价手术疗效有限。较为可靠的是术后一周行 OGTT 抑制试验测 GH＜0.019nmol/L 提示术后得到控制。肢端肥大症患者术后血清 IGF-1 值可能要几个月才能恢复至正常范围，所以术后 3～6 个月后评估 GH 和 IGF-1 水平对判定手术预后更有效。肢端肥大症患者手术缓解标准是：术后 3～6 个月 IGF-1 恢复正常范围，OGTT 抑制试验谷值＜0.047nmol/L 或更低（＜0.019nmol/L）。超过 30% 的患者术后出现 GH 和 IGF-1 的值不平行，需重复测定，最为常见的是 IGF-1 升高但 GH 正常，可能因为肿瘤微小残留。当临床高度怀疑疾病持续存在时，如影像学上提示有残余肿瘤的证据或有持续症状表现，则需术后定期随访反复检测生化指标。所有患者术后至少每年随访一次行 IGF-1 与 OGTT 抑制试验，以评估肢端肥大症是否复发。病情长期处于活动状态，肿瘤分泌大量 GH 者的死亡率高，生活质量差。

（二）影像学检查

如果术后早期需要影像学检查来评估残余肿瘤并除外感染，MRI 检查是一种非常有效的手段，推荐术后 12 周行 MRI 检查，在 MRI 有禁忌或没有 MRI 情况下行 CT 检查。

对于肢端肥大症患者除了需要选取个体化的治疗方案，还应定期随访。肢端肥大症患者手术后第一年每 3 个月、以后 1～5 年直至终身每年复查，不同时期的随访项目为：临床和并发症评估、OGTT 或随机 GH、血 IGF-1、垂体 MRI。

（三）病理检查

手术切除垂体肿瘤病理检查诊断，包括大体检查、普通切片 HE 染色光镜观察、免疫组化染色、电子透射显微镜观察，根据肿瘤的细胞不同特征进行垂体肿瘤分型。

目前，按照 2017 版 WHO 垂体肿瘤分类标准，根据血清内分泌激素测定、肿瘤组织免疫组织化学和电镜检查所获得的肿瘤内分泌功能状态,将垂体腺瘤分为三类:①功能性腺瘤(functional adenomas):包括泌乳素细胞腺瘤(prolactin secreting adenoma)、生长激素细胞腺瘤(growth hormone secreting adenoma)、促肾上腺皮质激素细胞腺瘤(adrenocorticotropic hormone secreting adenoma)、促甲状腺素细胞瘤(thyroid stiulating hormone secreting adenoma)、促性腺激素腺瘤(follicle-stimulating hormone and luteinizing hormone);②非功能性腺瘤(non-functional adenomas):零细胞腺瘤;③多激素腺瘤。该分类方法根据肿瘤细胞分化来源进行分类,肿瘤亚型更加精确;强调免疫组化染色的重要性,包括激素受体、转录因子以及预后辅助因子,不要求常规进行肿瘤超微结构分析,在临床中更加实用;对肿瘤进行亚类分型,识别高侵袭性、高复发风险的垂体瘤,对临床治疗、预后具有指导意义。

垂体性的生长激素过度分泌以腺瘤为主,病理类型有稀疏颗粒型生长激素细胞腺瘤(sparsely granulated somatotroph adenomas,SGSAs)和致密颗粒型生长激素细胞腺瘤(densely granulated somatotroph adenomas,DGSAs)或生长激素和泌乳素混合细胞腺瘤、嗜酸干细胞腺瘤及多激素分泌细胞腺瘤等。其中 SGSAs 和 DGSAs 通常表现为侵袭性生物学行为,预后相对较差,是生长激素细胞腺瘤常见的 2 个亚型,两者低分子量细胞角蛋白(low molecular weight cytokeratin,LMWK)免疫组化染色特点不同,DGSAs 为核周或弥漫性阳性,而 70%SGSAs 可见纤维小体。SGSAs 多为侵袭性腺瘤,MRI-T2 加权像为高信号,并且可见侵袭性特点;而 DGSAs 为低信号,侵袭性腺瘤相对少见。

典型嗜酸细胞性腺瘤,体积一般较小,不典型的嗜酸细胞腺瘤(如混合型腺瘤,伴有肢端肥大症的嫌色细胞腺瘤)则瘤体常较大,可呈浸润性生长,并压迫视神经交叉,引起相应的症状。镜下见瘤细胞质丰富、红染、呈多角形,具有一定的多形性,大小形态不一,有巨核或奇异核的出现,这些改变为激素分泌功能亢进的形态表现。

生长激素分泌型肿瘤的治疗主要包括手术、药物及放射治疗三种,不论患者接受何种治疗,都应该达到以下几个治疗目标:消除肿瘤,减少肿瘤的复发,生长激素达标,缓解临床症状,尽量保全垂体功能,提高患者的生活质量,延长患者的寿命。

案例 4-1

【病史摘要】 男,45 岁,因"手足增粗 10 年余,发现生长激素升高 14d"入院。患者 10 余年前逐渐出现肢端肥大,成年后双足鞋码仍进行性增大,双手增大肥厚,并出现唇肥厚、鼻宽舌大、眉弓突出、下颌增大、齿间隙增宽、咬合困难等表现,伴体重增加约 14kg。入院前 14d 体检查生长激素明显升高,为求进一步治疗,门诊以"肢端肥大症?"收住入院。自发病以来,患者精神状态、体力情况、睡眠良好,食欲食量增加,体重增加 14kg。

【临床检验】 生长激素 38.4ng/ml(0~5ng/ml),IGF-1 741ng/ml(69~200ng/ml)。OGTT + 生长激素抑制试验:餐后 30min 血糖 10.4mmol/L,餐后 60min 血糖 10.1mmol/L,餐后 120min 血糖 9.0mmol/L,生长激素 >34.6ng/ml,生长激素未被抑制。

【影像学检查】 垂体增强 CT:鞍区占位性病变,考虑垂体瘤可能性大。

【病理检查】 垂体腺瘤,生长激素型。

【诊断与鉴别诊断】

1. 诊断 肢端肥大症;垂体瘤。

2. 鉴别诊断

(1)类肢端肥大症:该病为体质性或家族性,从婴幼儿时期开始,面容改变与身材高大虽类似肢端肥大症,但程度较轻,且蝶鞍正常,血生长激素正常。

(2)手足皮肤骨膜增厚症:该病以手足、脸颈部皮肤肥厚而多皱纹为特征,脸部多皮脂溢出,多汗。胫骨及桡骨远端骨膜增厚,引起髁腕关节肥大。蝶鞍照片正常。血浆生长激素水平正常。本症比较罕见,多为青年男性。

【案例分析】　该患者为中年男性,主要表现为四肢肢端肥大、特殊面容;查体唇肥厚、鼻宽舌大、眉弓突出、下颌增大、齿间隙增宽,结合患者近期辅助检查提示生长激素升高且不被抑制、IGF-1 增高,垂体增强 CT 提示鞍区占位性病变,术后病理检查提示垂体腺瘤生长激素型,故诊断为肢端肥大症。

小　结

巨人症和肢端肥大症是一种体内生长激素分泌过量所致起病隐匿的慢性进展性内分泌疾病。主要临床表现为全身软组织、骨和软骨的过度增生及伴随的内分泌代谢紊乱。其进展缓慢,症状复杂,早期诊断困难,晚期可出现典型的肢端肥大症面貌,手足肥大,头颅增大,口唇增厚,音调低沉,下颌前突与牙列稀疏等肢端肥大症全身临床表现,可通过血清学检测 GH、IGF-1 水平、影像学检查定位,评估垂体肿瘤的大小,对周围组织的侵袭性以及选取个体化的治疗方案,定期随访。

参 考 文 献

[1] 中华医学会内分泌学分会,中华医学会神经外科学分会. 中国肢端肥大症诊治指南 2013 版. 中华医学杂志,2013,93(27):2106-2111.

[2] COOK DM, EZZAT S, KATZNELSON L, et al. AACE Medical Guide lines for Clinical Practice for the diagnosis and treatment of acromegaly. Endocr Pract, 2004, 10(3): 213-225.

[3] KATZNELSON L, LAWS ER JR, MELMED S, et al. Acromegaly: an endocrine society clinical practice guideline. J Clin Endocrinol Metab, 2014, 99(11): 3933-3951.

[4] 陈家伦. 临床内分泌学. 上海:上海科学技术出版社,2011.

[5] OSAMURA RY. Tumours of The Pituitary Gland. 4th ed. Lyon: International Agency for Research on Cancer, 2017: 11-64.

[6] POTORAC I, PETROSSIANS P, DALY AF, et al. Pituitary MRI characteristics in 297 acromegaly patients based on T2-weighted sequences. Endocr Relat Cancer, 2015, 22(2): 169-177.

[7] HECK A, RINGSTAD G, FOUGNER SL, et al. Intensity of pituitary adenoma on T2-weighted magnetic resonance imaging predicts the response to octreotide treatment in newly diagnosed acromegaly. Clin Endocrinol (Oxf), 2012, 77(1): 72-78.

（龙　健　丁海涛　王　晨　阎晓初）

第五章

生长激素缺乏性侏儒症

第一节 概 述

生长激素缺乏性侏儒症(growth hormone deficiency dwarfism, GHD),又称垂体性侏儒症,是指患者在出生后或儿童期起病,因下丘脑-垂体-胰岛素样生长因子(IGF)生长轴功能障碍而导致的生长缓慢,身材矮小,但比例均匀。GHD是儿科内分泌疾病中比较常见的疾病,患病率约1:4 000～1:10 000。根据北京协和医院1987年调查结果显示:北京城市学龄儿童及青少年中,GHD发病率为1/8 644。国外报道GHD约占全部矮小症患者的50%,我国广大农村地区受卫生条件的限制,估计发病率高于城市。此病多见于男性,男女之比为3:1～4:1。

一、临床症状与体征

(一)生长激素缺乏性侏儒症分类

按其病因可分为特发性、继发性、生长激素不敏感综合征;按病变部位可分为垂体性和下丘脑性GHD;可为单一性生长激素缺乏,也可伴有腺垂体其他激素缺乏。

(二)临床症状与体征

1. 躯体生长迟缓 因胎儿期生长并不依赖GH,出生时一般身高正常,数月后躯体生长迟缓,但常不被发觉,多在2～3岁后与同龄儿童的差别愈见显著,但生长并不完全停止,只是生长速度极为缓慢,即3岁以下低于每年7cm,3岁至青春期每年不超过4～5cm。体态一般尚均匀,成年后多仍保持童年体形和外貌,皮肤较细腻,有皱纹,皮下脂肪有时可略丰满,营养状态一般良好。成年身高一般不超过130cm。先天性垂体功能减退可有延长的新生儿高胆红素血症,低血糖,抽搐和小阴茎。患儿生长缓慢,身材比例停留于儿童期,上半身与下半身之比接近1.7,正常人为1.0(以耻骨联合部上缘中点为界)。头较大而圆,下颌骨短小,毛发少而质软,皮肤细腻,音容常比实际年龄幼稚(如小老人),手足大小形态仍像起病时的小孩,胸较窄,腹较圆,躯体脂肪较多,肌肉常不发达,血压偏低,心率较慢。

2. 骨骼发育不全 一般长骨较短小,身材大多不满130cm(可作为矮小的标准)。骨化中心生长发育迟缓,骺部不闭合,骨龄延迟(至少慢3年以上),停留于起病时水平。患者蝶鞍有时因垂体不发育而缩小,甚至不存在。X线摄片可见长骨均短小,骨龄幼稚,骨化中心发育迟缓,骨骺久不愈合。

3. 性器官不发育或第二性征缺乏 患者至青春期,性器官不发育,第二性征缺如。男性生殖器小,与幼儿相似,睾丸细小,多伴隐睾症,无胡须;女性表现为原发性闭经,乳房不发育。单一性GH缺乏者可出现性器官与第二性征,但往往明显延迟。

4. 智力与年龄相称 智力发育一般正常,学习成绩与同龄者无差别,但年长后常因身材矮小而郁郁寡欢,不合群,有自卑感。

5. Laron侏儒症 患者有严重GH缺乏的临床表现,如身材矮小,肥胖,头相对大,鞍鼻,前额凸出,外生殖器和睾丸细小,性发育延迟。但血浆GH水平正常或升高,IGF-1、胰岛素样生长因子结合蛋白-3(IGFBP-3)和生长激素结合蛋白(GHBP)降低。本病患者对外源性GH治疗无反应,目前唯一有效的治疗措施是使用重组人IGF-1替代治疗。

6. 其他表现

（1）代谢紊乱：①糖代谢。因肝和肌糖原合成降低，糖利用减少，糖耐量受损，周围组织对胰岛素敏感性降低，可出现高胰岛素血症和胰岛素抵抗；②脂代谢。血清胆固醇、三酰甘油、LDL 升高，HDL 降低，游离脂肪酸减少和脂肪分解降低；③蛋白质代谢。蛋白合成、储存能力降低；④基础代谢率降低，患者体力活动减少和运动能力下降。

（2）心血管功能紊乱：心脏体积缩小，心率减慢，心搏量、心输出量和心脏收缩力下降，外周阻力增加，循环血容量减少，血压下降，心肌耗氧量增加，可过早发生动脉硬化。

（3）继发性生长激素缺乏性侏儒症除上述表现外，可伴有原发病的各种症状。由于下丘脑 - 垂体部位肿瘤引起者，可出现视力减退，视野缺损，后期可出现颅内压增高的表现，以及嗜睡、抽搐等。

二、病因和发病机制

（一）主要病因

GHD 病因复杂，任何先天性或后天性因素导致的垂体生长激素的分泌和作用障碍都可影响到生长发育。按其病因可分为特发性、继发性、生长激素不敏感综合征等。其中特发性最常见，占 50%~70%。

（二）发病机制

1. 特发性生长激素缺乏性侏儒症   病因不明，可能由于下丘脑 - 垂体及其 IGF 轴功能的异常，导致生长激素分泌不足所引起。多数病变部位为下丘脑、垂体柄病变（占 2/3）或垂体病变（占 1/3）；往往有围生期病变，包括早产、难产、小于胎龄儿、严重窒息等，也可能与遗传有关。约 3/4 的患者在接受 GHRH 治疗后，GH 水平升高，生长加速，从而明确了大部分患者的病因在下丘脑。分子生物学已明确这些患者存在下丘脑 - 垂体发育生长转录因子基因突变，或 GHRH 受体基因突变。转录因子突变多表现为复合性垂体激素缺乏，如 GH、PRL、促性腺激素。研究发现，部分特发性 GHD 患者血清中存在抗垂体 GH 细胞抗体，有时抗垂体 GH 细胞抗体出现在 GHD 前多年，提示这些患者的病因为垂体自身免疫病变。

2. 继发性生长激素缺乏性侏儒症   本病可继发于下列三类颅内病变①中颅窝肿瘤：肿瘤压迫下丘脑 - 垂体而继发 GHD，较常见的为颅咽管瘤、神经纤维瘤、垂体瘤或神经胶质瘤。②头颅创伤 / 鞍区放疗：严重颅脑创伤是 GHD 的主要原因，多数伴有其他垂体激素缺乏甚至尿崩症，可在颅脑创伤的急性期、恢复期或在颅脑创伤数月至数年后发病。垂体柄离断综合征常有永久性 GHD。③感染 / 自身免疫 / 浸润性病变：病毒感染多侵犯下丘脑，很少累及垂体，结核、梅毒、酵母样菌感染及肉芽肿常侵犯鞍区。此外，尚有白血病、含铁血黄素等浸润病变、组织细胞增多症等。其中较常见的是 Hand-Schller-Christian 综合征（朗格汉斯细胞组织细胞增生症）。

3. 生长激素不敏感综合征   本综合征是由于靶细胞对 GH 不敏感而引起的一种矮小症。多呈常染色体隐性遗传，多数为 GH 受体基因突变（Laron 综合征 - 生长激素不反应性侏儒），少数因 GHR 后信号转导障碍、*IGF-1* 基因突变或 IGF-1 受体异常引起。GH 不敏感综合征大致有 3 种① Laron 矮小症：常染色体隐性遗传，其特点为血 GH 正常或增高而 IGF-1 降低，对外源性 GH 治疗无反应或反应很差。患者肝脏缺乏 GH 受体，IGF-1 生成障碍或细胞膜受体缺陷。② Pygmies 矮小症：Pygmies 为非洲赤道的矮小家族，患者外观很像垂体性 GHD，虽然血 GH 正常，但组织对外源性 GH 无反应。患者在青春期前生长正常，血 IGF-1 和同龄儿相近，但青春期时血 IGF-1 降低，缺乏青春期突发生长，外源性 GH 不能改善生长，因此导致成人时身材矮小。③其他 GH 不敏感综合征：GH 受体后缺陷患者血 GH 很高且有活性，血 IGF-1 降低，外源性 GH 无促生长作用，但用重组的人 IGF-1 治疗有效。GH 结合蛋白或 GH 抗体致循环 GH 作用抵制。

其他，先天性：无脑畸形、前脑无裂畸形、垂体未发育或发育不良等、神经垂体错位、面中线发育缺陷、蛛网膜囊、Rieger 综合征、三体型 13 综合征和 Fanconi 贫血，垂体分泌 GH 缺乏或不足等均可引起本病。遗传性：多为常染色体隐性遗传，少数为常染色体显性遗传或伴性遗传。现已证实遗传性 GH 缺乏性侏儒症有 6 种，其中 4 种为单缺 GH，2 种为多种垂体激素缺乏，最多见者为合并促性腺激素缺乏。

三、诊断标准与诊断流程

（一）诊断标准

GHD 的诊断尚无统一的标准，确立 GHD 诊断的依据也是相对性的。评价 GHD 的体检指标应包括身高、身体的上部量和下部量、骨龄以及生长速度等；实验室指标应包括 GH、IGF-1、IGFBP-3。如果儿童的生长速度正常，GHD 和 IGF-1 缺乏的可能性极小；当没有发现垂体 GH 分泌异常，一般不必做 GH 激发试验。怀疑为 IGF-1 降低伴 IGFBP-3 改变提示为 GH 分泌或 GH 活性异常，应对下丘脑 - 垂体 -IGF-1 系统进行全面检查。

1. **国际 GH 协会诊断标准** 主要是：①身高低于同年龄同性别正常人均值 2 个标准差，并排除 Turner 综合征（先天性卵巢发育不全）、甲减、慢性系统疾病等其他影响生长发育的疾病；②基因诊断（如 *Prop-1* 和 *POU1F1* 突变）；③骨龄检查、中枢神经系统 MRI 和 CT 检查发现病变；④ GH 激发试验的血 GH 峰值 <10μg/L，伴或不伴血 IGF-1 及 IGFBP-3 降低（低于同年龄同性别正常人 2 个标准差）。

2. **上海市儿科医学研究所诊断标准** 主要是：①身高低于同年龄同性别正常人 2 个标准差或第 3 百分位（根据 Stadiometer 测定）；②生长速率 <4cm/ 年；③骨龄落后于同年龄同性别正常均值 2 年以上；④ 3 种 GH 激发试验（L- 多巴、可乐定及 GHRH）的血 GH 峰值均 <10μg/L；⑤排除其他引起生长迟滞的疾病。

3. **湘雅二医院代谢内分泌研究所诊断标准** 主要是：①生长速率 <4cm/ 年，较同年龄同性别正常人均值低 2 个标准差以上；②典型临床表现，面容形态幼稚，第二性征发育迟缓或缺乏；③骨龄检查较实际年龄落后 2 年以上；④ L- 多巴及胰岛素低血糖激发试验示 GH 峰值 <5μg/L；⑤排除体质性身材矮小、器质性疾病、内分泌代谢疾病及遗传病。

4. **成人 GHD 诊断标准** 应用 2 种 GH 兴奋试验，其中以胰岛素低血糖试验最可靠。血 GH、IGF-1 及 IGFBP-3 降低仅提示 GHD 可能，不能代替 GH 兴奋试验。必要时应做 GH 兴奋试验。

5. **肥胖儿童 GHD 诊断标准** GH 缺乏儿童常伴有矮小和肥胖，而胖者的自发性与刺激后 GH 分泌减弱。Stanley 等发现，在 116 例 2～18 岁的儿童中，BMI 的标准差积分与 GH 刺激试验 GH 峰值的自然对数成负相关。以 GH 峰值 10、7 和 5μg/L 作为切割值时，BMI 的标准差积分均是 GHD 诊断的独立影响因素。因此，肥胖儿童容易出现 GHD 的过度诊断问题。

（二）诊断流程（图 5-1）

（三）鉴别诊断

1. **特发性矮小症和体质性矮小症** 特发性矮小症和体质性矮小症是指个体的身高低于同种族、同地区、同年龄、同性别人群平均身高的 2 个标准差，且矮小的原因未明者。特发性矮小症可进一步分为家族性和非家族性两类。其临床特点与 GH 缺乏性矮小症基本相同。家族中有多名成员矮小（部分为散发性），但无器质性疾病，骨龄正常；无系统疾病。GH 分泌正常，GH 兴奋试验可显示反应低下。患者对 GH 治疗有一定反应。特发性矮小症的诊断必须在排除畸形、骨发育不良症、低体重儿、内分泌疾病和系统性疾病等所致身材矮小后，方可成立。

体质性矮小症（青春期延迟）的诊断标准是：①无系统疾病，营养正常；②体格检查无异常发现，躯体的比例正常；③血 TSH、T_3、T_4 和 GH 正常；④身高在第 3 个百分位数内，但年生长率在第 5 个百分位数以上；⑤青春期发育延迟；⑥骨龄延后；⑦成年后可达预期身高。

2. **骨软骨发育不全** 不伴内分泌异常的先天性长骨干骺端软骨发育不全，躯干发育正常，四肢矮小，头大，上半身较下半身长，智力发育好，性发育及生育能力正常。

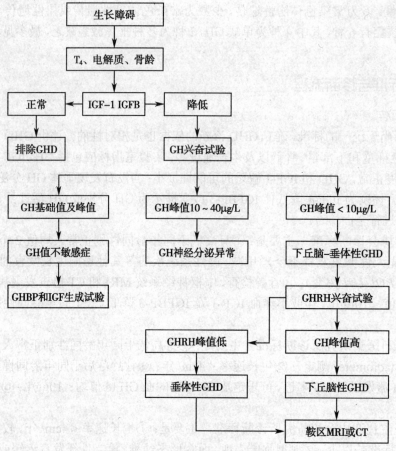

图 5-1　生长激素缺乏性侏儒症

3. Turner 综合征与 Noonan 综合征　Turner 综合征病因为 X 染色体缺如或畸变,患儿有性幼稚和身材矮小。除身材矮小外,伴有颈蹼、肘外翻、盾形胸等畸形。血清 GH 正常。典型的 45,XO 性腺发育不良的 Turner 综合征正确诊断并不困难,而任何表型伴身材矮小女性都可能是 Turner 综合征的变异型。因此,如果没有发现导致体形矮小的其他原因,应行染色体核型检查。Noonan 综合征(假性 Turner 综合征,部分患者的原因为 *PTPN11* 基因突变),有许多 Turner 综合征的表现特征,但女性核型为 46,XX,男性为 46,XY 伴 Noonan 综合征,其特征明显不同于 Turner 综合征。

4. 呆小病　甲状腺功能减退症发生于胎儿或新生儿,可引起明显生长发育障碍,称为呆小病。患者除身材矮小外,常伴有甲状腺功能减退症的其他表现,智力常迟钝低下,配合甲状腺功能检查鉴别不难。

5. 维生素 D 缺乏性佝偻病　多见于早产、多胎的婴幼儿,因阳光直接照射时间少,维生素 D 摄入不足所致。早期表现为多汗、夜惊、烦躁不安、颅骨软化、前囟大、出牙迟,后期见肋骨外翻有串珠、鸡胸、漏斗胸、X 形或 O 形腿,脊柱弯曲或骨盆畸形。

第二节　实验室检查指标与评估

一、实验室检查指标

(一)临床检验指标

1. 常规检查　主要包括:①血常规、尿常规及相关生化检查,以了解全身基本情况。一般可根据需要和重点怀疑的病因选择必要的检查,如 T_3、T_4、FT_3、FT_4、TSH、皮质醇、LH、FSH、PRL、睾酮和雌二醇等。②糖代谢试验：在 OGTT 中，不少患者在服糖后 2h 和 3h 血糖偏低。有时可发生低血糖症，严重者因低血糖反复发作而伴有脑损害。

2. 血清 GH 测定　血清 GH 在某种程度上可反映机体 GH 缺乏或过量，但因 GH 分泌具有昼夜时间节律性，并具有脉冲式分泌特点，半衰期仅为 20～30min，在不能确定是否正好在脉冲式分泌期或脉冲式分泌后较长间隔后采血的情况下，GH 水平再高或再低，均无诊断价值，不能单凭一次 GH 测定作出 GH 功能紊乱的诊断。一般采血时间应在午夜或清晨起床前安静平卧时。

3. 血清 IGF-1 和 IGFBP-3 测定　可作为 GHD 的首选指标。血清 IGF-1 和 IGFBP-3 水平不像 GH 具有明显的脉冲分泌，其水平相对稳定，可代表一段时间内平均的 GH 水平，是生长激素缺乏诊断和鉴别诊断的重要参考指标，但血清 IGF-1 和 IGFBP-3 水平受到年龄和肥胖等因素的影响。对于评估机体 GH 的缺乏状态，IGF-1 检测的临床灵敏度为 96%、特异性为 54%，IGFBP-3 检测的临床灵敏度为 97%、特异性为 95%。

4. IGF-1 生成试验　对疑为 GH 抵抗(Laron 综合征)的患儿，可用本试验检测 GH 受体功能。①方法一：按 0.075～0.15U/(kg·d) 每晚皮下注射重组人 GH(rhGH) 1 周，于注射前、注射后第 5d 和第 8d 各采血样一次，测定 IGF-1。②方法二：按 0.3U/(kg·d) 每晚皮下注射 rhGH，共 4d，于注射前和末次注射后各采血样 1 次，测定 IGF-1。正常者的血清 IGF-1 在注射后会较其基值增高 3 倍以上，或达到与其年龄相当的正常值。

（二）临床功能试验

对垂体性侏儒症的诊断，常需做 GH 兴奋试验，如胰岛素低血糖兴奋试验、精氨酸兴奋试验、左旋多巴兴奋试验、可乐定兴奋试验、吡啶斯的明试验等，一般选择其中两项。

1. 胰岛素低血糖兴奋试验　短效胰岛素 0.1U/kg 加入 2ml 生理盐水中一次静脉注射。试验前及试验后 30、60、90min 采血测 GH、血糖，血糖低于 2.78mmol/L 或比注射前血糖降低 50% 以上为有效刺激。刺激后 GH 峰值达 10μg/L 以上时为正常反应，见于注射胰岛素后 30～90min 出现，<5μg/L 为反应低下。

2. 左旋多巴兴奋试验　左旋多巴通过刺激 GHRH 促进 GH 的分泌。患者餐后服左旋多巴制剂 500mg，体重 15～30kg 者服 250mg。服药前和服药后 30、60、90、120min 采血测 GH 值。正常人 60～120min 时 GH≥7μg/L，垂体性矮小症无反应。冠状动脉粥样硬化者慎用左旋多巴，试验时患者应静卧，以减少反应。

3. 精氨酸兴奋试验　于 30min 内静脉滴入(维持至少 30min 以上)精氨酸 0.5g/kg(最多不超过 30g)，于 0、30、60、90、120min 分别采血测 GH，正常人高峰在 90min 出现。严重肝肾疾病者慎用精氨酸。

诊断 GH 缺乏性侏儒症需要 2 种以上的 GH 兴奋试验。根据结果进行如下决策：①如果所有兴奋试验的 GH 均低于 10.0μg/L，应进行进一步检查(头部 MRI、CRH 兴奋试验、GH 基因、GHR 基因突变分析等)。②如果 GH 峰值低于 15μg/L，应测定 GHBP；当 GHBP 降低时，应做 IGF-1 生成试验；异常者行 IGF-1 治疗。③如果 GH 峰值高于 15μg/L，而 GHBP 正常，继续临床观察。④如果 GH 峰值为 10～15μg/L，应在 6 个月内复查。

（三）影像学检查

对于生长迟缓超过 1 年的儿童应常规进行骨龄检查，包括非优势手腕和手掌，<1 岁的婴儿检查膝关节和踝关节。对确诊或怀疑颅内肿瘤、视神经发育不良及中枢神经发育异常的患者还需进行中枢神经 MRI 或 CT 检查。MRI 需进行薄层增强扫描，注意垂体的高度及体积，以及垂体柄和神经垂体的位置。CT 虽较 MRI 分辨率低，但在肿瘤和骨质病变的诊断方面有优势。

二、临床检查指标的评估

（一）血清 GH 测定

GH 的分泌主要受下丘脑释放的 GHRH 和 GHIH 调控。GH 呈脉冲式分泌，并有明显的昼夜节律。白天仅在餐后 3h 左右有一次较小的脉冲式释放，而在夜间熟睡后约 1h 起有数次较大的脉冲式分泌，脉冲式分泌期外基本无释放，可用兴奋试验鉴别垂体性和非垂体性的降低。

（二）血清 IGF-1 和 IGFBP-3 测定

目前认为，以免疫法检测血清 IGF-1 或 IGFBP-3 作为 GH 紊乱诊断的首选实验室检查项目。IGF-1 或 IGFBP-3 显著降低，应考虑 GHD。在诊断青春期前 GHD 上，IGFBP-3 优于 IGF-1。IGF-1 测定配合 GH 测定，可直接诊断遗传性 IGF 生成障碍。营养不良、严重肝功能损害及消耗性疾病可致 IGF-1、IGFBP-3 降低，但对 IGFBP-3 影响相对较小。在检测 IGF-1 的同时测定 IGF-2，对于 GHD 儿童的诊断更有价值。

（三）GH 兴奋试验

GH 兴奋试验是目前临床诊断 GHD 的重要依据。虽然因任何一种兴奋试验都有 15% 的假阳性率，必须在两项药物兴奋试验结果都不正常时方能诊断 GHD，但该试验仍有一定局限性，难以作为 GHD 诊断的金标准。如：GH 兴奋试验不能反映生理状态下的 GH 分泌情况；该试验重复性及准确性欠佳、影响因素多，激发药物、GH 检测方法、性发育状态等均可影响 GH 兴奋试验的结果；而且 GH 兴奋试验中 GH 峰值的诊断阈值是人为设定的，峰值受年龄、性别、青春期发育以及激发药物等因素的影响。正常儿童和 GHD 儿童，特别是和部分性 GHD 患儿之间 GH 峰值存在重叠现象。GH-IGF-1 轴功能异常的患儿也可出现 GH 兴奋试验 GH 峰值 >10μg/L。单纯根据 GH 兴奋试验结果诊断 GHD，易造成误诊或漏诊。

第三节   实验室检查指标的临床应用

一、实验室检查指标的临床应用

（一）血清 GH 测定

GH 特有的特点为主要以脉冲式分泌及半衰期仅 20min，在不能确定是否正好在脉冲式分泌期或脉冲式分泌后较长间隔采血的情况下，GH 水平的高低，均无太大价值，不能单凭 GH 测定作出生长激素缺乏性侏儒症的诊断，通常同时进行 GH 兴奋试验。

（二）GH 兴奋试验

GHD 的诊断有赖于 GH 分泌功能的测定。因 GH 呈脉冲式分泌，而 GHD 患儿和正常儿童 GH 基础值无明显差别。临床上常将 GH 兴奋试验中 GH 峰值变化作为诊断 GHD 的一项重要指标。常用的 GH 兴奋试验包括生理兴奋试验（睡眠、运动和禁食）和药物兴奋试验（胰岛素、左旋多巴、精氨酸、可乐定等）。当 GH 分泌峰值 <5μg/L 时为完全性 GHD；当峰值为 5～10μg/L 时，为部分性 GHD。一般认为两种以上的 GH 兴奋试验结果都符合才有诊断意义。然而药物兴奋试验为非生理性，同一患儿各种药物兴奋试验可出现矛盾的结果（即一种 GH 兴奋试验有反应，而另一种无反应）。另外无论药物或生理 GH 兴奋试验 GH 峰值的设定在很大程度上是人为的，而临床实践表明无论在正常儿童还是 GHD 患儿特别是与部分性 GHD 患儿之间，GH 峰值均存在较大的重叠和矛盾现象，使兴奋试验的应用受到限制。

（三）血清 IGF-1 和 IGFBP-3 测定

血清 IGF-1 因无明显脉冲式分泌和昼夜节律，相对稳定，能较好地反映内源性 GH 分泌状态，因此一度被认为是 GHD 的筛查指标。但 IGF-1 受性别、年龄、青春期、营养状态及遗传因素的影响，各实验室宜建立自己相应的正常参考区间。IGF-1 或 IGFBP-3 显著降低，应考虑 GHD，但 IGF-1 水平正常也不能完全除外 GHD。研究发现，在完全性 GHD 组中 IGFBP-3 测定的诊断灵敏度为 93%，其中 >10 岁者诊断灵敏度为 100%，<10 岁者为 88%；在部分性 GHD 患者中灵敏度为 43%；在正常矮身材组中 88% 血清 IGFBP-3 水平正常。IGF-1 测定配合 GH 测定，可直接诊断遗传性 IGF 生成障碍。

GHD 诊断的过程中，还需评价下丘脑 - 垂体 - 其他内分泌轴功能。脑外伤和动脉瘤性蛛网膜下腔出血可导致暂时性生长激素缺乏，应 12 个月以后行生长激素分泌状态检测。

二、影像学检查的临床应用

垂体 MRI 对已确诊 GHD 的患儿，均需行垂体 MRI，明确是否为器质性 GHD。

案例 5-1

【病史摘要】　男，11 岁。因"发现身材矮小 8 年"入院。患儿为顺产，体重 2.9kg，身长 49cm，无出生窒息及宫内窘迫史。其母亲孕产期及哺乳期无感冒等疾病，无药物服用史。出生后母乳喂养，出牙、走路、说话与同龄人相比无明显异常。3 岁时家属发现患儿身高远落后于同地区、同性别的同龄儿，3 岁后身高平均年增高 <4cm。低于同年龄同性别正常儿童身高均值 2.5 个标准差。其母亲身高 151cm，其父身高 168cm。查体：身高 124cm，体重 25kg。意识清，步入病室，面容幼稚。心肺正常，四肢活动良，外生殖器无畸形，阴茎长约 3.3cm，睾丸容积约 1.4ml，无阴毛分布。智力正常。

【临床检验】　三大常规无明显异常，肝肾功能和电解质正常。行精氨酸兴奋试验：生长激素试验前 2.62μg/L，30min 4.83μg/L，60min 1.54μg/L，90min 0.46μg/L，120min 0.21μg/L。胰岛素低血糖兴奋试验：生长激素试验前 0.19μg/L，30min 0.32μg/L，60min 3.45μg/L，90min 0.92μg/L，120min 0.22μg/L。甲状腺功能：游离三碘甲状腺原氨酸 4.73pmol/L，游离甲状腺素 16.29pmol/L，促甲状腺激素 0.79mU/L。血清 IGF-1 为 63μg/L（参考区间 180～800μg/L），IGFBP-3 为 0.7mg/L（参考区间 2～5mg/L）。

【影像学检查】　右腕 X 线正位片示右腕部可见 8 枚骨化核，右尺桡骨干骺端先期钙化带纵行骨小梁清晰，干骺端未见成角；垂体 MRI 平扫及增强扫描未见明显异常。

【诊断】　生长激素缺乏性侏儒症。

【案例分析】　本病的特点为身材矮小，但比例匀称，身高年均增长 <4cm，为同年龄同性别正常人均值 2 个标准差以下，以及性发育缺失等。骨龄检查较实际年龄落后 2 年以上。本例临床表现符合上述特点。通过生长激素兴奋试验诊断 GHD，本病患者经兴奋后生长激素峰值常低于 5μg/L。同时患儿血清 IGF-1 和 IGFBP-3 显著降低。确诊 GHD 后需进一步寻找致病原因，应做视野检查、蝶鞍 X 线片、头颅 MRI 等检查除外垂体瘤。

小　结

生长激素缺乏性侏儒症（GHD）是指患者在出生后或儿童期起病，因下丘脑 - 垂体 - 胰岛素样生长因子生长轴功能障碍而导致的生长缓慢，身材矮小。GHD 病因复杂，患者可表现为躯体生长迟缓、骨骼发育不全、性器官不发育或第二性征缺乏以及智力与年龄相称等。GHD 的诊断尚无统一的标准，确立 GHD 诊断的依据也是相对性的。GHD 的实验诊断主要依赖于血清 GH 测定、血清 IGF-1 和 IGFBP3 测定以及 GH 兴奋试验。

参 考 文 献

[1] 廖二元. 内分泌代谢病学. 3 版. 北京：人民卫生出版社，2012.
[2] 葛均波，徐永健. 内科学. 8 版. 北京：人民卫生出版社，2014.
[3] 林果为，王吉耀，葛均波. 实用内科学. 15 版. 北京：人民卫生出版社，2017.
[4] 杨莹. 内分泌代谢病学习手册. 昆明：云南科技出版社，2015.
[5] 尚红，王兰兰. 实验诊断学. 3 版. 北京：人民卫生出版社，2015.

（杨　莹　段　勇　张建波　钱士匀）

第六章

尿 崩 症

第一节 概　　述

尿崩症（diabetes insipidus，DI）是由于下丘脑 - 神经垂体病变引起精氨酸加压素（arginine vasopressin，AVP），又称抗利尿激素（antidiuretic hormone，ADH）严重缺乏或部分缺乏的中枢性尿崩症（central diabetes insipidus，CDI）；或肾脏疾病引起肾远曲小管、集合管上皮细胞 AVP 受体和 / 或水孔蛋白（aquaporin，AQP）及受体后信息传递系统缺陷，对 AVP 不敏感的肾性尿崩症（nephrogenic diabetes insipidus，NDI）致肾小管重吸收水障碍，引起多尿（每日尿量 >30ml/kg，或 >3L）、烦渴、多饮、低比重尿和低渗尿（尿渗透压 <300mmol/L，尿比重 <1.010）为特征的一组临床综合征。尿崩症可发生于任何年龄，但以青少年多见。男性多于女性，男女之比约 2:1。

一、临床症状与体征

（一）烦渴、多饮和低渗性多尿

根据 AVP 缺乏的程度，可分为完全性尿崩症和部分性尿崩症。尿崩症突出的临床症状为烦渴、多饮、多尿，多尿表现在排尿次数增多，并且尿量也多，24h 尿量可达 5～10L，极少超过 18L，但也有报道达 40L/d 者。尿液不含糖及蛋白质，尿比重通常在 1.001～1.005，相应的尿渗透压为 50～200mOsm/（kg·H₂O），明显低于血浆渗透压［290～310mOsm/（kg·H₂O）］，尿色淡如清水。若严重脱水时，肾小球滤过率明显下降，此时尿比重可达 1.010 以上。多数患者先有排尿增多，继而烦渴多饮，喜饮冷水，少数烦渴出现于多尿之前。部分患者症状较轻，24h 尿量仅为 2.5～5L，若限制摄水，尿比重可上升达 1.010，尿渗透压可超过血浆渗透压，可达 290～300mOsm/（kg·H₂O），成为部分性尿崩症。长期多尿可导致膀胱容量增大，因此排尿次数相应有所减少。

（二）其他表现

由于低渗性多尿，血浆渗透压常轻度升高，因而兴奋口渴中枢，患者因多尿而大量饮水，多喜冷饮。若饮水不受限制，本症仅影响患者睡眠，使其体力虚弱，但智力、体格发育接近正常。多尿、烦渴在劳累、感染、月经期和妊娠期均可加重。当肿瘤或颅脑外伤手术等累及口渴中枢，或因手术、麻醉、颅脑外伤等原因使患者处于意识不清状态，从而口渴感觉减退或消失，此时，如果未及时补充大量水分，患者可严重失水，血浆渗透压和血钠明显升高，可出现高渗征群，表现为脑细胞脱水引起的神经系统症状，如头痛、肌痛、心率加速、性情改变、神志改变、烦躁、谵妄，最终发展为昏迷，可出现高热或体温降低，甚至死亡。一旦尿崩症合并腺垂体功能减退时，尿崩症可减轻，糖皮质激素替代治疗后症状再现或加重。

垂体柄断离（如头部外伤）可引起三相性尿崩症。①急性期：持续 4～5d，外伤致垂体后叶轴索"震荡"，不能有效释放 AVP，尿量明显增加，渗透压下降，同时外伤后意识丧失或口渴中枢受损，不能及时补水，表现为高钠血症。②中间期：垂体后叶轴索溶解释放过多 AVP 损伤神经元，尿量迅速减少，尿渗透压上升，血钠降低，甚至出现低钠血症，持续 5～7d。③持续期（永久性尿崩症）：神经元损伤，垂体后叶 AVP 耗竭，可发生永久性尿崩症。三相性尿崩症一般历时 7～10d。尿崩症的轻重主要与 AVP 缺乏的程度和血皮质醇水平有关，血皮质醇水平降低时，尿崩症症状较轻，严重肾上腺皮质功能减退者可掩盖尿崩症。三相性尿崩症可转变为永久性尿崩症，或完全康复，或转为部分性尿崩症。

继发性尿崩症除上述表现外，尚有原发病的症状与体征。

二、病因和发病机制

（一）中枢性尿崩症

任何导致 AVP 合成、分泌与释放受损的原因都可引起本症，CDI 的原因有原发性、继发性和遗传性。中枢性尿崩症多为急性起病，一般起病日期明确。

1. 原发性尿崩症　原因不明，占尿崩症的 30%。部分患者尸检时，发现下丘脑视上核与室旁核神经细胞明显减少甚至几乎消失，这种退行性病变的原因未明。近年有报告显示，患者血中存在下丘脑室旁核神经核团抗体，即针对 AVP 合成细胞的自身抗体，并常伴有肾上腺、性腺、胃壁细胞的自身抗体出现。

2. 继发性尿崩症　继发性尿崩症的常见病因有：①头颅外及垂体下丘脑手术：是 CDI 的常见病因，以脑垂体术后一过性 CDI 最常见。如手术造成正中隆突以上的垂体柄受损，则可导致永久性 CDI。②肿瘤：尿崩症可能是垂体及附近部位肿瘤的最早临床症状。常见肿瘤包括：垂体瘤、颅咽管瘤、胚胎瘤、松果体瘤、胶质瘤、脑膜瘤、转移癌等。③肉芽肿：结节病、组织细胞增多症、类肉瘤、黄色瘤等。④感染性疾病：脑炎、脑膜炎、结核、梅毒等。⑤血管病变：动脉瘤、冠状动脉搭桥等。

3. 遗传性尿崩症　十分少见，可为 X 连锁隐性、常染色体显性或常染色体隐性遗传。X 连锁隐性遗传者由女性遗传、男性发病，杂合子女孩可有尿浓缩力差，一般症状轻，可无明显多饮、多尿。家族性常染色体显性遗传者可由 AVP-神经垂体素运载蛋白（AVP-NPⅡ）基因突变所致。突变引起 AVP 前体蛋白质二级结构破坏，导致其在内质网的加工和运输障碍。同时，异常 AVP 前体的积聚对神经元具有细胞毒性作用，从而引起下丘脑合成 AVP 神经细胞的减少。本症可以是单一的遗传性缺陷，也可是 Wolfram 综合征的一部分，其临床综合征包括尿崩症、糖尿病、视神经萎缩和耳聋，为一种常染色体隐性遗传疾病，由 WFS1 基因突变所致。

（二）肾性尿崩症

由于肾脏对 AVP 不敏感所致，NDI 病因有遗传性和继发性两类。

1. 遗传性　这类肾性尿崩是一种家族性 X 性连锁遗传性疾病，大多有家族史，多为女性遗传，男性发病，偶有女性患者；其异常基因位于 X 染色体长臂 Xq28 部位，其肾小管对 AVP 不敏感。约 90% 患者患病与 V_2 受体基因突变有关，而 V_1 受体功能正常，系 X 连锁隐性遗传病；大约 10% 患者由编码水孔蛋白（AQP-2，参与 AVP 受体后信号传递）的基因发生突变所致，系常染色体隐性遗传病。此外，极少数家族显示 AQP_2 基因突变的常染色体显性遗传。

2. 继发性　NDI 可继发于多种疾病导致的肾小管损害，如慢性肾盂肾炎、阻塞性尿路疾病、肾小管性酸中毒、骨髓瘤、肾脏移植等，也可继发于低钾血症、高钙血症等代谢紊乱（表 6-1）。多种药物可导致 NDI，如庆大霉素、头孢唑林钠、诺氟沙星、阿米卡星、链霉素等。

（三）妊娠期尿崩症

发生于妊娠期的尿崩症十分少见，妊娠期尿崩症具有中枢性尿崩症和肾性尿崩症的特点。通常认为妊娠时，循环中存在的 AVP 酶增高，使 AVP 降解增加所致。症状常在妊娠后三个月发生，分娩后自然缓解（表 6-1）。该病患者血浆 AVP 水平降低，但对外源性 AVP 无反应。半胱氨酸氨基肽酶可水解 AVP，但不能降解去氨加压素，因此，这些患者对去氨加压素有效。

表6-1 尿崩症的病因

中枢性尿崩症	肾性尿崩症	妊娠期尿崩症
继发性 创伤(头部外伤、下丘脑 - 垂体手术等) 肿瘤(颅咽管瘤、大垂体瘤等) 炎症状态(结节病、结核、淋巴细胞性垂体炎、Wegener 肉芽肿、Langerhans 细胞增多症) 感染(脑炎、脑膜炎) 血管炎(Sheehan 综合征、休克、镰状细胞病、动脉瘤) 先天性垂体发育不良 化学性中毒(河豚毒素、蛇毒) **遗传性** 常染色体显性(AVP- 加压素原前体基因,AVP-NPⅡ) DIDMOAD 综合征(尿崩症、糖尿病、视神经萎缩、听力障碍,又称 wolfram 综合征) **原发性**	**继发性** 药物(锂制剂、地美环素) 电解质紊乱(高血钙、低血钾) 慢性肾盂肾炎、肾小管功能损害 **遗传性** X 连锁隐性遗传:编码肾 AVP 受体基因突变(90%) 常染色体隐性遗传:编码水孔蛋白 2 基因突变(10%)	只存在于妊娠期,妊娠中期开始,分娩后消失

三、诊断标准与诊断流程

(一)诊断标准

尿崩症的诊断应达到以下目的:①确诊中枢性或肾性尿崩症;②明确尿崩症的病因或原发疾病;③评估中枢性尿崩症的严重程度,即明确是部分性尿崩症或完全性尿崩症。

典型的尿崩症不难诊断,凡有多尿、烦渴、多饮及低比重尿者应考虑本病,必要时可进行禁水 - 加压素试验及血尿渗透压测定,多可明确诊断。尿崩症诊断成立后,则应进一步鉴别其性质为 CDI 或 NDI,并根据临床表现和实验室检查结果区分部分性尿崩症与完全性尿崩症,以指导治疗。由于病情较重或外伤等情况,无条件检查血尿渗透压及行禁水 - 加压素试验者,可用 AVP 进行诊断性治疗。

1. 中枢性尿崩症诊断要点 尿量多,可达 8~10L 或更多;低渗尿,尿渗透压低于血浆渗透压,一般低于 200mOsm/(kg·H$_2$O);尿比重低,多在 1.005 以下;饮水不足时,常有高钠血症,伴高尿酸血症,提示 AVP 缺乏,尿酸清除减少致尿酸升高;禁水试验不能使尿渗透压和尿比重增加,而注射加压素后尿量减少、尿比重增加、尿渗透压较注射前增加 9% 以上;加压素或去氨加压素治疗有明显效果。

2. 肾性尿崩症诊断要点 常有家族史,或者患者母亲怀孕时羊水过多史,或有引起继发性 NDI 的原发性疾病病史;大多出生后即有症状,婴儿患者有更换尿布频繁、多饮、发育缓慢或不明原因发热,儿童及成年患者有多尿、口渴、多饮症状;尿浓缩功能降低,每日尿量明显增加,比重 <1.010,尿渗透压低,多低于 300mOsm/(kg·H$_2$O);禁水加压试验常无尿量减少、尿比重和尿渗透压升高等反应,尿渗透压 / 血渗透压比值 <1,注射加压素后仍无反应。

(二)诊断流程(图6-1)

(三)鉴别诊断

1. 原发性烦渴 常与精神因素有关(即精神性烦渴),部分与药物、下丘脑病变有关。主要由于精神、药物等因素引起烦渴、多饮,因而导致多尿与低比重尿,与尿崩症极相似,但 AVP 并不缺乏。这些症状可随情绪而波动,并伴有其他神经症的症状。上述诊断性试验均在正常范围内。

2. 糖尿病 有多尿、烦渴症状,但血糖升高,尿糖阳性,糖耐量曲线异常,容易鉴别。

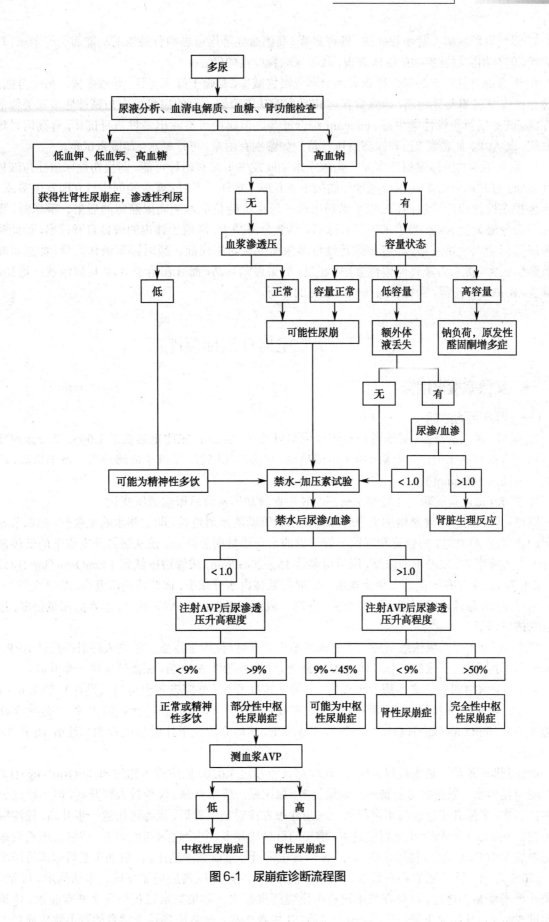

图 6-1 尿崩症诊断流程图

3.慢性肾脏疾病　肾小管疾病、低钾血症、高钙血症等均可影响肾脏浓缩功能而引起多尿、口渴等症状，但有相应原发疾病的临床表现，且多尿的程度也较轻。

4.干燥综合征　干燥综合征患者因口咽分泌物减少，黏膜干燥而多饮，导致多尿。另一方面，干燥综合征本身可累及肾实质，导致肾损害和肾小管功能障碍。有的患者可有与精神性多饮类似的临床症状，或并发肾小管性酸中毒、Fanconi 综合征等。但血中可检测出多种自身抗体，有高丙种球蛋白血症，血 AVP、血浆渗透压和尿渗透压正常。如鉴别有困难，可行禁水 - 加压素试验。

5.头颅手术时液体潴留性多尿　头颅手术期间发生多尿有两种可能，即损伤性尿崩症与液体潴留性多尿，有时两者的鉴别相当困难。如果于下丘脑 - 垂体手术时，或头颅创伤后立即发生多尿，则提示为损伤性尿崩症。然而，头颅手术后出现多尿也可能是手术期间尿潴留的后果。手术时，患者因应激而分泌大量 AVP，当手术应激解除后，AVP 分泌减少，潴留于体内的液体自肾排出，如此时为平衡尿量而输入大量液体，即可导致持续性多尿而误认为尿崩症。暂时限制液体入量，如尿量减少而血钠仍正常，提示为液体潴留性多尿；相反，如果血钠升高，而且在给予 AVP 后尿渗透压增高，尿量减少，血钠转为正常，则符合损伤性尿崩症的诊断。

第二节　实验室检查指标与评估

一、实验室检查指标

（一）临床检验指标

1.尿量、尿比重及血、尿渗透压检查　尿量可达 4～20L/d，尿比重常低于 1.005，部分尿崩症患者尿比重有时可达 1.010。血渗透压正常或稍高，尿渗透压降低，常低于血渗透压。血钠增高，严重时血钠可高达 160mmol/L。

2.禁水 - 加压素试验　比较禁水前后与使用血管加压素前后尿渗透压变化。

原理：AVP 的作用就是增加集合管和远曲小管管壁的水通透性，即加强水的重吸收，起调节尿量作用。在缺乏 AVP 时，集合管和远曲小管管壁的水通透性明显降低，使从髓袢升支流来的低渗液中水分不能被重吸收，尿液不能浓缩，尿量可多达 15～20ml/min，尿渗透压低到 100mOsm/(kg·H_2O) 以下，比重为 1.001 左右。正常人禁止饮水一定时间后体内水分减少，血浆渗透压升高，AVP 大量分泌，因而尿量减少，尿液浓缩，尿比重及渗透压升高。尿崩症患者由于 AVP 缺乏，禁水后尿量仍多，尿比重及渗透压仍低。

禁水一定时间，当尿浓缩至最大渗透压而不再上升时，注射加压素。正常人注射外源性 AVP 后，尿渗透压不再升高，而尿崩症患者体内 AVP 缺乏，注射外源性 AVP 后，尿渗透压进一步升高。

方法：禁水时间视患者多尿程度而定，一般从夜间开始（重症患者也可白天进行），禁水 6～16h 不等，禁水期间每 2h 排尿一次，测尿量、尿比重或渗透压，当尿渗透压达到高峰平顶，即连续两次尿渗透压差 <30mOsm/(kg·H_2O)，抽血测血浆渗透压，然后立即皮下注射加压素 5U，注射 1h 和 2h 测尿渗透压。

结果判断：正常人禁水后尿量明显减少，尿比重超过 1.020，尿渗透压超过 800mOsm/(kg·H_2O)，不出现明显失水。尿崩症患者禁水后尿量仍多，尿比重一般不升高，仅少数人稍升高，但不超过 5%。精神性多饮、多尿者接近或与正常相似。尿崩症患者注射加压素后，尿渗透压进一步升高，较注射前至少增加 9% 以上。AVP 缺乏程度越重，增加的百分比越多，完全性尿崩症患者，注射加压素后尿渗透压增加 50% 以上；部分性尿崩症患者，尿渗透压常可超过血浆渗透压，注射加压素后尿渗透压增加 9%～50% 之间。肾性尿崩症在禁水后尿液不能浓缩，注射加压素后仍无反应。本法简单、可靠，但也须在严密观察下进行，以免在禁水过程中出现严重脱水。如果禁水过程中发生严重脱水，体重下降超过 3% 或血压明显下降，应立即停止试验，让患者饮水。注意应确认受试者的肾上腺皮质功能是正常的,有未控制的糖尿病、高血钙、低血钾、肾功能异常时,试验结果不可靠。

3. 血浆 AVP 测定 正常人血浆 AVP(随意饮水)为 2.3～7.4pmol/L,禁水后可明显升高。但尿崩症患者不能达正常水平,禁水后也不增加或增加不多。部分性尿崩症和精神性烦渴患者因长期多尿,肾髓质渗透梯度降低,影响肾脏对内源性 AVP 的反应性,故不易与部分性肾性尿崩症相鉴别,此时在做禁水试验同时,测定血浆 AVP、血渗透压、尿渗透压有助于鉴别诊断。

4. 血浆 AVP 与尿渗透压关系 鉴别不同病因的尿崩症。在禁水之前、禁水试验中以及高渗盐水输注试验中同时测定血浆 AVP 水平和尿渗透压,是最佳的鉴别诊断中枢性尿崩症、肾性尿崩症以及精神性烦渴的方法。但是血浆 AVP 测定在临床上应用往往受到限制,该方法使用范围非常有限。

5. 高渗盐水试验 本试验对高血压和心脏病患者有一定危险,在诊断尿崩症时很少使用这一试验。当需要证明 AVP 释放的渗透压阈值改变时,常使用该试验,并且在分析某些低钠、高钠血症时具有一定的价值。

6. AVP 抗体和抗 AVP 细胞抗体测定 有助于原发性尿崩症的诊断。

(二)影像学检查

利用影像学检查对进一步确定中枢性尿崩症患者下丘脑 - 垂体部位有无占位性病变具有重要价值。高分辨率 MRI 可发现与中枢性尿崩症有关的以下病变:①垂体容积小;②垂体柄增粗;③垂体柄中断;④垂体饱满上缘轻凸;⑤神经垂体高信号消失。其中神经垂体高信号消失与神经垂体功能低下,后叶 AVP 分泌颗粒减少,是中枢性尿崩症的 MRI 特征,继发性中枢性尿崩症 MRI 表现有垂体柄增粗,推测系肿瘤或全身性疾病浸润所致。垂体 MRI T1 加权影像在正常人可见神经垂体部位有一个高密度信号区域,中枢性尿崩症患者该信号消失,而肾性尿崩症和原发性烦渴患者中,该信号始终存在。有时垂体 MRI 还可见垂体柄增厚或有结节,提示原发性或转移性肿瘤。因此,MRI 可作为鉴别中枢性尿崩症、肾性尿崩症和原发性多饮的有用手段。

X 线检查:尿崩症患者有时可发现蝶鞍扩大,鞍上占位性病变,钙化区,颅压增高。

其他:必要时可视力、视野检查;另外针对 AVP 基因、AVP 受体基因、*AQP-2* 基因等突变分析可明确 NDI 的分子病因。

二、临床检查指标的评估

(一)血浆 AVP 测定

血 AVP 的主要生理作用是促进肾脏远曲小管和集合管对水的重吸收,引起肾脏排水量减少,产生抗利尿作用。血中的 AVP 有明显生理波动,夜间高于白天,半衰期为 10～20min。刺激 AVP 分泌的最主要因素是血液高凝状态、血管内血容量及细胞外液量的减少。血浆渗透压在 280～290mOsm/(kg·H_2O)范围内 AVP 出现生理性释放,血浆渗透压每变化 1% 可引起 AVP 浓度改变约 1ng。评价血浆 AVP 应同时测定血浆渗透压,血浆渗透压在 280～290mOsm/(kg·H_2O)时 AVP 与之成线性关系。

中枢性尿崩症时 AVP 明显减少,肾性尿崩症或抗利尿激素分泌异常综合征时 AVP 异常增多。对于多尿患者,应首先在排除糖尿病的情况下,再检测血、尿渗透压及血浆 AVP,以进行鉴别诊断,必要时还应进行禁水 - 加压素试验。血中的肽酶可水解 AVP,因此 EDTA 抗凝血标本应 4℃保存。孕妇血标本还需添加肽酶抑制剂。

(二)禁水 - 加压素试验

试验方法简单可靠,可鉴别中枢性与肾性尿崩症,以及完全性和部分性尿崩症。由于精神性烦渴患者禁水和注射加压素后的尿渗透压常不能达到正常,而部分性尿崩症延长禁水后能产生浓缩尿,因此鉴别两者困难。

(三)中枢性尿崩症的病因诊断

尿崩症诊断确定之后,必须尽可能明确病因。应行视野检查,蝶鞍 CT 或 MRI 等检查以明确有无垂体或附近的病变。

第三节　实验室检查指标的临床应用

一、实验室检测指标的应用

（一）尿量及尿常规检查

尿量可达 4～20L/d，尿比重常在 1.005 以下，部分尿崩症患者尿比重有时可达 1.010。

（二）血、尿渗透压检查

血渗透压正常或稍高，尿渗透压多低于 300mOsm/(kg·H_2O)，严重者低于 60～70mOsm/(kg·H_2O)。随机尿渗透压 >750mOsm/(kg·H_2O)时，可排除尿崩症诊断。

（三）血浆 AVP 测定

完全性尿崩症患者血浆 AVP 几乎无法检测到，部分性尿崩症患者血浆 AVP 低于参考区间，肾性尿崩症患者的血浆 AVP 水平往往偏高，精神性烦渴患者常在范围之内。

二、临床试验的应用

（一）禁水－加压素试验

患者血浆渗透压 <295mOsm/(kg·H_2O)时，可采用禁水 - 加压素试验进行尿崩症的诊断及鉴别诊断。中枢性尿崩症患者在禁水后血浆渗透压及血浆 Na^+ 升高，尿液浓缩程度低于正常个体，尿渗透压常低于血浆，血浆 AVP 浓度不会正常反应性升高，在注射 AVP 后尿渗透压将升高≥10%。肾性尿崩症患者在禁水后，血浆、尿渗透压的变化与中枢性尿崩症患者类似，而当血浆渗透压 >300mOsm/(kg·H_2O)时，血浆 AVP 浓度则显著升高，且在注射 AVP 后尿渗透压无明显上升，尿量不减少，尿比重不增加。对于精神性烦渴多饮患者，禁水后机体的反应性与正常个体类似，但尿渗透压达到稳定的时间后延。

（二）高渗盐水试验

禁水 - 加压素试验结果仍无法鉴别诊断尿崩症时可采用高渗盐水试验，本试验对高血压和心脏病患者有一定危险，现已少用。

案例 6-1

【病史摘要】　女，10 岁。因"多饮多尿伴消瘦 80d"入院。入院前两个多月开始，无明显诱因下出现多饮多尿，日饮水量可达 5 200ml，日尿量可达 7 200ml，日间及夜间尿量相当，夜尿 4～5 次 / 晚，无头痛及视力障碍。每餐进食 50～150g 不等，身体逐渐消瘦，但无高热、惊厥、昏迷等。既往健康，家族中无同类现象发生。查体：体温 36.2℃，脉搏 80 次 /min，呼吸 19 次 /min，血压 120/80mmHg，体重 19kg。神志清楚，发育正常，营养较差，消瘦，全身皮下脂肪少。心肺腹无明显异常，神经系统未见阳性体征。

【临床检验】　电解质、甲状腺功能、皮质醇节律均在正常范围。尿渗透压 68mOsm/(kg·H_2O)，血渗透压 307mOsm/(kg·H_2O)，尿比重 1.001。禁水 - 加压素试验阳性。患者禁水 6h 后尿量仍多，监测尿比重水平低，未达到 1.010，监测尿渗透压升高不明显，仍低于 210mOsm/(kg·H_2O)，未超过血渗透压。注射垂体后叶素后 2h 尿比重可升至 1.012，尿渗透压升高 >50%，血渗透压未再升高。

【影像学检查】　垂体 MRI：神经垂体高信号消失。

【诊断】　中枢性尿崩症。

【案例分析】　中枢性尿崩症患者的特点有：尿量多；低渗尿，尿渗透压低于血浆渗透压，一般低于 200mOsm/(kg·H_2O)；尿比重低，多在 1.005 以下。禁水试验不能使尿渗透压和尿比重增加，而注射加压素后尿量减少、尿比重增加、尿渗透压较注射前增加 9% 以上。对于新诊断的中枢性尿崩症患者，应行鞍区 MRI 检查，可以对尿崩症的病因判断有一定作用。

小 结

　　尿崩症是由于下丘脑-神经垂体病变引起 AVP 严重缺乏或部分缺乏，或肾脏对 AVP 不敏感致肾小管重吸收水障碍而引起的一组临床综合征，其特点主要为多尿、烦渴、多饮、低比重尿和低渗尿。凡有多尿、烦渴、多饮及低比重尿者应考虑本病，禁水-加压素试验是诊断尿崩症的一种简单、可靠的方法，而在禁水之前、禁水试验中以及高渗盐水输注试验中同时测定血浆 AVP 水平和尿渗透压，是最佳的鉴别诊断中枢性尿崩症、肾性尿崩症以及精神性烦渴的方法。

参 考 文 献

[1] 童南伟, 邢小平. 国家卫生和计划生育委员会住院医师规范化培训规划教材内分泌科分册. 北京：人民卫生出版社, 2016.
[2] 廖二元. 内分泌代谢病学. 3 版. 北京：人民卫生出版社, 2012.
[3] 王辰, 王建安. 内科学. 3 版. 北京：人民卫生出版社, 2015.
[4] 林果为, 王吉耀, 葛均波. 实用内科学. 15 版. 北京：人民卫生出版社, 2017.
[5] 杨莹. 内分泌代谢病学习手册. 昆明：云南科技出版社, 2015.
[6] 尚红, 王兰兰. 实验诊断学. 3 版. 北京：人民卫生出版社, 2015.

（杨　莹　段　勇　张建波　杨　军）

第七章

单纯性甲状腺肿

第一节 概　　述

单纯性甲状腺肿（simple goiter）又称为非毒性甲状腺肿，是由甲状腺的非炎性或非肿瘤性原因阻碍甲状腺激素合成而导致的代偿性甲状腺肿大，一般不伴甲状腺功能减退或亢进的表现，是甲状腺肿大的最常见原因之一。甲状腺增大是一个历时多年的、缓慢的发展过程，初期呈弥漫性增大，多逐渐演变为多结节性。单纯性甲状腺肿患者约占人群的 5%，且女性发病率显著高于男性，约是男性的 3～5 倍。

一、病因与发病机制

非毒性甲状腺肿是甲状腺滤泡对所有有害甲状腺激素合成因素的一种适应性反应。甲状腺肿发生的基本病理机制是促甲状腺激素（thyroid stimulating hormone，TSH）及其他致甲状腺增生的因子对甲状腺滤泡上皮细胞的促生长作用。

（一）根据流行病学情况分类

1. 地方性甲状腺肿　由于缺碘或碘摄入过多引起的甲状腺肿，常呈地方性，称为地方性甲状腺肿（endemic goiter）。地方性甲状腺肿最常见的原因是碘缺乏，多见于远离海域、地势较高的内地和山区。碘是甲状腺合成甲状腺激素的重要原料之一，碘缺乏时甲状腺激素合成不足，反馈性地导致垂体 TSH 分泌增多，从而刺激甲状腺增生肥大。轻度碘缺乏地区的人群在机体碘需要增加的情况下（如妊娠期、哺乳期、青春期）也可出现代偿性甲状腺肿。除了碘缺乏，碘摄入过多也会造成甲状腺肿，称为"高碘性甲状腺肿"。当进食大量高碘食物时，过多的碘可占用过氧化物酶的功能基，降低体内过氧化物酶的活性，影响酪氨酸碘化，导致细胞内的碘水平迅速下降，引起甲状腺肿的发生。

2. 散发性甲状腺肿　由于甲状腺激素合成障碍或某些致甲状腺肿物质引起的多为散发分布，称为散发性甲状腺肿（sporadic goiter）。散发性甲状腺肿的病因很多，包括内源性和外源性因素。内源性因素包括甲状腺内的碘转运障碍、过氧化物酶活性缺乏、碘化酪氨酸偶联障碍、异常甲状腺球蛋白形成、甲状腺球蛋白水解障碍、脱碘酶缺乏等先天性甲状腺激素合成障碍性疾病。上述原因导致甲状腺激素合成减少，反馈性地增加 TSH 的分泌，导致甲状腺肿。外源性因素包括某些食物（如卷心菜、木薯、含钙或氟过多的饮用水）、药物（如硫脲类、磺胺类、锂盐、高氯酸盐等）或化学污染物（羟基苯丙酮、多氯联苯等）均有可能引起甲状腺肿。多数物质致甲状腺肿的作用机制并不明确。

（二）根据发病机制分类

1. 合成甲状腺激素的原料缺乏或过量　这是引起单纯性甲状腺肿的主要原因。合成甲状腺激素的原料碘缺乏，甲状腺激素不足反馈性地增加 TSH 的分泌，导致甲状腺的代偿增生。碘过量降低过氧化物酶活性，细胞内碘水平降低，最终引起甲状腺肿。除碘外，硒也是甲状腺激素合成的必需原料，硒代半胱氨酸存在于脱碘酶的酶活性中心，保护甲状腺不受自由基损伤，因此硒缺乏会加重碘缺乏。

2. 甲状腺激素生物合成和分泌的障碍　甲状腺素的形成经过合成、贮存、碘化、重吸收、分解和释放六个过程。有些甲状腺肿,特别是散发性甲状腺肿的发生通常与甲状腺激素合成和分泌过程中某一个环节障碍有关,如某些先天性的甲状腺激素合成障碍性疾病。其他如过氧酸盐、硫氧酸盐、硝酸盐会妨碍甲状腺摄取无机碘化物。磺胺类药物、硫脲类药物以及含有硫脲类的蔬菜(萝卜、白菜)能阻止甲状腺激素的合成。甲状腺素的减少通过甲状腺轴反馈机制促进甲状腺肿大。

3. 甲状腺激素的需要量增加　青春期、妊娠期、哺乳期等特殊情况下,机体代谢旺盛,甲状腺激素的需要量增加,引起长时期的 TSH 过多分泌,促进甲状腺肿大。这是一种生理现象,常在成年或妊娠哺乳期后自行缩小。

二、临床症状与体征

(一)临床症状

单纯性甲状腺肿患者一般甲功正常,大部分患者无明显甲亢或甲减症状,临床表现主要为甲状腺肿大所致,甲状腺体积、重量增加是其共同特征。但肿大是渐进性的,只有甲状腺肿大严重时才会产生压迫症状,压迫症状也因部位和病变性质而异。

1. 气管受压　甲状腺在解剖上包绕气管的前面和两个侧面,肿大的甲状腺可压迫气管出现堵塞感、憋气及呼吸不畅,甚至出现呼吸困难,不能平卧。巨大甲状腺肿的长期压迫还可造成气管的狭窄、弯曲、变形、移位或软化。除了呼吸困难、不能平卧的症状,患者还可出现心慌、气促等心血管系统症状,亦可诱发肺气肿及支气管扩张,严重者导致右心室肥大。

2. 食管受压　巨大的甲状腺肿将食管推向一侧而产生压迫症状,有的肿大的腺体伸入气管与食管之间,造成吞咽困难。

3. 神经受压　肿大的甲状腺压迫喉返神经,早期表现为声音嘶哑、痉挛性咳嗽,晚期可出现失声。交感神经受压的患者表现为同侧瞳孔扩大,严重者出现眼球下陷、瞳孔变小、眼睑下垂的 Horner 综合征表现。

4. 静脉受压　上腔静脉受压引起单侧面部、头部或上肢水肿。胸廓入口处狭窄可影响头、颈和上肢静脉的回流,造成静脉充血,当患者上臂上举时这种阻塞表现加重 Pemberton 征,可出现头晕甚至晕厥。甲状腺内局部区域出现急性疼痛和肿大时,常为甲状腺结节内突发出血所致。

(二)体征

弥漫性甲状腺肿的质地较软、光滑、有韧性感;若质地较硬说明缺碘较重,时间较长,甲状腺的纤维化较明显。有时患者仰头伸颈,可见肿大的甲状腺呈蝴蝶状或马鞍状。巨大的甲状腺由于压迫血管,故在腺体表面有的可听到吹风样杂音,见表 7-1。

表 7-1　甲状腺结节症状或体征的发生率

症状或体征	发生率 /%
甲状腺肿大	100
呼吸困难	26.2
声音嘶哑	3.6
不能平卧	3.6
吞咽困难	7.7
影响劳动	16.6
气管移位	5.9
心慌气促	5.4

三、诊断标准与诊断流程

（一）诊断要点

1. 甲状腺弥漫性或结节性肿大，通常可通过视触诊及甲状腺超声检查判断。

2. 血清甲状腺激素和 TSH 水平一般正常。

3. 甲状腺摄碘率正常或偏高，无高峰前移，且 T_3 抑制试验正常。

4. 甲状腺放射性核素扫描早期呈均质分布，晚期放射性分布不均匀。结节囊性变时为"冷"结节，功能自主性结节时为"热"结节。

5. 甲状腺球蛋白抗体（thyroglobulin antibody，TgAb）和甲状腺过氧化物酶抗体（thyroid peroxidase antibody，TPOAb）的阳性率与正常人相仿。

经典的甲状腺肿分度共分为Ⅲ度：①看不到但能触及者为Ⅰ度；②既能看到，又能触及，但是肿大程度不超过胸锁乳突肌外缘的为Ⅱ度；③肿大超过胸锁乳突肌外缘的为Ⅲ度。

（二）病因诊断

大多数单纯性甲状腺肿患者无病因可寻，下列几点对几类特殊原因的甲状腺肿诊断有提示意义：

1. 基因检测　家族性甲状腺肿少见，与甲状腺球蛋白基因外显子 10 的点突变或 Na^+/I^- 同向转运蛋白（sodium/iodine symporters，NIS）基因突变有关，因此家族性甲状腺肿可用基因突变检测帮助诊断。

2. 试验性补碘　缺碘性甲状腺肿可通过试验性补碘治疗明确。

3. 甲状腺激素治疗　甲状腺激素治疗可以使缺碘性甲状腺肿和部分慢性淋巴细胞甲状腺炎患者肿大的甲状腺缩小（血清 TSH＞0.5mU/L 时甲状腺激素治疗才有效）。

4. 甲状腺细针穿刺活检　甲状腺细针穿刺活检有助于结节性甲状腺肿（区分良恶性）和慢性淋巴细胞性甲状腺炎的诊断。

5. 过氯酸钾排泌碘试验　过氯酸钾排泌碘试验适应于诊断酪氨酸碘化受阻的某些甲状腺疾病，阳性结果见于酪氨酸碘化障碍所致的先天性甲状腺肿和 Pendred 综合征（耳聋 - 甲状腺肿综合征）等。

（三）缺碘性甲状腺肿的诊断标准

1. 我国对居住在碘缺乏地区的甲状腺肿制订的诊断标准

（1）甲状腺肿大超过受检者拇指末节，或小于拇指末节而有结节者。

（2）排除甲亢、甲状腺炎、甲状腺癌等其他甲状腺疾病。

（3）尿碘低于 50μg/g Cr，吸碘率呈碘饥饿曲线（可作参考）。

2. 地方性甲状腺肿的分级

（1）Ⅰ度肿大：可扪及，直径小于 3cm。

（2）Ⅱ度肿大：吞咽时扪及和视诊时均可发现，直径 3～5cm。

（3）Ⅲ度肿大：不吞咽时即可发现，直径 5～7cm。

（4）Ⅳ度肿大：明显可见，颈部变形，直径 7～9cm。

（5）Ⅴ度肿大：极明显，直径超过 9cm，多数伴有结节。

（四）诊断流程

首先应通过病史、体格检查确立其是否为甲状腺肿大，还是甲状腺外的肿块，如淋巴结肿大，炎性肿块，甲状腺舌管囊肿等。如不能肯定为甲状腺肿大，行甲状腺核素扫描可立即确定肿块性质。一旦明确系甲状腺肿大，均应作如下检查：①甲状腺激素及血 TSH 测定；②甲状腺 131 碘摄取率及甲状腺扫描；③甲状腺抗体检测，包括 TgAb、TPOAb、TSH 受体抗体（TSAb、TSI）等。结合这些实验检查结果患者临床特点，不难对甲状腺肿大的病因作出判断，必要时可行甲状腺穿刺活检病理检查（图 7-1）。

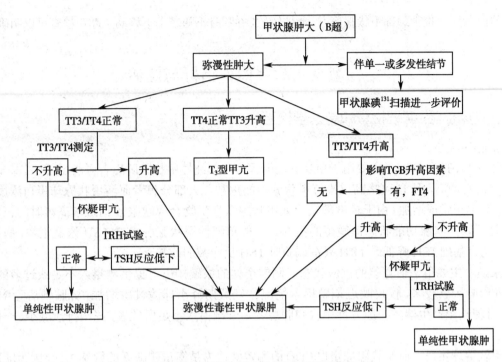

图7-1 甲状腺肿大的鉴别诊断流程图

四、鉴别诊断

(一)甲状腺肿大性疾病

1. 慢性淋巴细胞性甲状腺炎 本病属于自身免疫性甲状腺疾病,初期甲状腺功能正常,但多数患者具有甲状腺功能减退的临床表现。TgAb与TPOAb常明显升高。甲状腺穿刺细胞学检查呈现典型淋巴细胞浸润特征。

2. 甲状腺癌 当单纯性甲状腺肿进展至多结节阶段时,应注意与甲状腺癌相鉴别。如伴有结节应按甲状腺结节的鉴别流程诊断,其中细针穿刺甲状腺活检是重要的手段。

3. Graves病 甲状腺肿大,临床有高代谢的表现,同时有甲状腺激素和TSH含量的异常。如Graves病处于非甲状腺毒性阶段和缺乏眼征表现,主要借助血清TRAb检测与非毒性甲状腺肿鉴别。

4. 结节性甲状腺肿 甲状腺肿大伴结节,起病缓慢。结节性甲状腺肿伴甲亢又称Plummer氏病,女性多于男性。毒性多结节性甲状腺肿按病理生理及组织学变化可分为:①结节摄碘功能强,结节周围组织摄碘受抑制;②摄碘功能弥漫活跃且不均匀。

(二)非甲状腺肿大性疾病

单纯性甲状腺肿大鉴别诊断时除了甲状腺肿大的疾病外,还要考虑甲状腺舌骨囊肿、皮样囊肿、甲状旁腺肿大等。

1. 甲状腺舌骨囊肿 甲状腺舌骨囊肿是甲状腺导管的残余上皮发生,多见于1~10岁儿童,发病率男女相仿。从舌根到甲状腺的任何部位。甲状腺舌骨囊肿开口于颈外皮肤,形成瘘管,可继发感染,也可发生恶变,一部分从舌根上来,盲端向上升,从舌根到甲状腺的任何部位都可发病。

2. 皮样囊肿 只在舌骨上、舌下区,向上发展到舌下,喉底隆起与皮肤无粘连,与皮下组织粘连很紧不能移动,内容物有头发、皮脂等。

3. 甲状旁腺肿大 有时亦可以在甲状腺部位触到肿块,因此甲状腺肿大的鉴别诊断时要加以鉴别。甲状旁腺位于甲状腺之后,甲状旁腺肿大可能是甲状旁腺瘤和甲状旁腺癌。甲状旁腺腺瘤一般较小,不易扪及,但有时也可较大,使甲状腺突出,检查时也可随吞咽移动,根据临床表现及甲状旁腺核素扫描可鉴别。

4. 颈前脂肪　位于颈部甲状腺前方，质地较软，吞咽时不随之上下移动。超声检查可以明确诊断。

第二节　实验室检查指标与评估

一、临床检验、病理检查和影像学检查

（一）临床检验

1. 血清 T_4、T_3 和 TSH　主要用于甲状腺功能评价。单纯性甲状腺肿患者血清 T_4 和 T_3 基本正常，T_3/T_4 的比值常增高，因 T_3 可略高以维持甲状腺功能正常。大部分患者血清甲状腺球蛋白浓度增高，放射碘摄取率正常或增加（由于轻度碘缺乏或甲状腺激素生物合成缺陷），但摄取高峰时间正常。血清 TSH 是反映甲状腺功能状态最敏感的指标。一般单纯性甲状腺肿患者 TSH 浓度正常，病程长的患者可表现为基础 TSH 降低或 TRH 兴奋试验时 TSH 反应减弱或缺乏。

2. 尿碘　主要用于估算碘的供应状态。测定个体的尿碘排出可提供碘摄入不足或过多的依据，但该检查影响因素较多，仅反映近期碘摄入情况。妊娠期肾小球滤过率增加，肾脏碘清除增加，尿碘增多，可使结果产生偏差。地方性甲状腺肿患者由于碘摄入不足所致者，尿碘排泄减少，一般低于 $100\mu g/L$。

3. 甲状腺球蛋白　血甲状腺球蛋白（Tg）的测定被认为是衡量碘缺乏的敏感指标，因为缺碘时甲状腺功能及组织发生改变的同时导致细胞的转换率升高而使 Tg 入血。现已证实，Tg 与碘摄入量成反比。缺碘后甲状腺尚未肿大，Tg 已先于 TSH 升高；补碘后，甲状腺缩小前，Tg 已经恢复正常。所以 Tg 可能是比 TSH 更敏感的指标。碘摄入正常的儿童和成人血清 Tg 的中位数为 $10\mu g/L$，通常将 $20\mu g/L$ 作为正常值上限切点值。

（二）病理检查

单纯性甲状腺肿随着时间的推移，几乎都会发展为结节性。地方性甲状腺肿的病理学特点与多结节性甲状腺类似。

1. 大体特征　多结节性甲状腺肿腺体可以轻度至重度增大，增大的腺体重量可以超过 1 000g，且绝大部分重度甲状腺增大是由于多结节性甲状腺肿。目前，在发达地区甲状腺如此巨大的病例已经少见，由于多结节性甲状腺肿而切除的腺体重量常低于200g。

大部分病例大体见多个明显的结节。早期病例可以没有显著的结节，部分病例仅有 1 个单独的大结节。但是镜检其特征性改变是相似的：甲状腺滤泡增生形成一个明显的结节，结节大小各异。正常甲状腺大小和形状的改变与结节的数目及大小有关；甲状腺的肿大可以是均匀性的，也可以是非均匀性的。小的结节可以由薄层纤维组织附着于腺体或独立于腺体附近。切面可见形态不同的特征性结节。部分由于大量胶质的原因可以呈白色半透明状。常见多种伴随改变，如局灶性出血、纤维化、囊性变、钙化。结节局部可被纤维组织包裹。

2. 组织学特征　镜下病理改变与大体表现有关。滤泡大小和形态各异，可以是含有少量胶质的小滤泡，也可含有多量胶质，形成胶质湖。大的滤泡其上皮呈扁平状态，而较小的滤泡则由立方状或柱状上皮构成。腺瘤性结节为多量细胞高柱状或实性生长，胶质较少，而胶质结节指那些大量胶质、滤泡细胞数量少的结节。部分区域可有嗜酸性或透明样特征的滤泡上皮。被称作 Sanderson 结节的圆形滤泡簇可出现于大的滤泡中，其形成是由于边缘伸入胶质内所致。滤泡可见滤泡上皮呈乳头状内伸并形成乳头状的复杂结构。广泛存在伴有大的印戒样空泡的滤泡上皮不常见。大的结节可以压迫周围的甲状腺组织。结节伴部分厚薄不等的纤维组织包膜。有的包绕以完整的纤维包膜以至于类似滤泡性腺瘤或腺癌。可见伴随改变，如出血和纤维化。出血可以是新鲜出血或陈旧性出血。陈旧性出血区域的特征为充满含铁血黄素的巨噬细胞的存在、泡沫状巨噬细胞、胆固醇结晶及重度纤维化。由于陈旧性出血及坏死，也可见营养不良性钙化。

多结节性甲状腺肿患者可见反应性内皮细胞增生，这种情况极少见，但需与血管内皮细胞乳头状异常增生相鉴别。反应性内皮细胞增生见于甲状腺血肿，代表了一个组织学的过程。组织学上表现为在纤维性或出血性物质背景上的、由肥胖内皮细胞组成的不规则血管腔或乳头状结构。反应性内皮细胞增生也可能类似血管瘤。这些情况一般见于此前做过细针穿刺或活检的甲状腺，这些可能是其潜在原因。反应性内皮细胞增生有被误诊为间变性甲状腺癌或血管肉瘤的可能。此类细胞的血管内皮特性可通过免疫组化染色Ⅷ因子相关抗原或CD34确定。与血管肉瘤的鉴别依赖于周围的多结节性甲状腺肿和特定的机化血肿背景。

可见包括非上皮性成分在内的化生性改变。可以发生骨化生，特别是在营养不良性钙化区域，间质内可见脂肪化生。结节性增生可伴发炎症。可见局灶性或弥漫性淋巴细胞浸润，这可能表示同时存在自身免疫性甲状腺炎。可见滤泡破裂后所致的局灶性肉芽肿性炎。

3. 细胞学特征 甲状腺穿刺细胞病理检查有助于确定肿大结节的性质。安全可靠、简便易行、诊断准确性高。它对良性甲状腺疾病，包括弥漫性毒性甲状腺肿、结节性增生性甲状腺、甲状腺炎和良性肿瘤均有重要诊断价值，也是鉴别良恶性甲状腺结节的最重要手段。

多结节性甲状腺肿常应用细针穿刺方法检查。肉眼观，抽吸标本量可多可少，可较稀薄也可较黏稠，颜色从红色（血性）到棕色甚至半透明黄色均可见。典型镜下所见包括胶质、泡沫状巨噬细胞、充满含铁血黄素的巨噬细胞、细胞碎片及数量不等的滤泡细胞。抽吸标本由于含有大量胶质，干燥后玻片可呈裂隙样、花斑样外观。大量胶质的存在更倾向于诊断多结节性甲状腺肿而不是肿瘤。

滤泡上皮可呈单层片状、微滤泡状聚集和/或单独排列。从增生性结节所得的细胞抽吸标本可见火焰样细胞、旗帜样细胞，类似Graves病中的细胞。除少量淋巴细胞或中性粒细胞外，可见嗜酸细胞及多核巨细胞。

（三）影像学检查

1. 超声检查 超声是甲状腺疾病患者最主要的检查手段之一。超声可显示甲状腺的大小，形态、内部结构、结节及血流状况，是甲状腺解剖评估的灵敏方法。人群中4%～7%可触及甲状腺结节，而超声法更能准确地确定甲状腺的大小，证实触诊到的甲状腺结节是否存在并探明是否还存在其他结节。触诊法与超声法相比，误差达20%～40%，超声法分辨率高，能探出触诊不到的细小结节。单纯性甲状腺肿（弥漫性或结节性甲状腺肿）通过超声影像可显示其形态、大小及结构。超声下甲状腺的回声强度、钙化、病灶边缘和周围环对鉴别病灶的良恶性有一定价值，但准确性不如甲状腺组织细针穿刺活检。另外，可使用造影剂-声诺维（SonoVue）做超声造影：利用造影剂微泡的声散射性能，形成造影剂灌注部位与周围组织声阻抗差对比，提高图像的对比分辨率，以利于甲状腺结节的鉴别诊断。

2. 核素扫描 核素扫描主要通过甲状腺摄取核素的能力评估甲状腺以及甲状腺结节形态和功能。它不仅能评价甲状腺结节的功能，而且是唯一能够探明甲状腺组织是否有自主功能（热结节）的检查。另外，核素扫描是寻找胸骨后甲状腺肿的可靠方法，诊断纵隔甲状腺肿准确率超过90%。但它在了解甲状腺解剖方面不如超声检查。

3. CT或MRI CT或MRI主要用于明确甲状腺肿及结节与邻近组织的关系，特别是胸骨后甲状腺肿，可使用CT或MRI明确其与邻近组织的关系及颈部甲状腺的延续情况。尤其当怀疑甲状腺有恶性病变时，建议行MRI检查了解甲状腺与周围组织的关系。

二、辅助检查的价值评估

由于单纯性甲状腺肿患者，甲状腺功能基本正常，所以只要定期监测甲状腺功能即可，甲状腺功能的检测方法简便、所需时间短、重复性好，具有较高的敏感性及特异性。尿碘的检测影响因素较多，仅反映近期碘摄入情况，易受饮食、妊娠、肾功能异常等因素的影响，另外，还应考虑整个地区尿碘的平均水平。

第三节   单纯性甲状腺肿检查指标的临床应用

一、在临床诊断和治疗中的应用

（一）血清 T_3、T_4 和 TSH

TSH 可促进甲状腺上皮细胞的代谢及胞内核酸和蛋白质合成，使细胞呈高柱状增生，从而使腺体增大。甲状腺功能改变时，TSH 的波动较甲状腺激素更迅速而显著，血中 TSH 是反映甲状腺功能非常敏感的指标。单纯性甲状腺肿患者血清 TSH 常正常，T_4 正常或稍低，但 T_3 可略高以维持甲状腺功能正常，所以 T_3/T_4 比值常增高，T_3 抑制试验呈可抑制反应。本病的诊断要点为甲状腺肿大和甲状腺功能基本正常。

（二）尿碘

碘在人体内对甲状腺激素（TH）的产生是不可缺少的，对促进身体健康的生长发育，保证机体正常的生理活动有着重要作用。碘摄入量与甲状腺疾病呈 U 字形曲线关系，即碘摄入量过低或过高都会导致甲状腺肿或其他甲状腺疾病。尿碘是评估碘营养水平的主要指标，也是评价碘缺乏危害和干预措施效果的重要指标。一般认为，尿碘在 300μg/L 以上时需减少碘的摄入，尿碘在 50μg/L 以下者需提高饮食中的碘摄入量。有资料表明，我国除了少数地区属于高碘区外，其他绝大部分地区均为碘摄入不足区，尿碘的检测影响因素较多，但一般情况下，单纯性甲状腺肿患者尿碘的排出量减少。

（三）血清 Tg

血清 Tg 是甲状腺滤泡上皮细胞合成和分泌的一种碘化糖蛋白，它是 T_3、T_4 的生物合成前体，主要是以胶体形式贮存于甲状腺滤泡腔中，正常人血清中含量极微，此抗体有器官特异性而无种属特异性，主要为 IgG 型。Tg 浓度主要受甲状腺大小、甲状腺的损害程度及激素的影响，如 TSH、HCG 及 TRAb 等，Tg 增高程度与甲状腺的体积成正相关。一般在生理状态下，甲状腺大小是决定 Tg 水平的主要因素，单纯性甲状腺肿患者由于碘的缺乏，导致血清中 Tg 水平升高，它是一个极为敏感的指标，常先于血 TSH 升高。

二、在预后与随访中的应用

由于单纯性甲状腺肿患者除甲状腺肿大外，甲状腺功能基本正常，可不予特殊治疗，如有明显的致甲状腺肿因素存在，可予以去除。对于此类患者临床应密切随访，定期体检、B 超检查。另外，一定要定期检测血清中 TSH、T_3、T_4 水平，以及早发现病情的变化，判断是否进展为亚临床甲亢或甲减。

案例 7-1

【病史摘要】 女，17 岁，生活于山区，1 年前无意中发现颈部肿大，无怕热、心悸、多汗、多食、体重减轻症状，无水肿、食欲减退，无咽痛、颈部疼痛。查体：体温 36.7℃，神志清晰，精神可，无皮肤粗糙、脱屑，颜面无水肿，眼球不突出，甲状腺Ⅱ度肿大，质软，无压痛，未触及结节。心率 75 次 /min，心律齐，心脏各瓣膜听诊区未闻及杂音高。双下肢无水肿。

【实验室检查】 血清 TT_4 和 TT_3 正常，血清 TSH 水平正常。血清 Tg 水平增高。尿碘 40μg/L。

【影像学检查】 甲状腺 B 超：甲状腺弥漫性肿大。

【病理检查】 甲状腺穿刺标本，镜下可见大量胶质，腺体滤泡增生，可见泡沫状巨噬细胞和滤泡细胞。抽吸标本由于含有大量胶质，干燥后玻片可呈裂隙样、花斑样外观。

【诊断】 单纯性甲状腺肿。

【鉴别诊断】 甲状腺乳头状癌，患者会出现颈部结节或超声提示低回声结节，质地不均匀，边界不清,纵:横>1,伴点状强回声。患者无怕热、心悸、多汗、多食、体重减轻症状,无水肿、食欲减退,无咽痛、颈部疼痛,病检提示甲状腺乳头状癌。

【案例分析】 该患者常年生活于山区(属于缺碘地区),又处于青春期,是机体碘需要量增加的时期,有甲状腺肿发病的高危因素。患者仅有颈部肿大,无怕热、心悸、多汗等甲状腺功能亢进症状,查体甲状腺Ⅱ度肿大。实验室检查提示甲状腺功能正常,血清 Tg 水平增高,尿碘降低。影像学检查超声提示甲状腺弥漫性肿大。穿刺病理可见大量胶质,滤泡增生。结合患者甲状腺肿大的病史和相关辅助检查及病理,该案例诊断为:单纯性甲状腺肿。

小 结

单纯性甲状腺肿是甲状腺肿大的最常见原因之一,碘缺乏是地方性甲状腺肿最常见的原因。临床表现主要为甲状腺肿大,甲状腺体积、重量增加,大部分患者无明显甲亢或甲减症状,肿大严重时会产生压迫症状,压迫症状也因部位和病变性质而异。出现气管受压(呼吸困难)、食管受压(吞咽困难)、神经受压(声音嘶哑、Horner 综合征)、静脉受压(单侧面部、头部或上肢水肿、头晕、晕厥)等临床表现。甲状腺弥漫性或结节性肿大,通常可通过视、触诊及甲状腺超声检查判断。血清甲状腺激素和 TSH 水平一般正常;TgAb、TPOAb 的阳性率与正常人相仿,甲状腺摄碘率正常或偏高;甲状腺放射性核素扫描早期呈均质分布,晚期放射性分布不均匀;影像学检查超声提示甲状腺弥漫性肿大。病程中需定期随访触诊甲状腺大小、复查甲功、甲状腺超声。

参 考 文 献

[1] 史轶蘩. 协和内分泌和代谢学. 北京:科学出版社,1999:1062-1065.
[2] 廖二元. 内分泌代谢病学. 北京:人民卫生出版社,2012:442-448.
[3] JEAN D, WILSON, DANIEL W FOSTER. Williams textbook of endocrinology. 10th ed.
[4] 中华医学会内分泌学分会《中国甲状腺疾病诊治指南》编写组. 中国甲状腺疾病诊治指南——碘缺乏病. 中华内科杂志,2008,47(8):689-690.
[5] 纪小龙,吉米. 甲状腺病理诊断. 北京:人民军医出版社,2011.
[6] 丁振若,于文彬. 实用检验医学手册. 北京:人民军医出版社,2008.
[7] 杨波,丁玉虎. 尿碘与甲状腺良性结节的相关分析. 中国现代普通外科进展,2013,16(11):888-889.

(武晓泓 李云慧 巩 丽 府伟灵)

第八章

甲状腺功能亢进症

第一节 概　述

甲状腺毒症指任何原因引起血液循环中甲状腺激素(thyroid hormone, TH)过多,引起以神经、循环、消化等系统兴奋性增高和代谢亢进为主要表现的一组临床综合征;甲状腺功能亢进症(hyperthyroidism)是指产生和分泌 TH 过多和甲状腺功能过高引起的一组临床综合征。

甲状腺功能亢进症,简称甲亢。它不是一种单一的疾病,许多疾病都可以引起甲亢。临床上以毒性弥漫性甲状腺肿(Graves disease, GD)最常见,约占 85%。其次为结节性甲状腺肿伴甲亢和亚急性甲状腺炎。GD 可见于各年龄组,20~40 岁多发,男女受累比例为 1:4~1:6。GD 属器官特异性自身免疫病,存在体液免疫和细胞免疫的异常,是多基因、多因素的遗传性疾病,与某些人白细胞抗原(human leukocyte antigen, HLA)类型相关。临床表现为甲状腺肿大及高代谢综合征。几乎所有 GD 患者均伴有不同程度的甲状腺相关性眼病(thyroid associated ophthalmopathy, TAO),一般与 GD 同时出现,但 25% 的患者的眼病可发生在 GD 之前或之后。此外,部分患者可伴有局限性黏液性水肿和肢端粗厚等表现。GD 的病因与发病机制尚未完全阐明。目前认为,本病是在遗传易感的基础上,由于感染、精神创伤等应激因素而诱发的一种自身免疫性甲状腺疾病。

一、甲亢病因分类

甲亢的病因繁多,常见病因分类见表 8-1。

表 8-1　甲亢病因分类

甲状腺性甲亢	垂体性甲亢（TSH 甲亢）	伴瘤内分泌综合征和 / 或 HCG 相关性甲亢	卵巢甲状腺肿伴甲亢	医源性甲亢	暂时性甲亢
Graves 病	垂体 TSH 瘤或 TSH 细胞增生致甲亢	恶性肿瘤(肺、胃、肠、胰、绒毛膜等)伴甲亢(分泌 TSH 或 TSH 类似物)			亚急性甲状腺炎(De Quervain 甲状腺炎)
多结节性甲状腺肿伴甲亢	选择性垂体甲状腺激素抵抗综合征	HCG 相关性甲亢(绒毛膜癌、葡萄胎和多胎妊娠等)			产后甲状腺炎(postpartum thyroiditis)
高功能性自主性甲状腺腺瘤(单发或多发, Plummer 病)					无痛性甲状腺炎(painless thyroiditis)
多发性自身免疫性内分泌综合征伴甲亢					放射性甲状腺炎
甲状腺癌(滤泡细胞癌)					药物诱导的甲状腺炎(干扰素 α、白介素 -2 等)

续表

甲状腺性甲亢	垂体性甲亢（TSH甲亢）	伴瘤内分泌综合征和/或HCG相关性甲亢	卵巢甲状腺肿伴甲亢	医源性甲亢	暂时性甲亢
新生儿甲亢					慢性淋巴细胞性甲状腺炎
碘甲亢（Jod-Basedow病）					
TSH受体基因突变致甲亢					

二、临床症状与体征

本病多数起病缓慢，可在精神创伤或感染等应激后急性发病。临床表现不一，典型者有高代谢综合征、甲状腺肿及突眼等。老年和儿童患者常常无典型的症状和体征。

（一）症状

1. 甲状腺激素增高综合征　由于T_3、T_4分泌过多和交感神经兴奋性增高，促进物质代谢，氧化加速使产热、散热明显增多。患者常有怕热多汗，皮肤温暖而潮湿。部分患者可有发热，但一般为低热。

2. 神经精神症状　兴奋多动，失眠不安，急躁易激动甚至躁狂。双手平举向前伸出时有细震颤。多言多动、失眠紧张、思想不集中、焦虑烦躁多猜疑。也有无欲淡漠者，以老年人多见。还可有腱反射亢进，反射恢复时间缩短。

3. 心血管系统症状　可有心悸、胸闷、气短，多数有心动过速，心动过速为持续性，休息和睡眠时有所降低，但仍高于正常。患者往往有收缩压上升和舒张压下降，导致脉压差增大，有时出现周围血管征，发生原因为心脏收缩力加强，心排出量增加和外周血管扩张、阻力降低。心律失常较常见，尤以房性期前收缩和心房纤颤多见，有些患者仅表现为原因不明的阵发性或持续性心房颤动，尤以老年人多见。严重病例可发生甲亢性心脏病，表现为心脏增大，这可能是由于长期高排出量使左心室流出道扩张所致。心力衰竭多见于老年患者，常合并冠心病。因心脏缺血，患者常有典型心绞痛和缺血性心脏病的其他表现。一般控制甲状腺症状后，心功能可得到改善或恢复至正常。

4. 消化系统症状　常有食欲亢进，多食消瘦。老年患者可有食欲减退、厌食。常有大便频数，不成形，但无黏液和脓血。重症或病程迁延者可伴肝肿大，少数可出现肝功能异常，转氨酶升高或黄疸。

5. 血液系统症状　由于消耗增加、营养不良和铁的利用障碍可引起贫血。另外可有粒细胞可减少，淋巴细胞相对增加，血小板低，有时有血小板减少性紫癜。

6. 泌尿生殖系统症状　甲状腺激素异常导致血泌乳素及雌激素增高。性激素代谢加快，性激素结合球蛋白常增高。临床上，女性出现月经稀发或闭经，男性则可有乳房发育或阳痿等。

7. 肌肉骨骼系统症状　表现为肌肉软弱无力，甚至发生甲亢性肌病，包括急性肌病、慢性肌病、眼肌病、周期性瘫痪及重症肌无力等。周期性瘫痪多见于青年男性患者，多在夜间发作，可反复出现，甲亢控制后症状可缓解。周期性瘫痪原因不明，可能与过多TH促进Na^+-K^+-ATP酶活性，使K^+向细胞内异常转移有关。甲亢伴重症肌无力的发生率为1%，远高于一般人群的发生率。重症肌无力主要累及眼肌，表现为眼睑下垂，眼外肌运动麻痹、复视和眼球固定等。少数也可表现为全身肌肉无力、吞咽困难、构音不清及呼吸浅短等。甲亢控制后重症肌无力可减轻或缓解。

8. 内分泌系统症状　甲状腺激素可促进肠道的糖吸收，加速糖的氧化利用和肝糖原分解，由此导致糖耐量减低或使糖尿病加重。甲状腺激素还可促进脂肪合成、分解与氧化，使胆固醇合成、转化及排泄均加速，引起低胆固醇血症。蛋白质分解增强致负氮平衡，使体重下降和尿肌酸排出增多。早期血ACTH及皮质醇升高，继而受过高T_3、T_4抑制而下降。皮质醇半衰期缩短。也可有生长激素和泌乳素的变化。骨代谢转换加速，骨基质分解增强，严重患者伴有低骨量或骨质疏松。

（二）体征

1. 甲状腺肿大   90% 的患者有轻、中度弥漫性对称性甲状腺肿大。甲状腺质软、无压痛。两侧上下极可听到收缩期吹风样动脉血管杂音，严重时能扪及震颤。甲状腺肿大程度与甲亢轻重无明显关系。极少数无甲状腺肿大或甲状腺位于胸骨后纵隔内，需用放射性核素扫描或 X 线检查方可确定。

2. 突眼   大部分 GD 患者有眼部受累，约 25%～50% 的病例出现眼征，此为重要而较特异的体征之一。突眼一般与甲亢同时发生，但亦可在甲亢症状出现前或甲亢经药物治疗后出现，极少数仅有突眼而缺少其他临床表现。

（1）单纯性突眼：即良性突眼，约占 50%，多为双侧或一侧明显，预后良好。因交感神经兴奋引起上眼睑肌和眼外肌群张力上升，导致以下眼征：眼球前突，突眼度小于 18mm；瞬目减少（Stellwag 征）；上眼睑挛缩，睑裂增大，向前平视时角膜上缘外露；下视时，上睑迟落（von Graefe 征）；上视时，前额皮肤不能皱起（Joffroy 征）；双眼看近物时，眼球辐辏不良（Mobius 征）。

（2）浸润性突眼：又称恶性突眼，预后较差。眼球突出明显，伴有眼睑肿胀肥厚，结膜充血、水肿，并有眼外肌受累麻痹，眼球运动障碍，畏光，流泪，复视，瞬目少，眼睑不能完全闭合，角膜炎症、溃疡，严重者失明。

3. 其他表现   约有 5% 的 GD 患者可出现胫骨前黏液性水肿，常发生在有浸润性突眼者，对诊断 Graves 病与突眼有同等重要意义。少部分患者出现骨端粗厚，指（趾）甲脆软，末端与甲床分离等体征，皮肤及甲床可有色素沉着。

（三）特殊类型

1. 甲状腺危象   甲状腺危象属甲亢恶化时的严重表现，多由感染、分娩、手术等应激状态或放射性碘治疗早期、严重精神创伤或服用过量甲状腺激素等诱因促发。发病较隐匿，老年人多见，尤其 60 岁以上者。临床表现不典型，常以某一系统的表现为突出（尤其是心血管和胃肠道症状）。早期表现为原有甲亢症状的加重，继而有高热（39℃以上），心率快（140～240 次/min），可伴心房纤颤或心房扑动、体重锐减、烦躁不安、呼吸急促、大汗淋漓、厌食。有时出现恶心、呕吐、腹泻等，终至虚脱、休克、嗜睡、谵妄或昏迷。部分患者可伴有心力衰竭或肺水肿。患者血白细胞及中性粒细胞往往升高，并可有黄疸出现。本病死亡率高，死亡原因多为高热虚脱、心力衰竭、肺水肿或严重水电解质紊乱等。

2. 淡漠型甲亢   多见于老年患者。起病隐袭，高代谢综合征、眼征及甲状腺肿均不明显。主要表现为神志淡漠、乏力、嗜睡、反应迟钝和消瘦等。有时只有腹泻、厌食等消化道症状，或仅表现为阵发性或持续性心房纤颤。可合并心绞痛、心肌梗死，易与冠心病混淆。

3. 亚临床甲亢   仅有 TSH 降低，而甲状腺激素，尤其是 FT_3 和 FT_4 均正常。本症可能是 GD 早期、GD 经手术或放射碘治疗后，各种甲状腺炎恢复期的暂时性临床现象，但也可持续存在，少数可进展为临床型甲亢。患者无症状或有消瘦，失眠、轻度心悸等症状，并可导致心血管系统或骨代谢异常，一般不需治疗，但应定期复查。老年患者亚临床甲亢发生率 1%～3%，是心房颤动的危险因素，患者运动耐量和心脏储备能力下降，心脏舒张功能受损，早期心脏迷走神经调节功能受损。骨转换率增高，骨质疏松发生率增加。排除下丘脑-垂体疾病、非甲状腺性躯体疾病等所致的 TSH 降低后可诊断为本症。

三、病因及发病机制

GD 的发病机制未明。一般认为，GD 是以遗传易患性为背景，在感染、精神创伤等因素作用下，诱发体内的免疫系统功能紊乱，免疫耐受、识别和调节功能减退和抗原特异或非特异性抑制性 T 细胞（Ts）功能缺陷，机体不能控制针对自身组织的免疫反应，Ts 细胞减弱了对辅助 T 细胞（Th）的抑制，特异 B 淋巴细胞在特异 Th 细胞辅助下产生异质性免疫球蛋白（自身抗体）。

（一）甲状腺自身抗体

GD 患者体内免疫功能紊乱，致使机体产生了针对自身甲状腺成分-促甲状腺激素受体抗体（TSH

receptor antibody，TRAb）。存在缺陷的 Ts 功能降低，Th 不适当致敏，IL-1 和 IL-2 等的参与是 B 淋巴细胞产生大量自身抗体的重要原因。该抗体至少分为三类，兴奋型中一类与 TSHR 结合后，和 TSH 一样具有刺激和兴奋甲状腺作用，引起甲状腺组织增生和功能亢进，TH 产生和分泌增多，这种称为甲状腺刺激性抗体（thyroid stimulating antibody，TSAb），为 GD 最主要的抗体。另一类与 TSH 受体结合后，仅促进甲状腺肿大，但不促进 TH 的合成和释放，成为甲状腺生长刺激免疫球蛋白（thyroid growth immunoglobulin，TGI）；封闭型自身抗体与 TSH 受体结合后，阻断和抑制甲状腺功能，称之为甲状腺功能抑制性抗体（thyroid function inhibitory antibody，TFIAb）或甲状腺生长封闭性抗体（thyroid growth blocking antibody，TgBAb）。

此外，甲状腺自身组织抗原还包括甲状腺球蛋白、甲状腺过氧化物酶及 Na^+/I^- 同转运蛋白等均可以刺激产生抗体，成为 GD 自发进展为甲减的重要因素。

（二）细胞免疫功能异常

GD 患者外周血 T 淋巴细胞数量增多，甲状腺内的抑制性调节环路不能发挥正常的免疫抑制功能，只是自身反应性器官特异性 Th 细胞得以活化、增殖，产生各种细胞因子，作用于甲状腺组织、单核细胞，诱导 B 淋巴细胞活化，产生抗甲状腺的自身抗体，最终引起甲状腺结构与功能的病理变化及出现临床特征。另外，GD 患者甲状腺和眼球后组织均有明显的淋巴细胞浸润，甲状腺的淋巴细胞通过细胞间黏附分子/白细胞功能相关抗原，介导淋巴细胞与 GD 患者甲状腺细胞相互黏附，引起甲状腺细胞增生及甲状腺肿大。细胞因子在甲状腺相关性眼病的发病中起主要作用。活性 T 细胞浸润于眼外肌，释放细胞因子如干扰素 -γ、TNF 及 IL-1，激活成纤维细胞，促进氨基葡聚糖合成导致水滞留，从而引起特征性的眼肌肿胀。后期出现不可逆的肌肉纤维化。眼眶成纤维细胞可能对细胞因子较为敏感。

（三）遗传因素

包括 *HLA-DR* 基因多态性、免疫调节基因 *CTLA-1*、*CD25*、*PTPN22*、*FCRL3* 和 *TSH-R* 遗传基因和环境因素共同与 GD 发病相关。GD 在同卵孪生子中共患病率为 20%～30%，而异卵孪生子中共患率 <5%。通过对 HLA 的研究发现，中国人身体中的 *HLA-BW46*、日本人中的 *HLA-B35* 和高加索人中的 *HLA-B8* 都是 GD 的相对危险因子。但 GD 究竟是以单基因遗传，还是以多基因遗传，以及何种方式，目前仍不明确。

（四）感染因素

细菌或病毒可通过分子模拟、感染因子直接作用于甲状腺和 T 淋巴细胞以及产生超抗原分子启动发病；研究表明细菌感染特别是耶尔森肠杆菌具有与 TSH 受体类似的蛋白成分，其抗体或许与 TSH 受体有交叉反应。

（五）精神因素

强烈的精神刺激常可诱发甲亢的发病，精神应激可能使中枢系统去甲肾上腺素降低，CRH 和 ACTH 及皮质醇分泌增加，免疫监视降低，B 淋巴细胞增生，分泌的 TSAb 增多，进而改变 Ts 或 Th 细胞的功能，引起异常免疫反应从而引发甲亢。

四、诊断标准与诊断流程

（一）诊断标准

GD 甲亢的诊断应遵循一个基本思路，即首先确定甲亢的存在，然后明确甲亢病因，最后需了解有无甲亢的并发症与合并症。

1. 确定甲亢的存在　根据相关病史，典型临床表现和相应的实验室检查可以确立甲亢的诊断。血 TSH 降低，FT_3 和/或 FT_4 升高者符合甲亢；仅 FT_3 或 TT_3 升高而 FT_4、TT_4 正常可考虑为 T_3 型甲亢；血 TSH 降低，FT_3、FT_4 正常为亚临床甲亢。

2．确定甲亢病因

（1）病史及临床表现：详细询问病史，进行针对性的体检，有助于甲亢病因的诊断。有自身免疫性疾病家族史，突眼征或局限性黏液性水肿者，提示 GD 可能；病前有上呼吸道感染史，发病时有全身不适，颈部疼痛及压痛者多为亚甲炎；有家族遗传史，甲状腺质地坚韧，有结节无压痛者，桥本氏甲状腺炎的可能性较大；产后一年内发生甲状腺肿大及甲状腺功能异常者应考虑产后甲状腺炎。

（2）甲状腺摄碘率（RAIU）：典型甲亢者 RAIU 增高，且有峰值前移。但甲状腺炎所致甲亢，RAIU往往降低，碘甲亢及药物性甲亢亦见 RAIU 低于正常。因此，甲亢患者需鉴别诊断时应接受 RAIU检查。

（3）血清 TSH：GD 及一般甲亢患者血 TSH 降低。但垂体性甲亢及某些非内分泌系统肿瘤所致甲亢 TSH 明显升高。

（4）甲状腺特异性抗体：GD、桥本氏甲状腺炎、无痛性甲状腺炎属于自身免疫性甲状腺疾病，此类疾病患者血中甲状腺球蛋白抗体（TgAb）、甲状腺过氧化物酶抗体（TPOAb）均可明显增加，而非自身免疫原因所致甲亢者 TgAb 与 TPOAb 多阴性或滴度很低。甲状腺刺激抗体（TSAb）对 GD 的诊断较具特异性，其在 GD 中的检出率在 90% 以上，而甲状腺刺激阻断抗体（TSBAb）在桥本氏甲状腺炎的诊断中有重要价值。

（5）甲状腺影像学检查：甲状腺 B 超检查对甲亢的病因诊断仅有参考价值，一般不作常规应用。甲状腺扫描可明确诊断功能自主性甲状腺瘤，对 GD 的诊断亦有一定意义，可酌情选用。

（6）甲状腺穿刺细胞学检查：甲状腺粗针或细针穿刺方法简单，无严重副作用，对于病因诊断有确诊价值。

3．了解甲亢的并发症与合并症

（1）甲亢眼病：几乎所有 GD 患者均有不同程度的眼部受累，75% 的患者于甲亢发病的前后一年内出现症状。突眼和甲亢的严重程度并不一致。B 超、CT 或 MRI 对甲亢眼病均有较高的诊断价值。

GD 眼病活动度临床评分法：Werner 等于 1969 年制订了 GD 眼病 NOSPECS 6 级诊断及分级标准（表 8-2），该方法虽能区分病情的严重程度，却无法具体评判眼病是否处于活动期。Mouritis 等在1989 年以 NOSPECS 分类法为基础，针对 GD 眼病活动性的评判提出一个新的评分标准：疼痛：①眼球或球后的疼痛感或压迫感；②眼球左右上下运动感疼痛。充血：①眼睑的充血；②眼结膜的弥漫性充血。水肿：①球结膜水肿；②眼阜水肿；③眼睑水肿；④在 1～3 个月内眼突度增加 2mm 以上。功能损害：① 1～3 个月内在斯内伦视力表上视敏度下降 1 行或以上；② 1～3 个月内眼球运动在任一方向上的下降等于或大于 5°。以上每个小点 1 分，共 10 分，评分越高活动性越高。1992 年四个甲状腺协会联合制订临床病情活动记分法（Clinical Activity Score, CAS）：①自发性的眼球后疼痛感；②眼球运动时伴有疼痛；③眼睑充血；④眼睑水肿；⑤球结膜充血；⑥球结膜水肿；⑦眼阜水肿。以上每点各 1 分，共 7 分，CAS 积分达到 3 分即可判断为疾病活动，分值越大，表示活动度越高。

表 8-2 TAO 突眼分级定义

分级	症状
0	**N**o physical signs or symptoms（无症状或体征）
1	**O**nly signs, no symptoms（仅有体征，无症状。体征有上睑挛缩、凝视、突眼度在 22mm 以内）
2	**S**oft tissue involvement（symptoms and signs）（软组织受累，有症状和体征）
3	**P**roptosis＞22mm（突眼度大于 22mm）
4	Extraocular muscle involvement（眼外肌受累）
5	**C**ornea involvement（角膜受累）
6	**S**ight loss（视力下降，视神经受累）

（2）甲亢心脏病：甲亢心脏病占甲亢患者的 10%～20%，结节性甲状腺肿伴甲亢的男性老年患者多发。可表现为心脏肥大、心律失常、心力衰竭、心绞痛或心肌梗死以及二尖瓣脱垂等。诊断依靠临床表现，心电图及超声心动图等确立。如果发现下列一项异常，即可作出初步诊断：①心脏增大；②心律失常；③充血性心衰；④心绞痛或心肌梗死；⑤二尖瓣脱垂。特点是甲亢控制后上述心脏情况好转或明显改善。诊断时应除外冠心病等其他器质性心脏病。

（3）甲亢肌病：临床上以慢性甲亢肌病及眼肌病多见。周期性瘫痪好发于东方青年男性 GD 患者。本病根据临床表现多可确诊，必要时可行肌电图检查，或作乙酰胆碱受体抗体测定等。

（4）甲亢皮肤病变：甲亢皮肤病变以局限性黏液性水肿及指端粗厚多见。患者血中往往有高滴度的 TSAB，此类患者的甲亢易于复发。皮肤病变多见于胫骨前下 1/3 部位，大多为对称性。早期皮肤增厚、变粗，有广泛大小不等的棕红色或红褐色或暗紫红色突起不平的斑块或结节，边界清楚，直径 5～30mm 不等，连片时可更大。皮损周围的表皮稍发亮、薄而紧张，有时可有毳毛增生、变粗，毛囊角化。可有感觉过敏或减退或伴痒感。后期皮肤粗厚如橘皮或树皮样，皮损融合、有深沟，覆以灰色或黑色疣状物，下肢粗大似象皮腿。

（5）甲亢肝病：主要表现为肝功能异常，严重者可出现黄疸和肝功能衰竭。经抗甲状腺药物治疗后，患者肝功能大多能够恢复正常。

（6）甲亢血液学改变：患者可出现全血细胞减少，部分患者只有白细胞或血小板减低。

（7）甲亢性腺改变：患者可出现性功能减退，性欲下降。女性表现为月经失调，尤其是月经稀发。两性的生育能力均可降低。男性有阳痿，偶有乳腺发育。

（二）诊断流程

甲状腺功能亢进症的诊断流程见图 8-1。

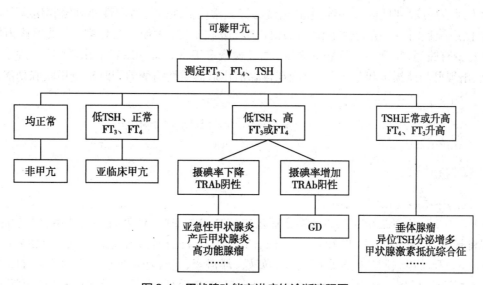

图 8-1　甲状腺功能亢进症的诊断流程图

五、鉴别诊断

（一）与其他甲亢的鉴别

1. **亚急性甲状腺炎**　女性多见，发病前多有上呼吸道感染病史，随后出现甲状腺肿大并伴有甲状腺疼痛，疼痛可放射至下颌、耳后、颞枕等部位，可出现甲亢的症状。白细胞计数轻度升高，中性粒细胞正常或稍高。甲状腺 ^{131}I 摄取率降低。甲状腺扫描发现甲状腺双侧或单侧不显影。

2. **慢性淋巴细胞性甲状腺炎伴甲亢**　女性多见，由于起病缓慢，多无症状。甲状腺弥漫性肿大、质韧或有表面不平的结节；甲状腺扫描放射性分布不均。60%～70% 患者 TgAb 阳性，95% 患者 TPOAb 阳性。部分患者在疾病初期由于甲状腺滤泡细胞的破坏，TH 释放而出现甲亢症状，通常为一过性。

3. 垂体性甲亢　由于垂体因素导致 TSH 的持续分泌过多引起的甲亢，包括垂体 TSH 分泌瘤和选择性垂体甲状腺激素抵抗综合征（pituitary resistance to thyroid hormone，PRTH）两种类型。临床表现轻重程度不一，一般都有甲状腺肿大，可有血管杂音，如系垂体瘤引起的甲亢，CT 或 MRI 可发现垂体占位病变。实验室检查特点为血清 T_3、T_4 水平升高，TSH 正常或升高。

4. 结节性甲状腺肿伴甲亢　一般无 TAO，甲状腺扫描为"热"结节，结节外甲状腺组织的摄碘功能受抑制。

（二）与非甲亢性疾病的鉴别

1. 单纯性甲状腺肿　无甲状腺激素分泌过多综合征。甲状腺摄 ^{131}I 率可增高，但高峰不前移。血清 FT_3、FT_4 和 TSH 正常。TSAb、TgAb 和 TPOAb 等甲状腺特异性抗体阴性。

2. 嗜铬细胞瘤　有高代谢综合征、心动过速、手抖和多汗等症状。但嗜铬细胞瘤患者无甲状腺肿、甲状腺功能正常。常有高血压，尤其是发作性高血压。血、尿儿茶酚胺及其代谢物升高，肾上腺影像检查异常等均有助于鉴别诊断。

3. 神经症　甲亢具有类似神经症的表现，但甲亢的甲状腺激素增高综合征、突眼、甲状腺肿以及甲状腺激素、TSH 异常可资鉴别。

4. 单侧突眼　单侧突眼需注意与眶内肿瘤、炎性假瘤等鉴别，眼球后超声检查或 CT 即可明确诊断。

5. 抑郁症　老年人甲亢多隐匿起病，表现为体虚乏力、精神忧郁、表情淡漠、原因不明的消瘦、食欲减退、恶心呕吐等，与抑郁症类似。甲状腺功能可协助诊断。

6. 心血管疾病　老年甲亢不典型，常以心脏症状为突出，如充血性心力衰竭、顽固性心房颤动，易被误诊为冠心病或高血压病。年轻患者出现心律失常尚需注意与风湿性心脏瓣膜病鉴别。

7. 消化系统疾病　甲亢可致肠蠕动加快，消化吸收不良，大便次数增多，常被误诊为慢性结肠炎。但甲亢少有腹痛、里急后重等肠炎表现，粪便检查多正常。有些患者消化道症状明显，可有恶心呕吐，甚至出现肝功能损害和恶病质，故应在排除消化道器质性病变的同时检测甲状腺功能。

第二节　实验室检查指标与评估

一、实验室检查指标

（一）血清甲状腺激素谱

血清 FT_4 与 FT_3 不受血甲状腺激素结合球蛋白（TBG）的影响，能够直接反映甲状腺功能状态，其敏感性和特异性均明显高于总 T_3 和总 T_4。TT_3、TT_4 测定方法稳定，在无影响血中 TBG 浓度变化的因素存在时，是反映甲状腺功能的良好指标。妊娠、雌激素、急性病毒性肝炎等可引起 TBG 升高，雄激素、糖皮质激素、低蛋白血症、肾病综合征等可引起 TBG 降低，从而导致 TT_4 相应的变化。故妊娠时 TT_3、TT_4 常常升高，但 FT_3、FT_4 正常。

（二）血清 TSH

甲状腺功能改变时，TSH 的波动较甲状腺激素更迅速而显著，血中 TSH 是反映甲状腺功能非常敏感的指标。无论是典型甲亢，还是亚临床甲亢，血清 TSH 均显著降低。但垂体性甲亢及某些非内分泌系统肿瘤所致甲亢 TSH 明显升高。

（三）TSH 受体抗体测定

未经治疗的 GD 患者血 TRAb 阳性检出率可达 80%～100%，有早期诊断意义。50%～90% 的患者 TgAb 和 / 或 TPOAb 为阳性，但滴度不如慢性淋巴细胞性甲状腺炎高。

（四）促甲状腺激素释放激素（TRH）兴奋试验

GD 时血 T_3、T_4 增高，反馈抑制 TSH，故 TSH 细胞不被 TRH 兴奋。本试验副作用少，对甲亢性心脏病患者或冠心病患者较 T_3 抑制试验更为安全。由于 TSH 测定的广泛应用，目前已很少用 TRH 兴奋试验来诊断 GD，只在原因未明的单侧突眼或估计抗甲状腺药物治疗疗效并判断停药复发时偶尔采用。

二、其他检查指标

（一）超声检查

甲亢患者，甲状腺呈弥漫性、对称性、均匀性增大（可增大 2～3 倍），边缘多规则，内部回声多呈密集、增强光点，分布不均匀，部分有低回声小结节样改变。腺体肿大明显时，常有周围组织受压和血管移位表现。多普勒彩色血流显像（color doppler flow imaging, CDFI）示患者甲状腺腺体内血流弥漫性分布，为红蓝相间的簇状或分枝状图像，血流量大，速度增快，超过 70cm/s，甚至可达 200cm/s。血流量为正常人的 8～10 倍。同时可见显著低阻力的动脉频谱和湍流频谱。甲状腺上、下动脉管径明显增宽。彩色多普勒超声也可用于 GD 甲亢治疗后的评价，眼球后 B 超有助于 GD 眼病的诊断。

（二）甲状腺摄碘率（RAIU）

诊断甲亢的符合率达 90%，但不能反映病情严重程度与治疗中的病情变化。可用于鉴别不同原因的甲亢，典型 GD 甲亢者 RAIU 增高，伴峰值前移，且不被甲状腺激素抑制试验所抑制，^{131}I 摄取率降低可能为亚急性甲状腺炎、桥本氏甲状腺炎的一过性甲亢、碘甲亢或外源 TH 引起的甲亢。正常参考值范围：3h 及 24h 值分别为 5%～25% 和 20%～45%，高峰在 24h。由于 T_3、T_4 和 TSH 测定方法的不断改善，敏感性与特异性进一步提高，目前已很少用该方法诊断甲亢。

三、特殊检查指标

对某些鉴别诊断、病因诊断、并发症评估不明确的甲亢患者需要进行一些特殊检查，包括以下几方面。

（一）核素扫描

甲亢时，可见颈动脉、颈静脉提前到 6～8s 显像（正常 8～12s 颈动脉显像，12～14s 颈静脉显像），甲状腺于 8s 时显像，其放射性逐渐增加，明显高于颈动、静脉显像。但是由于试验所需大量的碘剂干扰抗甲状腺治疗，核素扫描不用于 GD 的常规诊断。但在诊断困难或怀疑恶性病变时，核素扫描有一定价值。

（二）CT/MRI

在甲亢诊断方面不作为常规，仅仅在甲状腺肿大压迫气管、食管、喉返神经出现相应症状，或胸骨后甲状腺肿以及怀疑有恶变且发生局部转移时考虑选择。另外在眼部病变不明显时，可观察眼外肌受累情况，并且定量 CT 和 MRI 可评价眼外肌的大小、密度及眼球位置，有助于 TAO 的诊断。CT/MRI 尚可鉴别球后眼外肌炎。可在球后减压术前充分估计眼眶受累程度，以指导眼科手术。MRI 检查时间长，且未发现具有比 CT 多的优势，不作为首选。鉴别诊断方面，主要是那些在 CT 上表现为眼外肌肥大的炎症或眼外肌浸润的眶部疾病，如特发性眼肌炎、炎性假瘤、肉芽肿、转移癌等，但这些病变不同于 GD，常急性发作，常有深部疼痛、复视或眼睑下垂。特发性眼肌炎是一种局限性、非特异性眶部炎症，特别是附着在巩膜的肌腱受累。而 GD 在 CT 上主要表现为肌腹肥大，特别是后半部肌腹肥大明显，而肌腱附着处正常。

（三）甲状腺粗针或细针穿刺

方法简单，无严重副作用，在病因诊断方面有确诊意义。病理检查提示滤泡上皮细胞增生明显，呈立方形或高柱状，并形成乳头状皱褶突入腔内，乳头多为单层，无分支。腔内胶质常减少或消失。滤泡间的淋巴样组织呈现不同程度的增生，严重者形成生发中心。

四、检查指标评估

（一）血清甲状腺激素谱及 TSH 测定

是一个简单、价廉、重复性好，同时也能及时得出结果，明确甲亢的临床检查方法，具有较高的敏感性及特异性。每个疑似甲亢的患者都应进行甲状腺功能测定。

（二）TRAb

其敏感性高至 87% 左右，有早期诊断意义，对鉴别诊断、判断病情活动、是否复发均有价值，还可以作为治疗后停药的重要指标。研究表明，其升高与突眼相关，可预测 GD 的病变发作进程。

（三）甲状腺彩超

在甲亢的诊断中有一定的价值，根据血流情况可以更好地评估病情，并且具有无创性的特点，同时可以明确有无合并甲状腺结节，具有较高的临床运用价值。

第三节   甲亢检查指标的临床应用

一、在临床诊疗中的应用

（一）血清甲状腺激素谱

TT_3、TT_4 是反映甲状腺功能最基本的指标，尤其在甲亢和甲亢复发的早期，上升很快，为诊断甲亢较为敏感的指标。血清 FT_3 与 FT_4 能够直接反映甲状腺功能状态，其浓度不受血清中 TBG 浓度变化的影响。亚临床甲亢时，仅有 TSH 降低，而甲状腺激素，尤其是 FT_3 和 FT_4 均正常。仅有 TT_3 或 FT_3 增高而 TT_4、FT_4 正常可考虑为 T_3 型甲亢，FT_3 对甲亢的诊断较为敏感，是诊断 T_3 型甲亢特异的指标，与 T_4 同时测定可作为 T_3 型及 T_4 型甲亢鉴别的特异方法。

（二）血清促甲状腺激素

血清促甲状腺激素（TSH）是由垂体前叶分泌，由 α 和 β 两条多肽链以非共价键形式结合而成。TSH 能全面促进甲状腺的功能，包括促进甲状腺激素的释放和促进 T_4、T_3 的合成，加强碘泵活性，增强过氧化物酶活性，促进甲状腺球蛋白合成及酪氨酸碘化等各个环节。一般情况下，甲亢患者血清TSH 均显著降低，但除外由某些特殊原因所致甲亢，如垂体性甲亢及其他内分泌系统肿瘤所致甲亢等。

（三）TSH 受体抗体测定

TSH 受体抗体（TRAb）是以甲状腺细胞膜 TSH 受体作为抗原的一种自身抗体，在 Graves 病患者中阳性率可达 80% 以上，这种抗体具有多样性，即有刺激甲状腺功能的刺激抗体和促进细胞增生的促生长免疫球蛋白，也有作用相反的抑制性抗体，所以检测 TSH 受体抗体极为重要。TRAb 是鉴别甲亢、诊断 GD 的指标之一，也是反映甲状腺患者是否康复的一个重要指标。应该注意的是由于TRAb 中包括刺激性、抑制性和甲状腺生长免疫球蛋白，而检测到的 TRAb 仅能反映有针对 TSH 受体的自身抗体存在，并不能反映出这种抗体的具体功能。但是，当临床表现符合 GD 病时，一般都将TRAb 视为 TSH 受体的刺激性抗体。TgAb 和 TPOAb 一般是作为诊断自身免疫性甲状腺疾病（如桥本氏病）患者血清中的常见自身抗体。

（四）促甲状腺激素释放激素兴奋试验

促甲状腺激素释放激素（TRH）是由焦谷氨酸、组氨酸与脯氨酰胺组成的三肽。使血中促甲状腺素和 T_3、T_4 增高，具有经常性作用。TRH 和垂体中促甲状腺素细胞膜特异性受体结合，激活腺苷酸环化酶、cAMP-PK 系统的一系列连锁反应促使促甲状腺激素分泌。TRH 兴奋试验，正常人在注射TRH 后，血中 TSH 浓度迅速上升，15～30min 达高峰。甲亢患者在静脉注射 TRH 后，各个时间血清中 TSH 均无增高反应，这是由于甲亢患者，即使注射 TRH，TSH 释放仍然被抑制，因为增高的 FT_4 和FT_3 产生促甲状腺细胞抑制效应。值得注意的是，在诊断甲亢前应先除外垂体疾病或其他影响因素的作用。在原发性甲减和继发于下丘脑的甲减患者中，TRH 兴奋试验呈过高反应，而在垂体性甲减时，呈无反应性。

二、在预后与随访中的应用

（一）血清 TSH 水平

垂体分泌 TSH，一方面受下丘脑分泌的 TRH 的促进性影响，另一方面又受到 T_3、T_4 反馈性的抑制性影响，二者互相拮抗，它们组成下丘脑 - 腺垂体 - 甲状腺轴。临床应用抗甲状腺药物治疗甲亢患者时，一般发现血中 TT_3、TT_4 浓度下降早于临床症状改善，且 TT_4 下降的速度比 TT_3 快而幅度大。临床症状控制后，血中 TT_3、TT_4 水平均可下降到正常范围内，而 TSH 水平的恢复一般需要较长时间，甲亢的治疗是一长期（1.5～2 年）的过程。

（二）TRAb 水平

刺激性 TRAb 与甲亢发病有密切关系，未经治疗者阳性率可达 80% 以上，治疗后逐渐下降，如 TRAb 多次测定均为阴性，可停用抗甲状腺药物，其复发的可能性很小。相反，如 TRAb 仍阳性，则不能停药，且复发可能性相对较大。目前认为，TRAb 可作为检测 GD 病及判断治疗效果和预后的一种可靠方法。甲亢患者治疗中，一定要定期检测甲状腺功能的变化，防止因治疗后发生甲减具有重要的临床意义，并且能随时监测是否存在复发。

案例 8-1

【病史摘要】 女性，30 岁，因心慌、消瘦伴颈部增粗 3 个月入院。患者 3 个月前无明显诱因下出现心慌、消瘦、怕热、多汗、易饥，自觉颈部增粗，脾气急躁，大便次数增多，3～5 次 /d，近 3 个月来体重减轻约 6kg。查体：体温 37.0℃，脉搏 110 次 /min，呼吸 18 次 /min，血压 125/60mmHg，神志清楚，对答切题，体形偏瘦，皮肤黏膜无黄染，未见瘀点、瘀斑和出血点，眼球无突起，颈软，双侧甲状腺弥漫性Ⅱ度肿大，质软，无压痛，未触及结节，未闻及血管杂音，胸廓无畸形，双肺呼吸音清晰，未闻及干湿啰音，心界无扩大，心率 110 次 /min，律齐，心尖区闻及Ⅱ级收缩期杂音，腹平软，无压痛，肝脾未触及，移动性浊音阴性，肠鸣音正常，脊柱四肢无畸形，双下肢及胫前无水肿，双手细震颤。

【实验室检查】 FT_3 11.2pmol/L（参考值范围 3.10～6.80pmol/L），FT_4 45.8pmol/L（参考值范围 12.00～22.00pmol/L），TSH 0.005mIU/L（参考值范围 0.270～4.200mIU/L）。尿碘 181.8ng/L。甲状腺自身抗体：TRAb 68.3u/L、TPOAb 130.41U/ml。肝功能：ALT 132mmol/L、AST 98mmol/L、胆固醇 2.6mmol/L。血糖、电解质、肾功能、血、尿、大便常规、血癌胚抗原 AFP、CEA、CA199、CA125 均无异常。

【其他检查】 心电图：窦性心动过速，心率 110 次 /min。甲状腺 B 超：双侧甲状腺弥漫性增大，血流丰富，内部回声欠均。甲状腺摄碘率：2h 50%、6h 75%、24h 79%。胸片：未见明显异常。腹部 B 超：肝、胆、胰、脾未见异常。甲肝抗体、乙肝两对半、丙肝抗体阴性。

【病理检查】 甲状腺穿刺：滤泡上皮细胞增生明显，形成乳头状皱褶突入腔内，腔内胶质减少。滤泡间的淋巴样组织增生，可见生发中心。

【诊断】 甲状腺功能亢进症 Graves 病。

【案例分析】 该患者为年轻女性，有典型的甲状腺激素增高引起的高代谢综合征，伴甲状腺肿大。查体：双侧甲状腺弥漫性Ⅱ度肿大，心率 110 次 /min，律齐，心尖区闻及Ⅱ级收缩期杂音，双手细震颤。辅助检查发现该患者 TSH 降低、FT_3、FT_4 升高，TRAb 升高，甲状腺摄碘率增高，B 超提示双侧甲状腺弥漫性增大提示 Graves 病，一般生化检查提示转氨酶升高、胆固醇降低、心电图提示窦性心动过速（心率 110 次 /min）与甲亢有关。另外，血糖正常可排除糖尿病，癌胚抗原 AFP、CEA、CA199、CA125，胸片和腹部 B 超正常不提示恶性肿瘤，肝炎血清病毒学指标阴性可以排除病毒性肝炎引起的肝功能异常。甲状腺穿刺病理显示：滤泡上皮细胞增生明显，形成乳头状皱褶突入腔内，腔内胶质减少。滤泡间的淋巴样组织增生，可见生发中心。结合患者典型的病史、体格检查、辅助检查和病理，可诊断甲状腺功能亢进症 Graves 病。

小　结

　　甲状腺功能亢进是常见的内分泌疾病，目前认为，本病是在遗传易感的基础上，由于感染、精神创伤等应激因素而诱发的一种自身免疫性甲状腺疾病。临床表现不一，典型者有高代谢综合征、甲状腺肿及突眼等；90% 的患者有轻、中度弥漫性对称性甲状腺肿大。根据相关病史，典型临床表现和相应的实验室检查可以确立甲亢的诊断。血 TSH 降低，FT_3 和 / 或 FT_4 升高者符合甲亢。甲亢的并发症为甲亢眼病、心脏病、肌病、皮肤病变等。经抗甲状腺药物治疗，临床症状控制后，血中 TT_3、TT_4 水平均可下降到正常范围内，而 TSH 水平的恢复一般需要较长时间，TRAb 阴性可停药。甲亢的治疗一般需 1.5～2 年的过程。

参 考 文 献

[1] 史轶蘩. 协和内分泌和代谢学. 北京：科学出版社，1999.

[2] 廖二元. 内分泌代谢病学. 北京：人民卫生出版社，2012：451-465.

[3] KASPER, FAUCI, HAUSER, et al. 哈里森内科学（19 版）——内分泌与代谢疾病分册. 纪立农，译. 北京：北京大学医学出版社，2016：66-69.

[4] WILSON JD, FOSTER DW. Williams textbook of endocrinology. 10th ed. Elsevier Science Health Science div. 2003.1

[5] 中华医学会内分泌学分会《中国甲状腺疾病诊治指南》编写组. 中国甲状腺疾病诊治指南——甲状腺功能亢进症. 中华内科杂志，2007，46（10）：876-882.

[6] 丁振若，于文彬. 实用检验医学手册. 北京：人民军医出版社，2008.

[7] 王鸿利，叶裕春. 中华检验医学大辞典. 上海：上海科学技术出版社，2000.

（武晓泓　李云慧　巩　丽　梁自文）

第九章

甲状腺功能减退症

第一节　概　述

甲状腺功能减退症（hypothyroidism）简称甲减，是多种原因引起的机体甲状腺激素合成、分泌或生物效应不足所致的全身低代谢综合征。亚临床甲状腺功能减退症是指甲状腺激素水平正常，促甲状腺激素（TSH）水平升高，而且无明显症状和体征的一种状态。甲状腺功能减退症是较常见的内分泌疾病。本病患病率有地区、种族、年龄及性别差异，女性较男性多见，且随着年龄增加、生活节奏的改变、饮食中碘含量的增多，以及环境污染的加重，其患病率呈明显升高趋势。其患病率还与 TSH 诊断切点值有关。美国国家健康与营养状况调查 12 岁以上的普通人群为调查对象，以 TSH 正常上限为 4.5mIU/L，亚临床甲减的患病率为 4.3%，临床甲减的患病率为 0.3%。根据 2010 年我国十城市甲状腺疾病患病率调查，以 TSH>4.2mIU/L 为诊断切点，甲减的患病率为 17.8%，其中亚临床甲减患病率为 16.7%，临床甲减的患病率为 1.1%。

一、甲状腺功能减退症的分类

（一）按起病年龄分类

可分为三型：始病于胎儿或新生儿者称为呆小病；起病于青春期发育前儿童及青春期发病者，称幼年型甲减；起病于成年者为成年型甲减。

呆小病（克汀病）：有地方性及散发性两种。

1. 地方性呆小病　见于地方性甲状腺肿流行区，因母体缺碘，供应胎儿的碘缺乏，导致甲状腺发育不全和激素不足，对胎儿的神经系统尤其是大脑发育危害极大，以不可逆的神经系统损害为特征。

2. 散发性呆小症　散发各地，母亲既无缺碘又无甲状腺肿等异常，主要原因为甲状腺发育不全或缺如、甲状腺激素合成障碍。

（二）按病因分类

1. 原发性甲状腺功能减退　约占全部甲状腺功能减退症的 99% 左右。由甲状腺本身病变引起甲状腺组织破坏或甲状腺激素合成障碍所致。其中，自身免疫、甲状腺手术和甲亢 ^{131}I 治疗三大原因占 90% 以上。

（1）先天性因素：①甲状腺发育异常，如甲状腺缺如或发育不良，或异位甲状腺。②甲状腺激素合成障碍；③胎儿时期孕妇碘过多或服用抗甲状腺药物；④其他原因的先天性甲减，包括胎儿自身免疫性甲状腺疾病、染色体畸变、胎儿风疹等。

（2）后天性因素：①各类甲状腺炎，如桥本氏甲状腺炎、亚急性甲状腺炎、纤维甲状腺炎（Riedel 病）、产后甲状腺炎、细胞因子诱发的甲状腺炎等；②抗甲状腺药物治疗；③甲状腺手术或放射性治疗、颈部放射或照射治疗；④碘缺乏或碘过多；⑤甲状腺浸润性病变，如结核、结节病、梅毒、组织细胞增生症及胱氨酸病等；⑥其他药物：白介素、干扰素等。

2. 中枢性甲状腺功能减退症　由各种原因引起的垂体或下丘脑功能低下致 TSH 或 TRH 缺乏所致的甲状腺功能减退症。

（1）垂体病变（继发性甲减）。①缺血性：希恩综合征（Sheehan syndrome）；②炎症性：淋巴细胞性垂体炎、脓肿浸润、结核等；③肿瘤：垂体瘤、咽颅管瘤、脑膜瘤、异位松果体瘤、弓形体瘤、转移瘤等；④特发性；⑤垂体部位放射性照射或手术；⑥选择性 TSH 缺乏或 TSH 生物活性异常及功能降低。

（2）下丘脑病变（三发性甲减）。①肿物：颅咽管瘤、脑膜瘤、转移癌、视神经胶质瘤、颈内动脉血管瘤等；②浸润：结核、梅毒、真菌感染、结节病、组织细胞增生症等；③先天性缺陷：视神经隔发育不良等；④外伤；⑤手术或放射性照射；⑥特发性。

3. TSH 或甲状腺素抵抗

（1）TSH 受体或受体后缺陷（TSH 抵抗综合征）。

（2）甲状腺激素受体或受体后缺陷（甲状腺激素抵抗综合征）。

（三）根据甲状腺功能减退症的程度分类

甲减尚可依据是否有临床症状而分为临床甲减和亚临床甲减，前者往往有相应的临床表现，甲状腺激素水平检测既有 TSH 升高（原发性甲减）或降低（垂体性甲减、三发性甲减）同时也有游离型 T_4（FT_4）和 / 或游离型 T_3（FT_3）水平的降低；后者多数患者缺乏典型临床症状，甲状腺功能提示 TSH 异常变化，FT_4 和 / 或 FT_3 水平均正常。

二、病因与发病机制

根据甲减的起源和病因不同，其发病机制各异。

（一）原发性甲减

原发性甲减缘于甲状腺本身的病变，主要由于甲状腺组织破坏或甲状腺激素合成或作用障碍所致。

1. 甲状腺激素合成异常　由于甲状腺激素合成分泌不足，使得 TSH 代偿性分泌增多，患者出现甲状腺肿，故又称为甲状腺肿克汀病。本病较为常见，约占先天性甲减的 25%～30%。其发病机制可以分为以下五种类型。

（1）碘化物摄取障碍：为五种类型中最少见者。碘化物摄取是甲状腺激素合成的第一个步骤。本型甲状腺肿大在组织学上呈明显的增生，而胶质少，含碘量很低，甲状腺摄碘率降低，注射 TSH 无反应，而血中 TSH 增高，摄碘缺陷也可以是部分性的，患者可以合成少量甲状腺激素。近年来发现，钠 / 碘转运体异常可能是导致这类疾病的关键因素。

（2）碘化酪氨酸的偶联障碍：单碘甲状腺原氨酸（MIT）及二碘甲状腺原氨酸（DIT）不能偶联成为 T_3 和 T_4，或者合成 T_3 和 T_4 很少，大多数学者认为出现偶联障碍的原因是过氧化物酶的缺陷，但也可由甲状腺球蛋白异常所致，患者有代偿性甲状腺肿大伴甲减。

（3）碘有机化障碍：为甲状腺吸收碘化物后不能进行氧化形成有机碘，不能与酪氨酸结合，从而导致甲状腺激素合成不足或缺乏，未与酪氨酸结合的碘化物能被硫氰酸离子或过氯酸离子迅速排出甲状腺。硫氰酸盐或过氯酸盐释放试验阳性提示碘的有机化障碍。碘的有机化障碍至少有 3 种遗传类型。① Pendred 综合征：其特征为甲状腺肿或先天性神经性耳聋；②酶结构缺陷：过氧化物酶的辅基和酶蛋白的结合受到抑制，患者有甲状腺肿，但甲状腺功能和听力可以正常；③过氧化物酶缺乏：是一种最严重的类型，表现为甲状腺肿性克汀病。

（4）甲状腺球蛋白异常：由于甲状腺激素的合成步骤均在甲状腺球蛋白上进行，因此甲状腺球蛋白缺乏或不正常时，碘的有机化障碍，甲状腺激素就无法合成。正常人和大鼠的甲状腺球蛋白和甲状腺白蛋白中均证明有碘化组氨酸的存在，但甲状腺白蛋白中的碘化组氨酸不能被碘酪氨酸脱卤素酶脱碘。因此，如果患者甲状腺球蛋白减少或缺乏，甲状腺白蛋白中的碘化组氨酸就不能被正常脱碘。口服或静脉注射碘化组氨酸后，如果甲状腺肿大的克汀病患者尿液中排出大部分未被脱碘的碘化组氨酸，可以作为甲状腺球蛋白合成缺陷的诊断依据之一。

（5）脱卤素（碘）酶缺陷：脱卤素酶存在于甲状腺内及其他组织，如肝脏、肾脏中。正常情况下甲状腺球蛋白要通过蛋白酶水解后释放甲状腺激素，同时未偶联的碘酪氨酸经过脱卤素酶脱碘，脱下来的碘重新用来合成甲状腺激素。如果脱碘酶缺乏，碘酪氨酸大量从尿中丢失，从而形成功能性缺碘。脱卤素酶缺乏患者注射放射性碘标记的 MIT 或 DIT 后，尿中排出大量的碘酪氨酸。患者的临床表现严重程度除与酶缺陷的程度有关外，还与饮食中的碘含量有关，如果碘化物供给充足，可以弥补或者部分弥补碘的丧失。

2. 甲状腺发育异常 母亲患有自身免疫性甲状腺疾病，其体内的 TSH 受体阻断抗体等进入胎儿后，可以导致胎儿甲状腺发育不良或异常。此外，母亲接受放射性治疗或孕期胎儿受到有毒物质的影响，亦可以引起甲状腺组织发育异常。胚胎期间，胎儿自身 TSH 分泌减少，导致甲状腺组织发育异常，甲状腺组织可完全未发育或部分发育。因甲状腺发育不全致甲状腺激素分泌不足，或者甲状腺完全缺如，不能合成甲状腺激素，从而引起甲减。胚胎时期甲状腺应在发育过程中逐渐下降至正常位置，如在下降过程中出现异常，可形成异位甲状腺，如纵隔中、胸骨后或舌下。

3. 甲状腺炎和肿瘤 一组由感染因素、免疫因素或其他因素所致的甲状腺的炎性改变。其中，以自身免疫性甲状腺炎最多见，包括慢性淋巴细胞性甲状腺炎（桥本氏甲状腺炎）、萎缩性甲状腺炎、无痛性甲状腺炎和产后甲状腺炎。其共同特征是甲状腺滤泡结构被破坏，导致甲状腺素的产生明显减少，从而发生甲减。其中，桥本氏甲状腺炎（hashimoto thyroiditis, HT）是引起原发性甲减最常见的因素。HT 甲状腺滤泡破坏的直接原因是甲状腺细胞凋亡。浸润的 T 淋巴细胞在甲状腺自身抗原的刺激下释放细胞因子（IFN-γ、IL-2、TNF-α 等），后者刺激甲状腺细胞表面的 Fas 的表达。Fas 与 Fas-L 结合导致甲状腺细胞凋亡。由于参与的细胞因子都来源于 Th1 细胞，所以 HT 被认为是 Th1 细胞导致的免疫损伤。TPOAb 和 TgAb 都具有细胞毒作用，也参与甲状腺的损伤。特别是 TSH 受体阻断性抗体（TSBAb）结合 TSH 受体，促进了甲状腺的萎缩和功能下降。另外，碘摄入量是影响 HT 发生发展的重要环境因素。较少见的还有硬化性甲状腺炎（Riedel 病）等，以及晚期甲状腺癌和转移性肿瘤造成甲状腺广泛破坏，均可导致甲减。

4. 抗甲状腺药物治疗 如硫脲类、碘剂和碳酸锂等药物抑制甲状腺激素合成，从而引起甲减。磺脲类对甲状腺激素的合成也有一定的抑制作用，剂量过大也可能导致甲状腺肿和甲减。药物性甲减一般属于可逆性，停药后甲减可消失。

5. 甲状腺手术或放射性治疗及颈部放射治疗 常见于甲状腺放射性碘治疗后。因甲亢和甲状腺肿瘤行甲状腺部分或全部切除，残存的甲状腺过少或无甲状腺则引起甲减。

6. 碘缺乏或碘过多 胎儿时期孕妇服用过多碘或服用抗甲状腺药物过多，可使胎儿出现甲减。一般认为，碘过多所致的甲减（碘甲减）属于原发性甲状腺病变的一种特殊类型。单独的碘过多难以导致甲减，碘甲减的发生可能与甲状腺的下列基础疾病有关：HT、Graves 病经 ^{131}I 治疗后、囊性纤维化及非毒性甲状腺肿。另外，碘缺乏使甲状腺激素合成原料减少而导致甲减。

（二）中枢性甲减（继发性和三发性甲减）

是由各种原因引起的垂体前叶功能减退，使 TSH 分泌减少而导致甲减，如垂体肿瘤、席汉综合征，或非肿瘤性选择 TSH 缺乏，或垂体手术和放射治疗等。三发性甲减系下丘脑功能低下致促 TRH 减少，从而使 TSH 分泌不足引起。

（三）TSH 或甲状腺激素抵抗

TSH 抵抗综合征是由甲状腺对 TSH 不敏感而引起的一种少见的甲减，可能与遗传有关，即 TSH 受体基因失活性突变或 TSH 信号转导途径异常。甲状腺激素抵抗又称为甲状腺不敏感综合征，为常染色体显性或隐性遗传，大多数为基因突变、甲状腺激素受体减少或受体后缺陷所致，循环中有甲状腺激素抗体或外周 T_4 向 T_3 转化减少等。

（四）黏液性水肿昏迷（myxedema coma）

其发生是由综合因素介导的。其中，体温过低、大脑酶系统功能障碍、二氧化碳和糖代谢异常等起关键作用。由于甲状腺激素缺乏，机体基础代谢率明显降低，热量产生不足，故出现体温过低。低体温与甲状腺激素缺乏使脑细胞高度抑制，加上蛛网膜下腔或脉络膜水肿变性，使脑脊液压力升高，脑酶系统活性受到抑制。甲状腺激素不足以及肾上腺皮质激素相对缺乏，导致低血糖，后者则加重脑水肿与缺氧。病情严重时，可出现呼吸肌无力，呼吸中枢功能降低，致使肺泡通气不足，机体缺氧，二氧化碳潴留，导致二氧化碳麻痹和呼吸性酸中毒。

三、临床表现

（一）临床症状

甲状腺功能减退症临床表现取决于起病的年龄。新生儿甲减可在出生后数周至数月发病。发生于胎儿和婴幼儿时，由于大脑神经系统和骨骼的生长发育受阻，可导致身材矮小和智力低下，多属于不可逆性。青春期因生长发育所需，可引起代偿性甲状腺肿并轻度甲减。成年型甲减起病隐匿，进展缓慢，可经历数月或数年才表现明显的症状和体征，主要影响代谢及脏器功能，表现以代谢率减低和交感神经兴奋性下降为主，及时诊断和治疗多属可逆性。亚临床甲减患者可无明显临床表现，也可出现临床甲减的多种症状，程度较后者轻。

1. 成人型甲减

（1）一般的临床表现：最早症状为疲乏无力、怕冷、食欲减退、反应迟钝、记忆力减退、体重增加、唇厚、声音嘶哑、水肿等。

（2）消化系统：由于机体代谢降低、胃肠蠕动减弱，食欲减退、腹胀、便秘是最常见的消化道症状，严重者可出现麻痹性肠梗阻或黏液性水肿巨结肠。自身免疫性甲状腺炎可伴有胃壁细胞抗体，约1/3患者胃壁细胞抗体阳性，可引起胃酸减少，恶性贫血约占10%。

（3）心血管系统：甲减伴有心肌改变或心包积液，或者两者并存，称为甲状腺性心脏病。由于甲状腺激素减少，导致窦性心动过缓，心肌收缩力下降，心排血量下降，心音低弱、心脏扩大，明显的心音遥远见于合并心包积液者。患者表现为活动耐量下降。心电图可见到低电压、窦性心动过缓、ST-T 改变以及期前收缩、房室传导阻滞、不完全或完全左束支传导阻滞等。病程长者患心肌缺血、冠状动脉粥样硬化性心脏病概率增高，心电图有心肌供血不足的表现，但由于基础代谢率低，发生心绞痛者少见。

（4）呼吸系统：肺活量和弥散功能降低，甚至出现呼吸困难，少量胸腔积液较常见。甲状腺功能减低程度严重、黏液性水肿者可出现阻塞性睡眠呼吸暂停综合征，原因是黏液性水肿导致上呼吸道阻塞、气道狭窄，多导睡眠图监测可有特征性异常。甲状腺素治疗后，甲减与呼吸暂停均明显改善或消失。甲状腺功能减退危象时呼吸呈抑制状态，呼吸浅而快，呈低换气状态，氧分压降低，二氧化碳分压升高，出现脑缺氧和呼吸性酸中毒。

（5）神经系统：甲状腺激素对宫内胎儿发育，尤其是胎儿的神经系统发育以及出生后半年内脑组织发育至关重要。神经细胞的生长和增殖、神经鞘膜的发育和神经纤维的生长都必须依赖于正常浓度的 T_3，如胎儿期及出生后早期甲状腺激素不足会引起神经系统受损，如未能及时纠正，可出现不可逆的改变。幼儿期，甲状腺激素是维持神经系统正常功能和神经元的正常兴奋性的重要激素之一。脑细胞的许多神经元的代谢过程均受 T_3 的调节。缺乏 T_3 时，脑的功能下降。轻者常有注意力、反应力、理解力、记忆力和计算力下降，精神抑郁或烦躁。严重者可能发展为猜疑型精神分裂症。患有脑血管病变的老年甲减患者更易出现痴呆。患者常有听力下降，感觉灵敏度降低、感觉异常，出现刺痛或灼痛等症状。嗜睡是常见的症状，严重者出现昏迷。黏蛋白沉积导致小脑功能障碍时，出现共济失调和眼球震颤等症状。

（6）血液系统：由于红细胞生成素减少，约四分之一患者有不同程度的贫血，多为正细胞正色素性贫血。由于铁的吸收减少、月经过多导致铁丢失过多、铁利用障碍及维生素 B_{12} 吸收障碍，也可表现为小细胞贫血和大细胞贫血。

（7）运动系统：主要表现为肌软弱乏力，也可出现肌强直、痉挛、疼痛；咀嚼肌、胸锁乳突肌、手部肌肉和股四头肌可出现进行性肌萎缩。关节部位可见非炎性黏性渗出，软骨钙质沉着，关节破坏及屈肌腱鞘炎等。因腕管中黏蛋白物质堆积,可导致手指感觉异常或疼痛等。

(8)内分泌及生殖系统:常表现为性欲减退,男性出现阳痿,女性常有月经过多、经期延长及不育症。妊娠期甲减未得以纠正,会导致自发性流产和早产概率增加。约三分之一患者出现泌乳现象,但血中泌乳素不增高,原因可能为甲减时乳腺敏感性变化,当甲减纠正后即可停止。肾上腺皮质功能一般比正常低,血、尿皮质醇降低,促肾上腺皮质激素(ACTH)分泌正常或降低,ACTH兴奋反应延迟,但无肾上腺皮质功能减退的临床表现。如甲减伴自身免疫性肾上腺皮质功能减退和1型糖尿病,称为多发性内分泌功能减退综合征(Schmidt综合征)。由于甲状腺激素作用于肝脏、脂肪等组织器官,通过多个通路参与胆固醇和三酰甘油的合成、分解和转运,故甲减往往伴有不同程度的血脂异常,三酰甘油、低密度脂蛋白胆固醇、总胆固醇水平可升高。

(9)泌尿系统:重者可出现肾功能减退,肾小球滤过率降低,水负荷排泄能力减弱,饮水过多还可导致水中毒。

(10)浆膜腔积液:甲减合并浆膜腔积液以腹腔积液最多见,其次为心包积液、胸腔积液和关节腔积液。浆膜腔积液可单独存在,也可表现为多浆膜腔积液。甲减合并浆膜腔积液起病比较缓慢,胸腔积液常为少量到中等量,心包积液极少发生心包填塞症状。但因为积液中蛋白质、胆固醇及免疫球蛋白含量较高,对利尿剂不敏感,吸收较慢。在甲状腺功能纠正正常后积液可逐渐吸收。

(11)甲状腺功能减退危象(黏液性水肿昏迷):甲状腺功能减退危象(hypothyroid crisis)又称黏液性水肿昏迷,是甲状腺功能减退严重而罕见的并发症。多见于老年人,长期未治疗者,大多在冬季寒冷时发病。诱发因素为严重的躯体疾病、甲状腺素替代中断、寒冷、感染、手术和使用麻醉、镇静药物等。低体温、低血糖、低血压和水肿等共同促进了黏液性水肿昏迷的发生和发展。早期临床表现为原有甲减的症状加重:畏寒、虚弱、便秘、抑郁、体重增加、肌肉痉挛、感觉异常等症状。晚期表现为嗜睡、低体温(<35℃)、低血压、低血糖、呼吸减慢、心动过缓、四肢肌肉松弛、反射减弱或消失、出血倾向,甚至昏迷、休克,可因心肾功能不全而危及生命,偶尔可遗留遗忘综合征或其他脑损害后遗症。

2. 呆小症 甲减的症状一般在出生后3~6个月才出现。起病越早,病情越重。患儿出生时体重较重,不活泼,逐渐发展为典型的呆小症。早期征象为喂奶困难、哭声嘶哑、嗜睡、便秘、生长迟缓、皮肤干燥、头发及指甲生长缓慢、腹胀或腹部膨隆,程度日趋加重,出现鼻梁塌陷、唇变厚、舌变大、牙齿发育不良、身体生长缓慢、智力障碍、骨龄延迟。青春期性腺发育明显延迟。地方性呆小症综合征可分为3型。①黏液性水肿型:以代谢障碍为主;②神经型:由于脑发育障碍,智力低下伴聋哑,年长时生活仍不能自理;③混合型:具有前两型表现。智力影响较轻者常为Pendred综合征。

3. 幼年型甲减 发病年龄较晚者具有与成年性甲减相似的症状和体征,起病年龄较小者临床表现与呆小症相似。幼年型甲减均有不同程度的智力障碍和生长迟缓,多数患者出现青春期延迟和性腺发育障碍。少数原发性甲减患者可出现性早熟、多毛等特殊表现。

(二)临床体征

1. 黏液水肿面容 面部表情淡漠、面颊部和眼睑水肿,全身或四肢非凹陷性水肿。面色苍白,贫血或带黄色或陈旧性象牙色。由于交感神经张力降低,对Muller肌(提上睑肌)的作用减退,眼睑常下垂、眼裂狭窄。唇舌变厚,言语缓慢、声音嘶哑。

2. 皮肤及毛发表现 因甲状腺素缺乏使皮下胡萝卜素转变为维生素A及维生素A生成视黄醛减少,致使β-胡萝卜素血症加之贫血,故患者皮肤苍白或蜡黄(易见于手掌和足底),皮肤粗糙、弹性减退,少汗,毛发稀疏、脆弱、脱落,指甲脆而增厚、变硬、凹凸不平。中枢性甲减患者皮肤征象较轻。

3. 甲状腺表现 可呈弥漫性肿大或结节感或无肿大,亚甲炎所致一过性甲减可有明显触痛;桥本氏甲状腺炎触诊可为表面不平整、结节感,触痛少见;甲减合并甲状腺肿瘤时可触及包块;接受甲状腺切除术患者甲状腺不可触及,颈部可见手术瘢痕。

4. 心血管和肺部体征 窦性心动过缓、心音低钝,心脏扩大或心包积液时心界可扩大。中老年女性患者可有血压升高、脉压差大。甲减合并胸腔积液时一般为少量胸腔积液,可无体征,或可触及胸膜摩擦感及闻及胸膜摩擦音;极少数患者合并中至大量积液,可出现触觉语颤减弱,局部叩诊浊音,呼吸音减低或消失。

5. 腹部体征　甲减患者发生麻痹性肠梗阻或黏液性巨结肠时,腹部膨隆,腹式呼吸消失,见不到肠型及肠蠕动波。腹部压痛多不显著,呈均匀鼓音,肝浊音界缩小或消失,肠鸣音明显减弱或完全消失。甲减发生大量腹腔积液时,腹部移动性浊音阳性,甚至液波震颤。

6. 肌肉与关节体征　严重者咀嚼肌、胸锁乳突肌、股四头肌和手部肌肉出现进行性肌萎缩,叩击肌肉时可引起局部肿胀,即“小丘”或“肌肿”现象。深腱反射的收缩期多延长或正常,但延缓期呈特征性延长,跟腱反射的半弛缓时间延长更为明显。黏液性水肿患者可伴有关节病变,偶有关节腔积液。

7. 垂体增大压迫视神经造成视野缺损　甲减患者可出现垂体代偿性增大,增大的垂体压迫视神经造成视野缺损,中心视野特异性受到限制,周围视野不受累,故查体可发现患者视野缺损,有中心盲点。经过甲状腺素补充治疗后,肥大的垂体可恢复正常或明显缩小,视野缺损可恢复或明显改善。

四、诊断标准

成人甲减的诊断标准多采用美国甲状腺学会颁布的实验室检查标准。但少数学会有自己不同的诊断标准,原则上都以 TSH 为一线指标。新生儿甲减的诊断标准与成人甲减的诊断标准不同,各国各地区的诊断标准差别较大,前者血清 TSH 临界值一般可定为 20mU/L,并强调追踪观察。甲减的诊断流程图见图 9-1。

1. 原发性甲减　原发性甲减诊断标准:①有甲减的临床表现;②血清 FT$_4$ 降低,FT$_3$ 正常或降低;③血清 TSH 升高。TRH 兴奋试验,TSH 呈过度反应。

2. 继发性或三发型甲减　继发性或三发型甲减诊断标准:①血清 FT$_3$、FT$_4$ 降低;②血清 TSH 降低,部分 TSH 正常,甚至轻度升高。TRH 兴奋试验,TSH 无反应(垂体性甲减)或延迟反应(下丘脑性甲减)。

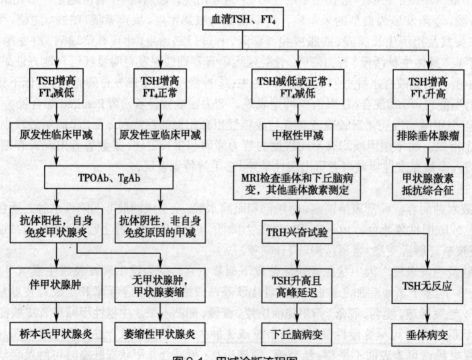

图9-1　甲减诊断流程图

TSH:促甲状腺素;FT$_4$:游离 T$_4$;TPOAb:甲状腺过氧化物酶抗体;TgAb:甲状腺球蛋白抗体;
TRH:促甲状腺激素释放激素

3. 亚临床甲减　亚临床甲减诊断标准：①无甲减相关临床表现，或甲减临床表现较轻微；②血清 FT_3、FT_4 正常；③血清 TSH 升高。对临界值的 TSH 要注意复查。

4. 甲减性心脏病　甲减性心脏病诊断依据：①甲减的临床表现、体征和实验室检查结果；②心电图异常：如窦性心动过缓、肢体导联 QRS 波低电压、P-R 间期延长和 T 波平坦或倒置等；③影像学检查提示心包积液征象；④心功能测定见明显的心率减慢及心排出量减少，且心搏量及心肌耗氧量均降低；⑤心肌活检提示典型甲减性心肌病的病理特征。

5. TSH 不敏感综合征　TSH 不敏感综合征的临床表现不均一，可从无症状到严重甲减不等。对无临床表现的患者，诊断则很困难，除非在新生儿中进行筛选。对 TRH 兴奋试验 TSH 有过分反应，但无血清 T_3、T_4 升高者，应该怀疑本综合征可能。Takamatsu 等提出本综合征的临床诊断标准为：①甲状腺位置正常；②甲状腺大小正常或萎缩；③ TSH 明显升高并具有生物活性，甲状腺对 TSH 的反应降低。血清 TT_3、TT_4 和 Tg 降低，也可作为诊断标准，肯定病因应做有关分子生物学检查。

6. 甲状腺激素不敏感综合征　本综合征有三种类型：其临床表现各不相同，但如下四点是共同的：①甲状腺弥漫性肿大；②血清 TSH 明显升高；③临床表现与实验室检查不相符；④甲状腺激素受体数目和 / 或亲和力不正常。

五、鉴别诊断

（一）甲减与非甲状腺疾病的鉴别

甲减的临床表现缺乏特异性，轻型甲减易被漏诊，有时临床型甲减也常被误诊为其他疾病。所以应注意与其他系统疾病鉴别：如垂体性侏儒、肾病综合征、冠心病、垂体瘤和青春期延迟等。在临床上，凡有下列情况之一者需想到甲减可能：①无法解释的乏力、虚弱和易于疲劳；②反应迟钝、记忆力和听力下降，尤其是与自己相比，有较明显差别者；③不明原因的水肿和体重增加，对以前常诊断的"特发性水肿"患者必须排除甲减（尤其是亚临床甲减可能）；④不耐寒；⑤甲状腺肿而无甲亢表现，对诊断为非毒性甲状腺肿者要依甲减的诊断程序排除亚临床甲减的可能；⑥血脂异常，尤其是低密度脂蛋白胆固醇、总胆固醇升高者，当伴有血同型半胱氨酸和血肌酸激酶升高者更要排除甲减可能；⑦心脏扩大，有心衰样表现而心率不快，尤其是伴心肌收缩力下降和血容量增多时。

1. 贫血　甲减致贫血易误诊为恶性贫血、缺铁性贫血或再生障碍性贫血。但甲减引起的血清 T_3、T_4 降低和 TSH 升高可助鉴别。

2. 肥胖症　此类患者易伴有不同程度的水肿，基础代谢率偏低，而易误诊为甲减，但血清 T_3、T_4 和 TSH 均正常。

3. 慢性肾炎、肾病综合征　临床表现似黏液性水肿，特别是甲状腺结合球蛋白减少，血 TT_3、TT_4 下降，但血 FT_3、FT_4 正常，尿蛋白可为阳性，血浆胆固醇也可升高，易误诊为甲减。但甲减的尿液正常，血压不高，肾功能大多正常，血 TT_3、TT_4、FT_3、FT_4 均下降。

4. 低 T_3 综合征　也称为正常甲状腺性病态综合征（euthyroid sick syndrome，ESS），但 ESS 特指非甲状腺源性低 T_3 血症和低 T_3、T_4 血症。急性与慢性全身性非甲状腺疾病对甲状腺功能有明显影响。急性重症疾病时，T_4 的内环脱碘酶被激活，T_4 向 rT_3 的转化加速，而 5'- 脱碘酶活性下降，T_4 向 T_3 转化减慢，T_3 生成率下降，使血清 FT_3 下降，称为低 T_3 综合征。引起低 T_3 综合征的病因很多，临床上无特异性，有时会误诊为甲减。本征血清 FT_4 一般正常（有时可稍下降或稍升高），rT_3 升高，TSH 正常。低 T_3 综合征在急慢性重症疾病恢复前很难与继发性甲减和三发甲减相鉴别，而两者的鉴别又十分重要。因为在甲减的基础上合并糖尿病酮症酸中毒、糖尿病高渗昏迷、急性肾上腺皮质功能减退、垂体卒中、多发性创伤、心肌梗死、急慢性肝肾功能不全等疾病时，若不及时治疗甲减将造成严重后果。另一方面，将低 T_3 综合征误诊为甲减，而给予甲状腺素治疗，又会导致疾病的恶化，甚至死亡。对伴有低 T_3 综合征的重症疾病患者，在疾病恢复后应该注意检查下丘脑 - 垂体 - 甲状腺功能，排除下丘脑性和垂体性甲减可能。低 T_3 综合征不必治疗。FT_3 明显下降伴 rT_3 显著升高，提示病情危重，预后不良。低 T_3 综合征常见于老年人，这些人可无急慢性重症疾病并发症，其原因未明，这些患者一般不必治疗。低 T_4 综合征可认为是低 T_3 综合征的一种亚型，除见于重症疾病过程中外，较多见于重症肝硬化患者。近年来发现，接受血液透析和体外循环冠状动脉旁路移植术后的患者，手术中的血浆甲状腺激素结合球蛋白（TBG）和甲状腺激素转运蛋白（TTR）可丢失 40% 以上，由于血浆 TBG 过多丢失而导致血清 T_4 下降，多数患者于术后逐渐恢复正常。TBG 和 TTR 下降原因未明，手术中下降的速度很快，不能用合成被抑制来解释。TBG 是丝氨酸蛋白酶抑制剂的一种，可能是手术中消耗所致。

5. 特发性水肿（idiopathic edema）　特发性水肿是一种以体液量和体重增加为主要特征的临床综合征，其发病机制未明。曾提出继发性醛固酮增多、下丘脑功能障碍、甲状腺功能紊乱、多巴胺能神经功能异常、毛细血管舒缩或血管基底膜功能障碍等假说。其诊断为排除性，必须排除甲状腺、肾脏、肝脏、胰腺、胃肠、心脏等器质性病变可能，如基本确立为本征，可试用心房利钠肽（ANP）、血管紧张素转化酶抑制剂和利尿剂治疗，但有些患者在长期使用利尿剂后可产生药物依赖性。如治疗效果良好且下丘脑 - 垂体 - 甲状腺功能检查正常可排除甲减的可能。

（二）甲减与亚临床甲减的鉴别

主要根据 FT_3、FT_4 和 TSH 检查结果确定。

（三）甲减的病因鉴别

区别原发性、中枢性和周围性甲减。

第二节　实验室检查指标与评估

一、一般血液学检查

（一）血常规

血红蛋白及红细胞有不同程度降低，由于甲状腺激素不足，影响促红细胞生成素合成，骨髓造血功能减低，可致轻、中度正常细胞型正常色素性贫血。月经过多可引起小细胞低色素性贫血。

（二）血脂

总胆固醇、甘油三酯、低密度脂蛋白胆固醇及载脂蛋白均可升高，高密度脂蛋白胆固醇的含量改变不明显。甲状腺激素对胆固醇的合成、排泄、降解均有作用，既能促成合成又促进降解和排泄。甲状腺激素可调控胆固醇代谢通路起始部位 β- 羟 β- 甲戊二酰辅酶 A 合成酶，促进胆固醇合成，增加肝脏的低密度脂蛋白受体，促使胆固醇的降解。总体而言，甲状腺激素促进胆固醇降解的作用大于合成。因此，甲减患者血清胆固醇水平升高。

（三）肌酶

血清 LDH、AST、肌酸磷酸激酶（CPK）、CK-MB 等均可增高。CPK 存在于体内多种组织中，骨骼肌为主要部位。其次为心肌、脑组织和甲状腺，其他组织中含量很少。临床上急性心肌梗死时，血清 CPK 水平升高，已为人们所熟知。在甲状腺疾病，尤其是合并肌病时可伴有 CPK 水平升高（主要来自骨骼肌），但是要鉴别酶变化是心肌梗死，还是黏液性水肿所致，必须测定其同工酶。严重的甲减患者，常有血清 CPK 水平增高，可数倍高于正常值范围，这种变化随着甲减症状控制而逐渐恢复正常。测定血清 CPK 及其同工酶水平对诊断、鉴别诊断和病情的监测有一定的意义。

（四）血糖

由于甲状腺激素对糖代谢有明显影响，因此甲减患者常可伴有糖代谢紊乱，空腹血糖通常无明显变化，口服葡萄糖耐量试验示低平曲线。

二、血液循环中甲状腺激素测定

血液循环中甲状腺激素测定是临床上最常用的评价甲状腺功能的方法，主要包括血清总甲状腺激素测定,血清三碘甲状腺原氨酸测定,游离甲状腺激素,游离三碘甲状腺原氨酸测定等。

(一)血清总甲状腺素(TT₄)测定

血清总甲状腺素全部由甲状腺分泌,其测定可作为甲状腺功能状态的最基本的一种体外筛选试验,血清中99.95%以上的T_4与血浆蛋白结合,其中60%与甲状腺素结合球蛋白结合,30%与甲状腺激素结合前清蛋白TBPA结合,10%与白蛋白ALB结合。T_4的水平主要受TBG的影响。血清TT_4测定方法有放射免疫法(RIA),酶标免疫法(EIA),竞争性蛋白结合法(CPBA),免疫化学发光法(ICMA),及时间分辨免疫荧光法(TRIFA),过去应用广泛的是RIA,此法结合了放射线的敏感性和免疫反应的特异性,是一个可靠经济和特异的测定方法,由于测定的药盒来源与表示激素水平的单位不同,每个实验室都有它自己的正常值和单位表示。免疫化学发光法是近年来市场上出现的测定药盒,基本原理同RIA,只是标记的是发光剂,发光剂在化学反应(氧化还原反应)过程中吸收能量,使本身或某些产物的分子处于激发状态,当激发的分子恢复到基础状态时,发射光子形式释放能量,通过测试发射光的发光强度对被测物质进行定量,用RIA测定,国内TT_4正常值为,65~156nmol/L,用ICMA测的值略低,为58.1~154.8nmol/L。

(二)血清三碘甲状腺原氨酸(TT₃)测定

血清三碘甲状腺原氨酸20%由甲状腺分泌,80%的T_3在外周组织中通过T_4脱碘转化,主要在肝脏和肌肉中转化,血清中99.5%以上的T_3和TBG结合,T_3与TBG的结合亲和力明显低于T_4,故血清中浓度明显低于T_4,人概只有T_4的2%。血清TT_3测定方法有RIA、ICMA及TRIFA,目前应用广泛的为RIA,较新的为ICMA,用RIA测定,国内TT_3正常值为1.8~2.9nmol/L(115~190ng/dl);用ICMA法为0.7~2.1nmol/L(44.5~136.1ng/dl)。

(三)血清游离甲状腺素(FT₄)、游离三碘甲状腺原氨酸(FT₃)测定

循环中99%以上甲状腺激素与相应的血浆蛋白结合,而游离的甲状腺激素仅占其总量的极少部分,这些游离激素是甲状腺激素的活性部分,不受血清中TBG浓度变化的影响,直接反映甲状腺的功能状态。FT_3、FT_4测定较测定TT_3、TT_4有更好的敏感性和特异性。RIA获得正常人血清FT_4水平为9~25pmol/L,FT_3水平为2.1~5.4pmol/L。

(四)血清反T₃(r-T₃)测定

血清反T_3即3,3,5-三碘甲腺原氨酸,主要是由T_4在外周组织中经5-脱碘酶的作用,在甲状腺激素分子的内环脱碘生成,由甲状腺直接分泌的仅占极小部分。生理状况下,血清反T_3,含量极少,其活性仅为T_4的10%,在血液循环中98%的血清反T_3与TBG结合,故凡可引起TBG水平变化的因素均可影响血清反T_3的浓度。用RIA测定正常人血清中总血清反T_3水平为0.2~0.8nmol/L(13~53ng/dl)。除TBG外,游离脂肪酸亦可干扰r-T_3的放射免疫法测定。

(五)甲状腺素结合球蛋白测定

甲状腺素结合球蛋白(TBG)是一种由肝脏合成的酸性糖蛋白,由395个氨基酸残基组成,含一个甲状腺激素结合部位,相对分子质量约5 500,半衰期为5~6d,TBG是甲状腺激素在血液循环中的主要载体蛋白,对甲状腺激素的储存、运输、代谢以及维持甲状腺的浓度和游离甲状腺激素的动态稳定,具有重要的作用。许多因素影响肝脏中TBG的合成,而TBG浓度改变对血清总甲状腺激素浓度影响较大,正常参考值为15~24mg/L。

三、甲状腺激素合成功能测定

检测甲状腺激素合成功能对甲状腺功能进行直接评价,有非常重要的临床意义。临床上常用的检查包括甲状腺吸^{131}I实验、测定甲状腺浓聚^{99m}Tc和过氯酸钾排泄实验等。

(一)甲状腺吸^{131}I实验

甲状腺吸^{131}I实验是测定甲状腺功能的一种办法,利用示踪^{131}I进入甲状腺后放出γ射线的特性,以探测器可测出甲状腺对^{131}I的摄取率,从而反映甲状腺摄取和浓缩无机碘的功能。口服^{131}I后,用

盖革计数管或闪烁激素管测定甲状腺部分计数率，计算出摄 ^{131}I 率。由于甲状腺摄 ^{131}I 率检查时间较长，受影响的因素较多，因此目前经口服已不作为一项常规检查项目，而是在他检查项目不能肯定诊断时候，才加做此项检查。用盖格计数管测定法 3h 及 24h 值分别为 5%～25% 和 20%～45%，高峰在 24h 出现。

（二）甲状腺浓聚 ^{99m}Tc 测定

^{99m}Tc 与无机碘离子相似，可被甲状腺吸收，但是 ^{99m}Tc 不参与碘在甲状腺的代谢，可以反映甲状腺对碘离子的吸收功能。静脉注射 ^{99m}Tc 后，20 或 30min 进行甲状腺部位的 γ 照相，测定甲状腺 Tc 率。正常人 20min 摄 Tc 率为 2.49%±0.95%。

（三）过氯酸钾排泄试验

在正常生理状况下，甲状腺摄取的碘大部分为无机碘，甲状腺内的碘大部分参与甲状腺激素的合成，生成碘化酪氨酸（即有机碘）存在甲状腺泡腔内。在某些甲状腺合成障碍性疾病或慢性淋巴细胞甲状腺炎时，甲状腺内碘的有机化障碍，有较多的无机碘存在甲状腺内。过氯酸钾和卤族元素化学性质相似，也易被甲状腺所摄取，如给予患者一定剂量的过氯酸钾，不仅能抑制甲状腺对碘的摄取，而且甲状腺内过氯酸钾能将甲状腺内未被有机化的碘置换出来，并被排泄出甲状腺。计算被过氯酸钾置换、排泄出来的碘的量，即通过测定服过氯酸钾后甲状腺摄碘率的变化，我们就能知道甲状腺内碘有机化障碍的程度。

四、甲状腺激素在机体组织中效应评价

甲状腺激素参与机体外周组织物质代谢的调节，因此甲状腺功能检测包括甲状腺激素在外周组织中的效应。通常包括基础代谢率测定、跟腱反射松弛时间、心功能检查等。

（一）基础代谢率测定

基础代谢率（basal metabolic rate，BMR）为人体在清醒而极端安静的情况下，不受精神紧张，肌肉活动，食物和环境温度等因素影响时的能量代谢率。测定基础代谢率，要在清晨未进早餐以前，静卧休息半小时（但要保持清醒），室温维持 20℃ 以下，按间接测热法利用仪器进行测定，基础代谢率的单位为 kJ/(m²·h)[千焦/（平方米·小时）]，即每小时每平方米体表所散发的热量千焦数。在同一性别体重和年龄组的正常人中基础代谢率横向接近，其中约 90% 以上的人其代谢率与平均值相差不超过 15%。故临床上以此百分值作为正常值的界限。超过这一界限，就被认为基础代谢异常。甲状腺功能低下者，则比正常值低 20%～40%。基础代谢率的测定是临床上诊断甲状腺疾病的简便而有效的方法，其他如肾上腺皮质和腺垂体分泌不足时，也可表现为基础代谢率降低。体温升高时基础代谢率升高。通常体温每升高 1℃，基础代谢率就升高 13%，人在长期饥饿或营养不足时，会出现基础代谢率降低。此外，测定基础代谢率和在不同活动强度下的能量代谢率，也是合理制订营养标准，安排人们膳食的依据。计算公式和正常值：如无基础代谢率测定器设备，亦可测定患者的脉率、血压，并选用下列公式之一进行计算。如取以下四种公式结果的平均值，则更为可靠：基础代谢率/%=（脉率＋脉压）-111（Gale）；基础代谢率/%=0.75×（脉率＋脉压×0.74）-72（Read）：基础代谢率/%=0.75×（脉率＋脉压）-72：基础代谢率/%=1.28×（脉率＋脉压）-116（Kosa）。

（二）跟腱反射松弛时间测定

骨骼肌收缩和松弛的速度可以间接反映甲状腺的功能状态，用专门的仪器可以对其进行定量测定。临床上应用得较多的是测定跟腱反射松弛时间，正常人正常成年人为 230～390ms，甲亢时缩短，甲减时延长。在不同的实验室中，测定值有一定差异。此外，性别、年龄、寒冷环境、发热、运动、肥胖、妊娠等可影响实验结果。由于该测定缺乏特异性，而且影响因素较多，故不易作为确诊的手段。

（三）无创伤性心功能检查

甲状腺激素引起心血管系统的变化，这些变化可以用一些无创伤性检查方法进行评价。用超声心动图或以心电图为基础的多道生理记录仪，可完成心脏收缩时间间期测定，并定量获得射血前期

（PEP）、左室射血时间（LVET）、PEP/LVET 比值等参数。甲亢时，PEP 缩短，PEP/LVET 比值变小，甲减时，PEP 延长，PEP/LVET 比值增加。随着有效的治疗后，这些参数均可逐步恢复正常。尽管心脏疾患对这些指标存在影响，但它们是判断甲状腺激素对外周组织作用的较好检查方法。

五、下丘脑 - 垂体 - 甲状腺轴评价

（一）促甲状腺激素测定

血清 TSH 测定是临床常用的甲状腺疾病的诊断方法，在其发展的过程中经历了不同的阶段。第一代 TSH 测定，起始于 1965 年，主要采用 RIA 技术，灵敏度为 1mU/L。第二代 TSH 测定发展于 1984 年，以免疫放射法（IRMA）为代表，与 RIA 不同，IRMA 用放射性核素标记抗体。用过量标记抗体与待测物反应，待反应平衡后去除位于抗原结合的标记抗体，此时结合的标记抗体反映了待测物中抗原 TSH 的量。此种方法又称"夹心"法，由于采用特异性，针对 TSH 分子中 β 亚基的单克隆抗体，敏感性和特异性较 RIA 明显提高，灵敏度达到了 0.1mU/L，故称高敏 TSH，用此法检测的正常值范围为 0.3～4.5mU/L。第三代 TSH 测定出现于 1989 年，以免疫化学发光法（ICMA）为代表，测定的灵敏度可达 0.01mU/L，其特异性高、方法简便、快速可靠，而且无放射性污染是其较好的优点。第四代 TSH 测定发展于 1992 年，以时间分辨免疫荧光法（TRIFA）为代表，检测极限进一步提高，可达到 0.001mU/L，与 ICMA 相比，TRIFA 克服了酶标记物的不稳定，化学荧光标记仅能一次发光，荧光标记干扰因素较多等不足，进一步降低背景噪声信号。与第二代 IRMA 相比，第三代、第四代 TSH 测定方法在灵敏度上有较大幅度提高。故称为超敏 TSH。

（二）促甲状腺激素兴奋试验

由于垂体分泌的 TSH 对甲状腺细胞有兴奋作用，使其功能活跃，聚碘能力增强，甲状腺激素释放增加。利用这一原理，给予外源性的 TSH 后，观察甲状腺摄碘率和甲状腺激素水平的变化，以鉴别甲状腺功能低下，是原发于甲状腺本身，或是继发于垂体的疾病。每日肌内注射 5U 或 10U 外源性 TSH，1～3d，于注射前和注射结束后进行甲状腺摄碘率或 TT_3、TT_4 测定，观察其水平变化。如病变位于垂体，注射 TSH 后甲状腺摄碘率或 TT_3、TT_4 水平增加。由于注射牛 TSH 可引起不适、过敏反应，诱导机体产生对 TSH 抗体等弊端，故近年趋向于采用重组的人 TSH 来完成试验。

（三）促甲状激素释放激素兴奋试验

下丘脑分泌的 TRH 可促进垂体 TSH 的合成和释放，给予人工合成的外源性 TRH 后，观察血清 TSH 的变化，可反映垂体 TSH 分泌细胞的储备功能和对 TRH 的敏感性。正常情况下，注射 TRH 后 20min，血清 TSH 升高，其升高程度反映出垂体 TSH 细胞储备量和对 TRH 的敏感性。无反应者，表示 TSH 细胞功能不足，或细胞量减少，提示垂体性甲减。反应延迟者，提示下丘脑病变，TSH 细胞长期得不到 TRH 的足够刺激，故在使用 TRH 开始，反应迟钝，但继之又有正常的兴奋反应。血清 TSH 在增高基础值上进一步增高，提示原发性甲减。

甲亢患者由于高浓度的 T_3、T_4 对 TSH 细胞的强烈和持久抑制，故注射 TRH 不能兴奋垂体 TSH 细胞，TSH 无升高反应。注射 TRH 20～30min，血浆 TSH 达高峰，通常较基础值增加 5～30mU/L，平均增加 15mU/L，或较基础值增加 2～5 倍。60min 值低于 20min 值；女性 TSH 反应稍高于男性。正在接受糖皮质激素、奥曲肽等治疗者，反应降低。用左旋多巴、多巴胺、溴隐亭者，反应可被抑制，故试验前应停用这些药物两周以上。

六、甲状腺相关自身抗体测定

（一）甲状腺过氧化物酶抗体（TPOAb）

TPOAb 过去称为甲状腺微粒蛋白抗体（TMAb），因为这种抗体可以与甲状腺细胞膜内含微粒体成分的粗制品起反应。后来发现微粒体抗原的主要成分就是 TPO。TPOAb 可通过抑制 TPO 的活性而抑制甲状腺激素合成，最终导致甲状腺功能减退。然而，人单克隆 TPOAb 对 TPO 的活性并无影

响。TPOAb 介导了甲状腺滤泡细胞的破坏。在体外，TPOAb 通过抗体依赖细胞介导的细胞毒效应（ADCC）破坏甲状腺细胞。

（二）甲状腺球蛋白抗体

Tg 是由两个相同亚基组成，分子量为 660 000 的可溶性高分子糖蛋白，Tg 具有高度异质性，免疫结构极其复杂，TgAb 是最早发现的甲状腺自身抗体，是一组针对 Tg 不同抗原决定簇的多克隆抗体，以 IgG 剂型抗体为主，也有 IgA 和 IgM 型抗体，TgAb 的病理意义仍不明确，体外实验证实 TgAb 在抗体依赖细胞介导的细胞毒性作用（ADCC）中发挥一定作用，但抗体的滴度与甲状腺功能减退、甲状腺肿等程度并不相关，提示 TgAb 只是自身免疫反应的继发结果。TgAb 检测方法与 TPOAb 检测方法得到同步改进，从传统的免疫荧光染色到被动鞣酸红细胞凝聚试验，再到 ELISA、RIA 方法以及最近的 ICMA 方法。然而，实验室间的结果差异还是没有解决。现有的 TgAb 测定方法间的变异大于 TPOAb。这种差异不仅反映了 Tg 抗原的纯度，还在于 Tg 抗原决定簇的特异性以及不同患者血液中抗体的遗传异质性。与 TPOAb 相似，虽然应用相同的国际参比血清（MRC65/93），不同检测方法的敏感性差异很大，从 <0.3IU/ml 到 >20IU/ml，导致不同的正常参考值。低水平的 TgAb 可能存在于正常个体体内，然而，存在正常个体体内、分化型甲状腺癌患者体内以及 AITD 患者体内的 TgAb 抗原决定簇的特异性并不相同。每个临床实验也应该设定自己的 TgAb 正常参考值，参考人群的选择方法与 TPOAb 的相同。

七、甲状腺细针穿刺活检

甲状腺细针穿刺（fine-needle aspiration，FNA）细胞学检查至 20 世纪 30 年代始有临床报道，最初仅应用于鉴别甲状腺结节的良恶性，从而以确定是否需要手术治疗，随着这一技术的广泛应用，以及人们对甲状腺细胞病理形态认识的不断提高，FNA 细胞学检查也用于良性甲状腺疾病的广泛应用，至于一些细针穿刺难以诊断的甲状腺疾病可以进一步进行粗针穿刺，但因粗针穿刺的危险性较大（如出血，造成恶性病变的转移等，）目前临床上逐渐被细针穿刺所取代。

八、甲状腺核素显像

甲状腺核素显像分为静态显像和动态显像两种。

（一）甲状腺动态显像

也称甲状腺放射性核素血管显像，由静脉弹丸式注射的放射性药物，快速回流至心脏后，经左心室，升主动脉等进入甲状腺动脉系统灌注到甲状腺组织，利用 SPECT 快速连续记录显像剂在甲状腺部位通过及停留的动态变化过程，继而反映甲状腺及其病灶的血流灌注情况和甲状腺的功能状况，通常与甲状腺静态显像一次进行。

（二）甲状腺静态显像

正常甲状腺组织有较强的选择性摄取，浓聚碘或锝的能力，将放射性 ^{131}I 或 ^{99m}Tc 引入体内后，即可被有功能的甲状腺组织所摄取，引入人体的放射性核素发射有一定穿透力的伽马射线，通过伽玛照相机及单光子发射型计算机体层采集，可得到包括甲状腺的位置，形态，大小和局部的图像。

显像药物最常用的锝与碘属同族元素，且 ^{99m}Tc 与无机碘离子很类似，也能被甲状腺组织摄取和浓集，但进入甲状腺组织后的 ^{99m}Tc 不能进一步发生有机变化，不参加甲状腺激素的合成，所以 ^{99m}Tc 也可用于有功能的甲状腺组织显像，因为具有良好的物理特性（物理半衰期短，射线能量适中，发射单一伽马射线，不被甲状腺有机化，辐射剂量小等），故可用于儿童患者，且使用方便，因此是最常用的颈部甲状腺显像剂。

九、甲状腺超声检查

甲状腺位置表浅且位置固定，超声具有实时、动态、无创、无辐射、廉价和可重复性好的优势，其已成为临床检查甲状腺的首选手段。超声检查对甲状腺的最大价值在于测量其大小，显示其形态是否规则,包膜是否光整,结构是否均匀,内部有无结节及结节的多少、部位、大小、形态、物理性质等。彩色多普勒血流图可展现其整体及各部的血供情况以推断其功能状态。

十、甲状腺功能减退的病理表现

（一）甲状腺病理改变

1. 甲状腺发育异常　包括甲状腺缺如、单侧甲状腺缺失、甲状腺异位和原位甲状腺发育不全,在碘充足的地区这些疾病约占先天性甲状腺功能低下病例的85%。

2. 激素合成障碍性甲状腺肿　大体表现为甲状腺体积增大并呈多结节状,其增大程度为中至重度,重量一般50～250g,也可超过500g。显微镜下结节主要由实性和微滤泡构成,富于细胞,胶质含量少或无胶质,纤维化常见;其他诊断特征还包括出现核奇异而深染的非典型滤泡上皮细胞;核分裂常见,推测是由于促甲状腺素持续刺激的结果。

3. 甲状腺本身病变所致甲状腺功能低下　包括各类甲状腺炎和甲状腺肿瘤等:如桥本氏甲状腺炎、亚急性甲状腺炎、甲状腺乳头状癌、滤泡癌等,病理特点详见各相关章节描述。

4. 甲状腺放射性治疗所致甲状腺功能低下　甲状腺放射治疗后改变根据发生时间早晚,分为急性期和慢性期。①急性期改变:包括滤泡上皮细胞质空泡样变、核固缩,间质水肿,小血管内皮细胞肿胀,常见滤泡破裂、灶状坏死、出血、巨噬细胞浸润,剂量较高时可出现纤维素样坏死及血栓形成。②慢性期改变:表现为滤泡萎缩、核非典型性、滤泡上皮细胞嗜酸性化生、间质纤维化、淋巴细胞浸润,血管壁增厚、玻璃样变伴显著狭窄。甲状腺可呈结节状或发生囊性变,也可继发肿瘤,特别是乳头状癌、滤泡性腺瘤、滤泡癌。

5. 药物所致的甲状腺功能低下　如用于治疗心律失常的胺碘酮可引起患者甲状腺激素合成障碍,滤泡上皮细胞出现多种超微结构改变,自噬溶酶体增多,产生脂褐素,内质网显著膨大,出现坏死及凋亡。抗甲状腺药物如碘剂、硫脲类等药物治疗甲亢时,剂量过大也可引起甲减,碘剂治疗后甲状腺表现为滤泡扩张,腔内充满胶质,上皮细胞变扁平,血管减少,但仍残留局部滤泡增生灶及间质淋巴细胞浸润,这是因为碘增多使腺垂体分泌TSH减少,还可通过抑制溶蛋白酶使胶质重吸收受到抑制;硫脲类药物则引起滤泡上皮增生加剧,乳头状增生明显,间质血管充血,这是因为硫脲类药物可阻断碘化物转变为碘,抑制甲状腺激素合成,反馈性导致腺垂体分泌TSH增多之故。药物性甲减一般属于可逆性,停药后甲减可消失。

（二）垂体病理改变

原发性甲减患者的垂体前叶常增大,甚至呈结节样增生,这是由于甲状腺激素分泌减少以后,减弱对垂体前叶的负反馈,促进腺垂体增生,过多的分泌TSH所致。

（三）黏液水肿(myxoedema)

少年及成人由于甲状腺功能低下,组织间质内出现大量类黏液(氨基多糖)积聚。光镜下可见间质胶原纤维分解、断裂、排列疏松、充以HE染色为蓝色的胶状液体。类黏液在皮下浸润致使皮肤肿胀,表皮萎缩、角化;类黏液在肌纤维间浸润引起骨骼肌及心肌退行性变,以致坏死;全身的组织细胞核酸与蛋白质合成、代谢及酶系统活力均减弱,各种浆膜腔出现蛋白性渗出液,这些改变随甲状腺激素缺乏的时间越长,病变就越显著。

第三节　实验室检查指标的临床应用

目前对于甲减在普通人群中的筛查未能达成共识。建议在下述高危人群积极筛查:有自身免疫病者;有恶性贫血者;一级亲属有自身免疫性甲状腺病者;有颈部及甲状腺的放射史包括甲状腺功能亢进的放射碘治疗及头颈部恶性肿瘤的外放射治疗者;既往有甲状腺手术或功能异常史者;甲状腺检查异常者;患有精神疾病者;服用胺碘酮、锂制剂、酪氨酸激酶抑制剂等者;高泌乳素血症者;有心包积液者；血脂异常者，卵巢囊肿者。遇到下列情况时要想到甲减可能：婴幼儿和儿童身材矮小与智力低下；不耐寒、低体温、精神萎靡、动作缓慢和大便秘结；皮肤苍白、表情淡漠、面色苍白或蜡黄；唇厚、发音不清和音调低哑；头发干枯、稀疏脆弱、眉毛脱落等。呆小病的早期诊断和治疗可避免或尽可能减轻永久性智力发育缺陷。婴儿期诊断本病较困难，应细微观察其生长、发育、面貌、皮肤、饮食、睡眠、大便等各方面情况，及时做有关实验室检查。尽可能行新生儿甲状腺功能筛查。

甲状腺功能减退症（简称甲减）的诊断步骤：①明确是否为甲减（功能诊断）；根据典型临床表现，并参考实验室检查结果，如甲状腺激素及 TSH 水平等，甲减的诊断并不困难。②确定甲减的类型和病因（病因诊断）：这是甲减诊断最为困难而关键的一步。临床上需借助病史、TSH、甲状腺自身抗体、甲状腺摄碘率测定等措施综合判断。必要时需要进行 TRH 兴奋试验、甲状腺穿刺细胞学检查以及头颅或蝶鞍影像学检查方可帮助确诊。③了解甲减的并发症：确诊甲减的存在，并明确其类型后，还需要对患者做全面的评估，以了解有无相关并发症，此时，应进行相应的辅助检查以助诊治其并发症。

一、一般血液学检查

血常规可见轻度贫血，胆固醇、三酰甘油、CPK、LDH 水平可有不同程度的升高。

二、血液循环中甲状腺激素测定

甲减时，TT_4、TT_3、FT_4、FT_3、rT_3 均下降，一般以 TT_4、FT_4 下降更明显，轻型甲减及亚临床甲减可仅有 TT_4、FT_4 下降，TT_3、FT_3 不一定下降。一般来说用 TT_4、FT_4 来诊断甲减较为敏感。较重甲减患者的 TT_4、TT_3、FT_4、FT_3 均下降，一般以 TT_4、FT_4 下降更明显。甲减时 TSH 升高，高 TSH 刺激外周 T_4 转化增多，使 T_3 代偿在正常范围内，甚至高于正常值，故诊断轻型甲减、亚临床甲减时 TT_3、FT_3 敏感性不如 TT_4、FT_4。rT_3 几乎没有生物活性，一般而言，血清 rT_3 水平与 TT_3 和 TT_4 变化相一致，甲减时降低，但也有所谓"分离"现象，在某些情况下，如禁食及新生儿期，在严重的营养不良或全身性疾病时，机体能量代谢降低，使外周组织中 T_3 生成减少，rT_3 生成增加，从而使血清 T_3 降低，rT_3 增高。甲减时 TBG 增高，但随着病情的好转，TBG 逐渐恢复正常。

三、甲状腺激素合成功能测定

原发性甲减患者的摄 ^{131}I 率特点是曲线上升速度缓慢、数值小，各时间点的摄取率均低于正常，严重患者几乎看不到有摄取率，至 24h 仍明显降低，有时至 48h 才出现"峰值"，且常 <10%，最高 24h 摄取率不超过 25%（0.25），摄碘率对部分原发性甲减的诊断率较低。例如，酪氨酸碘化或偶联障碍时，甲状腺摄取无机碘的功能仍正常，故摄 ^{131}I 率亦可正常。另外，轻型原发性甲减的摄 ^{131}I 率仍可正常，而血 FT_3 或 FT_4 也下降，可 TSH 已升高。这说明从摄 ^{131}I 率诊断原发性甲减的敏感性上讲，远不及血清甲状腺激素和 TSH 水平的测定。同样，甲状腺浓聚 ^{99m}Tc 测定对甲减的诊断也不敏感。

如过氯酸钾排泌率 < 10%，表示甲状腺功能正常。排泌率超过 20%（0.2）以上为阳性。因为过氯酸钾只能阻止甲状腺继续摄取碘，而不能促使已有机化碘自甲状腺排泄。如第二次所测得的摄碘率较第一次有明显下降，表示甲状腺功能异常，存在碘的有机化障碍，因为已被甲状腺摄取到的碘仍然以离子状态存在，故可被过氯酸钾从甲状腺中排泄出来，摄碘率明显下降。此试验适用于诊断酪氨酸碘化受阻的某些甲状腺疾病，阳性结果常见于下列临床情况，甲状腺功能减退病因未明，用于鉴别先天性甲状腺肿是否为酪氨酸碘化障碍所致，阳性支持过氧化物酶缺陷的诊断，阴性可排除酪氨酸碘化障碍之可能。由于过氯酸钾的显著毒副作用，本实验已经少用。用分子生物学方法鉴别酶缺陷的种类及相关基因缺陷位点是诊断先天性甲状腺激素合成障碍的最佳方法和发展方向。

四、甲状腺激素在机体组织中效应评价

基础代谢率的测定是临床上诊断甲状腺疾病的简便而有效的方法，甲状腺功能减退者，比正常

值低 20%～40%。其他如肾上腺皮质和腺垂体分泌不足时，也可表现为基础代谢率降低。跟腱反射松弛时间正常成年人为 230～390ms，甲减时延长。在不同的实验室中，测定值有一定差异。此外，性别、年龄、寒冷环境、发热、运动、肥胖、妊娠等可影响实验结果。由于该测定缺乏特异性，而且影响因素较多，故不易作为确诊的手段。甲减时，无创伤性心功能检查射血前期（PEP）延长，PEP/左室射血时间（LVET）比值增加。

五、下丘脑-垂体-甲状腺轴评价

下丘脑-垂体-甲状腺轴系统是机体重要的调节系统，下丘脑释放促甲状腺激素释放激素（TRH）促进腺垂体合成和释放促甲状腺激素（TSH），TSH 再促进甲状腺的生长和激素分泌，而甲状腺分泌的甲状腺激素主要是 T_3，又可反馈抑制 TRH 和 TSH 的分泌，在进行垂体甲状腺功能检查时，应注意对下丘脑-垂体-甲状腺轴进行评价，随着检测方法的进展，可以灵活的检测血清 TSH 水平，而人工合成的 TRH，可用于进行 TRH 兴奋试验，从而使下丘脑-垂体-甲状腺轴功能的检查向前跨越了较大的一步，不仅可对许多轻度、亚临床的甲状腺功能紊乱作出诊断，还可以鉴别原发性、垂体性（继发性）和下丘脑性（三发性）的甲状腺功能异常。

在新生儿中，采集滤纸血斑样品，并完成 TSH 检测，可用于先天性甲减的筛查，这一方法在碘缺乏病区，不仅可发现永久性甲减的患儿，还可观察到已存在暂时性 TSH 升高的群体，可作为碘缺乏疾病区人群碘营养状况的监控指标。中枢性甲减、原发性甲减患者血清 FT_4 与 TSH 之间存在线性关系，但 FT_4 稍低于正常时，血清 TSH 值常大于 10mU/L。若血清甲状腺激素水平极低，而 TSH 值没有明显升高时，应怀疑有垂体功能不全存在，在许多中枢性甲减患者中，其 TSH 水平在正常或略有升高的范围。促甲状腺激素兴奋试验和促甲状激素释放激素兴奋试验可用于甲减的病因诊断①原发性甲减，血清 TSH 升高对 TRH 的刺激反应增强；②继发性（垂体性）甲减，由于垂体功能受损，故对 TRH 无反应；③三发性（下丘脑性）甲减，由于失去 TRH 的中枢调控作用，患者基础 TSH 水平较低，但注射外源 TRH 后，多呈延迟反应（高峰后移）。

六、甲状腺相关自身抗体测定

TPOAb 阳性提示甲状腺淋巴细胞浸润以及甲状腺细胞破坏，每年约 2% 的 TPOAb 阳性者进展为甲减，TPOAb 检测常用于原发性甲减的病因诊断。TPOAb 滴度还可用于预测甲减，研究表明，TPOAb 阳性或仅 TSH 升高者在 20 年内发生甲减的风险大大增加。若 TSH＞2mU/L，则 TSH 越高，发生显性甲减的风险越高，研究认为 TPOAb 阳性者更易从亚临床甲减进展为临床甲减，TPOAb 阳性的无症状亚临床甲减患者应接受甲状腺激素治疗。美国内分泌医师学会制订的指南认为对 TPOAb 阳性的亚临床甲减应积极干预，若 TPOAb 滴度升高，提示患者发生临床甲减的可能性大。TPOAb 可持续数年阳性，其滴度与甲状腺功能状况并不完全一致。TPOAb 能否检测出比其滴度高低更有意义。TgAb 也是自身免疫性甲状腺疾病的标志性抗体，甲状腺自身免疫异常时 TgAb 往往伴随 TPOAb 同时出现。

七、甲状腺细针穿刺活检

通过甲状腺细针穿刺活检对组织学或细胞学检查对自身免疫性甲状腺炎的诊断有一定的参考价值，对明确甲减的病因有一定的帮助。

八、甲状腺核素显像

对有甲状腺肿大的甲减患者观察甲状腺核素的分布有一定的临床价值。例如，桥本甲状腺炎的甲状腺核素显像示核素摄取分布不均匀。另外，甲状腺核素显像对甲状腺异位和缺如有确诊价值。

九、甲状腺超声检查

甲状腺超声检查对甲减的临床价值有限,主要用于免疫性甲状腺炎导致的甲减的病因诊断和是否伴有结节以及结节的囊实的判断,桥本甲状腺炎和亚急性甲状腺炎可见低回声征象,还可以发现甲减患者甲状腺血流减少。甲减声像表现为甲状腺体积小(早期可不小),CDFI 显示血供信号减少,但在亚临床甲状腺功能减退时,甲状腺体积反而增大且血流信号丰富。

案例 9-1

【病史摘要】　患者男,16 岁,因"乏力伴间断头痛 6 个月,发现鞍区占位 1d"入院。患者 6 个月前无明显诱因出现乏力,活动后加重。伴有间断性头痛,为胀痛,可忍受,发作时间和频率无明显规律,症状以枕部为重,持续半小时到半天不等,休息后可缓解。无软瘫、视物缺损、怕冷、嗜睡、手足抽搐等不适症状。1d 前就诊外院行头部 CT 检查诊断为"垂体瘤",建议手术治疗。今日就诊于神经外科,建议其先行垂体激素测定而转诊至内分泌科收入住院。发病以来饮食、睡眠可,无口渴多饮、多尿症状,大便 3～4d 1 次。体格检查:体温 36.1℃,脉搏 66 次/min,血压 125/75mmHg,呼吸 16 次/min,身高 169cm,体重 70kg,BMI 24.51kg/m²。神志清楚,查体合作。皮肤巩膜无黄染,周身皮肤干燥。阴毛、腋毛稀疏,唇上未见胡须。无颈强直,喉结不明显,甲状腺Ⅱ度肿大,质韧,未触及结节,无压痛,未闻及血管杂音,乳房无泌乳。双肺呼吸音清,心率 66 次/min,律整,各瓣膜区未闻及病理性杂音。腹软无压痛,未触及包块,肠鸣音正常。阴茎自然长 3cm,双侧阴囊可见皱褶和色素沉着,其内可触及睾丸。四肢肌力Ⅴ级,双侧 Babinski 征阴性。

【临床检验】　甲状腺功能:TSH>100mIU/L(0.35～4.94mIU/L)、FT₃<1.54pmol/L(2.63～5.7pmol/L)、FT₄<5.15pmol/L(9.01～19.05pmol/L)、TPOAb 497IU/ml(0～4.11IU/ml)、TgAb 152IU/ml(0～5.61IU/ml)。性激素:PRL 462mIU/L(53～36mIU/L)、FSH 11.4mIU/L(0.7～11.1mIU/L)、LH 0.57mIU/L(0.8～7.6mIU/L)、FT 27.86pmol/L(55.05～183.5pmol/L)。ACTH 和 COR 水平及节律正常,GH 正常。

【影像学检查】　甲状腺超声:甲状腺双侧叶损伤(TI-RADS 分类:0 类)。垂体增强 MRI 检查显示:蝶鞍扩大,垂体内可见一团块状等 T1、等 T2 信号影,成束腰征,大小为 1.3cm×1.6cm,增强扫描明显均匀强化,垂体柄显示不清,视交叉上抬,考虑垂体占位性病变。

【诊断与鉴别诊断】

1. 诊断　原发性甲状腺功能减退症,继发性垂体占位。

2. 鉴别诊断　原发性甲状腺功能减退症继发性垂体占位应与生理性垂体增生、垂体腺瘤、淋巴细胞性垂体炎、鞍区囊肿、垂体脓肿和鞍区转移瘤相鉴别:生理性垂体增生主要见于新生儿期、青春期、妊娠期和围产期。垂体腺瘤位于一侧垂体内,多有垂体上缘不对称性膨隆、垂体柄偏移、一侧鞍底下陷等间接征象,增强扫描表现为相对低增强区,可见延时强化,垂体大腺瘤鞍上部分通常大于或等于鞍内部分,呈叉腰征;还可侵犯海绵窦、鞍底等周围结构,信号强度不均匀,常合并坏死、出血或囊性变。甲减的乏力、便秘症状和血清甲状腺激素水平的检查对鉴别诊断十分重要。

【案例分析】　该患者为由原发性甲状腺功能减退症继发鞍区增生占位的典型病例。原发性甲状腺功能减退症是常见的内分泌疾病,由于甲状腺合成、分泌甲状腺激素减少,对垂体 TSH 反馈性抑制减弱,使 TSH 分泌增加;同时对下丘脑 TRH 的反馈抑制减弱,也会刺激 TSH 的分泌。这种对垂体分泌 TSH 细胞的刺激可引起细胞增生,影像学上表现为垂体增大,有时甚至呈垂体瘤样改变。原发性甲状腺功能减退症继发垂体增生或占位并不罕见,通过对本例患者的仔细问诊及查体,不难发现患者有乏力、易困倦、便秘、体重增加、皮肤干燥和甲状腺损伤等甲状腺功能减退症的征象,通过甲状腺功能的检测,很清晰地显示出原发性甲状腺功能减退症的改变:TSH 明显增高,FF₃、FT₄异常减低。由于甲状腺激素减少也反馈促进下丘脑 TRH 的分泌,而后者在刺激垂体 TSH 分泌细胞的同时也会刺激 PRL 细胞，因此患者的血清 PRL 水平升高。此外，因为甲状腺激素是人体生长发育所需的重要激素，所以患者还出现身高增长减慢、性腺发育迟缓的临床表现。因此当影像学检查发现垂体占位时，首先要仔细询问患者的症状，认真查体，能够引起垂体增大的原发性甲状腺功能减退症一般都会伴有甲状腺功能减退症的临床症状和体征；其次，应该将甲状腺功能和垂体其他激素的检测作为垂体占位评估的常规，如果发现血清 TSH 水平异常增高、甲状腺激素水平减低，就很容易将原发性甲状腺功能减退症的患者鉴别出来；同时要理解 PRL 在原发性甲状腺功能减退症患者中也有出现升高的可能。

小　结

甲状腺功能减退症是多种原因引起的甲状腺激素合成、分泌或生物效应不足所致的全身低代谢综合征。按起病年龄可分为呆小病、幼年型甲减、成年型甲减；按病因可分为原发性甲状腺功能减退、中枢性甲状腺功能减退症、TSH 或甲状腺素抵抗；按病情轻重可分为临床甲减和亚临床甲减。发生于胎儿和婴幼儿时，由于大脑神经系统和骨骼的生长发育受阻，可导致身材矮小和智力低下；成年型甲减起病隐匿，主要影响代谢及脏器功能，表现以代谢率减低和交感神经兴奋性下降为主。病理表现包括由于先天性因素如甲状腺发育异常、甲状腺激素合成障碍或后天性因素如甲状腺本身病变、放射线及药物等引起甲状腺组织破坏。实验室检查包括血常规和血生化指标、促甲状腺激素、甲状腺激素水平、甲状腺疾病相关抗体、甲状腺摄碘率检查、TRH 刺激试验等。甲状腺功能减退的诊断包括功能诊断和病因诊断。

参 考 文 献

[1] 宁光. 内分泌学高级教程. 北京：中华医学电子音像出版社，2016.
[2] 母义明，陆菊明，潘长玉. 临床内分泌代谢病学. 北京：人民军医出版社，2014.
[3] 中华医学会内分泌学分会. 成人甲状腺功能减退症诊治指南. 中会内分泌代谢杂志，2017，33（2）：167-180.
[4] 尚红，王毓三，申子喻. 全国临床检验操作规程. 北京：人民卫生出版社，2015.
[5] 关海霞，单忠艳. 原发性甲状腺功能减退症伴发鞍区占位的诊治思考. 国际外科学杂志，2012，39（2）：130-131.
[6] CHEN CY，LEE KT，LEE CT，et al. Epidemiology and clinical characteristics of congenital hypothyroidism in an asian population：a nationwide population-based study. J Epidemiol，2013，23（2）：85-94.
[7] 陈杰，周桥. 病理学. 3 版. 北京：人民卫生出版社，2015.

（鞠海兵　宫惠琳　马越云　黄君富）

第十章

亚急性甲状腺炎

第一节　概　述

亚急性甲状腺炎（subacute thyroiditis）又称肉芽肿性甲状腺炎、巨细胞性甲状腺炎或 De Quervain 甲状腺炎，简称亚甲炎。是一种甲状腺非细菌感染性疾病，多认为是病毒（包括流感病毒、柯萨奇病毒、腮腺炎病毒等）感染后引起的变态反应，伴短暂疼痛的破坏性甲状腺组织损伤及全身炎性反应为特征。亚急性甲状腺炎是最常见的甲状腺疼痛性疾病，占就诊甲状腺疾病的 5%，最多发生于 30～50 岁的女性，男女发病率之比为 1∶3～1∶6。1904 年由 Fritz De Quervain 首次描述了受累患者甲状腺的巨细胞及肉芽肿变化，本病通常于流感或普通感冒后 1～3 周发病，起病较急，临床主要表现为发热、甲状腺肿痛及甲状腺功能异常，有时症状不典型易误诊漏诊。亚甲炎为自限性疾病，病程一般可持续 2～3 个月，少数患者可迁延至 1～2 年，患者甲状腺功能一般均能恢复正常，少数发生永久性甲减。

一、病因和发病机制

亚急性甲状腺炎的详细病因尚不明确，多见于 HLA-B35 阳性的妇女，且与病毒感染密切相关，起病前 1～3 周常有上呼吸道感染病史，发病常随季节变动、且具有一定的流行性。发病时，患者血清中某些病毒的抗体滴度增高，包括流感病毒、柯萨奇病毒、腺病毒和腮腺炎病毒等。自身免疫也在亚甲炎发病机制中起着重要的作用，因为患者血循环中存在甲状腺过氧化酶抗体（TPOAb）、甲状腺球蛋白抗体（TgAb）和促甲状腺激素受体抗体（TRAb）。

（一）病毒感染

普遍认为亚急性甲状腺炎与病毒感染有关，但并没有找到病毒感染引起亚甲炎的直接证据，只是有上呼吸道感染的前驱病史，病毒感染的症状，季节性发病，以及发病具有一定的流行趋势的病毒感染的间接证据。与亚甲炎相关的病毒包括：麻疹病毒、柯萨奇病毒、E-B 病毒、腺病毒、埃可病毒、流感病毒、流行性腮腺炎病毒、肠病毒等，一种或多种同时感染后可继发本病。在病毒感染期间，血中检出高滴度病毒抗体的存在，某些患者可能有这些病毒感染引起的相应疾病，这些均支持病毒感染是亚急性甲状腺炎的病因之一。但甲状腺组织切片中很少找到病毒包涵体或培养出病毒，因此甲状腺本身的病变可能不是病毒直接侵袭所致。有文献报道，感染 H1N1 病毒的患者也可发生亚急性甲状腺炎。病毒感染引起甲状腺炎的机制可能是细胞毒性 T 淋巴细胞识别病毒和细胞抗原组成的复合物，导致滤泡细胞破坏造成的。亚甲炎也可能发生于非病毒感染之后，如 Q 热和疟疾等。

（二）自身免疫

自身免疫是否在亚甲炎的发病机制起作用存在争议。亚急性甲状腺炎不属于自身免疫性疾病，但患者血清中可以检测到 TPOAb、TgAb 等甲状腺自身抗体。患者血清中 TgAb 的抗原表型主要为 A 区，而 A 区在自身免疫甲状腺疾病和非自身免疫甲状腺疾病均有表达，也就是说大部分亚甲炎患者的自身免疫是非特异性的，是甲状腺破坏释放抗原的瞬时反应，而不是甲状腺的自身免疫性反应。亚甲炎患者血清中还可检测到促甲状腺激素受体抑制性抗体，该抗体阳性可能是患者疾病过程中出现甲状腺功能减退的原因之一。亚急性甲状腺炎患者体内甲状腺自身抗体的产生,考虑与甲状腺炎症性破坏,释放大量抗原,触发反应性 B 细胞,暂时性产生抗体有关。免疫组化染色研究发现,本病与慢性淋巴细胞性甲状腺炎间质中浸润的免疫球蛋白(Ig)阳性细胞、Ig 重链、轻链各亚型细胞以及 T 细胞的数量、比例相近,且浸润的巨噬细胞均与滤泡上皮相接、融合,提示在两病的发生中,存在免疫反应的某些共同点。

（三）细胞因子

通过免疫组化染色方法对多种细胞因子在亚急性甲状腺炎甲状腺组织表达情况的观察发现,在肉芽肿阶段,于浸润甲状腺滤泡腔的单核/巨噬细胞以及肉芽肿内的上皮样组织细胞及多核巨细胞中,所有标本均表达血管内皮生长因子(vascular endothelial growth factor, VEGF)、基础纤维母细胞生长因子(basic fibroblast growth factor, bFGF)、血小板衍化生长因子(platelet-derived growth factor, PDGF)BB、转化生长因子 -β1(transforming growth factor-β1, TGF-β1)。这些生长因子通过其对血管生成和/或纤维生成的作用,引起慢性炎症过程。同时也证明,浸润甲状腺滤泡腔的单核/巨噬细胞通过其产生的上述细胞因子触发了亚急性甲状腺炎的肉芽肿反应。研究表明,在亚急性甲状腺炎的肉芽肿阶段,富含生长因子的单核/巨噬细胞浸润到甲状腺滤泡腔,触发肉芽肿反应,产生于基质细胞的 VEGF, bFGF, PDGF, TGF-β1 介导了这种反应。VEGF 及 bFGF 在再生阶段以自分泌或旁分泌的方式对血管生成起着更为重要的作用。在组织再生过程中,TGF-β1 对纤维生成起着关键的抑制作用。TGF-β1 的表达降低可能有利于亚急性甲状腺炎的组织修复。反之,如果在某种情况下,TGF-β1 持续过度表达,则有可能出现甲状腺基质的完全破坏,导致永久性甲状腺功能减退症的发生。有报道 IL-6 水平在本病起病阶段增高,糖皮质激素治疗后较 C 反应蛋白及红细胞沉降率(ESR)等下降为慢,且部分患者出现短期反弹性增高,这种变化不伴有甲状腺自身抗体的相关性改变,提示并非为 IL-6 的免疫调节作用,而是 IL-6 从破坏的甲状腺细胞中的持续释放。

（四）药物

有报道用 INF-α 2a 治疗髓性白血病 3 个月后发生与该药相关的亚急性甲状腺炎发作。不排除 INF-α 对该病发生的致病作用。肿瘤坏死因子(TNF)与 IL-2 联合治疗发生亚急性甲状腺炎也有报道。

（五）遗传

遗传缺陷是导致亚急性甲状腺炎的潜在因素,亚急性甲状腺炎与 HLA-B35 阳性的相关报道最多,有 2/3 的患者 HLA-B35 阳性,HLA-B35 单倍型杂合子的同卵双胞胎常患亚急性甲状腺炎。家族性亚急性甲状腺炎患者的 HLA-B35 阳性,说明该病有明显的遗传易感性。HLA-B35 阳性个体发病没有季节性。还有亚急性甲状腺炎患者 HLA-B15/62 阳性及 HLA-B67 阳性的报道,且 HLA-B67 阳性个体在夏天或秋天更易发生亚急性甲状腺炎。有个案报道有自身免疫背景的个体流感疫苗接种后出现亚急性甲状腺炎,说明具有遗传易感性的个体在病毒感染后更易患亚急性甲状腺炎,免疫遗传因素在亚急性甲状腺炎的发病中具有重要作用。

二、临床表现

（一）症状和体征

亚急性甲状腺炎有季节发病趋势,夏季是发病高峰,不同地理区域有发病聚集倾向。起病形式及病情程度不一,常在病毒感染后 1～3 周发病。

1. 上呼吸道感染前驱症状　肌肉疼痛、疲劳、咽痛及轻、中度发热,少数高热达 40℃,发热在发病 3～4d 达高峰,1 周左右消退。

2. 全身表现　全身不适、疲惫、肌肉关节酸痛伴食欲缺乏。

3. 甲状腺区域疼痛　为本病的特征,常放射到耳、咽喉、下颌角、颏、枕、胸背部等处。可先累及一侧,然后扩展或转移到另一侧,疼痛程度多较剧烈,有时难以忍受,少数可呈隐痛,易误认为咽喉炎。

4. 甲状腺肿大　常为弥漫性、不对称性甲状腺肿,甲状腺呈轻、中度增大(达正常的 2～3 倍),伴或不伴结节，质地多较硬，触痛明显。甲状腺肿大以一侧为主或两侧先后肿大，病情缓解后可完全消退，也可遗留轻度甲状腺肿及较小结节。

5. 甲状腺功能异常表现 先有甲亢表现，如心悸、多汗、体重减轻、烦躁不安等。发病 2～6 个月后出现甲减症状，如疲乏、抑郁、便秘等。

（二）临床分期

1. 急性发作期 起病多急骤，伴畏寒、发热、疲乏无力和食欲缺乏。最为特征性的表现是甲状腺部位的疼痛和压痛，常向颌下、耳后或颈部等处放射，咀嚼和吞咽时疼痛加重。甲状腺病变范围不一，可先从一侧开始，以后扩展或转移到另一侧，或始终限于一侧。病变腺体肿大、坚硬、压痛显著。病变广泛时，甲状腺滤泡内甲状腺激素以及非激素碘化蛋白质一次性大量释放入血，因而除感染的一般表现外，尚可伴有甲状腺功能亢进的常见表现，但容易被甲状腺疼痛或触痛所掩盖，无突眼及胫前黏液性水肿。偶有报道并发低钾周期性瘫痪。患者血沉明显增快，血清 TSH 降低，T_3、T_4 升高，与甲状腺摄碘率（RAIU）下降呈分离现象。历时 3～8 周。

2. 缓解期 临床表现为炎症消退，甲状腺局部肿痛减轻，当甲状腺腺泡内甲状腺激素由于感染破坏而发生耗竭，甲状腺实质细胞尚未修复前，血清甲状腺激素浓度可降至甲状腺功能减退水平，临床上也可转变为甲减表现，表现为水肿、怕冷、便秘等症状。此时，血 T_3、T_4 降低，TSH 升高，RAIU 逐渐恢复正常。历时数月。

3. 恢复期 临床症状消失，甲状腺肿或及结节逐渐消失，也有不少病例，遗留小结节以后缓慢吸收。如果治疗及时，患者大多可得完全恢复，变成永久性甲状腺功能减退症患者极少数。RAIU 回升，TSH、T_3、T_4 多在正常范围，血沉无异常或仅轻度增快。

在轻症或不典型病例中，甲状腺仅略增大，疼痛和压痛轻微，无发热，全身症状轻微，临床上也未必有甲亢或甲减表现。本病病程长短不一，可自数星期至半年以上，一般约为 2～3 个月，故称亚急性甲状腺炎。病情缓解后，尚可能复发。

三、诊断标准

依据病史、症状、体征和实验室检查、病理检查，一般诊断多无困难，但不典型病例常易误诊，国内报道误诊率为 12%～48%，有淋巴瘤或未分化癌误诊为亚甲炎的病例报道。亚急性甲状腺炎诊断及鉴别诊断流程见图 10-1。

（一）典型病史

多在病毒感染后 1～3 周发病。

（二）临床表现

颈部转移性、放射性疼痛伴甲状腺肿大、疼痛、质硬、触痛和全身症状。

（三）实验室检查

亚急性甲状腺炎常见的检查项目：血沉、血常规、血清总 T_3、总 T_4、游离 T_3、游离 T_4、TSH、TgAb、TPOAb、甲状腺摄碘率检查、血脂等的检测。

四、鉴别诊断

（一）无痛性甲状腺炎

可出现一过性甲状腺功能亢进的表现，但无颈部甲状腺侧叶疼痛或触痛以及全身症状。血沉正常，甲状腺自身抗体可以升高。

（二）产后甲状腺炎

产后发病、无痛性甲状腺肿，抗体轻中度升高。

（三）药物诱发的甲状腺炎

用药史（干扰素、胺碘酮），抗体正常或升高。

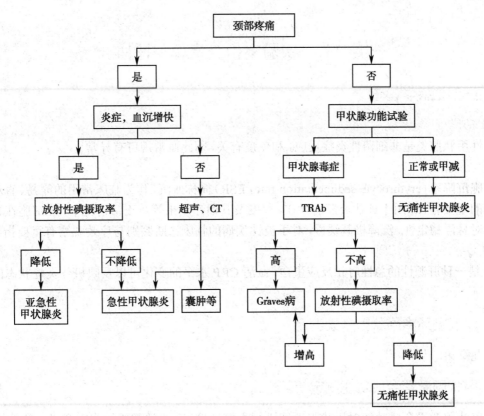

图 10-1　亚急性甲状腺炎诊断及鉴别诊断流程图

（四）急性化脓性甲状腺炎

有的亚甲炎患者表现为严重的全身中毒症状和甲状腺肿痛，应与急性化脓性甲状腺炎相鉴别，后者常出现甲状腺肿大伴疼痛或压痛，常伴有发热性疾病的全身症状和颈部淋巴结肿大。血白细胞及中性粒细胞增多，血沉和 C 反应蛋白浓度升高。甲状腺激素测定正常。若甲状腺化脓则其局部触诊可有波动感，甲状腺穿刺可抽出脓液。超声及 CT 检查提示化脓性改变。

（五）桥本甲状腺炎

少数病例可以有甲状腺疼痛、触痛，活动期 ESR 可轻度升高，并可出现短暂性甲状腺毒症和摄碘率降低，但该病无全身症状。具有高滴度 TPOAb 和 / 或 TgAb 有助于桥本甲状腺炎的诊断。桥本甲状腺炎血沉正常或轻度升高，而亚甲炎血清甲状腺自身抗体阳性少见，即便阳性亦多为低滴度，必要时可作甲状腺穿刺细胞学检查，此时可见大量多核巨细胞，还可用泼尼松试验治疗，显效者为亚甲炎。

（六）Graves 病

Graves 甲亢无明显颈部疼痛症状，甲状腺摄碘率增高且高峰前移，TRAb 阳性，而血沉正常。

（七）结节性甲状腺肿大伴结节出血

出血结节常伴自发疼痛与压痛，但病变以外的甲状腺组织无疼痛也无其他全身症状，甲状腺功能和血沉均正常。

（八）甲状腺瘤

甲状腺腺瘤内突然出血，也可出现甲状腺部位疼痛，但常迅速减轻，甲状腺功能正常，甲状腺摄 ^{131}I 率不降低，血沉不增快。

（九）甲状腺癌

快速生长可出现局部疼痛，但无全身中毒症状，甲状腺质硬、表面不光滑，活动度差，可出现区域淋巴结肿大，甲状腺超声检查提示低回声结节及结节形态和边缘不规则或钙化等特征，甲状腺细针穿刺活检（FNAC）可见肿瘤细胞。

第二节　实验室检查指标与评估

一、一般血液学检查

(一)血常规

亚急性甲状腺炎是非细菌性炎症反应,和免疫有关,因此血常规可有异常。

(二)血沉

红细胞沉降率(erythrocyte sedimentation rate,ESR)简称血沉,作为临床常用的简易、直观的非特异性检测的重要指标,用于评估炎症的存在、程度及其治疗效果等。正常情况下,红细胞在自身血浆中具有相对悬浮稳定性,沉降极其缓慢,对于炎性疾病的临床诊断鉴别与疗效观察有重要指导意义。

(三)C-反应蛋白(CRP)

CRP 是一种肝源性的急性时相反应蛋白,血清 CRP 水平的变化可以反映机体炎症状态的存在及强度。

二、血液循环中甲状腺激素测定

见第九章第二节。

三、甲状腺激素合成功能测定

检测甲状腺激素合成功能对甲状腺功能进行直接评价,有非常重要的临床意义。临床上常用的检查包括甲状腺吸 ^{131}I 实验、测定甲状腺浓聚 ^{99m}Tc 等。

(一)甲状腺吸 ^{131}I 实验

见第九章第二节。

(二)甲状腺浓聚 ^{99m}Tc 测定

见第九章第二节。

四、下丘脑-垂体-甲状腺轴评价

促甲状腺激素测定(见第九章第二节)。

五、甲状腺相关自身抗体测定

见第九章第二节。

六、甲状腺细针穿刺活检

见第九章第二节。

七、甲状腺核素显像

见第九章第二节。

八、甲状腺超声检查

甲状腺位置表浅且位置固定,超声具有实时、动态、无创、无辐射、廉价和可重复性好的优势,其已成为临床检查甲状腺的首选手段。超声检查对甲状腺的最大价值在于测量其大小,显示其形态是否规则,包膜是否光整,结构是否均匀,内部有无结节及结节的多少、部位、大小、形态、物理性质等。彩色多普勒血流图可展现其整体及各部的血供情况以推断其功能状态。

九、病理检查

（一）肉眼观

甲状腺轻至中度肿大、呈不均匀结节状，可累及局部、单侧或双侧，常为不对性，并与周围组织黏连；切面病变呈灰白或淡黄色，质实，橡皮样，可见坏死或瘢痕。

（二）显微镜下

亚急性甲状腺炎病理改变：①病变灶性分布，范围大小不一，各处病变处于不同发展阶段，常见新旧病变交错存在；②早期病变炎症活跃，部分滤泡破坏，大量中性白细胞浸润，形成微小脓肿；③随着病情进展，胶质从破裂滤泡中溢出，周围有巨噬细胞和异物巨细胞包绕、吞噬胶质，形成类似结核结节的肉芽肿，但无干酪样坏死，间质可有数量不等的嗜酸性粒细胞、淋巴细胞和浆细胞浸润；④愈复期异物巨细胞和巨噬细胞逐渐消失，滤泡上皮再生，间质纤维化、瘢痕形成（图10-2/文末彩图10-2）。

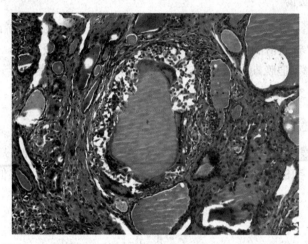

图 10-2　亚急性甲状腺炎，肉芽肿中央可见残留的甲状腺滤泡胶质

第三节　实验室检查指标的临床应用

一、一般血液学检查

亚急性甲状腺炎可有白细胞计数正常或升高，中性粒细胞或淋巴细胞也可升高。急性发作期血沉明显增快，往往大于 40mm/h，缓解期逐渐恢复至正常水平。C- 反应蛋白在急性期常常明显升高。免疫球蛋白也可高于正常。

二、血液循环中甲状腺激素和促甲状腺激素测定

甲状腺毒症阶段，TT_3、TT_4、FT_3、FT_4、rT_3 水平增高，TSH 水平降低；甲状腺功能减退阶段，TSH水平增高，TT_3、TT_4、FT_3、FT_4、rT_3 水平降低；甲状腺功能恢复阶段，TT_3、TT_4、FT_3、FT_4、rT_3 水平均恢复正常；亚急性甲状腺炎患者甲状腺滤泡细胞破坏，可引起甲状腺结合球蛋白（TBG）释放入血，导致血清水平升高。

三、甲状腺激素合成功能测定

甲状腺 ^{131}I 摄取率可随疾病的阶段不同而变化，甲状腺毒症阶段和甲状腺功能减退阶段，甲状腺^{131}I 摄取率均降低（常 <10%，常与 T_3/T_4 增高呈双向分离曲线）；甲状腺功能恢复阶段，^{131}I 摄取率逐渐恢复至正常。

四、甲状腺相关自身抗体测定

亚急性甲状腺炎的发病机制除病毒感染造成甲状腺损伤外，与自身免疫损害有一定联系，因此体内 TPOAb 和 TgAb 可有不同程度升高，但多为低滴度且不出现持续升高状态。

五、甲状腺细针穿刺活检

亚急性甲状腺炎患者甲状腺细针穿刺（FNA）细胞学检查提示：镜下细胞成分多，变异较大，与不同病期有关，疾病早期通常细胞成分较多，滤泡细胞可呈退行性变，散在炎性细胞，多有特征性多核巨细胞出现，另外胶质成分较少或缺如。疾病晚期细胞成分少，可有间质细胞等。纤维化病变明显时也可呈干抽。

六、甲状腺核素显像

亚急性甲状腺炎患者，甲状腺聚 ^{131}I 或 ^{99m}Tc 能力降低，呈普遍放射性稀疏，边缘不规则，或甲状腺不显影或呈冷结节，随着病情的缓解，结节可消失，甲状腺图像恢复正常。在亚急性甲状腺炎的早期，甲状腺 ^{99m}Tc 显像很淡，但晚期和恢复期的 ^{99m}Tc 显像示弥漫性浓影，并与血清中 C 反应蛋白有相关关系，可反映甲状腺病变的活动性与严重程度。

七、甲状腺超声检查

亚急性甲状腺炎声像图特点，甲状腺对称或不对称增大，内部回声低，局部有压痛，低回声区与周围正常组织分界模糊，颈部血管旁淋巴结不肿大，彩色多普勒显示甲状腺低回声内血流稀少，周边血供较丰富。

案例 10-1

【病史资料】 患者，男性，33 岁。因"咽痛 1 个月，颈部疼痛 20d"收入住院。患者 1 个月前出现咽痛，自行服用阿莫西林治疗，症状无明显好转后停药。20d 前患者出现颈部疼痛，左侧为甚，未引起重视，再次服用阿莫西林，仍无明显好转，夜间颈部疼痛加重，吞咽时加重，可牵涉至耳后，伴发热、多汗，体温在 38℃左右，偶有心慌，无气促、胸闷、胸痛，无头晕、头痛。患者今日来院为求进一步诊治，门诊以"亚急性甲状腺炎"收入我科。自患病以来，患者精神尚可，体力下降，食欲差，睡眠差，体重减轻 3kg，大、小便正常。既往史、个人史、家族史无特殊。入院查体：身高 170cm，体重 70kg，体质指数 24.2kg/m^2，全身皮肤巩膜无黄染，扁桃体轻度肿大，甲状腺 Ⅰ 度肿大，未触及结节，左侧叶触痛，右侧叶无明显触痛，双肺呼吸音清，未闻及干湿性啰音；心率 101 次 /min，律齐，各瓣膜听诊区未闻及病理性杂音；腹部查体无特殊，双下肢无水肿。

【临床检验】 甲状腺功能：甲状腺素 21.50μg/dl（5.44～11.85μg/dl）、三碘甲状腺原氨酸 2.77ng/ml（0.66～1.61ng/ml）、游离三碘甲状腺原氨酸 14.28pmol/L（3.28～6.47pmol/L）、促甲状腺激素 0.01uIU/ml（0.49～4.91uIU/ml）、游离甲状腺素 43.96pmol/L（7.64～16.03pmol/L）、抗甲状腺球蛋白抗体（TgAb）3.6（0～2.1）、抗甲状腺微粒体抗体（TMAb）52IU/ml（1～15U/ml）。C- 反应蛋白 42.3mg/L（0～10mg/L）、白细胞计数 6.67×10^9/L（4～10×10^9/L）、单核细胞百分数 12.1%（3%～10%）、中性粒细胞绝对值 3.62×10^9/L（2～7×10^9/L）、血沉 60mm/h（0～15mm/h）。

【影像学检查】 甲状腺超声：甲状腺右侧叶及峡部肿大；甲状腺双侧叶回声不均（考虑：损伤）。颈部超声：双侧颈部 Ⅰ、Ⅱ、Ⅲ区多发淋巴结（双侧颈部 Ⅰ 区部分肿大）。甲状腺摄碘率 3h 2%（5%～25%），24h 5%（20%～45%）。心电图提示心动过速（109 次 /min）；心脏彩超：各心腔大小与大血管内径未见异常；左心室收缩功能及舒张功能正常；彩色血流示目前未见异常。

【诊断与鉴别诊断】

1. 诊断　亚急性甲状腺炎。

2. 鉴别诊断

（1）急性上呼吸道感染：发生亚急性甲状腺炎时，甲状腺区疼痛可向颌下、耳后等部位放射，吞咽时疼痛加重。部分病员对甲状腺区疼痛不能作出准确的描述，常叙述为"咽痛"或"喉咙痛"。在发病早期也可出现发热、白细胞计数增高等临床表现。如果对甲状腺区疼痛缺少警惕性，或不仔细鉴别疼痛症状的部位和性质，或被发热、白细胞计数增高等表现误导，即可造成误诊。甲状腺局部疼痛、压痛的体征和甲状腺功能及影像学检查是鉴别的关键。

（2）甲状腺功能亢进：亚急性甲状腺炎早期为甲状腺毒症期，表现为高代谢甲亢症状，甲状腺激素水平升高，但原发性甲亢患者无甲状腺局部的疼痛症状，甲状腺摄碘率升高及高峰前移可鉴别。

（3）其他甲状腺炎症：急性化脓性甲状腺炎常伴有发热性疾病的全身症状和颈部淋巴结肿大。血白细胞及中性粒细胞增多，血沉和 C 反应蛋白浓度升高。但甲状腺激素测定正常，且甲状腺化脓其局部触诊可有波动感，甲状腺穿刺可抽出脓液。超声及 CT 检查提示化脓性改变。无痛性甲状腺炎可出现一过性甲状腺功能亢进的表现，但无颈部甲状腺侧叶疼痛或触痛以及全身症状，血沉正常。桥本甲状腺炎可以有甲状腺疼痛、触痛，活动期 ESR 可轻度升高，并可出现短暂性甲状腺毒症和摄碘率降低，但该病无全身症状，具有高滴度 TPOAb 和／或 TgAb 有助于桥本甲状腺炎的诊断。必要时可作甲状腺穿刺细胞学检查。

【案例分析】　亚急性甲状腺炎是一种甲状腺的自限性炎症性疾病，是最常见的甲状腺疼痛疾病。患者以咽痛和颈部疼痛为主诉，亚急性甲状腺炎患者发病前常有上呼吸道感染病史，可能出现咽痛被误诊为咽喉炎而就诊于耳鼻喉科，亚甲炎的疼痛可牵涉至耳后和甲状腺局部压痛明显及实验室和超声检查可和咽喉炎鉴别。甲状腺功能检查提示 TT_3、TT_4、FT_3、FT_4 升高，TSH 降低，亚甲炎早期甲状腺滤泡细胞破坏，大量甲状腺激素释放入血引起一过性甲亢，随着病程的进展，甲状腺激素水平逐渐恢复正常。血沉和 C 反应蛋白升高以及颈部淋巴结肿大是炎性反应的表现，甲状腺超声损伤回声不均也提示甲状腺炎性损伤。甲状腺摄碘率的检查是鉴别原发性甲状腺功能亢进和亚急性甲状腺炎导致一过性甲亢的重要依据，甲状腺细针穿刺不作为亚急性甲状腺炎的常规检查。

小　结

亚急性甲状腺炎是一种病毒感染后引起的甲状腺非细菌感染性疾病。其详细病因尚不明确，多见于 HLA-B35 阳性的妇女，且与病毒感染密切相关，起病前 1～3 周常有上呼吸道感染病史，发病常随季节变动、且具有一定的流行性。临床主要表现为发热、甲状腺肿痛及甲状腺功能异常，有时症状不典型易误诊漏诊。临床上可分为急性发作期、缓解期和恢复期。常见的检查项目包括血沉、血常规、血清总 T_3、总 T_4、游离 T_3、游离 T_4、TSH、TgAb、TPOAb、甲状腺摄碘率检查、血脂等的检测。甲状腺穿刺组织活检可见多核巨细胞或肉芽肿改变。依据病史、症状、体征和实验室检查、病理检查，一般诊断多无困难，但不典型病例常易误诊。

参 考 文 献

[1] 宁光. 内分泌学高级教程. 北京：中华医学电子音像出版社，2016.

[2] 母义明，陆菊明，潘长玉. 临床内分泌代谢病学. 北京：人民军医出版社，2014.

[3] 中华医学会内分泌学分会. 成人甲状腺功能减退症诊治指南. 中会内分泌代谢杂志，2017，33（2）：167-180.

[4] 尚红，王毓三，申子喻. 全国临床检验操作规程. 北京：人民卫生出版社，2015.

[5] SAMUELS MH. Subacute，silent，and postpartum thyroiditis. Med Clin North Am，2012，96（2）：223-233.

[6]　丁滨,郭启煜. 2004—2013 年亚急性甲状腺炎误诊文献数据分析. 中国临床医生杂志,2016,44(8):17-19.

[7]　陈杰,周桥. 病理学. 3 版. 北京:人民卫生出版社,2015.

（鞠海兵　宫惠琳　马越云　阎晓初）

第十一章

慢性淋巴细胞性甲状腺炎

第一节 概　述

慢性淋巴细胞性甲状腺炎(chronic lymphocytic thyroiditis)又称桥本甲状腺炎(Hashimoto thyroiditis, HT),由日本学者 Hashimoto 于 1912 年首先报道,是自身免疫性甲状腺炎(autoimmune thyroiditis, AIT)的一个类型。HT 包括两种临床类型:甲状腺肿大的桥本甲状腺炎和甲状腺萎缩的萎缩性甲状腺炎(atrophic thyroiditis, AT)。两者有相同的甲状腺自身抗体和变化的甲状腺功能,不同点为前者甲状腺肿大,而后者甲状腺萎缩,后者可能为前者的终末期。但亦有研究提示两者可能是各自独立的疾患。HT 女性发病率是男性的 3～4 倍,高发年龄在 30～50 岁,随着年龄的增加,患病率增高。

慢性淋巴细胞性甲状腺炎早期仅表现为甲状腺过氧化物酶抗体(thyroid peroxidase antibody, TPOAb)阳性,没有临床症状,晚期出现甲状腺功能减退症的表现。多数病例以甲状腺肿或甲状腺功能减退症首次就诊。

一、临床症状与体征

HT 起病隐匿,进展缓慢,早期的临床表现常不典型。甲状腺肿大呈弥漫性、分叶状或结节性肿大,质地大多韧硬,与周围组织无粘连。常有咽部不适或轻度咽下困难,有时有颈部压迫感,偶有局部疼痛与触痛。随病程延长,甲状腺组织破坏出现甲减。患者表现为怕冷,心动过缓,便秘甚至黏液性水肿等典型症状及体征。少数患者可以出现甲状腺相关眼病。

HT 与 Graves 病可以并存,称为桥本甲状腺毒症(Hashitoxicosis)。临床上表现为甲亢和甲减交替出现,可能与刺激性抗体或阻断性抗体何者占主导作用有关。甲亢症状与 Graves 病类似,自觉症状可较单纯 Graves 病时轻,需正规抗甲亢治疗,但治疗中易发生药物性甲减;也有部分患者的一过性甲状腺毒症源于甲状腺滤泡破坏,甲状腺激素释放入血所致。

HT 也可同时伴有其他自身免疫性疾病。HT 可以成为内分泌多腺体自身免疫综合征Ⅱ型的一个组成成分,即甲减、1 型糖尿病、甲状旁腺功能减退症、肾上腺皮质功能减退症。近年来还发现了与本病相关的自身免疫性甲状腺炎相关性脑病(桥本脑病)、甲状腺淀粉样变和淋巴细胞性间质性肺炎。

(一)甲状腺肿的表现

甲状腺肿大呈弥漫性、分叶状或结节性肿大,质地大多韧硬,与周围组织无粘连。常有咽部不适或轻度咽下困难,有时有颈部压迫感。偶有局部疼痛与触痛。

(二)甲状腺功能减退症的表现

症状主要表现为代谢率减低和交感神经兴奋性下降为主,病情轻的早期患者可以没有特异症状。典型患者畏寒、乏力、手足肿胀感、嗜睡、记忆力减退、少汗、关节疼痛、体重增加、便秘、女性月经紊乱,或者月经过多、不孕。典型的患者可有表情呆滞、反应迟钝、声音嘶哑、听力障碍、面色苍白、颜面和 / 或眼睑水肿、唇厚舌大、常有齿痕,皮肤干燥、粗糙、脱皮屑、皮肤温度低、水肿、手脚掌皮肤可呈姜黄色,毛发稀疏干燥,跟腱反射时间延长,脉率缓慢,少数病例出现胫前黏液性水肿。本病累及心脏可以出现心包积液和心力衰竭。重症患者可以发生黏液性水肿昏迷。

（三）甲状腺功能亢进症的表现

临床表现主要由循环中甲状腺激素过多引起，其症状和体征的严重程度与病史长短、激素升高的程度和患者年龄等因素相关。症状主要有：易激动、烦躁失眠、心悸、乏力、怕热、多汗、消瘦、食欲亢进、大便次数增多或腹泻、女性月经稀少。可伴发周期性瘫痪和近端肌肉进行性无力、萎缩。

二、病因及发病机制

HT 的发生是遗传和环境因素共同作用的结果。目前公认的病因是自身免疫，主要为 1 型辅助性 T 细胞（Th1）免疫功能异常。可与其他自身免疫性疾病如恶性贫血、干燥综合征、慢性活动性肝炎、系统性红斑狼疮（SLE）等并存。患者血清中出现针对甲状腺组织的特异性抗体（甲状腺球蛋白抗体 TgAb 或甲状腺过氧化物酶抗体 TPOAb）和甲状腺刺激阻断抗体（TSBAb）等。甲状腺组织中有大量淋巴细胞与浆细胞浸润。促进本病发生的机制尚未明确。可能缘于 T 淋巴细胞亚群的功能失平衡，尤其是抑制性 T 淋巴细胞的遗传性缺陷，使其对 B 淋巴细胞形成自身抗体不能发挥正常抑制作用，由此导致甲状腺自身抗体的形成。抗体依赖性细胞毒作用（ADCC）、抗原 - 抗体复合物激活自然杀伤（NK）细胞作用、补体损伤作用以及 Th1 型细胞因子的作用均参与了甲状腺细胞损伤的过程。

一般文献认为嗜酸性细胞是一种变性的细胞，不能产生甲状腺激素；但也有相反的观点：嗜酸性细胞不是变性的而是代谢活跃的细胞。同时，研究者注意到 HT 的甲状腺内浸润的细胞以 T 淋巴细胞为主，提示细胞免疫在其发病机制中起着极其重要的作用。也有人提出遗传基因 HLA-DW$_3$ 的不平衡而致免疫调节不平衡，抗原特异性抑制 T 淋巴细胞（T$_8$）的缺乏导致细胞毒性 T 淋巴细胞无控制地侵犯滤泡上皮细胞；同时辅助 T 淋巴细胞（T$_4$）功能活跃，促进 B 淋巴细胞产生大量的自身抗体。

感染和膳食中的碘化物是本病发生的两个环境因素。Wenzel 等用免疫杂交（Western blotting）方法观察了桥本甲状腺炎患者血清抗 Yersinia 细菌抗体，并与非自身免疫性甲状腺功能正常的甲状腺肿及正常组对其抗体出现的频数进行了比较，本病患者发生率较非自身免疫疾病组明显升高，说明肠道病原中的 Yersinia 细菌的小肠结肠感染与本病的发生有关系。碘化物对甲状腺炎的发病亦有作用。在碘缺乏区或富含碘的国家，HT 发病率均上升。

三、临床诊断与鉴别诊断

（一）诊断标准

凡是弥漫性甲状腺肿大，质地较韧，特别是伴峡部椎体叶肿大，不论甲状腺功能是否有改变，均应怀疑慢性淋巴细胞性甲状腺炎。如血清 TPOAb 和 TgAb 阳性，诊断即可成立。细针抽吸细胞诊断（FNAC）检查有确诊价值。伴临床甲减或亚临床甲减进一步支持诊断。

（二）诊断流程（图 11-1）

（三）鉴别诊断

1. 结节性甲状腺肿　有地区流行病史，甲状腺功能正常，甲状腺自身抗体阴性或低滴度。细胞穿刺学检查（FNAC）检查有助鉴别。慢性淋巴细胞性甲状腺炎可见淋巴细胞浸润，少量滤泡上皮细胞表现为 Hurthle（嗜酸性）细胞的形态；结节性甲状腺肿则为增生的滤泡上皮细胞，无淋巴细胞浸润。

2. 甲状腺癌　甲状腺明显肿大，质硬伴结节者需要与甲状腺癌鉴别。但是分化型甲状腺癌多以结节首发，不伴甲状腺肿，抗体阴性，FNAC 检查结果为恶性病变；HT 与甲状腺淋巴瘤的鉴别较为困难。

3. 亚急性甲状腺炎　少数慢性淋巴细胞性甲状腺炎患者，可出现颈部疼痛，血沉增快，易误诊为亚急性甲状腺炎。后者常自行缓解，甲状腺摄碘率常明显降低，早期显微镜下见病灶部甲状腺滤泡组织为肉芽肿组织；激素治疗效果良好；甲状腺抗体检测有利于鉴别。

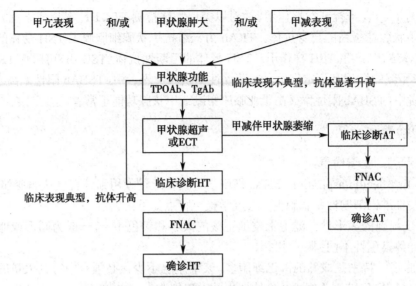

图 11-1 慢性淋巴细胞性甲状腺炎的诊断流程

第二节 实验室检查指标与评估

一、实验室检查指标

实验室检查指标包括临床检验指标和其他检测指标。临床检验指标主要有甲状腺激素、促甲状腺激素和甲状腺自身抗体测定等。其他检查指标包括病理检查、甲状腺超声检查、FNAC 检查、甲状腺摄碘率和甲状腺核素显像等。

（一）血清甲状腺激素和 TSH

1. 血清甲状腺激素测定 慢性淋巴细胞性甲状腺炎以逐渐增大的甲状腺和逐渐发生的甲减为典型表现，早期亦可表现为甲状腺功能亢进症，当与 Graves 病并存时，临床上表现为甲亢和甲减交替出现，而出现相应的甲状腺激素紊乱表现。血清甲状腺激素浓度测定是甲状腺功能紊乱的主要检测项目。包括：总 T_3（TT_3）、总 T_4（TT_4）、游离 T_3（FT_3）和游离 T_4（FT_4）。

因 T_3、T_4 具有一定抗原性，和清蛋白结合后较易制备相应抗体，现在血清 TT_3、TT_4、FT_3 和 FT_4 测定均采用免疫法。血清 TT_3 与 TT_4 浓度增高主要见于甲状腺功能亢进，血清 TT_3 与 TT_4 浓度降低见于甲状腺功能减退。FT_3、FT_4 能真实反映甲状腺功能的状态，且不受血清甲状腺素结合球蛋白（TBG）的影响，其敏感性和特异性明显高于 TT_3、TT_4。

2. 血清促甲状腺激素（TSH）测定 TSH 为腺垂体合成和分泌的糖蛋白。血中甲状腺激素水平的变化，可负反馈地导致 TSH 水平出现显著改变。因此，在反映甲状腺功能紊乱上，血清 TSH 是比甲状腺激素更敏感的指标。TSH 不受 TBG 浓度影响，也较少受影响 T_3、T_4 的非甲状腺疾病的干扰。因此，现在国内外均推荐以血清 TSH 测定作为甲状腺功能紊乱的首选筛查项目。TSH 测定均为免疫化学法，根据标记物不同有放免、酶免、荧光免疫、化学发光、电化学发光等多种试剂盒可供选用。

（二）甲状腺自身抗体

慢性淋巴细胞性甲状腺炎的甲状腺功能紊乱发病机制被公认为与自身免疫反应有关，故在患者血清中往往可检测到多种针对甲状腺自身抗原的抗体。甲状腺自身抗体主要包括抗甲状腺微粒体抗体（thyroid microsomal antibody，TmAb）或抗甲状腺过氧化酶抗体（TPOAb）、抗甲状腺球蛋白抗体（TgAb）、TSH 受体抗体（thyrotropin-receptor antibody，TRAb）和 TSH 受体的阻断性抗体（TSBAb）。TmAb 是甲状腺细胞质中微粒体的自身抗体。TPOAb 是甲状腺激素合成必需的过氧化酶的自身抗体，

可结合循环中的 T_3、T_4，干扰其发挥作用，故对以类似物法检测 FT_3、FT_4 可造成干扰。TgAb 是甲状腺滤泡胶质中甲状腺球蛋白的自身抗体。TRAb 为一组抗甲状腺细胞膜上 TSH 受体的自身抗体，它们可与 TSH 受体结合，产生 TSH 样作用。TSH 受体的阻断性抗体（TSBAb）可阻止 TSH 与其受体结合，对部分患者甲减的发生有一定作用。在萎缩性甲状腺炎患者中，TSBAb 阳性率高于桥甲炎患者；在明显甲减患者中，TSBAb 阳性率又高于亚临床甲减或甲状腺功能正常者。

二、病理检查

（一）细针穿刺细胞学检查

细针穿刺（fine needle aspiration，FNA）细胞学检查是通过使用细针直接从病变部位吸取细胞成分进行检查。慢性淋巴细胞性甲状腺炎的细胞学检查特点如下：

1. 滤泡上皮细胞的多形性　滤泡上皮细胞核的大小和染色不一，一般为圆形或卵圆形；核内染色质含量不一导致染色性不同；胞质多少不一。

2. 淋巴细胞多　特别是成熟的淋巴细胞多，浆细胞也不少。必须有中等到大量的淋巴细胞，淋巴细胞较少时可以再穿，特别重视上皮细胞团内的淋巴细胞。

3. 嗜酸性细胞　数量多少不一，胞质丰富而红染，细胞的大小及核的大小和形状、染色不一致。

细胞学诊断的主要标准：淋巴细胞侵入许特莱细胞合体；次要标准：查见淋巴细胞碎片及吞噬细胞碎片的组织细胞。

（二）活体组织检查

肉眼观：甲状腺弥漫性对称性肿大，重量一般为 60～200g 左右，稍呈结节状，质较韧，被膜轻度增厚，但与周围组织无粘连；切面呈分叶状，色灰白、灰黄。

光镜下：甲状腺滤泡广泛萎缩、破坏；大量淋巴细胞、不等量的嗜酸性粒细胞浸润及淋巴滤泡形成；可见灶状、片状胞质丰富而红染的嗜酸性细胞，其胞质内含有嗜酸性颗粒，核可深染、大小不等，但无核分裂。嗜酸性细胞可形成实性细胞团、小滤泡、中滤泡和大滤泡，滤泡腔内含有或无胶质。晚期纤维组织增生明显。有时可出现多核巨细胞。

三、其他检查指标

（一）甲状腺超声检查

随着高分辨率超声显像技术的应用，B 超检查在甲状腺疾病中的作用逐渐受到重视。B 超可以测量甲状腺的体积、组织的回声。特别对于发现结节和确定结节的性质有很大帮助。B 超还可以发现一些临床不易触摸到的小结节，确定结节的数量、大小和分布，并鉴别甲状腺结节的物理性状。慢性淋巴细胞性甲状腺炎的 B 超显示甲状腺肿，回声不均，可伴多发性低回声区域或甲状腺结节。

（二）甲状腺摄 [131] 碘率

早期可以正常，甲状腺滤泡细胞破坏后降低。伴发 Graves 病可以增高。本项检查对诊断并没有实际意义。过氯酸钾排泌试验，60% 患者阳性。

（三）甲状腺核素显像

可显示不规则浓集与稀疏，或呈"冷结节"改变。本项目亦非 HT 患者的常规检查。

四、实验室检查指标评估

（一）血清甲状腺激素、TSH 和甲状腺自身抗体

血清 TT_3、TT_4、FT_3、FT_4 测定，特别是和 TSH 检测联合应用，有助于对甲状腺功能紊乱的类型、严重程度做出诊断。当甲状腺功能正常时，TPOAb 和 TgAb 滴度显著增高，是慢性淋巴细胞性甲状腺炎最有意义的诊断指标。发生甲状腺功能损伤时，可出现亚临床甲减（血清 TSH 增高，TT_4、FT_4 正常）和临床甲减（血清 TSH 增高，TT_4、FT_4 减低）。

（二）甲状腺 FNA 细胞学检查

甲状腺 FNA 细胞学检查既是临床诊断甲状腺肿块性质的常规方法，也是最经济、最方便的办法；该方法不仅对患者造成的创伤小，也被证明是最有价值的甲状腺良、恶性结节术前鉴别的诊断方法。甲状腺 FNA 的主要适用范围：需确诊甲状腺结节性病变的良、恶性以便进一步决定是否进行外科手术；但不适用于有出血性疾病的患者。FNA 细胞学检查有助于确诊慢性淋巴细胞性甲状腺炎；当合并有甲状腺结节时，可明确结节的良、恶性；必要时建议进一步进行术中冰冻切片检查明确病变类型。

（三）甲状腺超声检查

单纯依靠超声并不能清晰的鉴别 HT 和其他甲状腺疾病。HT 的常见超声表现是弥漫增大的甲状腺伴回声不均匀，有时会伴有结节。彩色多普勒超声会显示正常或减少的血流量，有时会见到血流丰富的表现。需要注意到的是，HT 有一定的合并甲状腺癌的风险，所以需要注意对高风险结节进行进一步作微泡为磷脂包裹的六氟化硫的超声造影或声诺维（Sonovue）超声造影；或 FNAC 检查。

第三节　慢性淋巴细胞性甲状腺炎检查指标的临床应用

一、血清甲状腺激素和 TSH

TSH 升高最常见于甲状腺功能减退，若能同时检测到甲状腺素水平低下，则可明确甲状腺功能状态。其他少见的原因也可引起 TSH 升高，包括垂体肿瘤性甲状腺功能亢进症、异源性 TSH 综合征、甲状腺激素抵抗综合征、应用多巴胺拮抗药和含碘药物等。TSH 水平降低最常见于甲状腺功能亢进，此时应伴有甲状腺激素水平升高。此外亦见于 PRL 瘤、Cushing 病、肢端肥大症及过量使用糖皮质醇和抗甲状腺药物时。甲状腺功能的测定结果取决于疾病所处的不同阶段，如果甲状腺细胞破坏释放激素增多，可表现为短暂的 TSH 降低。多数患者就诊时，TSH 正常或升高，FT_4 正常或降低。

二、甲状腺自身抗体

TgAb 和 TPOAb 滴度明显升高是本病的特征之一。尤其在出现甲减以前，抗体阳性是诊断本病的唯一依据。在桥甲炎患者中，TPOAb 或 TmAb 普遍升高，TgAb 亦有升高。未经治疗的 Graves 病患者，TRAb 阳性检出率可高达 80%～100%，有早期诊断价值，也可用于其疗效及预后的评估。另外，TgAb 和 TmAb 在 Graves 病患者中均可阳性，但远不如桥本甲状腺炎高。

动态观察血清甲状腺激素、促甲状腺激素、甲状腺抗体特别是 TPOAb 水平，有助于了解慢性淋巴细胞性甲状腺病变进程，并辅助慢性淋巴细胞性甲状腺炎的诊断和治疗。

三、甲状腺 FNA 细胞学检查

甲状腺 FNA 细胞学检查可用于确诊慢性淋巴细胞性甲状腺炎；当合并甲状腺结节时，可协助明确结节的良、恶性；必要时建议进行术中冰冻切片检查以便进一步明确病变的类型及其良、恶性。

四、甲状腺超声检查

在慢性淋巴细胞性甲状腺炎的诊断，鉴别诊断及评估中，超声检查可以起到如下几个作用：①判断甲状腺肿大的性质和大小，回声性质；②判断是否伴随结节及结节的性质；③判断颈部淋巴结肿大的情况。必要时超声造影，对结节进行分级分类。

案例 11-1

【病史资料】　患者，男性，16 岁。因"怕冷、四肢乏力半年"到门诊就诊。查体：无贫血貌、双手皮肤颜色正常、无双下肢水肿。

【临床检验】　甲状腺功能：甲状腺素 6.88μg/dl（66～181nmol/L）、三碘甲状腺原氨酸 <0.3ng/ml（1.3～3.1nmol/L）、游离三碘甲状腺原氨酸 0.90pmol/L（3.1～6.8pmol/L）、促甲状腺激素 >100uIU/ml（0.270～4.2uIU/ml）、游离甲状腺素 1.62pmol/L（12～22pmol/L）、抗甲状腺球蛋白抗体（TgAb）75.29（0～70IU/ml）、抗甲状腺微粒体抗体（TMAb）36.92%（<20%）、甲状腺过氧化物酶自身抗体 460IU/ml（0～40IU/ml）。C- 反应蛋白 42.3mg/L（0～10mg/L）、白细胞计数 8.69×10^9/L（$3.5 \sim 9.5 \times 10^9$/L）、中性粒细胞绝对值 5.77×10^9/L（$1.8 \sim 6.3 \times 10^9$/L）、红细胞计数 3.70×10^{12}/L（$4.3 \sim 5.8 \times 10^{12}$/L）。肌酸激酶（CK）3 070.4IU/L（0～190IU/L）、肌酸激酶同工酶（CK-MB）47.3IU/L（0～25IU/L）、肌红蛋白 77.4ng/ml（28～72ng/ml）。甘油三酯（TG）4.11mmol/L（0.4～1.73mmol/L）、低密度脂蛋白胆固醇（LDL-C）3.71mmol/L（2.07～3.01mmol/L）、总胆固醇（Tch）5.63mmol/L（3.1～5.7mmol/L）。

【影像学检查】　甲状腺超声：甲状腺双侧叶回声不均。

【诊断与鉴别诊断】

1. 诊断　桥本氏甲状腺炎甲状腺功能减退；高脂血症。

2. 鉴别诊断

（1）亚急性甲状腺炎：患者有头昏、发热、流涕等上呼吸道感染症状，伴颈部疼痛、同侧耳部、头部疼痛，血沉加快，甲状腺功能早期 T_3、T_4、FT_3、FT_4 升高，TSH 降低，甲状腺摄碘能力下降，呈现"分离现象"，且甲状腺过氧化物酶抗体仅轻度升高。

（2）急性化脓性甲状腺炎：常伴有发热性疾病的全身症状和颈部淋巴结肿大。血白细胞及中性粒细胞增多，血沉和 C 反应蛋白浓度升高。但甲状腺激素测定正常，且甲状腺化脓其局部触诊可有波动感，甲状腺穿刺可抽出脓液。超声及 CT 检查提示化脓性改变。无痛性甲状腺炎可出现一过性甲状腺功能亢进的表现，但无颈部甲状腺侧叶疼痛或触痛以及全身症状，血沉正常。

【案例分析】　慢性淋巴细胞性甲状腺炎又称桥本氏甲状腺炎是一种自身免疫性甲状腺炎。患者以怕冷和四肢乏力为主诉。甲状腺功能检查提示 TT_3、TT_4、FT_3、FT_4 降低，TSH 升高，甲状腺球蛋白抗体升高和 / 或甲状腺过氧化物酶抗体升高；常伴有血脂升高。甲状腺超声提示回声不均质。

小　结

慢性淋巴细胞性甲状腺炎是易于发生在 30～50 岁女性的一种自身免疫性甲状腺炎。临床表现以甲状腺肿和甲状腺功能减退症为主，甲状腺激素、TSH 和甲状腺自身抗体的检查在诊断慢性淋巴细胞性甲状腺炎中起到了重要作用，TgAb 和 TPOAb 滴度明显升高是本病的特征之一；FNAC 具有确诊价值，当合并甲状腺结节时，可协助明确结节的良、恶性；超声检查是一种较好的诊断和鉴别诊断方法，慢性淋巴细胞性甲状腺炎超声显示甲状腺肿，回声不均，可伴多发性低回声区域或甲状腺结节。

参 考 文 献

[1] 中华医学会内分泌学分会. 中国甲状腺疾病诊治指南. 2007.

[2] JONKLAAS J, BIANCO AC, BAUER AJ, et al. American Thyroid Association Task Force on Thyroid Hormone Replacement. Guidelines for the treatment of hypothyroidism: prepared by the american thyroid association task force on thyroid hormone replacement. Thyroid. 2014 Dec; 24(12): 1670-751.

[3] 陈杰, 李甘地. 病理学（8 年制）. 2 版. 北京：人民卫生出版社, 2011: 383-386.

[4] 王恩华. 病理学（国家级规划教材）. 2 版. 北京：高等教育出版社, 2008: 306-309.

[5] 武忠弼, 杨光华. 中华外科病理学（中卷）. 北京：人民卫生出版社, 2002: 1741-1791.

（代　喆　成元华　王欣茹　钱士匀）

第十二章

甲状腺肿瘤

第一节 概　述

甲状腺肿瘤，根据其组织发生、细胞分化程度和生物学特性可分为良性及恶性肿瘤两大类，包括甲状腺腺瘤和甲状腺癌；广义的甲状腺肿瘤应包括甲状腺肿瘤、甲状腺非甲状腺组织肿瘤、异位甲状腺组织肿瘤及甲状腺转移癌。甲状腺肿瘤通常以甲状腺结节的形式存在。甲状腺结节是指甲状腺细胞在局部异常生长所引起的散在病变。虽能触及，但在超声检查中未能证实的"结节"，不能诊断为甲状腺结节。体检未能触及，而在影像学检查偶然发现的结节称作"甲状腺意外结节"。甲状腺结节较常见，一般人群中通过触诊的检出率为 3%～7%，借助高分辨超声的检出率可高达 20%～76%。5%～15% 的甲状腺结节为恶性，即甲状腺癌，其可发生于任何年龄，5 岁以下儿童很少发病，女性明显高于男性，男女比例为 1:2.5～1:3.0。

病史询问中，要特别注意肿块或结节发生的部位、时间、生长速度，是否短期内迅速增大，是否伴有吞咽困难、声音嘶哑或呼吸困难，是否伴有面容潮红、心动过速及顽固性腹泻等表现。是否因患其他疾病进行过头颈部、上纵隔放射治疗及有无 ^{131}I 治疗史等。有否暴露于核辐射污染的环境史。从事的职业是否有重要放射源以及个人的防护情况等。髓样癌有家族遗传倾向性，家族中有类似患者，可提供诊断线索。

大部分甲状腺肿瘤的患者只表现出甲状腺肿的临床症状，根据肿瘤生长的速度和性质，对周围组织的浸润性表现出有差异的性状。少数患者合并甲状腺功能异常。

一、临床症状与体征

大多数甲状腺结节患者没有临床症状。合并甲状腺功能异常时，可出现相应的临床表现。部分患者由于结节压迫周围组织，出现声音嘶哑、压气感、呼吸/吞咽困难等压迫症状。

（一）甲状腺肿的表现

甲状腺腺瘤的甲状腺肿表现为颈部出现圆形或椭圆形结节，多为单发。稍硬，表面光滑，无压痛，随吞咽上下移动。腺瘤生长缓慢，大部分患者无任何症状，当腺瘤因囊壁血管破裂发生囊内出血时，肿瘤可在短期内迅速增大，局部出现胀痛。

甲状腺内发现肿块，质地硬而固定、表面不平是各型癌的共同表现。腺体在吞咽时上下移动性小。未分化癌可在短期内出现上述症状，除肿块增长明显外，还伴有侵犯周围组织的特性。晚期可产生声音嘶哑、呼吸、吞咽困难和颈交感神经节受压引起 Horner 综合征及侵犯颈丛出现耳、枕、肩等处疼痛和局部淋巴结及远处器官转移等表现。颈淋巴结转移在未分化癌发生较早。有的患者甲状腺肿块不明显，因发现转移灶而就医时，应想到甲状腺癌的可能。

髓样癌除有颈部肿块外，由于癌肿产生 5-羟色胺和降钙素，患者可出现腹泻、心悸、颜面潮红和血钙降低等症状，对有家族史者，应注意多发性内分泌肿瘤综合征Ⅱ型（MEN-Ⅱ）。

（二）甲状腺功能减退症的表现

症状主要表现为代谢率减低和交感神经兴奋性下降为主，病情轻的早期患者可以没有特异症状。

典型患者畏寒、乏力、手足肿胀感、嗜睡、记忆力减退、少汗、关节疼痛、体重增加、便秘、女性月经紊乱，或者月经过多、不孕。典型的患者可有表情呆滞、反应迟钝、声音嘶哑、听力障碍、面色苍白、颜面和 / 或眼睑水肿、唇厚舌大、常有齿痕，皮肤干燥、粗糙、脱皮屑、皮肤温度低、水肿、手脚掌皮肤可呈姜黄色，毛发稀疏干燥，跟腱反射时间延长，脉率缓慢，少数病例出现胫前黏液性水肿。本病累及心脏可以出现心包积液和心力衰竭。重症患者可以发生黏液性水肿昏迷。

（三）甲状腺功能亢进症的表现

临床表现主要由循环中甲状腺激素过多引起，其症状和体征的严重程度与病史长短、激素升高的程度和患者年龄等因素相关。症状主要有：易激动、烦躁失眠、心悸、乏力、怕热、多汗、消瘦、食欲亢进、大便次数增多或腹泻、女性月经稀少。可伴发周期性瘫痪和近端肌肉进行性无力、萎缩。

二、病因及发病机制

总体尚不清楚。归纳有关因素如下：

（一）放射线照射

甲状腺肿瘤的发病率与急性 X 线和 / 或 γ 射线的照射量、接触射线的时间、患者的年龄有关。核辐射可使原癌基因 *ret* 发生重排，癌基因被激活而导致甲状腺乳头状癌（papillary thyroid carcinoma，PTC）。

（二）碘的摄取量

碘与甲状腺癌的关系目前并不十分清楚，但有资料显示高碘地区其乳头状癌（很可能还包括滤泡癌）的发病率较高，高碘地区（如挪威、冰岛、夏威夷等地）的甲状腺癌发病率明显高于其他地区。缺碘地区则滤泡状癌的发病率较高。

（三）内分泌激素

临床上可见到生长激素瘤患者可合并甲状腺肿瘤。甲状腺癌好发于女性，并且在妊娠期生长加速。实验证明，分化型的甲状腺癌细胞的雌激素受体增加。

（四）家族遗传倾向

甲状腺髓样癌的患者约 20% 有家族史（呈常染色体显性遗传）。家族性腺瘤样息肉病（familial adenomatous polyposis，FAP）患者中 1%～2% 发生 PTC，有些 FAP 合并 PTC 患者为同胞儿，多数有腺瘤样肠息肉病基因突变。有已分化甲状腺癌的患者一级亲属患甲状腺癌的风险为非患有已分化甲状腺癌的一级亲属的 6 倍。

甲状腺髓样癌常是 2 型多发性内分泌肿瘤综合征（MEN-2）的表现之一，MEN-2 与种系细胞 *ret* 原癌基因突变有关。

（五）癌基因、抑癌基因与染色体异常

甲状腺癌可能与 *p53* 基因突变，突变型 *p53*mRNA、*p53* 蛋白的表达增加，*p53* 基因呈甲基化状态有关。癌基因 *c-myc* 基因的高表达并伴有低甲基化是癌基因转化细胞的一个重要原因。7 号染色体长臂上存在许多抑癌基因，如发生缺失可导致甲状腺癌等的发生；与细胞凋亡有关的基因（*p53*、*ras*、*bcl-2*、*c-myc* 等）突变或异常表达也可能导致甲状腺癌的发生。此外，5 号染色体与 17 号染色体的非平衡重排易位可导致 p53 基因丢失或点突变而导致甲状腺癌。

（六）其他

有些良性甲状腺瘤、甲状腺结节和甲状腺癌的病因与 TSH 受体基因缺陷有关，分化良好的甲状腺癌癌细胞存在 TSH 受体基因的活化型突变以及与 cAMP 生成相关 G 蛋白兴奋性 α 亚基基因的突变，腺苷酸环化酶活性明显增高，可合成和分泌大量 T_3、T_4，形成高功能性甲状腺癌，但这些突变使细胞恶变的具体机制仍未阐明。

TSH 长期分泌过多，发生甲状腺癌的危险性增加（主要为滤泡癌和未分化癌）。甲状腺肿瘤与 TSH 分泌过多的另一个间接依据是甲状腺偏侧缺如症（thyroid hemiagenesis），这些患者的单叶甲状腺易发生良性腺瘤、多发性甲状腺结节、甲亢、慢性甲状腺炎及甲状腺癌。

另外，流行病学资料表明，地方性甲状腺肿、酒精摄入过多、钙摄入不足也与甲状腺肿瘤的发病有一定关系。患有甲状腺结节、甲亢、淋巴细胞性甲状腺炎、家族性息肉病（Gardner综合征）、Cowden综合征的患者均易伴发甲状腺肿瘤。

三、诊断标准与诊治流程

（一）诊断标准

主要根据临床表现，有甲状腺结节的患者均应进行进一步检查。若甲状腺肿块质硬、固定，颈淋巴结肿大，或有压迫症状者，或存在多年的甲状腺肿块，在短期内迅速增大者，均应怀疑为甲状腺癌。TSH水平，甲状腺核素显像，细针穿刺细胞学检查可帮助诊断。此外，血清降钙素测定可协助诊断髓样癌。

（二）诊治流程

甲状腺肿瘤的诊治流程（图12-1）。

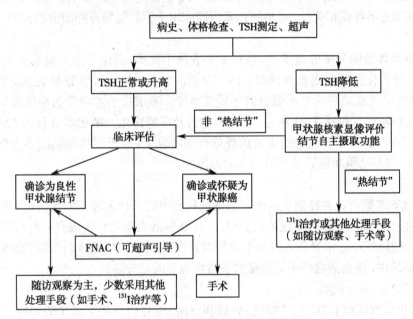

图12-1　甲状腺肿瘤的诊治流程

四、鉴别诊断

（一）与结节性甲状腺肿相鉴别

甲状腺腺瘤与结节性甲状腺肿的单发结节在临床上较难区别。以下两点可供鉴别时参考：①甲状腺腺瘤多见于非单纯性甲状腺肿流行地区。②甲状腺腺瘤经过数年或更长时间，仍保持单发；结节性甲状腺肿的单发结节经过一段时间后，多演变为多个结节。病理上两者的区别较为明显：腺瘤有完整包膜，周围组织正常，分界明显而结节性甲状腺肿的单发结节包膜常不完整。

（二）与慢性淋巴细胞性甲状腺炎相鉴别

弥漫性甲状腺肿大，质地较韧，特别是伴峡部椎体叶肿大，不论甲状腺功能是否有改变，均应怀疑慢性淋巴细胞性甲状腺炎。如血清TPOAb和TgAb阳性，诊断即可成立。FNAC检查有确诊价值。伴临床甲减或亚临床甲减进一步支持慢性淋巴细胞性甲状腺炎的诊断。

第二节   实验室检查指标与评估

一、实验室检查指标

甲状腺肿瘤根据其分化程度和生物学特性可分为良性及恶性两大类。良性者多为腺瘤，恶性者多为腺癌。甲状腺腺瘤可发生在任何年龄，女性多见，血清甲状腺激素和促甲状腺激素（TSH）水平多正常，随着结节进一步增大，释放甲状腺激素增加并足以抑制垂体 TSH 分泌，患者可呈现甲亢表现。甲状腺癌血清标志物的临床实验室检测目前多采用免疫学检测方法和分子生物学方法，包括甲状腺球蛋白（thyroglobulin，Tg）、降钙素（calcitonin，Ctn）、癌胚抗原（carcino-embryonic antigen，CEA）及多种分子标志物。降钙素为甲状腺髓样癌（medullary thyroid carcinoma，MTC）血清检测标志物，Tg 为分化型甲状腺癌（differentiated thyroid carcinoma，DTC）血清标志物。TgAb 是针对 Tg 产生的自身免疫性抗体，血清 TgAb 的存在和量化改变对血清 Tg 值测定有直接影响。癌胚抗原与部分髓样癌患者的诊断及临床进展存在相关性，可与降钙素一同应用于甲状腺髓样癌的血清检测。

（一）血清 TSH

TSH 是由腺垂体细胞分泌的糖蛋白，包括 α 和 β 两个亚基，其中 β 亚基是功能亚基。TSH 的分泌受到下丘脑分泌的促甲状腺激素释放激素的调节以及血液循环中甲状腺激素的反馈调节，具有生物节律性，是评估甲状腺功能的非常敏感的特异性指标。考虑行手术治疗的甲状腺肿瘤患者，术前应常规检测甲状腺功能且包括 TSH 水平，以帮助外科及麻醉医生判断患者进行手术治疗的安全性。TSH 水平在一定程度上对于恶性肿瘤患者的评估有参考意义，对于甲状腺功能不合格的患者，应酌情进行内科治疗，将甲状腺功能调整至可手术的范围内。

（二）Tg

Tg 是由甲状腺细胞合成并释放进入甲状腺滤泡残腔中的一种大分子的糖蛋白，是甲状腺激素分子的前体。Tg 主要存在于甲状腺滤泡的胶质中，与甲状腺激素碘化和合成有关且与甲状腺大小成比例，少量可进入血液循环，正常健康人血清中可检测到少量 Tg。疾病因素刺激甲状腺体时，导致部分 Tg 释放入血液循环中，使血液循环中的浓度较正常状态下明显升高。

（三）血清 Ctn 和癌胚抗原

Ctn 主要由甲状腺滤泡旁细胞（C 细胞）合成和分泌，受体内钙离子水平的调控。钙离子水平升高，刺激 Ctn 的合成和分泌；反之，Ctn 的合成和分泌受到抑制。甲状腺髓样癌是由 C 细胞发展而来，C 细胞可分泌数种激素或生物胺，包括降钙素、CEA、嗜铬粒蛋白、组胺酶、神经降压素、生长抑素等。故 Ctn 和 CEA 可作为甲状腺髓样癌的肿瘤标志物且其血清浓度与 C 细胞数量直接相关。

怀疑甲状腺恶性肿瘤的患者，术前应常规检测血清 Ctn 对 MTC 进行鉴别筛查，Ctn 升高或考虑MTC 的患者应同时检测 CEA。但降钙素水平在以下疾病中也可能升高，如慢性肾衰竭、甲状旁腺增生、自身免疫性甲状腺炎、小细胞和大细胞肺癌、前列腺癌、肥大细胞增多症以及各种肠和肺的神经内分泌肿瘤。因此，在 MTC 的判别中应充分考虑临床及病理结果综合分析。

（四）分子标志物检测

随着分子生物学技术的发展，应用分子标志物对甲状腺癌进行鉴别诊断，能显著提高早期诊断水平，对甲状腺癌的诊断、治疗及预后分析有重要的临床意义。甲状腺癌的分子标志物较多，其研究主要基于外周血或 FNAC 后可获得 DNA、RNA 和蛋白组织。DNA 相关标志物包括 *BRAF*、*Ras*、*RET/PTC* 和 *Pax-8/PPAR γ* 等，RNA 相关标志物则包括高迁移率族蛋白 A2（high mobility group A2，HHMGA2）、端粒酶反转录酶（human telomerase reverse transcriptase，hTERT）、TFF3 和 miRNA 等，蛋白组学主要是一些肿瘤标志物，如 Galectin-3、HBME-1 和 CK19 等。经 FNAC 仍不能确定良恶性的甲状腺结节，对穿刺标本进行一些甲状腺癌的分子标记物检测，如 *BRAF* 突变，*Ras* 突变，*RET/PTC* 重排等，可以提高确诊率。

二、病理检查

根据肿瘤的临床、病理学及基因学特点，2017 版世界卫生组织（world health organization，WHO）内分泌肿瘤分类进行了全面更新。该版分类中将甲状腺肿瘤总体上分为：上皮性肿瘤、非上皮性肿瘤和继发性肿瘤三大类（表 12-1）。本章重点介绍上皮性肿瘤中常见的乳头状癌、滤泡性肿瘤、低分化癌、未分化（间变性）癌及髓样癌，其他少见肿瘤的特点可参阅相关的专著。

表 12-1　2017 版 WHO 甲状腺肿瘤分类

甲状腺肿瘤分类	ICD-O 编码	甲状腺肿瘤分类	ICD-O 编码
一、上皮性肿瘤		异位胸腺瘤	8580/3
滤泡性腺瘤	8330/0	伴胸腺样分化的梭形细胞肿瘤	8588/3
透明变梁状肿瘤	8336/1	甲状腺内胸腺癌	8589/3
其他包裹性滤泡性肿瘤		**二、非上皮性肿瘤**	
恶性潜能未定的滤泡性肿瘤（FT-UMP）	8335/1	副神经节瘤和间叶/平滑肌源性肿瘤	
恶性潜能未定的高分化肿瘤（WT-UMP）	8348/1	副神经节瘤	8693/3
具有乳头样核特点的非浸润性包裹性滤泡性肿瘤（NIFTP）	8349/1	外周神经鞘瘤（PNSTs）	
		神经鞘瘤	9560/0
甲状腺乳头状癌（PTC）		恶性外周神经鞘瘤	9540/3
甲状腺乳头状癌	8260/3	良性血管源性肿瘤	
滤泡型乳头状癌	8340/3	血管瘤	9120/0
包裹型乳头状癌	8343/3	海绵状血管瘤	9121/0
微小乳头状癌	8341/3	淋巴管瘤	9170/0
柱状细胞型	8344/3	血管肉瘤	9120/3
嗜酸细胞型	8342/3	平滑肌源性肿瘤	
甲状腺滤泡腺癌（FTC），NOS	8330/3	平滑肌瘤	8890/0
滤泡腺癌，微小浸润型	8335/3	平滑肌肉瘤	8890/3
滤泡腺癌，包裹型血管浸润型	8339/3	孤立性纤维性肿瘤	8815/1
滤泡腺癌，广泛浸润型	8330/3	淋巴造血系统肿瘤	
嗜酸细胞肿瘤		朗格汉斯细胞组织细胞增生症	9751/3
嗜酸细胞腺瘤	8290/0	Rosai-Dorfman 病	
嗜酸细胞癌	8290/3	滤泡树突状细胞肉瘤	9758/3
甲状腺低分化癌	8337/3	甲状腺原发性淋巴瘤	
甲状腺未分化癌	8020/3	生殖细胞肿瘤	
鳞状细胞癌	8070/3	良性畸胎瘤（0 级或 1 级）	9080/0
甲状腺髓样癌	8345/3	未成熟畸胎瘤（2 级）	9080/1
混合性髓样 - 滤泡性癌	8346/3	恶性畸胎瘤（3 级）	9080/3
黏液表皮样癌	8430/3	**三、继发性肿瘤**	
黏液表皮样癌伴嗜酸性粒细胞增多	8430/3		
黏液癌	8430/3		

注：ICD-O 编码中 /0 代表良性肿瘤，/1 代表可疑、不确定或交界性肿瘤，/2 代表原位癌和上皮内肿瘤Ⅲ级，/3 代表恶性肿瘤。

（一）细针穿刺细胞学检查

细针穿刺（fine needle aspiration，FNA）细胞学检查是通过使用细针直接从病变部位吸取细胞成分进行检查。甲状腺常见肿瘤的细胞学特点如下：

1. 乳头状癌

（1）主要标准：①细胞丰富，可呈单细胞分布、单层乳头状或三维排列；②核增大、重叠、核仁小；③核呈毛玻璃样或粉尘样；④纵行核沟；⑤核内假包涵体。

（2）次要标准：①鳞状细胞质或小泡样细胞质；②黏稠的胶质；③可见砂粒体或多核巨细胞。

当主要标准的特征均具备时，可明确诊断乳头状癌；如果仅具备部分特征，则只能做出怀疑乳头状癌的诊断。

2. 滤泡性肿瘤

（1）滤泡性腺瘤：细胞丰富，胶质少或缺乏，形成小滤泡结构，单一细胞成分，滤泡细胞立方形，核圆形，大小一致，有时见少量滤泡上皮细胞出现不典型增生。

（2）滤泡性癌：细胞拥挤或呈三维结构，不规则的滤泡，单细胞增多；细胞核增大，粗糙、不规则的染色质，核仁或多核仁，可见核分裂象。

3. 低分化甲状腺癌　细胞呈岛状、实性或梁状排列；单一的滤泡细胞群，胞质稀少，有时呈浆细胞样；滤泡细胞核质比高，并有核异型性，可见核分裂象及凋亡；常见坏死。

4. 未分化（间变性）癌　细胞量中等或丰富，呈单个细胞或大小不等的细胞团。肿瘤细胞呈上皮样，圆形、多角形或梭形，大小不一，从体积较小到巨细胞不等，可见浆细胞样和横纹肌样细胞。细胞核增大、多形性，核膜不规则，染色质呈粗块状，核仁明显，可见核内包涵体，核偏位，常见多核巨细胞。核分裂象多见。常见坏死和炎细胞。部分病例可见非肿瘤性破骨细胞样巨细胞。

5. 甲状腺髓样癌　细胞数量中等到大量，单个细胞与片状细胞团交替分布。肿瘤细胞呈浆细胞样、梭形、圆形或多角形，核圆形，"椒盐样"染色质，偶见核内假包涵体和明显核仁，核偏心分布，轻至中度多形性；常见多核和双核。有多少不等的颗粒状胞质。淀粉样物常见，表现为稠厚的无定形物质（刚果红染色阳性）。

（二）活体组织检查

对于大多数甲状腺肿瘤，单凭形态学即可做出诊断。但对于形态特殊的甲状腺肿瘤或髓样癌的诊断，免疫组化染色是必不可少的。

如同其他内分泌器官肿瘤一样，甲状腺肿瘤出现细胞核非典型性并不等同于恶性，实际上，出现在内分泌器官内的非典型、深染细胞核更可能是对过度刺激的反应，而并不意味着具有恶性潜能。

1. 乳头状癌

（1）定义：乳头状癌（papillary carcinoma）是指显示滤泡细胞分化证据并具有独特细胞核特征的恶性上皮性肿瘤，也就是说，诊断的关键是细胞核的特征，并不要求出现浸润性生长。

（2）病理变化：①肉眼观。病灶直径从数毫米至数厘米不等，该肿瘤通常呈浸润性生长，边界不清，质硬，灰白色，由于乳头的存在而呈颗粒状。因出现砂粒体和钙化，切面有砂砾感。多灶性病变常见。少数情况下界清，有包膜。主要或完全由滤泡组成的乳头状癌切面更有肉质感。②光镜下。乳头状癌的细胞核通常较大、密集、卵圆形、毛玻璃样、具有核沟，并含有明显的小核仁。细胞拥挤导致细胞核重叠排列。毛玻璃样改变是指细胞核看上去发空，含有少量边集的尘状染色质，被认为是甲醛固定产生的人工假象，因这种现象在冰冻切片或细胞学标本中并不明显。核沟是由核膜折叠形成，见于几乎所有乳头状癌，至少局灶可见核沟形成。由胞质内陷形成的核内假包涵体表现为淡染、有膜包绕的空泡，为乳头状癌典型特征但也并非特有，通常仅见于少部分肿瘤细胞。肿瘤细胞呈多角形或立方形，胞质轻度嗜酸至双嗜性，有时可见胞质黏液。大约一半病例发生鳞状分化。核分裂象通常缺乏或罕见。乳头状癌通常呈浸润性生长，但有些肿瘤界清，甚至有包膜。乳头通常具有分支，伴有纤细的纤维血管轴心，但乳头也可宽大，轴心由纤维细胞、水肿或玻璃样变的组织构成，内含泡沫细胞或小的肿瘤性滤泡。滤泡经常存在，其大小、形状不同，通常拉长或形状不规则，内含深染的类胶质。常见滤泡内出血。滤泡与乳头常复杂性混合，产生复杂的管状-乳头状结构。乳头状癌常伴有丰富的硬化性间质，可出现钙化或骨化。砂粒体为层状钙化结构，出现于乳头轴心、纤维间质或肿瘤细胞内。在甲状腺，砂粒体的出现实际上就能确定乳头状癌的诊断。在甲状腺内一旦发现砂粒体，就应仔细寻找乳头状癌的癌灶。

（3）免疫组织化学：乳头状癌呈广谱细胞角蛋白（Pan-CK）、Tg及甲状腺转录因子-1（TTF-1）阳性,而神经内分泌标志物阴性。对于鉴别诊断有困难的病例,可联合选用一组抗体协助诊断,乳头状癌常为 TPO 或 CD56 明显减弱或阴性,CK19、Galectin-3、HBME-1 及 CD15 单一或联合表达。

(4)细胞遗传学和分子特征:已在乳头状癌中发现三条相互独立的分子通路。① *RET/PTC* 易位,*RET/PTC1* 融合最常见,其次为 *RET/PTC3*。*RET/PTC* 融合未见于滤泡性肿瘤、低分化癌或未分化癌。② *BRAF* 突变,大约 40% 的病例发生 *BRAF* 突变;③ *ras* 突变,选择性地发生于滤泡亚型。

2. 滤泡性肿瘤(滤泡性腺瘤和滤泡性癌)

(1)定义:滤泡性腺瘤(follicular adenoma)和滤泡性癌(follicular carcinoma)分别指显示滤泡细胞分化但缺乏乳头状癌诊断特征的甲状腺良性和恶性上皮性肿瘤。

(2)病理变化:①肉眼观,滤泡性腺瘤和微小浸润性滤泡性癌均有包膜,除后者包膜较厚外,大体上通常难以区分。大小 1~10cm,实性、肉质感、黄褐色至浅棕色,可有出血、囊性变等继发性改变。广泛浸润性滤泡性癌缺乏完整的包膜,肿瘤主体外见明显的浸润,扩张的血管内可见癌栓。②光镜下,滤泡性肿瘤几乎总是被覆纤维性包膜,滤泡性癌的包膜较滤泡性腺瘤厚。但一些广泛浸润性滤泡性癌没有明确的包膜。肿瘤由紧密排列的滤泡、小梁或实性片块组成,少数情况下局灶可有乳头状结构。肿瘤细胞呈立方或矮柱状,含深染或浅染圆形核,核仁不明显,有些肿瘤的细胞核有多形性。除一些广泛浸润性滤泡性癌外,核分裂象少见。胞质嗜酸或透明。主要由大滤泡、正常大小滤泡或小滤泡组成的肿瘤,分别称为大滤泡型、正常滤泡型和小滤泡型(胎儿型)。呈梁状(实性)排列的肿瘤称为梁状型或胚胎型。肿瘤中,纤细的毛细血管位于滤泡和细胞岛之间,常见出血、含铁血黄素沉积、硬化、水肿及囊性变等继发性改变。滤泡性癌转移灶的形态与原发瘤相似,形态可以非常温和以致类似于正常甲状腺组织。

(3)滤泡性癌与滤泡性腺瘤的鉴别标准:区分滤泡性癌与滤泡性腺瘤的唯一标准是前者具有血管和/或包膜浸润,这就要求在肿瘤与正常甲状腺交界处仔细检查。血管浸润和包膜浸润实际上密切相关。显示血管浸润的肿瘤常出现包膜浸润,瘤巢常侵入或穿透包膜并直接延伸进入血管。

(4)滤泡性癌的分类:①微小浸润性滤泡性癌(minimally invasive follicular carcinoma)大体上可见包膜,只有镜下可见局灶包膜(血管)浸润;②广泛浸润性滤泡性癌(widely invasive follicular carcinoma)表现为甲状腺实质和血管的弥漫浸润,常无完整包膜。

(5)免疫组化染色在滤泡性肿瘤诊断中的作用:除非肿瘤具有特殊的形态,如明显的纤维血管间隔、印戒细胞、透明细胞或玻璃样变梁状结构,通常不需要做免疫组化染色。肿瘤的滤泡本质可通过 Tg 或 TTF-1 阳性加以证实。

(6)细胞遗传学和分子特征:滤泡性肿瘤有两条主要的、不重叠的分子通路。① *PAX8/PPARγ* 融合,发生于大约一半的滤泡性癌和 10% 的滤泡性腺瘤;② *ras* 基因激活点突变,在滤泡性腺瘤和滤泡性癌中发生率均相当高,表明 *ras* 突变为肿瘤发生的早期事件。

3. 低分化甲状腺癌

(1)定义:低分化甲状腺癌(poorly differentiated thyroid carcinoma)显示有限的滤泡细胞分化证据,形态学和生物学特征介于分化型和未分化型甲状腺癌之间。大多数肿瘤呈岛状生长方式,被称为"岛状癌(insular carcinoma)"。

(2)病理变化:①肉眼观,肿瘤有部分包膜或呈浸润性生长;实性、质硬,切面灰白;出血及坏死常见。②光镜下,岛状癌以大的实性巢状生长,常间隔以数量不等的、发育不良的小滤泡。细胞巢周围常见人工收缩裂隙。也常呈弥漫片状、梁状、彩带状和乳头状生长。坏死常见,导致血管外皮瘤样表现。常见血管浸润。肿瘤细胞相对小、一致,圆形深染或泡状核,核仁不明显;胞质少;核分裂活性不定。部分病例中可有少量典型乳头状癌和滤泡性癌成分。有些病例由较大细胞组成或形成梁状、实性或局灶滤泡结构。

(3)免疫组织化学:肿瘤细胞呈 Tg 阳性,但局限于发育不良的滤泡和孤立的细胞,以核旁小球的形式出现。TTF-1 常阳性。降钙素阴性。

（4）分子学特征：一部分病例有 *ras* 基因点突变，表明与滤泡性癌有关。*BRAF* 基因突变不常见，除非出现乳头状癌成分。

4. 未分化（间变性）癌［undifferentiated（anaplastic）carcinoma］

（1）病理变化：①肉眼观，肿瘤广泛取代甲状腺实质，常浸润邻近软组织和器官如喉、气管、咽和食管。切面呈肉样、灰白色，常见出血和坏死。②光镜下，组织学特征不一致。肿瘤细胞呈上皮样，大的多角形或圆形细胞呈片状排列。一些肿瘤主要或全部呈肉瘤样，可类似纤维肉瘤、血管肉瘤或横纹肌肉瘤；细长或肥胖的梭形细胞排列成交叉束状或不规则排列，细胞核中到重度异型性。可见核分裂象。凝固性坏死常较广泛。常见显著的炎症反应，中性粒细胞最为突出，甚至在一些病例的肿瘤细胞质内可见中性粒细胞聚集。常见肿瘤细胞浸润淋巴管、血管。肿瘤浸润血管壁常使管腔消失，这是该肿瘤的一个常见特征。经广泛取材，一半以上的肿瘤内可见分化型甲状腺癌或低分化甲状腺癌。

（2）免疫组织化学：尽管将其命名为癌，并非所有的病例都能在免疫组化染色或超微结构水平显示出上皮分化的确切证据。细胞角蛋白（CK）和上皮膜抗原（EMA）经常阳性；一半以上的病例波形蛋白（vimentin）阳性；Tg 和 TTF-1 几乎总是阴性，除非出现分化性甲状腺癌成分。降钙素和神经内分泌标志物阴性。表皮生长因子受体（EGFR）通常阳性。

（3）细胞遗传学和分子特征：*P53* 在未分化癌中的阳性率约 70%，表明 *P53* 基因异常在分化性癌向未分化癌转化中起重要作用。*β-catenin* 基因突变常见，造成蛋白定位于核。在一些病例中发现 *BRAF* 突变、*RET/PTC* 融合基因或 *ras* 突变，支持了一些未分化癌是由乳头状癌或滤泡性癌进展而来的观点。

5. 甲状腺髓样癌

（1）定义：甲状腺髓样癌（medullary thyroid carcinoma, MTC）是一种显示滤泡旁 C 细胞分化的恶性肿瘤，特征性地分泌降钙素。迄今为止，尚无对应的良性肿瘤描述。

（2）病理变化：①肉眼观，MTC 常界清，少数情况下有完整的包膜。肿瘤质硬，灰白、棕褐或红棕色。常位于侧叶中 1/3，是 C 细胞密度最高的区域。较大者可见出血和坏死。②光镜下，MTC 典型的组织学表现为多角形或肥胖的梭形细胞排列成片状、巢状或不规则细胞岛，被纤细的纤维血管间隔分隔。瘤细胞核呈圆形或卵圆形，典型者含有细的点彩状染色质和明显的核仁；核的多形性常不明显；核分裂象少见。胞质呈细颗粒状。间质内脉管较乳头状癌或滤泡性癌更明显，淋巴管浸润很常见。肿瘤细胞解离和间质水肿也很常见。80% 左右的病例间质内可见数量不等的、粉染的、无定形的淀粉样物，可有钙化或异物巨细胞反应。

（3）免疫组织化学：MTC 典型的免疫表型为细胞角蛋白（CK）、广谱神经内分泌标志物（如：CD56、NSE、CgA 和 Syn）、降钙素、癌胚抗原（CEA）和 TTF-1 阳性。大多数病例降钙素阳性，通常几乎所有细胞均呈强阳性，降钙素少者比多者侵袭性更强。80% 以上的病例 CEA 阳性。

（4）特殊染色：间质含有淀粉样物时，刚果红染色常为阳性（可见光下呈红色）。

（5）分子特征：在 MTC 的发生中，位于染色体 10q11.2 上的 *RET* 原癌基因起重要作用。*RET* 基因的胚系突变发生于 MEN2 和家族性 MTC 的患者，而在散发性 MTC 中 *RET* 基因的体细胞点突变发生于 26%～69% 的病例。

三、其他检查指标

（一）甲状腺超声检查

高分辨率超声检查是评估甲状腺结节的首选方法。颈部超声可以证实"甲状腺结节"是否真正存在，确定甲状腺结节的大小、数量、位置、质地（实性或囊性）、性状、边界、包膜、钙化、血供及与周围组织的关系等情况，同时评估颈部区域有无淋巴结和淋巴结的大小、形态和结构特点。某些超声征象有助于甲状腺结节的良恶性鉴别。下属两种超声改变的甲状腺结节几乎全部为良性：①纯囊性结节；②由多个小囊泡占据 50% 以上结节体积、呈海绵状改变的结节，99.7% 为良性。而以下超声征象提示甲状腺癌的可能性大：①实性低回声结节；②结节内血供丰富（TSH 正常情况下）；③结节形态和边缘不规则、晕圈缺如；④微小钙化、针尖样弥散分布或簇状分布的钙化；⑤同时伴有颈部淋巴结超声影像异常，如淋巴结呈圆形、边界不规则或模糊、内部回声不均、内部出现钙化、皮髓质分界不清、淋巴门消失或囊性变等。通过超声检查鉴别甲状腺结节良恶性的能力与超声医师的临床经验相关。

（二）甲状腺核素显像

根据甲状腺结节摄取核素能力的不同可分为热结节、温结节和冷结节。"热结节"是结节组织摄取核素的能力高于周围正常甲状腺组织，常见于自主功能性甲状腺腺瘤。"温结节"是结节组织摄取核素的能力与周围正常甲状腺组织相近，使得结节的放射性分布与周围正常甲状腺组织无明显差异。常见于甲状腺腺瘤，也可见于甲状腺癌，多为分化好的甲状腺癌。"冷结节"是由于结节部位对核素的摄取能力低于周围正常甲状腺组织，因此该部位出现核素分布稀疏区或缺损区。是甲状腺腺瘤较常见的显像类型，也可见于甲状腺癌。在冷结节中，甲状腺癌约占 5%～10%。

（三）CT 检查和 MRI 检查

甲状腺良性肿瘤常为甲状腺实质的 1～4cm 孤立结节，边缘光滑锐利，其内密度均匀。甲状腺癌常为不规则或分叶状，密度不均匀，与周围组织分界不清，增强扫描呈不规则钙化，可有局部转移，或向气管、喉和食管浸润征象。为重点了解病变与邻近组织关系时，可首选 MRI 检查，甲状腺良性肿瘤常为边界清楚的局限性长 T1 与长 T2 异常肿块。甲状腺癌常表现长 T1 及不均匀长 T2 异常肿块。肿块可向上下蔓延，左右浸润，常伴有颈部淋巴结肿大。在评估甲状腺结节良恶性方面，CT 和 MRI 检查不优于超声。拟行手术治疗的甲状腺结节，术前可行颈部 CT 或 MRI 检查，显示结节与周围解剖结构的关系，寻找可疑淋巴结，协助制订手术方案。为了不影响术后可能进行的 ^{131}I 显像检查和 ^{131}I 治疗，CT 检查中应尽量避免使用含碘造影剂。

（四）^{18}F-FDG PET 检查

^{18}F-FDG PET 显像能够反映甲状腺结节摄取和代谢葡萄糖的状态。并非所有的甲状腺恶性结节都能在 ^{18}F-FDG PET 中表现为阳性，而某些良性结节也会摄取 ^{18}F-FDG，因此单纯依靠 ^{18}F-FDG PET 显像不能准确鉴别甲状腺结节的良恶性。

四、实验室检查指标评估

（一）血清 TSH

所有需采取手术治疗的甲状腺肿瘤患者，术前均应常规检测甲状腺功能包括血清促甲状腺激素水平。由于 TSH 不与血浆蛋白结合，并且在测定时受其他干扰因素比测定甲状腺激素少，因此国内外均推荐血清 TSH 作为甲状腺功能紊乱的首选检查项目。

（二）Tg

血液循环中 Tg 水平能反映分化型甲状腺组织的大小、甲状腺体的物理伤害或炎症以及 TSH 刺激的程度，在甲状腺肿瘤的诊断、治疗及预后评估中具有重要意义。患者血清中可能存在的 TgAb 会影响 Tg 测定结果，应通过 TgAb 测定进行检验。

（三）Ctn

Ctn 在人体内的半衰期约为 10min，主要在肾脏降解，血浆中的某些因子也可促进其降解。多项前瞻性非随机研究已经证明 Ctn 筛查可以发现早期的 C 细胞增生和 MTC，从而提高 MTC 的检出率及总体生存率。但 Ctn 升高还可见于肺癌、乳腺癌等引起的异位内分泌综合征，在白血病、骨髓增生性疾病、妊娠期、恶性贫血、肾衰竭、慢性炎症中也有升高，应注意鉴别。

（四）血清分子标志物

BRAF 突变是甲状腺癌特异性较高的诊断标志之一，该基因的突变表达增高与甲状腺乳头状癌侵袭性、复发、淋巴结转移、远处转移及病死率增高密切相关。人 *Ras* 基因突变热点主要有 *H-Ras*、

K-Ras 和 *N-Ras* 共 3 种类型，多见于甲状腺滤泡状癌（follicular thyroid cancer，FTC），占 FTC 的 40%～50%，其中以 *N-Ras* 突变最为常见，而在 PTC 中，约占 10%，但其特异性相对较低。*RET* 基因突变与遗传性 MTC 相关疾病（如多发性内分泌腺瘤病 2A 型、多发性内分泌腺瘤病 2B 型、家族性 MTC 等）关系密切。早期可通过家系筛查，提前对 *RET* 突变基因携带者进行临床干预，减少发病概率，同时对于家系中非突变基因携带者也可以减轻心理负担，减少重复肿瘤相关检测的费用。*Pax-8/PPARγ* 基因重组，好发于 FTC，该基因重组的甲状腺癌一般多见于年轻人，且肿瘤体积小，呈实性或局灶性生长，常伴血管浸润，可能与肿瘤的侵袭、转移及进展相关。RNA 相关标志物中，*HMGA2* 和 *hTERT* 可辅助用于良恶性甲状腺肿瘤的鉴别诊断。目前有多种 miRNAs 已被证实在 PTC 中表达上调。提示 miRNA 是 PTC 的潜在诊断及预后标志物，为将来基于 miRNA 的肿瘤治疗提供基础。除上述的分子标志物以外，其他的如 *TFF3*、半乳糖凝集素 -3、*HBME-1*、*CK19* 及 *Maspin*、*Neu*、*met*、*C-myc*、*N-myc* 等癌基因，*PETN*、*p53*、*p27*、*p16* 等抑癌基因，VEGF、MMP、B-catenin、p-JNK、TPO 等相关的分子标志物也值得关注。虽然，已经发现的与甲状腺癌相关的分子标志物众多，但目前尚未发现针对甲状腺癌完全特异性的标志物。

（五）甲状腺超声检查

在甲状腺肿瘤的诊断中，B 超可以测量甲状腺的体积、组织的回声。特别对于发现甲状腺肿瘤和确定结节的性质有很大帮助。B 超可以发现一些临床不易触摸到的小结节，确定结节的数量、大小和分布，并鉴别甲状腺结节的物理性状，例如是实体性或囊性，有无完整包膜等。实体性结节有微小钙化、低回声和丰富血管，则可能为恶性结节。在甲状腺癌患者手术前和术后复查 B 超检查颈部淋巴结有无肿大极为重要。

（六）甲状腺核素显像

甲状腺核素显像适用于评估直径 >1cm 的甲状腺结节。在单个（或多个）结节伴有血清 TSH 降低时，甲状腺 ^{131}I 或 ^{99m}Tc（锝）核素显像可判断某个（或某些）结节是否有自主摄取功能（"热结节"）。与 ^{131}I 或 ^{123}I 比较，^{99m}Tc 的特异性和敏感性更高，而且不会导致碘甲亢。热结节绝大部分为良性，一般不需要细针穿刺抽吸活检。

（七）细针穿刺细胞学检查

术前的 FNA 细胞学检查因其操作简单、费用低廉、并发症极少、准确性高而被广泛接受，FNA 在甲状腺肿块的诊断中具有很高的敏感性和特异性（>90%），免疫组化染色的应用，进一步提高了诊断的准确性。

FNA 细胞学检查是术前评估甲状腺结节良、恶性的敏感性和特异性最高的方法。与触诊下 FNA 细胞学检查相比，超声引导下 FNA 细胞学检查的取材成功率和诊断准确率更高。为提高 FNA 细胞学检查的准确性，可采取下列方法：在同一结节的多个部位重复穿刺取材；在超声提示的可疑征象部位进行取材；在囊实性结节的实性部位取材，同时进行囊液细胞学检查。对怀疑为乳头状癌的病例，可进一步进行细胞块免疫细胞化学染色以便协助明确诊断；因判断滤泡性肿瘤的良、恶性有赖于有无血管和 / 或包膜浸润，最终诊断需待全面仔细检查手术切除标本后才能确定，故细胞学检查有较大的局限性；对于甲状腺髓样癌的准确诊断还需依靠免疫组化染色协助才能完成。当然，经验丰富的操作者和细胞病理诊断医师是保证 FNA 细胞学检查成功率和诊断准确性的非常重要的环节。

（八）活体组织检查

对绝大部分甲状腺乳头状癌病例在术中冰冻切片时均能明确诊断，对小部分伴有乳头形成的病例（特别是结节性甲状腺肿伴囊性变及乳头形成时）、纤维结缔组织玻璃样变性非常明显或广泛钙化导致冰冻切片制片困难，冰冻切片时作出准确诊断有一定难度，可待常规切片和免疫组化染色（CD56、TPO、CK19、Galectin-3 及 HBME-1 等）最终明确诊断。

对滤泡性肿瘤者，准确诊断有赖于是否存在血管和 / 或包膜浸润，但因冰冻切片时取材有限，故常需在常规切片时广泛甚至全部取材后才能明确诊断；若滤泡性肿瘤广泛浸润甲状腺实质甚至甲状腺外器官,冰冻切片时即可作出滤泡性癌的诊断。

对于低分化甲状腺癌或未分化(间变性)癌病例,进行相关的免疫组化染色是必须的,以便与甲状腺的转移性肿瘤或肉瘤等鉴别。

对于疑为甲状腺髓样癌者,也需进行免疫组化染色及特殊染色(刚果红染色)协助明确诊断。

第三节　甲状腺肿瘤的检查指标的临床应用

一、实验室检查指标

(一)分化型甲状腺癌(DTC)

1. DTC 术前血清学实验室检测

(1)所有需采取手术治疗的甲状腺肿瘤患者,术前均应常规检测甲状腺功能包括血清 TSH 水平,以帮助外科及麻醉医生判断患者进行手术治疗的安全性。

(2)Tg 是甲状腺产生的特异性蛋白,由甲状腺滤泡上皮细胞分泌。多种甲状腺疾病均可引起血清 Tg 水平升高,包括 DTC、甲状腺肿、甲状腺炎症或损伤、甲状腺功能亢进等,目前检测试剂无法区分"正常组织源性"和"肿瘤源性"的 Tg,因此血清 Tg 不能鉴别甲状腺肿瘤的良恶性。

(3)Tg 与 TgAb 同时检测作为甲状腺癌术前初始临床状态及血清学指标基线的评估。术前血清 Tg 高水平可预测其在术后监测中具有更好的敏感度,术前 Tg 和 TgAb 基线值检测,能够评价 Tg 和 TgAb 在术后评估中的可靠性。

2. DTC 术前淋巴结细针穿刺洗脱液中 Tg 检测　DTC 术前颈部检查发现可转移淋巴结,超声引导下细针穿刺(FNA)洗脱液中 Tg 值测定可作为辅助方法选择性用于转移性淋巴结的判定。

3. DTC 术后评估、随访中血清学检测　DTC 全甲状腺切除术后应连续监测 Tg 与 TgAb 的变化,用于持续评估术后复发风险及治疗反应。血清 Tg 在全甲状腺切除后(特别在放射性碘清甲治疗后)可成为分化型甲状腺癌的肿瘤标志物,其水平高低与患者体内 DTC 瘤负荷存在正相关,可作为评估肿瘤复发转移的临床标志物。因血清学 Tg 检测受到体内 TgAb 水平的影响,故在检测患者血清 Tg 的同时应常规检测 TgAb。首次检测时间一般应在术后或清甲后 3～4 周,通过连续检测 Tg 与 TgAb,观察其变化趋势以评估肿瘤术后复发风险及治疗反应。

(二)甲状腺髓样癌

1. 甲状腺髓样癌(medullary thyroid carcinoma,MTC)术前血清学检测评估

(1)怀疑甲状腺恶性肿瘤的患者,术前应常规检测血清 Ctn 对 MTC 进行鉴别筛查,Ctn 升高或考虑 MTC 的患者应同时检测 CEA。常规血清 Ctn 筛查可以发现早期的 C 细胞增生和 MTC,从而提高 MTC 的检出率及总体生存率。如临床考虑 MTC,血清 Ctn 和 CEA 基础值应同时检测。值得注意的是,少部分 MTC 的患者血清 Ctn 值可在正常范围内,一部分晚期 MTC 的患者可表现为血清 CEA 明显升高而 Ctn 相对降低,还有一部分低分化的 MTC 也可表现出血清 Ctn 和 CEA 水平正常或同时降低的现象。因此,临床医生对于 MTC 的判定评估在参考血清 Ctn 和 CEA 的同时,还应充分考虑临床及病理结果分析。

(2)升高的血清 Ctn 值可反映患者体内 MTC 瘤负荷水平,作为指导 MTC 临床评估的有力依据。MTC 恶性程度较高,淋巴结转移及远处转移更为常见,MTC 原发和转移灶的瘤负荷共同决定血清 Ctn 的水平,常成正相关。临床医师可通过血清 Ctn 水平高低对 MTC 进行临床评估。当血清 Ctn 值 >20pg/ml 时,淋巴结转移风险增加,血清 Ctn 值 >500pg/ml 时,远处转移的可能性增加。术前血清 Ctn 值 <10pg/ml 的患者行完整的淋巴结清扫可达到"生化治愈",其术后 10 年生存率在 95% 以上。

(3)确诊 MTC 的患者多应行全甲状腺切除,并参考影像学及血清 Ctn 值对颈部淋巴结转移和清扫范围进行初步判断。MTC 淋巴结转移率高,其淋巴结转移行为与原发肿瘤灶的大小和位置相关。

初期甲状腺切除时需要进行必要的淋巴结清除，可依据 MTC 原发灶的位置和大小、血清 Ctn 值的结果，对颈部淋巴结转移概率进行综合评估。影像技术是评估淋巴结是否存在转移的常规手段，术前血清 Ctn 值也能有效辅助判断淋巴结转移范围。当血清 Ctn 值分别 > 50、200、500pg/ml 时，一般代表可疑淋巴结转移至同侧中央区和同侧侧颈区、对侧中央区、对侧侧颈区以及上纵隔区。

（4）对于遗传性甲状腺髓样癌（he-reditary MTC，HMTC）家系突变基因携带者，从婴幼儿即可定期进行血清 Ctn 监测，有利于早期发现病情变化并根据患者情况酌情是否进行手术治疗。目前，国内外指南均对 HMTC 家系突变基因携带者推荐行预防性全甲状腺切除术。受观念所限，国内患者家属多不接受预防性手术，但临床医生应充分告知病情之严重，并密切观察影像学及随访 Ctn 变化。原则上，对于年龄 > 5 周岁的无症状的多发性分泌腺瘤 2A 型和家族性 MTC 患者，以及 1 周岁以上的无症状的多发性内分泌腺瘤 2B 型患者，若血清基础 Ctn 值 > 40pg/ml，需采取彻底手术治疗。对血清 Ctn < 30pg/ml，携有 *RET* 突变基因的青少年 HMTC 患者，宜采取预防性甲状腺切除术。对血清 Ctn 高于界值（10pg/ml）者宜密切随访，也可考虑进行预防性甲状腺切除术。

2. MTC 术中血清学检测　对于 MTC 患者，不建议在术中进行血清 Ctn 及 CEA 的检测来判断手术切除的彻底性。Ctn 与甲状旁腺激素（parathyroid hormone，PTH）共同参与体内钙调节，维持钙代谢的稳定。Ctn 半衰期 > 1h，主要在肾脏降解和排出。但其前体血清降钙素原在人体内的半衰期约为 20～24h，稳定性好，可持续形成降钙素。对于术前 Ctn 高的患者，术中切除肿瘤后其 Ctn 水平不能即刻反应手术切除的彻底性。同样，血清中的 CEA 主要通过 Kupffer 细胞和肝细胞进行消除，其半衰期为 1～7d，但依赖肝脏功能，在胆汁淤积及肝细胞疾病时，血清 CEA 半衰期延长。因此，不建议术中切除肿瘤后常规检测血清 Ctn 及 CEA 水平。

3. 辅助 MTC 术后管理血清学检测　Ctn 及 CEA 可作为 MTC 术后管理、预后预测的重要监测指标。考虑到 Ctn 半衰期及代谢等因素，一般建议术后 Ctn 最低值检测时间为术后 3 个月。但考虑到不同患者的瘤负荷不同，可将术后血清 Ctn 和 CEA 检测时间分为 1 周、1 个月、3 个月和半年，如低于检测下限或在正常参考范围内，则采取定期术后复查，初始复查周期为半年，如病情稳定则逐渐延长至 1 次 / 年。MTC 术后血清 Ctn 升高（但 Ctn 值 < 150pg/ml），应至少辅以颈部超声影像检查，如检查结果阴性则每半年监测 Ctn、CEA 及颈部超声影像。如术后血清 Ctn 值 > 150pg/ml，建议进行颈部超声影像、胸腹部 CT/MRI 及全身检查，必要时行 PET/CT 检查以便早期发现病灶。

二、病理检查

（一）细针穿刺细胞学检查

甲状腺 FNA 的取材方法有触诊引导的 FNA 和超声引导的 FNA 两种。触诊引导的 FNA 仅适用于可触及的实性结节；对于不可触及的结节、囊实性结节或先前有过不满意的 FNA 的结节均应进行超声引导下 FNA。

甲状腺 FNA 常用穿刺针的外径为 22～27G。对于纤维化明显的病灶可选择较粗的穿刺针，而对于血供丰富者可选用较细的穿刺针。每个结节的进针次数 1～3 次，需视针吸物的量而定。对于囊实性结节应有针对性地穿取实性区。

细胞标本的制片技术包括：常规涂片、液基制片和细胞块切片。常规涂片是最常用的制片方法，穿出的细胞直接涂在玻片上，乙醇固定。如果穿刺物为囊性液体，液基制片的方法会使囊液中的细胞富集，从而获得一张较常规涂片细胞量更为丰富的涂片。对于临床怀疑为少见的甲状腺肿瘤类型，如髓样癌、未分化癌及转移性癌等最好加做细胞块，以便于进行免疫细胞化学染色。联合应用常规涂片与液基制片可提高诊断的准确性。

（二）活体组织检查

术中冰冻切片病理诊断的目的是对术前未做 FNA 病理诊断或 FNA 病理诊断不明确的甲状腺结节进行定性、对淋巴结有无转移进行明确，以协助临床决定甲状腺切除的术式或淋巴结清扫的范围。

结节性甲状腺肿伴囊性变、广泛乳头形成且细胞具有异型性时，可进行 CD56、TPO、CK19、Galectin-3 及 HBME-1 等标记物免疫组化染色，以便明确有无癌变（甲状腺乳头状癌）。

因冰冻切片时取材有限，对滤泡性肿瘤而言，准确诊断有赖于是否存在血管和／或包膜浸润，故常需在常规切片时广泛甚至全部取材后才能明确为滤泡性腺瘤或滤泡性癌。

对于疑为低分化甲状腺癌或未分化（间变性）癌的病例，需待常规切片及免疫组化染色才能明确诊断，并与甲状腺的转移性肿瘤或肉瘤等鉴别。

对怀疑为甲状腺髓样癌者，也需待免疫组化染色及特殊染色（刚果红染色）后才能明确诊断。

三、甲状腺超声检查

在甲状腺肿瘤的诊断，鉴别诊断及评估中，超声检查可以起到如下几个作用：①有助于判断甲状腺结节是否存在及性质；②根据甲状腺结节的 B 超征象对结节的良恶性判断起到重要的辅助作用；③判断颈部淋巴结肿大的情况；④甲状腺超声结合甲状腺核素显像的结果有助于决定是否进一步行 FNAC 检查。

四、甲状腺核素检查

在甲状腺肿瘤的诊断，鉴别诊断及评估中，甲状腺核素检查的作用是：①通过判断甲状腺结节摄取核素的能力而辅助甲状腺肿瘤性质的判断；②甲状腺超声结合甲状腺核素显像的结果有助于决定是否进一步行 FNAC 检查。

案例 12-1

【病史资料】　患者，女性，34 岁。因"发现甲状腺结节 2 年"收入住院。患者 2 年前在当地医院体检发现甲状腺结节，未进一步诊治。无颈部疼痛、呼吸困难、吞咽困难、无声音嘶哑。入院前 2d 在医院门诊行甲状腺超声示：甲状腺右叶内低回声结节，性质可疑，建议穿刺活检。患者今日来院为求进一步诊治，门诊以"甲状腺结节"收入我科。自患病以来，患者精神尚可，食欲好，睡眠好，体重无明显变化，大小便正常。既往史、个人史、家族史无特殊。入院查体：身高 160cm，体重 54kg，全身皮肤巩膜无黄染，右侧甲状腺扪及 1cm×2cm 结节、质中、随吞咽上下移动。

【临床检验】　甲状腺功能：游离三碘甲状腺原氨酸 5.31pmol/L（3.28～6.47pmol/L）、促甲状腺激素 0.833uIU/ml（0.49～4.91uIU/ml）、游离甲状腺素 17.56pmol/L（7.64～16.03pmol/L）、TgAb 4.5IU/ml（0～70IU/ml）、抗甲状腺微粒体抗体（TMAb）6.7IU/ml（<20%）、TPOAb 6IU/ml（0～40IU/ml）。降钙素测定 0.78pg/ml（<6.4pg/ml）、甲状腺球蛋白 18.66ng/ml（3.5～77ng/ml）。

【影像学检查】　甲状腺超声：甲状腺右叶见 15mm×13mm×19mm 低回声，边界清，形态不规则，内部见点状强回声，其内见点线状血流信号；双侧颈部七个区域可见多个淋巴结，大小形态正常，淋巴结门清晰，未见明显异常形态淋巴结。腹部超声：肝、胆、胰脾超声未见明显异常。胸片示心肺未见明显异常。颈部增强 CT：甲状腺右叶病灶，考虑癌可能，请结合临床；双侧颈部多个小淋巴结显示。

【病理检查】　甲状腺穿刺病检提示乳头状癌；术后病检提示：右侧甲状腺乳头状癌；检测到 *BRAF* 基因突变；未检测到 *TERT* 基因启动子区域突变；淋巴结显慢性炎。

【诊断与鉴别诊断】

1. 诊断　右侧甲状腺乳头状癌。

2. 鉴别诊断

（1）甲状腺囊肿：甲状腺囊肿超声表现为无回声结节，边界清、形态规则，周边伴或不伴点状强回声（囊壁钙化）。

（2）甲状腺腺瘤：甲状腺腺瘤超声表现低回声或者偏低回声结节，边界清、形态规则，内部无点状强回声。

【案例分析】　甲状腺乳头状癌是甲状腺癌中最常见的病理类型。患者以体检发现甲状腺结节为主诉，除甲状腺肿大外，无自觉症状。甲功正常，甲状腺自身抗体正常。甲状腺超声提示低回声，边界清，形态不规则，内部见点状强回声，其内见点线状血流信号；双侧颈部七个区域可见多个淋巴结，大小形态正常，淋巴结门清晰，未见明显异常形态淋巴结。该患者甲状腺球蛋白正常。甲状腺穿刺病检提示乳头状癌；术后病检提示：右侧甲状腺乳头状癌；检测到 *BRAF* 基因突变；未检测到 *TERT* 基因启动子区域突变；淋巴结显慢性炎。该病例系较为典型的甲状腺乳头状癌病例。

小　结

甲状腺肿瘤通常以甲状腺结节的形式存在。甲状腺结节较常见，借助高分辨超声的检出率可高达 20%～76%。5%～15% 的甲状腺结节为甲状腺癌。临床表现以甲状腺肿及局部症状为主，TSH、降钙素、甲状腺超声、甲状腺核素检查和 FNAC 检查在诊断甲状腺肿瘤中起到了重要作用；甲状腺超声和甲状腺核素检查对于是否进一步行 FNAC 检查具有重要的判断价值；FNAC 具有确诊价值。

参 考 文 献

[1]　中华医学会内分泌学分会. 中国甲状腺疾病诊治指南 2007 版.

[2]　中华医学会内分泌学分会, 中华医学会外科学分会, 中国抗癌协会头颈肿瘤专业委员会, 中华医学会核医学分会. 甲状腺结节和分化型甲状腺癌诊治指南 2012 版.

[3]　HADDAD RI, DANA-FARBER, LYDIATT WM, et al. NCCN Clinical Practice Guidelines in Oncology: Thyroid Carcinoma. Version 2. 2017.

[4]　CHRISTOPHER D.M. FLETCHER. 肿瘤组织病理学诊断. 3 版. 回允中译. 北京：北京大学医学出版社, 2009：997-1046.

[5]　刘志艳, 周庚寅, KENNICHI KAKUDO, 等. 2017 版 WHO 甲状腺肿瘤分类解读. 中华病理学杂志, 2018, 47（4）：302-306.

（代　喆　成元华　王欣茹　杨　军）

第十三章

库欣综合征

第一节 概 述

库欣综合征（Cushing syndrome，CS）又称皮质醇增多症，是一组因下丘脑 - 垂体 - 肾上腺（HPA）轴调控失常，肾上腺皮质分泌过多糖皮质激素而导致临床综合征。其中最常见者为垂体促肾上腺皮质激素（ACTH）分泌过多所引起的临床类型，称之为库欣病，临床上表现为向心性肥胖、满月脸、多血质外貌、紫纹、高血压、继发性糖尿病和骨质疏松等症状。库欣综合征可在任何年龄发病，但多发于 20～45 岁，成人多于儿童，女性多于男性，男女比例约为 1:3～1:8。

一、库欣综合征的分类与病因

库欣综合征按其病因可分为促肾上腺皮质激素（ACTH）依赖性和非依赖性两大类（表 13-1）。临床上以垂体 ACTH 瘤致库欣综合征最常见。

表 13-1　库欣综合征的分类

ACTH 依赖性库欣综合征	ACTH 非依赖性库欣综合征
库欣病（垂体依赖性）	肾上腺皮质腺瘤或肾上腺皮质癌
异位 ACTH 综合征	肾上腺皮质结节样增生
异位 CRH 综合征	原发性色素性结节性肾上腺病或增生不良症（PPNAD）
	大结节性肾上腺皮质增生（MAH）
	胃抑肽依赖性库欣综合征
	其他特殊类型库欣综合征

（一）ACTH 依赖性库欣综合征

指下丘脑 - 垂体或垂体以外的某些肿瘤组织分泌过量 ACTH 和 / 或促肾上腺皮质激素释放激素（CRH）引起双侧肾上腺皮质增生并分泌过量的皮质醇。包括垂体性库欣综合征即库欣病（Cushing disease）、异位 ACTH 综合征和非常少见的异位 CRH 综合征。

1. 库欣病　最常见，由垂体分泌过量 ACTH 引起，女性多见，约占库欣综合征的 65%～75%。垂体源 ACTH 肿瘤良性者占绝大多数，恶性的垂体源 ACTH 肿瘤非常少见。肿瘤细胞分泌 ACTH 增多，且丧失昼高夜低的生理节律，腺瘤细胞分泌 ACTH 并非完全自主性，血中糖皮质激素水平显著增高后对其分泌仍有一定的抑制作用。按肿瘤体积可分为微腺瘤和大腺瘤，极少数的库欣病患者无垂体肿瘤，但有 ACTH 分泌细胞增生。微腺瘤的直径 <10mm，其中 50% 直径≤5mm，而且随着诊断技术的提高，直径≤2mm 的微腺瘤也可被发现。大腺瘤直径 >10mm。微腺瘤一般不会导致蝶鞍扩大，但可有一些局部的影像学异常，而巨腺瘤则常常致蝶鞍扩张。

2. 异位 ACTH 综合征　指垂体以外的肿瘤组织分泌过量的有生物活性的 ACTH 或 ACTH 类似物，刺激肾上腺皮质增生，使之分泌过量皮质醇、盐皮质激素及性激素，引起的一系列症状。最多见的病因为肺部或支气管肿瘤，约占 50%，其次分别为胸腺及胰腺肿瘤，各约占 10%，还可有甲状腺髓样癌、嗜铬细胞瘤、胃肠道及生殖系统、前列腺等部位的肿瘤。

3. 异位 CRH 综合征　异位 CRH 分泌综合征罕见，许多恶性肿瘤含有 CRH，但不向细胞外分泌，多数不引起库欣综合征。但下丘脑的转移性前列腺癌和鞍内神经节细胞瘤可分泌 CRH 和 ACTH 引起库欣综合征。

（二）ACTH 非依赖性库欣综合征

指肾上腺皮质肿瘤或增生导致自主分泌过量皮质醇，包括肾上腺皮质腺瘤、腺癌、原发性色素沉着结节性肾上腺皮质病（primary pigmented nodular adrenocortical disease，PPNAD）、促肾上腺皮质激素非依赖性大结节样肾上腺增生（ACTH-independent macronodular adrenal hyperplasia，AIMAH）和胃抑肽依赖性库欣综合征等大结节性肾上腺皮质增生等。

1. 肾上腺皮质肿瘤（包括腺癌和腺瘤）　多为单侧，占库欣综合征的 17%～19%，且两者在成人的发病率相似。双侧肾上腺皮质腺瘤罕见，可为一侧为优势分泌腺瘤，一侧为无功能腺瘤，也可为两侧皆为功能性腺瘤。肾上腺腺瘤由束状带细胞组成，分泌过量皮质醇，抑制垂体 ACTH 分泌，不受外源性糖皮质激素的抑制。肾上腺癌在组织学上有时与腺瘤难以鉴别，其恶性的诊断仅根据其是否侵入血管或转移，恶性者可有后腹膜转移，甚至转移到肾或肝，也可血行转移至肝或肺。肾上腺皮质腺瘤或癌自主分泌过量的皮质醇引起血皮质醇升高，使下丘脑 CRH 和垂体 ACTH 细胞处于抑制状态，血中 ACTH 水平通常较正常水平低，腺瘤以外同侧肾上腺及对侧肾上腺皮质萎缩。

2. PPNAD　PPNAD 是一种罕见的库欣综合征类型。发病年龄早，好发于儿童或青年。临床症状轻，病变为双侧性，通常与 Carney 综合征相关联。Carney 综合征为一复杂的临床综合征，主要包括黏液瘤、点状色素沉着、内分泌腺功能亢进等在内的一系列症状和体征，并可在家系中呈显性遗传，约有一半为家族性聚集。PPNAD 发病占所有 Carney 综合征的 25%，是唯一可遗传的库欣综合征。

3. AIMAH　本病发病率低，双侧肾上腺呈皮质结节样增生，其结节明显较 PPNAD 大，目前病因虽未完全明确，但已发现抑胃肽（GIP）、精氨酸加压素（AVP）、β2- 肾上腺素能受体在肾上腺异常表达可引起 AIMAH。有库欣综合征的典型临床表现。大剂量地塞米松抑制试验（HDDST）不能被抑制，血浆 ACTH 水平低，大多数检测不到。CT 或 MRI 提示双侧肾上腺显著增大，可见单一或多个大结节；碘化胆固醇同位素扫描证实双侧肾上腺皮质功能亢进。

4. 其他特殊类型的库欣综合征　医源性库欣综合征是由于长期服用较大剂量外源性糖皮质激素所致，停药后症状可缓解；均伴有肾上腺皮质萎缩和分泌功能减低，以及血 ACTH 浓度减低。其他还有周期性库欣综合征、异位肾上腺组织肿瘤、儿童库欣综合征、应激性库欣综合征和糖皮质激素受体病、糖皮质激素过度敏感综合征等。

二、临床表现

库欣综合征主要是由于皮质醇长期分泌过多引起的蛋白质、脂肪、糖、电解质代谢严重紊乱及干扰了其他多种激素的分泌。其主要表现有向心性肥胖、高血压、继发性糖尿病、肌肉萎缩、多毛、月经失调、性功能障碍、紫纹、满月脸、骨质疏松、痤疮和色素沉着、水肿、头痛、伤口不愈等。儿童常见为体重增加和生长发育迟缓，成人出现男性女性化或女性男性化时应怀疑肾上腺皮质癌。

（一）脂代谢紊乱

多数患者为轻到中度肥胖，主要由于血皮质醇水平升高引起脂肪代谢紊乱、体内胰岛素抵抗引起能量代谢异常所致。初发患者可表现为均匀肥胖，但随着病程进展，由于糖皮质激素引起血糖升高继发高胰岛素血症，使胰岛素敏感区脂肪堆积，肥胖多呈向心性分布。典型的向心性肥胖是指头面部、颈后部、锁骨上窝及腹部脂肪沉积增多，但四肢（包括臀部）正常或消瘦，呈现特征性的满月脸、鲤鱼嘴、水牛背、锁骨上窝脂肪垫和悬垂腹，而四肢相对瘦小。

（二）蛋白质代谢障碍

皮质醇促进蛋白质分解加速，合成减少，因此机体长期处于负氮平衡状态。表现为面部红润、皮肤菲薄，皮下毛细血管清晰可见，呈多血质面容。皮肤弹力纤维断裂，形成宽大、梭形的紫色裂纹。紫纹多见于腹部、大腿内外侧、臀部等处，与皮肤张力增加、蛋白过度分解有关。典型的紫纹对库欣综合征的诊断有一定的价值。

（三）糖代谢异常

高皮质醇血症使糖异生作用增强，并可对抗胰岛素的降血糖作用，胰岛素相对不足，引起糖耐量异常或类固醇性糖尿病。

（四）高血压

糖皮质激素有潴钠排钾作用，使机体总钠量明显增加，血容量扩张，通过激活肾素 - 血管紧张素系统，增强心血管系统对血管活性物质包括儿茶酚胺、血管加压素和血管紧张素Ⅱ的正性肌力和加压反应，抑制血管舒张系统，使得血压上升并有轻度水肿。约80%库欣综合征患者有高血压症状。高血压通常为持续性，收缩压和舒张压均有中度升高。

（五）性功能改变

库欣综合征患者性腺功能均明显减退。因其不仅直接影响性腺，还对下丘脑 - 垂体的促性腺激素分泌有抑制作用。在女性可引起痤疮、多毛、月经稀少、不规则甚至闭经、不育，可有乳腺萎缩，阴蒂增大；男性可有阳痿、性欲减退、睾丸缩小变软等。

（六）肌肉骨骼

由于负氮平衡，发生肌肉萎缩，尤以横纹肌明显，四肢肌肉可有萎缩。晚期多见骨质疏松，患者可有明显的骨痛，X 线平片可见脊椎压缩性骨折，多发性肋骨骨折等，是由于糖皮质激素抑制骨基质蛋白形成，增加胶原蛋白分解，抑制维生素 D 的作用，减少肠道钙吸收，增加尿钙排泄等有关。

（七）造血系统改变

皮质醇刺激骨髓造血，红细胞计数和血红蛋白含量升高，加之患者皮肤菲薄，故呈多血质外貌。糖皮质激素可破坏淋巴细胞和嗜酸性粒细胞，并使中性粒细胞释放增多，故中性粒细胞增多而淋巴细胞和嗜酸性粒细胞减少。

（八）电解质及酸碱平衡紊乱

一般少见。异位 ACTH 综合征或肾上腺癌由于皮质醇分泌显著增多，同时弱盐皮质激素分泌增加，可有严重低血钾、碱中毒、尿钙增多等。

（九）其他

可有神经精神障碍、皮肤色素沉着、易感染等。约半数库欣综合征患者可有精神状态的改变，轻者表现为失眠，注意力不集中，情绪不稳定，少数表现为抑郁与狂躁交替发生；异位 ACTH 综合征，由于肿瘤大量分泌 ACTH、β-LPH 和 N-POMC 等，多有明显的皮肤色素沉着，具有一定的临床提示意义；大量的皮质醇分泌可抑制机体的免疫功能，中性粒细胞向血管外炎症区域移行能力减弱，自然杀伤细胞数目减少，功能受抑制，患者多易合并各种感染。

三、诊断和鉴别诊断

库欣综合征的诊断原则包括功能诊断、病因诊断和定位诊断。功能诊断即确定是否为皮质醇增多症；病因诊断即明确是 ACTH 依赖性还是 ACTH 非依赖性库欣综合征；定位诊断即明确病变部位是在垂体、垂体以外其他组织起源肿瘤还是肾上腺本身。

（一）功能诊断

患者如表现为向心性肥胖、多血质面容、紫纹等症状和特征时提示库欣综合征可能，应进一步行实验室检查证实。确定内源性库欣综合征的实验室指标包括尿游离皮质醇、血皮质醇昼夜节律、午夜血和唾液皮质醇、小剂量地塞米松抑制试验。对于试验结果正常的患者如临床症状体征有所进展，建议 6 个月后重新评估。正常人及单纯性肥胖患者用小剂量地塞米松可抑制垂体 ACTH 分泌，从而使肾上腺皮质分泌皮质醇减少；而在库欣综合征患者中，垂体 ACTH 对皮质醇的负反馈作用有一定的抵抗性；肾上腺腺瘤患者皮质醇分泌呈自主性,因此在这两种情况下,用小剂量地塞米松不能使血尿皮质醇受到明显抑制。

药物可引起高皮质醇血症,如引起皮质激素结合球蛋白(CBG)升高的药物、合成糖皮质类固醇、ACTH类似物、甘草甜素等,因此在进行生化试验前详细询问药物应用史以排除糖皮质激素暴露引起的医源性库欣综合征尤为重要。此外,抑郁、神经性厌食、酗酒、应激、妊娠等均会引起皮质醇升高,需注意和库欣综合征鉴别。80% 严重抑郁症患者和慢性酗酒可引起假性库欣综合征,应作鉴别。在妊娠期间,血皮质醇浓度会逐渐升高,甚至可有轻度皮质醇增多症的表现,这时需和妊娠合并库欣综合征相鉴别,推荐应用尿游离皮质醇而非地塞米松抑制试验进行初步检查。抗癫痫药能增加地塞米松的清除,故在癫痫患者中推荐进行基础血、唾液和尿皮质醇检测。对肾功能不全患者建议应用1mg地塞米松抑制试验优于尿游离皮质醇检测。

（二）病因及定位诊断

血 ACTH 水平可用以区分 ACTH 依赖性和非依赖性。大剂量地塞米松抑制试验是鉴别库欣综合征与肾上腺肿瘤最经典的方法。通常血尿皮质醇不能被抑制者提示肾上腺肿瘤,反之为库欣综合征。大剂量地塞米松抑制试验抑制程度与皮质醇基础分泌有关。此外低钾血症、低氯血症、代谢性碱中毒的存在,常提示异位 ACTH 的分泌。B 超、CT、MRI 及 ^{131}I 胆固醇扫描可对库欣综合征作出影像学诊断。肾上腺 B 超可发现大多数的肾上腺肿瘤,可作为首选。若肿瘤较小时应进一步行 CT 或 MRI。但即使是高效、增强、薄层 CT 也仅能探查到 1/3~1/2 的垂体瘤,假阳性率约为 10%,加之垂体及肾上腺可能存在无功能瘤,因此影像学检查不能替代功能检测。

尽管近年来血尿皮质醇和 ACTH 测定方法的准确性得到提高,但由于库欣综合征本身因素,没有一种试验的特异性＞95%,联合应用多种试验有助于诊断(图 13-1)。

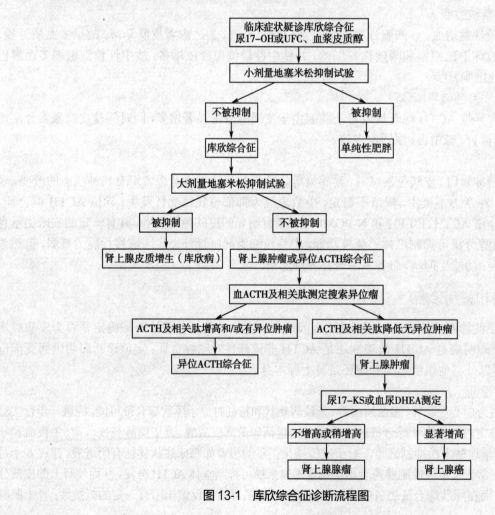

图 13-1　库欣综合征诊断流程图

第二节 实验检查指标及评估

一、实验室检查指标

（一）常规检查

皮质醇增多症常规检查包括血液常规、血糖、血电解质及血气分析、24h尿游离皮质醇测定（UFC）、血液和唾液皮质醇测定及昼夜节律变化、血促肾上腺皮质激素（adrenocorticotropic hormone，ACTH）测定等检查。皮质醇增多症患者的血常规和生化检查能为本病的诊断提供线索。但是，需要确诊为皮质醇增多症，皮质醇和ACTH的检测结果是必不可少的。

1. 血常规　皮质醇增多症患者会出现红细胞和血红蛋白含量偏高，中性粒细胞增多，嗜酸性粒细胞、淋巴细胞减少。

2. 空腹血糖检查　皮质醇增多症患者由于糖代谢紊乱，会出现空腹血糖升高，葡萄糖耐量试验减低。但是皮质醇增多症治疗被控制后，糖耐量即可恢复。

3. 血电解质及血气分析　可出现血钾偏低，并且异位ACTH综合征和肾上腺腺癌和肾上腺皮质大结节增生患者还会出现低血钾性碱中毒，可作为鉴别诊断的辅助检查。

4. 24h尿UFC测定　诊断皮质醇增多症的重要依据，其敏感性达到91%～96%。正常成人24h UFC排出量为47～110μg/24h（130～304nmol/24h），平均值为（75±16）μg/24h[（207±44）nmol/24h]。正常游离皮质醇可通过肾小球滤过，大部分在肾小管会被重吸收，而肾脏的排泄功能是恒定的，所以当血中过量的游离皮质醇使循环皮质醇结合蛋白处于饱和时，尿游离皮质醇排泄就会增加。所以要注意患者的肾功能情况和过量饮水（>5L/d），排除假阴性结果。当患者出现肌酐清除率<60ml/min，尤其是<20ml/min，尿游离皮质醇排泄会减少，建议进行午夜皮质醇浓度测定和1mg过夜地塞米松抑制试验。当排泄量大于304nmol/24h，则可判断为皮质醇增多症。而当24h UFC测定结果低于27.6mol/24h，则可排除皮质醇增多症。但非皮质醇增多症中也有7%～8%的患者24h UFC测定结果偏高，并且利尿剂和进高盐饮食，也会使UFC增高。所以一定要准确留取24h尿量，并且避免服用影响尿皮质醇测定的相关药物。

5. 血、唾液皮质醇测定及昼夜节律变化　正常人血、唾液皮质醇具明显的昼夜节律变化，唾液游离皮质醇浓度与血游离皮质醇平行，一般上午最高，下午逐渐下降、午夜及清晨最低。①血皮质醇：上午8点为140～690nmol/L，下午4点为80～330nmol/L；②唾液皮质醇：8.39～8.99nmol/L，午夜超过7.5nmol/L，清晨超过27.6nmol/L则可诊断为皮质醇增多症。发病早期即可出现昼夜节律变化消失，则检测结果表现为清晨血皮质醇浓度正常或轻度升高，而下午或午夜血皮质醇浓度与清晨值相当，或高于清晨值。午夜血皮质醇若<1.8μg/dl（50nmol/L）则基本可排除皮质醇增多症；若>7.5μg/dl，诊断皮质醇增多症的敏感性和特异性就会提高。

6. 血浆ACTH测定　能鉴别诊断促皮质素释放激素（CRH）/ACTH依赖性与非CRH/ACTH库欣综合征。皮质醇增多症会引起血液中ACTH升高。但是ACTH分泌升高也可见于发热、疼痛、外伤等急性应激反应状态。而严重抑郁症时，尤其是老年患者，ACTH水平也高于常人。正常人清晨6～8点血ACTH小于60pg/ml（14pmol/L），垂体ACTH的分泌同血液中皮质醇一样，昼夜变化很大，午夜24点最低，清晨6点最高，浓度可相差一倍。昼夜节律变化消失，则提示ACTH瘤时垂体不再受下丘脑调控，呈自律性。血ACTH水平对皮质醇增多症病因诊断有重要价值。而在一日中最具鉴别意义的是午夜ACTH水平检测，若大于22pg/ml，可诊断为ACTH依赖性库欣综合征。垂体性库欣和异位ACTH综合征的明确鉴别并不能单独依靠血ACTH水平的检测，但若>200pg/ml（40pmol/L），可诊断为异位ACTH综合征。肺癌、甲状腺癌、胰癌、胸腺癌、类癌等肿瘤的癌细胞可分泌大量ACTH或其前体物质，但临床症状并不显著。故若血ACTH值>200pg/ml，库欣综合征的症状不显著时，应怀疑为异位性分泌,需进行定位诊断。

（二）功能试验

皮质醇增多症的功能试验包括标准小剂量地塞米松抑制试验（LDDST）、1mg 过夜地塞米松抑制试验（DST）、大剂量地塞米松抑制试验（HDST）、CRH 兴奋试验等。皮质醇增多症的功能试验能帮助皮质醇增多症的诊断,并且可帮助病因为皮质增生或为皮质腺瘤、癌、异位 ACTH 的鉴别诊断。

1. 小剂量地塞米松抑制试验

（1）1mg 过夜地塞米松抑制试验:试验操作简单,广泛用于门诊皮质醇增多症患者的筛选。方法为 1mg 地塞米松午夜 12 点顿服,服药前一天的早晨 8 点前抽血测定皮质醇。若血皮质醇浓度被抑制到 5μg/dl 以下,可基本排除皮质醇增多症。一些严重双向抑郁症和严重乙醇中毒的假库欣征患者,也会出现该结果。服药后血清皮质醇值≥50nmol/L（1.8μg/dl）为不抑制,诊断 CS 的敏感性 >95%,特异性约 80%。若提高切点至 140nmol/L（5μg/dl）,其敏感性为 91%,特异性可提高至 >95%,但敏感性降低。

（2）标准小剂量地塞米松抑制试验:是皮质醇增多症的定性诊断试验。方法为每 6h 口服地塞米松 0.5mg,共 2d。在服药的第 2 天再留 24hUFC 水平或服药 2d 后测定清晨血皮质醇水平,若 UFC 未能下降到正常值下限以下或服药后血皮质醇≥50nmol/L（1.8μg/dl）为经典小剂量 DST 不被抑制。两者的敏感性和特异性相差不大,均可达到敏感性 >95%。LDDST 多用于 24h 皮质醇分泌均衡的患者,皮质醇增多患者不受抑制,假性库欣综合征患者则会被抑制。如血浆 ACTH > 50pg/ml,提示皮质醇分泌为 ACTH 依赖性,即患者有皮质醇增多、垂体或下丘脑病变,或异位的分泌 ACTH 病变。如血浆皮质醇升高（>50μg/dl）而 ACTH 呈低水平（<5pg/ml）,提示皮质醇分泌是 ACTH 非依赖性的,很可能是腺瘤型皮质醇症或腺癌。血浆 ACTH 和皮质醇测定的最佳时间为凌晨 0~2 点（水平最低）。

小剂量地塞米松 1~2mg 口服后,皮质醇增多症患者表现为次日测得血皮质醇值降低 <50%。若抑制试验血皮质醇水平抑制到 5μg/dl（138nmol/L）,可基本排除皮质醇增多症。若被抑制至 1.8μg/dl（50nmol/L）,能显著提高试验的敏感性,而中度皮质醇增多症患者会显著提高。

2. 大剂量地塞米松抑制试验　能为鉴别 CRH/ACTH 依赖性库欣综合征提供依据。方法为每 6h 口服地塞米松 2mg,每天 4 次,共 2d,测定服药后血皮质醇及 24h 尿游离皮质醇。该试验的原理是由于皮质醇增多症患者对 CRH/ACTH 的负反馈调节点明显提高,所以高皮质醇分泌状态不能被 LDDST 抑制,而可被 HDDST 抑制。如皮质醇能被抑制达到 50% 以上,可提示为垂体性库欣病,而肾上腺肿瘤、皮质癌或异位 ACTH 分泌综合征则不受明显抑制。该试验鉴别库欣病与异位 ACTII 综合征的敏感性为 60%~80%,特异性 80%~90%。由于皮质醇增多症的垂体 ACTH 分泌腺瘤对外源性糖皮质激素反馈作用的抵抗是相对的,故地塞米松的用量加大,仍能抑制其分泌;而异位 ACTH 综合征和不依赖 ACTH 综合征的原发肾上腺皮质病中皮质醇的分泌完全自主,即使地塞米松再加大剂量,也不会起作用。

3. CRH 兴奋试验　可用于库欣病与异位 ACTH 综合征的鉴别,结合 HDDST 和 CRH 兴奋试验,能鉴别 CRH/ACTH 依赖性库欣综合征的病因。常在晚 8 点进行,此时 ACTH 和皮质醇处于低水平,静脉推注 hCRH 1μg/kg,分别于注射前后 0、15、30 和 60min 采血,测定 ACTH 和皮质醇值。正常人 ACTH 在 15min 达峰值,为基础值的 2~4 倍,皮质醇在 30~60min 达峰值。注射 CRH 后,血皮质醇较基础值升高达到或超过 20%,则为阳性。若结果阳性,提示为库欣病,特别是注射 CRH 兴奋后 15min 的 ACTH 值更具有诊断价值。而异位 ACTH 综合征患者对 CRH 无反应,其 ACTH 和皮质醇水平不升高。

4. 双侧岩部静脉窦插管分段取血（BIPSS）测定 ACTH　可用于异位 ACTH 分泌瘤的定位诊断和 CRH 兴奋试验和 HDDST 检查结果一致时,垂体肿瘤 <5mm 的患者。若血 ACTH 中枢与外周比值 >2:1 或 CRH 兴奋后比值 >3:1 时,提示为库欣病。BIPSS 可以帮助垂体左右定位。如无 ACTH 梯度差别,则可能为异位 ACTH 综合征。

二、实验室检查指标评估

（一）24h UFC 测定

24h 尿游离皮质醇测定对于诊断高皮质醇血症患者灵敏度非常高。24h UFC 测定可以避免血皮质醇的瞬时变化和受血中皮质类固醇结合球蛋白浓度的影响，对皮质醇增多症的诊断有较大的价值。

（二）血、唾液皮质醇测定及昼夜节律变化

质醇浓度测定是确诊皮质醇增多症的简便方法。并且皮质醇昼夜节律变化对皮质醇增多症的早期诊断有重要意义。若结合 24hUFC 测定，对于诊断皮质醇增多症的敏感性高达 100%。

（三）小剂量地塞米松抑制试验

操作简单、快速、价廉，主要用于门诊皮质醇增多症患者的简单筛选。并且经典的两天法也可作为一线筛查试验。该试验会受到一些因素干扰，如地塞米松吸收减少、因药物（巴比妥酸盐、苯妥英、卡马西平、利福平、甲丙氨酯、氨鲁米特与甲喹酮）使地塞米松在肝内代谢加快、CBG 浓度增加（口服雌激素与怀孕）和假性库欣状态等，均可干扰试验结果。

（四）CRH 兴奋试验

对于鉴别诊断库欣病与异位 ACTH 综合征有重要的价值，并且能帮助 CRH/ACTH 依赖性库欣综合征的病因鉴别。偶有患者会出现潮红、发热、口腔金属味等不良反应。并且由于在睡眠时 ACTH 和皮质醇对 CRH 的反应会下降，所以必须在患者清醒时进行。

（五）双侧岩部静脉窦插管分段取血测定 ACTH

此法是目前鉴别库欣病与异位 ACTH 综合征的最佳方法，是鉴别垂体与非垂体促 ACTH 依赖性库欣征的"金标准"，其敏感性和特异性近 100%。但该方法为创伤性检查，费用高，需要精确定位，难度大。

案例 13-1

【病史摘要】　女，28 岁，因"体重逐渐增加 1 年，停经半年"入院，患者 1 年前无明显诱因出现体重增加，体重增加约 20kg，食欲亢进，半年前出现月经紊乱至停经，门诊查血皮质醇水平高，血 ACTH 水平高，以"库欣病"收入院。自发病来，患者精神可，食欲亢进，睡眠可，体力下降，体重增加近 20kg。

【临床检验】　早上 8 点血皮质醇 32.1μg/dl（参考值早上 7～9 点：4.3～22.4μg/dl），下午 4 点血皮质醇 26.7μg/dl（参考值下午 3～5 点：3.1～16.7μg/dl），血 ACTH 58.60pg/ml（参考值早上 7～9 点：0～46pg/ml），血钠 148mmol/L（参考值 137～147mmol/L），血钾 3.6mmol/L（参考值 3.5～5.3mmol/L）。小剂量地塞米松抑制试验：不能被抑制，大剂量地塞米松抑制试验：能被抑制。

【影像学检查】　肾上腺 CT：双肾上腺增生，垂体 MRI：垂体腺瘤。

【病理检查】　垂体腺瘤，ACTH 瘤。

【诊断与鉴别诊断】

1. 诊断　库欣病。

2. 鉴别诊断　可与单纯性肥胖相鉴别，该病多为均匀性肥胖，亦可出现月经紊乱，查血皮质醇可轻微升高，但节律往往正常，小剂量地塞米松抑制试验往往能够被抑制，可鉴别。

【案例分析】　该患者为年轻女性，主要表现为体重逐渐增加，伴有月经紊乱，结合激素水平的检测，血皮质醇水平高，血 ACTH 水平高，同时伴有高钠，血钾正常低限，小剂量地塞米松抑制试验不能被抑制，大剂量地塞米松抑制试验能被抑制。肾上腺 CT 提示双肾上腺增生，垂体 MRI：垂体腺瘤，故可明确诊断库欣病。

小　结

　　皮质醇增多症是指肾上腺皮质分泌过多糖皮质激素而导致临床综合征；库欣病是其最常见的临床类型，典型临床表现为向心性肥胖、满月脸、多血质外貌紫纹等，肾上腺肿瘤所致者还可表现为低钾性碱中毒，女性男性化。其诊断原则包括功能诊断、病因诊断和定位诊断。功能诊断即首先确定是否为皮质醇增多症；病因诊断即明确是 ACTH 依赖性还是 ACTH 非依赖性库欣综合征；定位诊断即明确病变部位是在垂体、垂体以外其他组织起源肿瘤还是肾上腺本身；通过检测血尿皮质醇、ACTH 水平、影像学检查定位，以及岩部静脉窦插管分段取血测定 ACTH，可以得出准确的诊断。

参 考 文 献

[1] 葛均波，徐永健，王辰. 内科学. 9 版. 北京：人民卫生出版社，2018.
[2] 中华医学会内分泌学分会. 库欣综合征专家共识（2011 年）. 中华内分泌代谢杂志，2012，28（2）：96-102.
[3] 廖二元. 内分泌代谢病学. 3 版. 北京：人民卫生出版社，2012.
[4] 吕建新，郑景晨. 内分泌及代谢疾病的检验诊断. 人民卫生出版社，2007.
[5] 薛耀明，肖海鹏. 内分泌与代谢病学. 广州：广东科技出版社，2018.
[6] 尹一兵，倪培华. 临床生物化学检验技术. 北京：人民卫生出版社，2017.
[7] 尚红，王毓三，申子瑜. 全国临床检验操作规程. 4 版. 北京：人民卫生出版社，2015.

（叶迎春　谢小兵　肖德胜　府伟灵）

第十四章

肾上腺皮质功能减退症

第一节 概　述

肾上腺皮质功能减退症（adrenocortical insufficiency），是指肾上腺皮质合成和分泌肾上腺皮质激素不足所导致的一组疾病。按病变部位可分为原发性与继发性两类。原发性肾上腺皮质功能减退症（primary adrenal cortical insufficiency）又称 Addison 病，主要是肾上腺本身的病变致肾上腺皮质分泌不足和反馈性 ACTH 水平增高；继发性者由下丘脑和垂体病变引起。在欧美国家，Addison 病发病率约为 0.6/10 万人年，我们国家还没有确切的流行病学资料。因临床上肾上腺皮质功能减退症主要为原发性肾上腺皮质功能减退，故本章重点介绍原发性肾上腺皮质功能减退症。

一、病因与发病机制

原发性肾上腺皮质功能减退症的病理机制包括肾上腺皮质激素分泌不足和 ACTH 分泌增多。在典型的 Addison 病中，肾上腺破坏一般都在 90% 以上，不仅影响束状带和网状带，常也累及球状带，伴糖皮质激素和盐皮质激素同时缺乏。

20 世纪 60 年代以来，在发达国家，随着生活水平和环境的改善，结核病得到控制，Addison 病总的发病率下降，肾上腺结核在 Addison 病病因中的相对发生率也下降，而自身免疫性肾上腺炎已升为 Addison 病病因之首，约占 65%，结核病约占 20%，其他原因占 15%。

（一）自身免疫性肾上腺炎

自身免疫性肾上腺炎即特发性肾上腺萎缩（idiopathic adrenal atrophy）。双侧肾上腺皮质受损，呈纤维化，伴淋巴细胞、浆细胞、单核细胞浸润。约半数以上患者血清中存在抗肾上腺皮质细胞的自身抗体，常伴有其他脏器和其他内分泌腺体的自身免疫性疾病。两个或两个以上的内分泌腺体受累的自身免疫性疾病称为自身免疫性多腺体综合征（autoimmune polyendocrinopathy disease，APS），分为 I 型和 II 型。APS-I 型又称自身免疫性多内分泌病变、念珠菌病 - 外胚层发育不良（autoimmune polyendocrinopathy-candidiasis- ectodermal dysplasia，APECED）综合征，同胞中可有多个发病，并多在儿童期发病，平均发病年龄为 12 岁，女性发病率高于男性。常伴有皮肤黏膜念珠菌病（75%）、肾上腺皮质功能减退（60%）、原发性甲状旁腺功能减退（89%）、卵巢功能早衰（45%）、恶性贫血、慢性活动性肝炎、吸收不良综合征和脱发等。APS-II 型又称 Schmidt 综合征，常在成年期起病，平均发病年龄为 24 岁。可伴有慢性淋巴细胞性甲状腺炎和 1 型糖尿病，卵巢功能早衰、恶性贫血、白癜风、脱发、热带性口炎性腹泻和重症肌无力等。APS-II 型与第 6 对染色体的基因突变有关。

（二）肾上腺结核

肾上腺结核为常见病因，多伴有肺、骨或其他部位结核灶。肾上腺结核是由血行播散所致，常伴有胸腹腔、盆腔淋巴结核或泌尿系统结核。双侧肾上腺组织包括皮质和髓质破坏严重，常超过 90%。早期双侧肾上腺可增大，肾上腺皮质结构消失，98% 以上肾上腺组织由干酪样坏死、结核性肉芽肿和结核结节和坏死组织所代替，残存的肾上腺皮质细胞呈簇状分布，结节晚期纤维化后体积缩小。约 50% 的患者有肾上腺钙化。

（三）其他病因

恶性肿瘤肾上腺转移，约占癌肿转移患者的 10%，双侧肾上腺转移，以肺癌和乳腺癌为多见，也可见于淋巴瘤、白血病浸润。双侧肾上腺切除术后、全身性霉菌感染、艾滋病感染、肾上腺淀粉样变及长期应用肾上腺酶系抑制药或细胞毒药物、血管栓塞、B 脂蛋白缺乏症、线粒体 DNA 缺失导致类固醇生成障碍等均可导致肾上腺皮质功能减退。

二、临床表现

因本病发病缓慢，一般早期症状较轻，比较隐匿。偶有部分病例，因感染、外伤、手术等应激而诱发肾上腺危象，才被临床发现。

（一）色素沉着

皮肤和黏膜色素沉着为慢性原发性肾上腺皮质功能减退症最特征的表现，多呈弥漫性，以暴露、经常摩擦部位和指（趾）甲根部、瘢痕、乳晕、外生殖器、肛门周围、牙龈、口腔黏膜为明显。色素沉着的原因为糖皮质激素减少，对黑色素细胞刺激素（MSH）和 ACTH 分泌的反馈抑制减弱所致。部分患者可有片状色素脱失区。继发性肾上腺皮质功能减退症患者的 MSH 和 ACTH 水平明显降低，故无色素沉着反而皮肤苍白。

（二）胃肠道症状

食欲缺乏、恶心、呕吐、上腹、右下腹或无定位腹痛，有时有腹泻或便秘。多喜高钠饮食。可伴有消瘦。消化道症状多见于病程久，病情严重者。

（三）心血管症状

患者多有低血压（收缩压及舒张压均下降）和直立性低血压。心脏较小，心率减慢，心音低钝、头昏、眼花、易虚脱。严重时发生昏厥、休克，肾血流量减少，肾小球滤过率下降，出现肾前性氮质血症。

（四）电解质紊乱

血钠低，24h 尿钠排出量不少于 216mmol，导致严重负钠平衡和慢性失水；肾脏排钾和氢离子减少，致血钾升高和轻度代谢性酸中毒。

（五）低血糖表现

由于体内胰岛素拮抗物质缺乏和胃肠功能紊乱，患者血糖经常偏低，但因病情发展缓慢，多能耐受，症状不明显。仅有饥饿感、出汗、头痛、软弱。严重者可出现震颤、视力模糊、复视、精神失常、甚至抽搐、昏迷。本病对胰岛素特别敏感，即使注射很小剂量也可以引起严重的低血糖反应。

（六）精神症状

乏力、精神不振、表情淡漠、记忆力减退、头昏、嗜睡。部分患者有失眠，烦躁，甚至谵妄和精神失常。

（七）其他

对麻醉剂，镇静剂甚为敏感，小剂量即可致昏睡或昏迷。性腺功能减退，如阳痿，月经紊乱等。

（八）原发病表现

如结核病，各种自身免疫疾病及腺体功能衰竭综合征的症状。

（九）肾上腺危象

肾上腺危象为本病急骤加重的表现，常发生于感染、创伤、手术、分娩、过度劳累、大量出汗、呕吐、腹泻、失水或突然中断治疗等应激情况时。多数患者有发热，体温可达 40℃ 以上；低血糖，低钠血症，直立性低血压，低血容量休克，心动过速、四肢厥冷、紫绀虚脱；极度虚弱无力、萎靡淡漠和嗜睡；也可表现为烦躁不安和谵妄惊厥，甚至昏迷；消化功能障碍，厌食、恶心呕吐和腹泻、腹痛。

三、诊断与鉴别诊断

本病典型者诊断并不困难。临床上有乏力、食欲减退、体重减轻、血压降低、皮肤黏膜色素增加、低血钠、高血钾、血糖偏低者,都要考虑本病的可能。进一步检查血与尿游离皮质醇、血浆 ACTH 水平,基本可确立诊断。可疑者可做具诊断价值的 ACTH 兴奋试验,评估肾上腺储备功能及鉴别病变部位(图 14-1)。

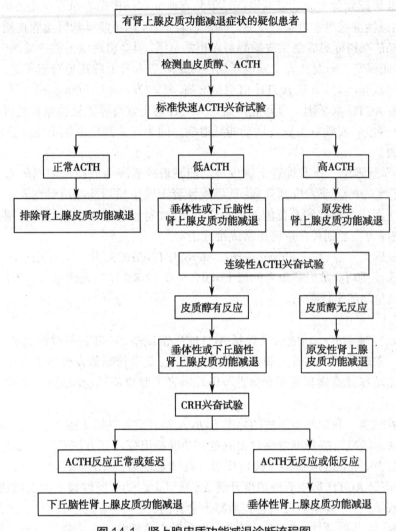

图 14-1　肾上腺皮质功能减退诊断流程图

第二节　实验检查指标及评估

一、实验室检查指标

(一)常规检查

1. 血常规检查　常有轻度正细胞正色素性贫血,少数患者合并有恶性贫血,中性粒细胞减少,淋巴细胞及嗜酸性粒细胞增多。

2. 血液生化检查　可有低血钠、高血钾。脱水严重时低血钠不明显,高血钾一般不重,原发性肾上腺皮质功能减退者常见高血钾症。少数患者因糖皮质激素有促进肾、肠排钙作用,可有轻度或中度高血钙,如有低血钙和高血磷则提示同时合并有甲状旁腺功能减退症。脱水明显时有氮质血症,可有空腹低血糖,糖耐量试验示低平曲线。

（二）基础激素测定

1. 血浆皮质醇测定　能直接反映糖皮质激素的分泌水平。肾上腺功能减退症患者表现为显著减低，昼夜节律变化消失，尿游离皮质醇通常低于正常，清晨血浆总皮质醇基础值≤3μg/dl。血浆总皮质醇基础值≥20μg/dl 可排除肾上腺功能减退症。但脓毒血症和创伤患者血浆总皮质醇基础值≥25μg/dl才可排除本症，而急性危重患者血浆总皮质醇基础值若正常，则不能排除肾上腺皮质功能减退症。部分性肾上腺皮质功能减退症患者血浆皮质醇可在正常范围，但会出现肾上腺皮质的应激能力不足。

2. 血浆 ACTH 测定　原发性肾上腺皮质功能减退症患者肾上腺皮质分泌不足，其对下丘脑 - 垂体的反馈抑制作用减弱，以致血浆 ACTH 值明显增高，常≥22pmol/L（100pg/ml）。而继发性肾上腺皮质功能减退症患者 ACTH 水平则明显降低。血浆 ACTH 值正常可排除慢性原发性肾上腺皮质功能减退症，但不能排除轻度继发性肾上腺皮质功能减退症。因为目前测定方法不能区分血 ACTH 水平较低值和正常低限值。

3. 血或尿醛固酮测定　原发性肾上腺皮质功能减退症表现为血或尿醛固酮水平低值或正常低限，而血浆肾素活性（PRA）或浓度则升高；而继发性肾上腺皮质功能减退症则表现为血或尿醛固酮水平正常。其水平因病变部位和及范围的大小而不同，如肾上腺球状带破坏严重则其含量可低于正常，如以束状带破坏为主者则其含量可正常或接近正常。

4. 尿 17- 羟皮质类固醇（17-hydroxy-cortico-steroid, 17-OHCS）和 17- 酮类固醇（17-ketosteroide, 17-KS）　在肾上腺皮质功能减退症患者的尿 17-OHCS 和 17-KS 排出量通常表现为低于正常，其减低程度与肾上腺皮质呈功能平行关系。

（三）功能试验

肾上腺皮质功能减退症的功能试验包括 ACTH 兴奋试验、胰岛素低血糖试验、美替拉酮试验、CRH 兴奋试验等，主要用于评估肾上腺皮质的功能情况、鉴别诊断原发性肾上腺皮质功能减退症与继发性肾上腺皮质功能减退和鉴别垂体性与下丘脑肾上腺皮质功能减退症，为临床诊断和治疗提供帮助。

1. ACTH 兴奋试验　目前筛查本症的标准方法，检测轻型慢性肾上腺皮质功能减退症，鉴别诊断原发性肾上腺皮质功能减退症与继发性肾上腺皮质功能减退症。其方法是给予患者静脉注射 250μg的 ACTH$_{1\sim24}$ 后 0、30、60min 取血测血浆皮质醇。具体表现为：①正常表现为血浆总皮质醇基础值≥20μg/dl，正常人注射 ACTH 后皮质醇浓度升高 2.5 倍以上。②原发性肾上腺皮质功能减退症，血浆总皮质醇基础值低于正常，刺激后血浆总皮质醇不会升高。由于内源性 ACTH 已经最大程度地兴奋肾上腺分泌皮质醇，因此外源性 ACTH 不能进一步刺激皮质醇分泌。③继发性肾上腺皮质功能减退症，可见刺激后血浆总皮质醇呈低反应，连续注射 3～5d 后，能逐渐改善血浆总皮质醇上升。

2. 胰岛素低血糖试验　检测继发性肾上腺皮质功能减退症的标准。该试验是低血糖刺激脑内葡萄糖受体，使单氨类神经元被激活，并且通过 a2 受体促进生长激素释放激素（growth hormone releasing hormone, GHRH）分泌，同时生长抑素的分泌也受到了抑制。其方法是患者空腹过夜，上午 10 时，静脉注射正规胰岛素 0.1～0.15U/kg，0、15、30、45、60、90min 采血测 ACTH 和血浆皮质醇。正常表现为血糖低于 2.2nmol/L 时，血浆皮质醇≥20μg/dl。如见血浆皮质醇和 ACTH 不上升，则为继发性肾上腺皮质功能减退症。

3. 美替拉酮（甲吡酮 SU-4885）试验　美替拉酮是 11β- 羟化酶抑制剂，通过与细胞色素 P450 结合，能抑制 11- 脱氧皮质醇转化为皮质醇。由于 11- 脱氧皮质醇不具有皮质醇的负反馈作用，故 ACTH 分泌增加，11- 脱氧皮质醇增高，尿 17-OHCS 的变化可反映其水平。目前该试验的方法一般是用 500mg美替拉酮，每 6h 口服一次，共四次。对美替拉酮反应的估价是基于在用药的当日及第 2 日尿 17-OHCS的增加量。垂体功能正常表现为第 2 日的尿 17-OHCS 增加值比基础值高 100% 以上。①如用血皮质醇作指标，其方法是于第 1 天早上 8 点测血浆皮质醇，然后按常规服 4 次美替拉酮，第 2 日早上 8 点再测血皮质醇。正常人血浆皮质醇第 2 日与第 1 日相比，会降低到基础值的 1/3 以下。垂体功能减退及肾上腺皮质功能减退症患者均无反应;②如用 17-OHCS 及 17-KS 作指标,其方法是用静脉法给药,先留 2 次 24h 尿测定 17-OHCS 及 17-KS 作对照,第 3 天将美替拉酮(30mg/kg)加人生理盐水 500ml 中避光静脉滴注 4h,滴注当日及次日再留尿测定 17-OHCS 及 17-KS。正常人在滴注日或次日尿 17-OHCS 较对照日至少增加 6~7mg(升高 2~3 倍)。垂体分泌 ACTH 功能减退患者对照日 17-OHCS、17-KS 低于正常,试验日不升高。

4. CRH 兴奋试验 主要用于鉴别原发性和继发性肾上腺皮质功能减退症,鉴别垂体性与下丘脑肾上腺皮质功能减退症。CRH 可以直接刺激垂体 ACTH 分泌,测定血浆 ACTH,同时了解垂体的 ACTH 细胞储备量及肾上腺皮质对垂体和下丘脑的反馈关系。方法:静脉注射 $1\mu g/kg$ 体重,分别于 0、15、30、45、60、90 和 120min 抽取血标本,同时测定 ACTH 和血浆皮质醇,以确定血 ACTH 的分泌节律。若 ACTH 的分泌节律没有消失,可测定晚上血 ACTH 水平。具体表现为:①正常表现为刺激后 ACTH 和血浆皮质醇峰值比基础值明显增加;②基础 ACTH 升高,CRH 刺激后基础 ACTH 会进一步上升,可诊断为原发性肾上腺皮质功能减退症;③基础 ACTH 下降或正常,并对 CRH 的刺激没有反应,可诊断为继发性肾上腺皮质功能减退症的。在 CRH 刺激下,垂体性肾上腺皮质功能减退症患者无明显 ACTH 反应,并且血浆皮质醇上升不足,而下丘脑性肾上腺皮质功能减退症患者会出现 ACTH 反应过敏和延迟,因此可鉴别垂体性与下丘脑肾上腺皮质功能减退症。但是该试验对指导治疗的作用不大。

二、实验室检查指标评估

(一)血浆皮质醇测定

血浆皮质醇测定是目前肾上腺皮质功能减退症患者主要的诊断性检查。夜间正常人血皮质醇浓度较低,所以夜间皮质醇测定没有诊断价值。

(二)ACTH 兴奋试验

在轻度或初期的患者,如吸入糖皮质激素治疗的哮喘患者和库欣综合征垂体、肾上腺瘤切除术后患者,即使美替拉酮或胰岛素低血糖兴奋试验的不正常,$ACTH_{1\sim24}$ 兴奋试验仍可以正常。因为 5~10μg 的 ACTH 就可以刺激正常人肾上腺皮质醇最大量分泌,而试验所用的 250μg 的 ACTH 远超过此量。所以,有人提出用小剂量 $ACTH_{1\sim24}$ 兴奋试验检测轻度或初期的继发性肾上腺皮质功能减退症。该试验不受饮食或药物的干扰,结果可靠,可应用于任何年龄患者,无明显的副作用。

(三)胰岛素低血糖试验

该试验可以检测 GH 的分泌功能。如 ACTH 兴奋试验正常,除非想了解生长激素的分泌功能,否则没有必要做该试验。该试验危险性大,禁用于缺血性心脏病、严重神经精神疾病患者。

(四)美替拉酮试验

用于评估由垂体引起的肾上腺皮质功能情况,并且在不能测定 ACTH 的情况下,用于估计垂体的储存功能。该试验与胰岛素低血糖试验价值相同,而该试验的危险性与副作用更小。

案例 14-1

【病史摘要】 女,40 岁,因"营养不良 1 年,色素沉着 7 个月"入院,患者 1 年前无明显诱因出现体重减轻,渐至营养不良,体重 40kg,减轻近 20kg,7 个月前发现皮肤广泛色素沉着,以皮肤皱褶及口腔黏膜明显,无恶心呕吐腹痛腹泻等消化不良症状,门诊查血皮质醇水平低,血 ACTH 水平高,以"肾上腺皮质功能减退症"收入院。自发病来,患者精神差,食欲一般,嗜睡,体重体力明显下降,体重下降近 20kg。

【临床检验】 早上 8 点血皮质醇 2.25μg/dl(参考值 7~9am:4.3~22.4μg/dl),血 ACTH 62.30pg/ml(参考值 7~9am:0~46pg/ml),血钠 124mmol/L(参考值 137~147mmol/L),血钾 5.8mmol/L(参考值 3.5~5.3mmol/L)。

【影像学检查】　肾上腺 CT：双肾上腺体积增大，囊性变及钙化，考虑双肾上腺结核。垂体 MRI：未见明显异常。

【诊断与鉴别诊断】

1. 诊断　原发性肾上腺皮质功能减退、双肾上腺结核。

2. 鉴别诊断　可与垂体前叶功能减退症相鉴别，该病除肾上腺皮质功能减退外，还可出现甲状腺功能及性腺功能减退，查垂体激素水平低下，可鉴别。

【案例分析】　该患者为中年女性，主要表现为体重减轻，营养不良及广泛色素沉着，结合激素水平的检测，血皮质醇水平低，血 ACTH 水平高，同时伴有低钠，高钾，肾上腺 CT 提示肾上腺结核，故可明确诊断原发性肾上腺皮质功能减退症，即 Addison 病。慢性皮质功能减退症预后决定于病因，伴发疾病和治疗效果。结核性者经有效的抗结核治疗，预后可以较好。

小　结

肾上腺皮质功能减退症是由于肾上腺皮质合成和分泌肾上腺皮质激素不足所导致。按病变部位可分为原发性与继发性两类，临床上常见为原发性肾上腺皮质功能减退，由自身免疫、结核或其他原因所导致，因起病缓慢容易被漏诊或误诊，往往有色素沉着、胃肠道症状，可通过肾上腺皮质激素、ACTH 的检查及肾上腺影像学检查得到确诊。

参 考 文 献

[1]　葛均波，徐永健，王辰. 内科学. 9 版. 北京：人民卫生出版社，2018.

[2]　林果为，王吉耀，葛均波. 实用内科学. 15 版. 北京：人民卫生出版社，2017.

[3]　廖二元. 内分泌代谢病学. 3 版. 北京：人民卫生出版社，2012.

[4]　吕建新，郑景晨. 内分泌及代谢疾病的检验诊断. 北京：人民卫生出版社，2007.

[5]　薛耀明，肖海鹏. 内分泌与代谢病学. 广州：广东科技出版社，2018.

[6]　尹一兵，倪培华. 临床生物化学检验技术. 北京：人民卫生出版社，2017.

[7]　尚红，王毓三，申子瑜. 全国临床检验操作规程. 4 版. 北京：人民卫生出版社，2015.

（叶迎春　谢小兵　肖德胜　梁自文）

第十五章

原发性醛固酮增多症

第一节 概　述

原发性醛固酮增多症（primary aldosteronism，PA）指由于肾上腺球状带增生、肿瘤或异位醛固酮内分泌状态等引起过量醛固酮（aldosterone，ALD）分泌，从而导致体内潴钠排钾，血容量增多，肾素 - 血管紧张素系统活性受到抑制的内分泌疾病，又称 Conn 综合征，简称原醛症。临床主要表现为继发性高血压、低血钾性碱中毒。醛固酮过多是心肌肥厚、心力衰竭和肾功能受损的重要危险因素，可导致心脏、肾脏等高血压靶器官损害，因此早期诊断、早期治疗尤显重要。国内多中心筛查报道，难治性高血压患者中原发性醛固酮增多症患病率为 7.1%；2016 年美国原发性醛固酮增多症指南提出原发性醛固酮增多症在高血压患者中的患病率>5%，可能高达 10%。

原发性醛固酮增多症包括：①特发性醛固酮增多症（idiopathic hyper aldosteronism，IHA）占比 60%，常为双侧肾上腺球状带弥漫性或局灶性增生；②醛固酮瘤（aldosterone- producing adenoma，APA）占比 35%，以单侧肾上腺腺瘤最多见，左侧较右侧为多，双侧和多发性腺瘤较少，腺瘤直径多小于 3cm；③原发性肾上腺皮质增生（primary adrenal hyperplasia，PAH）占比约 2%，可为双侧或单侧增生，双侧更多见，也可伴有微小或大结节；④家族性醛固酮增多症（familial hyperaldosteronism，FH）占比<1%，分为 FH-Ⅰ、FH-Ⅱ和 FH-Ⅲ三型；⑤分泌醛固酮的肾上腺皮质癌（aldosterone-producing adrenocortical carcinoma），占比<1%；⑥异位醛固酮分泌瘤或癌（ectopic aldosterone-producing adenoma or carcinoma），占比<0.1%，可发生于肾脏、肾上腺残余组织或卵巢。

一、病因及发病机制

过量醛固酮分泌导致血钠增加和容量扩张，血压升高；达到一定程度刺激心房内压力感受器，促进心房利钠素分泌，抑制肾近曲小管重吸收钠，增加远曲小管钠离子输送，尿钠排泄增加，因此原发性醛固酮增多症较少出现水肿和恶性高血压；由于尿钾和氢离子排泄增加，可出现低血钾性碱中毒。

家族性醛固酮增多症中，FH-Ⅰ即糖皮质激素可抑制性醛固酮增多症（glucocorticoid-remediable aldosteronism，GRA），为常染色体显性遗传，基因编码错位致糖皮质激素抑制醛固酮分泌，增多的醛固酮主要在束状带分泌，受促肾上腺皮质激素调控，可被小剂量地塞米松抑制；FH-Ⅱ为家族性疾病，常染色体显性遗传，醛固酮的高分泌既可以由肾上腺皮质增生引起，也可以由醛固酮瘤引起，病因尚不清楚；FH-Ⅲ儿童时期即有严重高血压，伴醛固酮显著升高，低钾血症，对积极降压治疗无效。

二、临床表现

（一）高血压

为原发性醛固酮增多症最早和最常见的症状。多为 170/100mmHg（1mmHg＝0.133kPa）左右的中度高血压，但随着病程延长，血压逐渐增高，尤以舒张压明显。少数可呈现恶性急进性高血压，常用降压药物疗效不明显。血压似乎仍存在昼夜节律，夜间血压较低。

（二）低血钾症

原发性醛固酮增多症低血钾症发生率仅为 9%～37%，血钾多在 2.0～3.5mmol/L，也可能更低，出现低钾导致的神经、肌肉、心脏及肾功能障碍症状。一般血钾越低，神经肌肉症状越重。劳累、大汗或服用排钾利尿药可促发和加重症状。症状可以为双下肢无力、双下肢麻痹、双上肢麻痹、呼吸肌麻痹出现呼吸和吞咽困难。轻者自行缓解，重者需要补钾麻痹才能缓解；反复发作，为控制症状需连续补钾。合并碱中毒导致细胞内钙浓度下降，可出现感觉异常、肢端麻木或手足搐搦。

（三）肾功改变

因醛固酮升高使肾脏排钾增多，肾小管上皮细胞呈空泡状改变，从而降低尿浓缩功能。患者出现夜尿增多、多尿、低比重尿，伴口渴、多饮、并发尿路感染。长期继发性高血压则可致肾动脉硬化引起蛋白尿和肾功能不全。

（四）心脏功能

心电图出现 QT 间期延长，T 波增宽、降低或倒置，U 波出现，TU 波相连呈驼峰状；常见阵发性室上性心动过速或者期前收缩，甚至室颤的心律失常表现。

（五）其他表现

儿童患者可有生长发育迟缓，可能与长期缺钾等代谢紊乱有关。另外，低血钾可抑制胰岛素分泌和作用减弱，约半数患者可出现糖耐量减低，甚至可出现糖尿病。

三、临床诊断与鉴别诊断

（一）诊断标准

原发性醛固酮增多症诊断路径分为三步：筛查试验、确诊试验、分型诊断；定位诊断包括影像学检查、双侧肾上腺静脉采血等。

1. 筛查试验

（1）筛查试验指标：血浆醛固酮/肾素活性比值（aldosterone/renin ratio，ARR），由于受年龄、体位、药物等诸多因素影响，当醛固酮单位为 ng/dl，肾素活性的单位为 ng/（ml·h）时，ARR 最常用切点是 30。

（2）建议筛查对象：①持续性血压 >150/100mmHg、难治性高血压（联合使用 3 种降压药物，其中包括利尿剂，血压 >140/90mmHg；联合使用 4 种及以上降压药物，血压 <140/90mmHg）。②高血压合并自发性或利尿剂所致的低钾血症。③高血压合并肾上腺意外瘤。④早发性高血压家族史或早发（年龄 <40 岁）脑血管意外家族史的高血压患者。⑤原发性醛固酮增多症患者中存在高血压的一级亲属。⑥高血压合并阻塞性呼吸睡眠暂停。

2. 确诊试验 ARR 作为原发性醛固酮增多症筛查试验有一定假阳性，必须选择一种或几种确诊试验来避免原发性醛固酮增多症被过度诊断。目前主要有 4 种确诊试验，包括口服高钠饮食、生理盐水输注试验、氟氢可的松试验及卡托普利试验。

3. 分型诊断 原发性醛固酮增多症确诊后需要分型以帮助选择治疗方案。

（1）CT 检查：醛固酮瘤常表现为单侧肾上腺腺瘤（直径 <2cm），呈圆形或椭圆形，边界清楚；特醛症肾上腺形态和大小可表现正常，或仅仅是密度稍致密，或出现小结节；分泌醛固酮的肾上腺皮质癌直径常 >4cm。

（2）^{131}I 化胆固醇肾上腺扫描：如发现单侧或双侧肾上腺有放射性核素浓集，提示肾上腺瘤或增生，可帮助正确定位。

（3）肾上腺静脉插管采血（adrenal venous sampling，AVS）：影像学检查不能发现微小腺瘤，亦难以区分无功能瘤与醛固酮瘤。此时 AVS 是区分单侧或者双侧肾上腺醛固酮分泌最准确、可靠的方法，是原发性醛固酮增多症的诊断标准。2014 年《双侧肾上腺静脉采血专家共识》建议以下人群可不行AVS 检查：①年龄小于 40 岁，肾上腺 CT 显示单侧腺瘤且对侧肾上腺正常的患者；②肾上腺手术高风

险患者；③怀疑肾上腺皮质癌的患者；④已经证实患者为糖皮质激素可抑制性 ALD 增多症或家族性
醛固酮增多症Ⅲ型。

（二）诊断流程图（图 15-1）

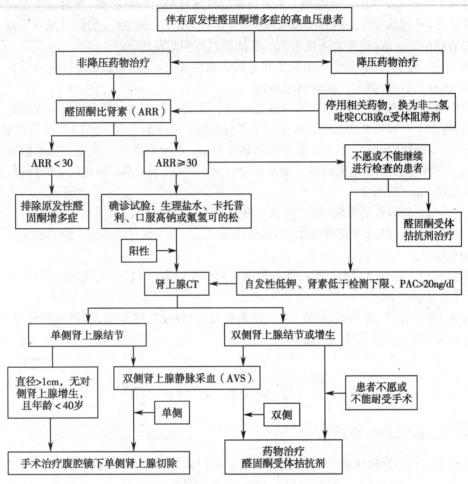

图 15-1　原发性醛固酮增多症诊断流程图

（三）鉴别诊断

原发性醛固酮增多症的鉴别诊断主要需要与原发性高血压、肾性高血压等肾上腺疾病相鉴别。

1. 原发性高血压　本病用排钾利尿剂治疗或伴腹泻、呕吐等情况时，也可出现低血钾，尤其是低
肾素患者需要鉴别。但本病通常无血、尿醛固酮升高，普通降压药治疗有效，结合前面一些特殊检查
可以鉴别。

2. 肾性高血压　肾动脉狭窄性高血压、恶性高血压，均由于肾缺血，刺激肾素 - 血管紧张素系
统，导致继发性醛固酮增多合并低血钾。肾动脉狭窄者在肾区可听到血管杂音，肾动脉造影可确诊；
根据患者肾素 - 血管紧张素系统活动增高，可与原发性醛固酮增多症鉴别。但需要警惕肾动脉狭窄
合并原发性醛固酮增多症以及终末期肾病合并原发性醛固酮增多症的情况。

3. 肾上腺疾病

（1）库欣综合征：尤其是肾上腺皮质腺癌和异位 ACTH 综合征容易出现高血压、低血钾，但库欣
综合征的满月脸、水牛背、向心性肥胖等特征性临床表现和糖皮质激素升高可以鉴别。

（2）11β- 羟类固醇脱氢酶缺陷症：可分为遗传性和获得性两类。遗传性 11β- 羟类固醇脱氢酶缺
陷症是一种临床少见的常染色体隐性遗传病，临床表现与原发性醛固酮增多症相似，患者对氢化可
的松很敏感，少量使用就可以出现盐皮质激素过多表现，且这些症状能够被小剂量地塞米松抑制。

获得性 11β- 羟类固醇脱氢酶缺陷症见于临床上长期摄入甘草制剂诱发功能性盐皮质激素过多综合征，继而出现严重高血压和低血钾。

（3）17α- 羟类固醇脱氢酶缺陷症：引起肾上腺皮质醇合成不足，ACTH 分泌增多，盐皮质激素特别是皮质酮和 11- 去氧皮质酮合成增加。去氧皮质酮过度分泌引起钠潴留、血容量增加和高血压，抑制血浆肾素活性，使球状带醛固酮分泌极度减少，可伴有低血钾、碱中毒，男性性发育障碍（假两性畸形）；女性患者出生时正常，出生后表现为第二性征不发育和原发性闭经。

4. **肾脏疾病** 慢性肾炎、慢性肾盂肾炎可导致失盐性肾病，引起肾髓质高渗状态受损，潴钠功能障碍，低血钠和低血容量，继发性醛固酮增多。

肾小管酸中毒：远端肾小管泌 H^+ 障碍或近端肾小管重吸收 HCO_3^- 障碍，引起尿酸化失常、丢失碱储，导致慢性酸中毒和电解质紊乱。远端型常伴有继发性醛固酮增多、低血钾、高氯性酸中毒。

范可尼（Fanconi）综合征：由于近曲肾小管转运障碍，本应由肾小管吸收的物质如葡萄糖、氨基酸、磷酸盐、重碳酸盐及其他电解质等大量从尿中排出，尿钾排泄过多，尿酸化功能受损，低血钾症；还伴有生长迟缓、先天畸形等。

Liddle 综合征：即假性醛固酮增多症，为家族性单基因遗传疾病，钠重吸收增强，钠 - 钾、钠 - 氢交换过度，导致高血压、低血钾和碱血症，但尿酸化正常。肾素 - 血管紧张素 - 醛固酮系统受抑制，用螺内酯治疗无效。

5. **肾素分泌瘤** 起源于肾小球旁细胞的肿瘤大量分泌肾素，引起严重高血压、低血钾，发病年龄轻，影像检查可显示肿瘤。

其他，Bartter 综合征、服用雌激素以及充血性心衰、肝硬化失代偿期、肾病综合征等均有继发性醛固酮增多。可根据基础疾病来进行鉴别。

第二节 实验室检查指标与评估

一、实验室及其他检查指标

实验室检查指标包括临床检验、病理检查，以及 CT（磁共振）、^{131}I 化胆固醇肾上腺扫描、超声检查等。

（一）临床检验指标

1. 血尿生化检查

（1）低血钾：9%～37% 患者出现低血钾，一般在 2～3.5mmol/L，严重者更低。低血钾常呈持续性，也可以波动。

（2）高尿钾：尿钾增高，即便在低血钾时尿钾仍在 25mmol/24h 以上。

（3）高血钠：由于"脱逸"现象，血钠多在正常范围，但也可在正常高值或略高于正常上限。

（4）碱血症：有轻度的代谢性碱中毒，血 pH 和 CO_2 结合力为正常高值或略高于正常上限。但当病程长，同时伴有肾功能损害时，可因代偿使 pH 反而呈中性。

2. 血尿醛固酮测定 血、尿醛固酮测定值增高是原发性醛固酮增多症的特征性表现，但多种因素会影响其测定值，血钾低时，醛固酮增高常不明显，需在补钾后重新测定。血浆醛固酮分泌呈昼夜节律，清晨醒后最高，刚入睡最低，直立位时升高。限钠和利尿也影响其分泌，在采集标本时应力求规范。在普食（含钠 160mmol、钾 60mmol）7d 后，上午 8 时空腹卧位取血，然后立位 2h 后再取血，立即分离血浆，血浆醛固酮正常参考区间：卧位（280.2±25）pmol/L［（10.1±0.9）ng/dl］；立位（438.3±72）pmol/L［（15.8±2.6）ng/dl］。尿醛固酮：普食下为 14～53nmol/24h（5～19μg/24h）。

3. 血浆肾素、血管紧张素Ⅱ测定 血浆肾素活性是评价肾素 - 血管紧张素系统的最常用指标。肾素活性参考区间：卧位（0.55±0.09）pg/（ml·h），立位（3.48±0.52）pg/（ml·h）；血管紧张素Ⅱ参考区间：

卧位（26.0±1.9）pg/ml，立位（45.0±6.2）pg/ml。原发性醛固酮增多症患者血浆肾素活性、血管紧张素Ⅱ降低，而且在低钠饮食、利尿剂及站立等刺激因素下，也不能明显增高；继发性醛固酮增多症则相反，肾素活性、血管紧张素Ⅱ明显增高。

4. 血浆醛固酮/肾素比值（ARR）测定　作为门诊随机筛查指标，除高危人群外，ARR测定可以从血钾正常或血浆醛固酮尚处于正常水平的可疑患者中筛检出原发性醛固酮增多症。

（1）ARR筛查前准备：①纠正低血钾，补钾至目标值4mmol/L；②维持正常钠盐摄入；③停用对ARR检测影响较大药物至少4周，包括醛固酮受体拮抗剂（螺内酯、依普利酮）、保钾利尿剂（阿米洛利、氨苯蝶啶）、排钾利尿剂（氢氯噻嗪、呋塞米）及甘草提取物；④停用可升高肾素活性，降低醛固酮，导致ARR假阴性的药物至少2周，包括血管紧张素转换酶抑制剂（ACEI）、血管紧张素受体拮抗剂（ARB）、钙离子拮抗剂（CCB）类等；⑤停用降低肾素活性，导致ARR假阳性药物至少2周，包括β受体阻滞剂、中枢α_2受体阻滞剂（可乐定或甲基多巴）、非甾体类抗炎药等，但患者因冠心病或心律失常等原因长期服用β受体阻滞剂，临床医师应根据患者情况决定是否停药；⑥口服避孕药及人工激素替代治疗可能会降低直接肾素浓度，一般无需停服避孕药物，除非有更好更安全的避孕措施。

（2）采血条件：①清晨起床后保持非卧位状态（可以坐位，站立或者行走）至少2h，静坐5～15min后采血；②采血需小心，尽量避免溶血；③送血过程需保持室温，离心后即刻将血浆冷冻保存。

（3）检测技术及单位换算：肾素检测方法包括血浆肾素活性（PRA）或直接肾素（DRC）测定，前者是通过测定血管紧张素产生的速率来反映PRA，而后者则直接测定血浆肾素浓度。醛固酮常用单位为ng/dl（1ng/dl=27.7pmol/L），血浆肾素活性常用单位为ng/（ml·h）[1ng/（ml·h）=12.8pmol/（ml·h）]，直接肾素浓度常用单位为mU/L[1ng/（ml·h）=8.2mU/L]。

5. 确诊试验指标　通过条件控制，测定血、尿醛固酮浓度，可确诊原发性醛固酮增多症，见表15-1。

表15-1　原发性醛固酮增多症确诊试验

试验项目	生理盐水输注试验	卡托普利试验	口服高钠饮食	氟氢可的松试验
方法	试验前必须卧床休息1h，试验在早上8～9点开始，4h持续静滴2L 0.9%生理盐水，在输注前及输注后分别采血测血浆肾素活性、血醛固酮、皮质醇及血钾，整个过程需监测血压和心率变化	坐位或站位1h后口服50mg卡托普利，服药前及服用后1h、2h测定血浆肾素活性、醛固酮、皮质醇，试验期间患者需始终保持坐位	3d内将每日钠盐摄入量提高至>200mmol（相当于氯化钠6g），同时补钾治疗使血钾维持在正常范围，收集第3d至第4d 24h尿液测定尿醛固酮	氟氢可的松0.1mg每6小时一次，联用4天，同时补钾治疗（血钾达到4mmol/L）、高钠饮食（每日三餐分别补充30mmol，每天尿钠排出至少3mmol/kg），第4天上午10点采血测血浆醛固酮、血浆肾素活性，上午7点及10点采血测血皮质醇
结果判读	试验后血醛固酮>10ng/dl则原发性醛固酮增多症诊断明确，<5ng/dl排除原发性醛固酮增多症	正常人卡托普利抑制试验后血醛固酮浓度下降>30%，而原发性醛固酮增多症患者血醛固酮不受抑制	尿醛固酮<10μg/24h排除原发性醛固酮增多症，>12μg/24h（梅奥医学中心）或14μg/24h（克里夫兰医学中心）原发性醛固酮增多症诊断明确	第4d上午10点血浆醛固酮>6ng/dl原发性醛固酮增多症诊断明确

6. 分型诊断指标　肾上腺静脉插管采血（AVS）可区分双侧肾上腺有无优势分泌，对治疗方案的选择至关重要。

（1）AVS采血方法及评价标准：常用AVS采血方法主要有3种：非同步或同步双侧AVS；$ACTH_{1\sim24}$持续静脉输注下非同步双侧AVS；负荷剂量$ACTH_{1\sim24}$注入后非同步或同步双侧AVS。由于同步双侧AVS操作较困难，实际工作中多选用非同步双侧AVS。因左侧肾上腺静脉有左膈下静脉汇入，往往造成醛固酮、皮质醇浓度被稀释，而右侧肾上腺静脉较短，直接汇入下腔静脉，所以常用两侧各自醛固酮与皮质醇比值来校正稀释误差。

1）无ACTH静脉输注非同步AVS：①SI（肾上腺静脉与下腔静脉皮质醇比值）≥2：1示插管成功；②LI（优势侧醛固酮皮质醇比值与非优势侧醛固酮皮质醇比值之比）≥2：1提示有优势分泌；③CI（非优势侧醛固酮皮质醇比值与下腔静脉醛固酮皮质醇比值之比）<1：1表示对侧被抑制。

2）$ACTH_{1\sim24}$持续静脉输注下非同步双侧AVS：插管开始前30min注入$ACTH_{1\sim24}$，注速为50μg/h，持续整个操作过程：①SI≥3：1示插管成功；②LI≥4：1提示有优势分泌。

3）负荷剂量$ACTH_{1\sim24}$注入后非同步双侧AVS：插管开始前，静脉推注250μg $ACTH_{1\sim24}$后进行双侧肾上腺静脉采血：①SI≥3：1示插管成功；②LI≥4：1提示有优势分泌。

（2）插管失败或无条件行插管检查：①对于插管失败患者，可重复行双侧AVS；②选用醛固酮受体拮抗剂治疗；③根据肾上腺CT等检查选择手术治疗；④进行其他相关检查（体位试验、碘化胆固醇扫描、18-羟皮质醇测定、地塞米松联合ACTH兴奋试验等）。

（二）影像学指标

1. 肾上腺超声   原发性醛固酮增多症大多数为单发，表现为孤立性肾上腺小肿块，呈实性低回声，圆形或椭圆形，球体感明显，直径多在1~2cm，边界光整。肾上腺彩超可检出直径>1.3cm以上的肿瘤，但对于小腺瘤则难以确诊，且难与特发性醛固酮增多症相鉴别。

2. 肾上腺CT   一般CT描述为：正常肾上腺、轻微的肾上腺单肢增厚、单侧小腺瘤（≤1cm）、单侧大腺瘤（>1cm）、双侧人腺瘤或小腺瘤（或大小腺瘤混合）；腺瘤CT显影也可以表现为小的低密度结节（直径常<2cm）。

（1）醛固酮瘤：多表现为单侧腺瘤（直径<2cm），呈圆形或椭圆形，边界清楚，周边环状强化，平扫示肿块密度均匀、偏低；动态增强和延迟扫描时腺瘤呈快速廓清表现。典型病例肿瘤边缘呈薄纸样环状增强，而中央往往仍为低密度。腺瘤同侧及对侧肾上腺无萎缩性改变（图15-2）。

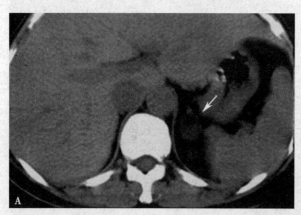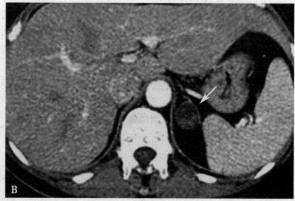

图15-2   左肾上腺Conn腺瘤CT表现（↑）

A. 平扫CT，可见低密度结节；B. 增强CT，轻度强化，边缘呈薄纸样强化。

（2）特发性醛固酮增多症：CT可有不同表现：①双侧肾上腺形态和大小表现正常，或仅仅是密度稍致密；②双侧或单侧肾上腺增大，边缘饱满，密度不均，或呈颗粒状；③单侧肾上腺孤立性结节，密度类似正常肾上腺或稍低；④双侧肾上腺多个小结节（图15-3）。

（3）分泌醛固酮的肾上腺皮质癌：直径常>4cm。

3. 肾上腺核素扫描 ^{131}I化胆固醇能很快在肾上腺聚集，且给药5d内均能进行扫描检查，如发现一侧肾上腺有放射性浓集，提示该侧为腺瘤；如两侧均有放射性浓集，则提示为双侧增生（图15-4）。

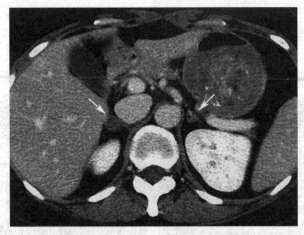

图15-3　特发性醛固酮增多症CT表现（双侧肾上腺增大并小结节）

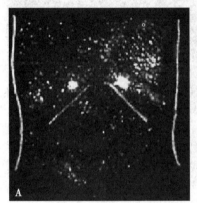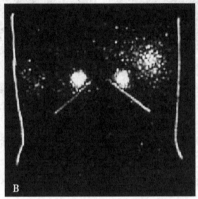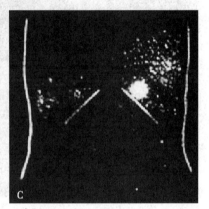

图15-4　肾上腺皮质显影图
A. 正常；B. 双侧皮质增生；C. 皮质腺瘤。

（三）临床病理指标

约85%的肾上腺占位是无功能性腺瘤。直径小于5cm的无功能性偶发瘤，几乎都是良性，而大的肿瘤可以是恶性。

1. 肉眼观　肿瘤一般呈单发，圆形或卵圆形，色泽金黄，质地较软，部分肿瘤若出现坏死或出血，颜色则为黄红色；若为皮质癌，则常见包膜、窦隙以及大静脉血管受侵犯（图15-5/文末彩图15-5）。

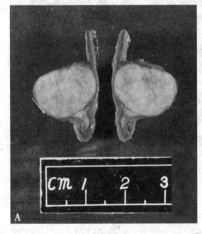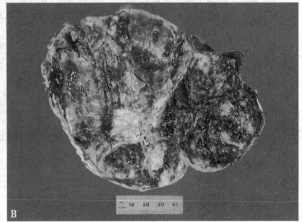

图15-5　醛固酮瘤肉眼观
A. 醛固酮瘤（肿瘤切面金黄色）；B. 醛固酮增多症的皮质癌（肿瘤切面大片坏死）。

2. 镜下观   一般肾上腺皮质肿瘤的组织结构和细胞形态与正常肾上腺皮质相似,即常见细胞呈片状分布并被纤细的纤维网状结构分隔。组织内无真正的腺体,若有坏死可呈大片。根据高度核异型性、广泛的出血、坏死、纤维化、钙化等退行性改变,正常结构丧失或生长方式改变、血管或包膜侵犯等要素综合评判可鉴别良恶性(图15-6/文末彩图15-6)。

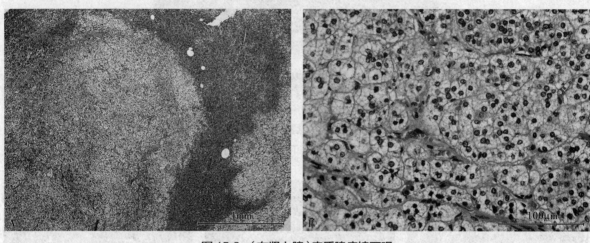

图 15-6   (左肾上腺)皮质腺瘤镜下观
A. 低倍镜下瘤组织呈一灰白色结节样区域,与周围正常组织分界欠清,无明显包膜形成。B. 高倍镜下,瘤细胞呈圆形或多形性,细胞界限清楚,胞质透明呈空泡样。瘤细胞核圆形卵圆形,染色质颗粒状淡染,偶见核仁。

3. 免疫组织化学染色   主要用于鉴别肾上腺皮质肿瘤与肾细胞癌、肝细胞癌、肾上腺髓质肿瘤和转移性癌。肾上腺皮质癌表达 α-inhibin 和 MelanA,几乎不表达或弱表达细胞角蛋白CK,上皮膜抗原EMA、癌胚抗原CEA呈现阴性(图15-7/文末彩图15-7)。

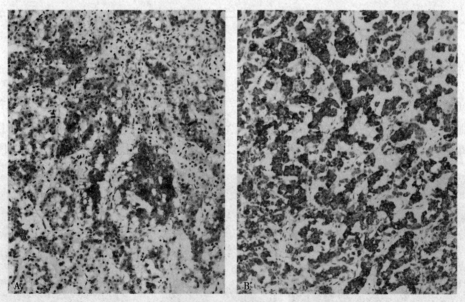

图 15-7   分泌醛固酮的肾上腺皮质癌免疫组化染色
A. Syn 阳性;B. Melan-A 阳性。

二、临床检查指标的评估

实验室检查指标包括临床检验指标和病理检查指标两部分。影像学检查指标包括 CT/ 磁共振、超声、[131]I 化胆固醇肾上腺核素扫描等。

（一）临床检验指标的评估

1. 血尿生化指标

（1）电解质测定：典型的原发性醛固酮增多症患者可有低血钾、高尿钾、高血钠和碱血症。多数患者血钾仅轻度降低或者处于正常参考值下限，低钾血症支持原发性醛固酮增多症诊断，但不能作为诊断依据。应注意影响血钾的因素很多，如低钠饮食可使本症患者的血钾正常。如果 24h 尿钠排泄 < 100mmol 时，应增加氯化钠摄入（6g/d）连续 5d 后再复测血钾。

（2）血气分析：评估体内是否存在低血钾性碱中毒。

（3）尿浓缩稀释实验：醛固酮升高可致肾脏尿液浓缩功能受损，出现低比重尿。尿液比重测定包括化学试带法、尿液比重计法和尿折射率法。化学试带法测定简便，但精度差，只用作筛查试验；尿比重计测量时尿量要足，还要对尿液温度、蛋白、尿糖进行校正；折射计法被中国临床检验标准委员会（CCCLS）建议作为参考方法，具有易于标准化、标本用量少等优点。

（4）心肌功能测定：醛固酮过多导致心肌肥厚、心力衰竭，BNP、NT-proBNP 可以作为急性心衰的排除性诊断指标。

2. 内分泌指标

（1）血浆肾素活性测定：血浆肾素活性不是直接检测肾素的分泌量，利用肾素可使血浆中血管紧张素原裂解产生血管紧张素 I，放射免疫法测定单位时间内血管紧张素 I 产生的量表示血浆肾素活性。血浆肾素活性测定误差较大，重复性欠佳。化学发光法直接测定血浆肾素浓度，简便快速，重复性好，没有放射性污染。由于血浆肾素活性和肾素浓度的方法学存在差异，单位也不同，且指南和专家共识所采用的数据都是基于血浆肾素活性的资料，所以采用血浆肾素浓度要注意方法学比对和循证数据支持。

（2）血尿醛固酮测定：钠摄入量、药物等对醛固酮的测定产生影响，不同体位、采血时间参考区间也不同。口服高钠饮食确诊试验需测定 24h 尿醛固酮，梅奥医学中心推荐尿醛固酮 < 10μg/24h 排除原发性醛固酮增多症，> 12μg/24h 明确诊断原发性醛固酮增多症，醛固酮排除和诊断切点仅相差 20%。国家卫生健康委临床检验中心室间质量评价标准（2019 版）中醛固酮的可接受范围为靶值 ±25%，由此可见醛固酮排除和明确诊断切点差异包含在允许分析总误差内，醛固酮恰在切点附近时结果解释应慎重，须确定升高不是分析误差所致。实验室在引入醛固酮测定项目时应进行方法学评价，保证性能符合要求。尤其在切点附近时要考虑醛固酮的分析总误差水平，最好计算测量不确定度，避免误诊。

（3）ARR：仅以高血压和低血钾作为原发性醛固酮增多症的筛查指标，敏感性和特异性均较低，ARR 可筛查出醛固酮尚处于正常水平的原发性醛固酮增多症患者。ARR 受年龄、体位、饮食、药物等诸多因素影响，应严格执行标本采集手册留取标本；需要注意的是，因 ARR 是由醛固酮和肾素比值计算而得，两个项目的测定误差也会累积带到计算值中，在切点附近的数值尤其要小心。

（4）皮质醇：肾上腺静脉插管采血检测醛固酮可用于原发性醛固酮增多症的分型诊断，左侧肾上腺静脉会因左膈下静脉汇入而造成稀释，计算左右两侧肾上腺静脉各自的血浆醛固酮与皮质醇比值比，可校正稀释而造成的误差。

（5）原发性醛固酮增多症确诊试验：①生理盐水输注试验是目前国内比较常用的原发性醛固酮增多症确诊试验，但由于血容量急剧增加，会诱发高血压危象及心功能衰竭，因此对于那些血压难以控制、心功能不全及低钾血症的患者不应进行此项检查。对于生理盐水试验的切点，目前比较公认的标准为生理盐水试验后血醛固酮大于 10ng/dl 明确诊断原发性醛固酮增多症，如介于 5～10ng/dl，必须根据患者临床表现、实验室检查及影像学表现综合评价。当静脉输注盐水后来测定血浆醛固酮时，原发性高血压者，血浆醛固酮应 < 8mg/dl，而原醛症者并不降低。近年文献报道，坐位生理盐水试验较卧位生理盐水试验诊断原发性醛固酮增多症敏感性更高，其诊断敏感性高达 96%。②卡托普利试验安全性好，试验过程中不会造成血压突然上升或下降，同时由于卡托普利试验的结果与每日

摄盐水平无关,对时间及花费要求更少,可以在门诊患者中进行。但卡托普利试验相对其他确诊试验敏感性及特异性较低,并存在一定的假阴性,给临床诊断带来困扰。建议可在心功能不全、严重低钾血症及难以控制的高血压患者中进行此项检查,以降低试验所致风险。③高钠饮食试验不宜在以下人群中进行:严重高血压,肾功能不全,心功能不全,心律失常,严重低钾血症。④氟氢可的松抑制试验是确诊原发性醛固酮增多症最敏感的试验,但由于操作繁琐、准备时间较长,国内无药等原因,目前在临床很少开展。

(二)影像学检查指标的评估

影像学检查的目的主要是进一步明确病变的侧别、数目、大小、范围和性质。①肾上腺超声只能检出直径>1.3cm以上的肿瘤;CT、MRI可检出0.5～1.5cm的肿瘤;肾上腺皮质显像可以定位,提供功能信息。②影像学检查首选CT,但CT在诊断上存在一定局限性,小部分CT表现为双侧结节的醛固酮瘤可被误诊为特发性醛固酮增多症;而CT表现为肾上腺微腺瘤的特发性醛固酮增多症也可被误认为醛固酮瘤而行单侧肾上腺切除。③MRI在原发性醛固酮增多症分型诊断上并不优于肾上腺CT,MRI价格稍贵,空间分辨率低于肾上腺CT。④ ^{131}I化胆固醇肾上腺扫描适用于生化检查提示原发性醛固酮增多症,而CT等影像学检查不能确诊的患者。

(三)病理检查指标的评估

约85%的肾上腺占位是无功能性腺瘤。直径小于5cm的无功能性偶发瘤,几乎都是良性,大的肿瘤可能是恶性。原发性醛固酮增多症涉及的病理检查主要针对占位性病变,其中最常见的是分泌醛固酮的肾上腺皮质腺瘤、功能性的肾上腺皮质癌和异位醛固酮分泌瘤或癌。在判断为功能性肿瘤所致原发性醛固酮增多症时,需结合临床、影像、病理和检验等多种证据,方可做出诊断。

第三节　检查指标的临床应用

一、在临床诊疗中的应用

(一)筛查确诊指标

高血压、低血钾仍是原发性醛固酮增多症早期发现的重要指标,简单、快捷、价格低廉,患者依从性好;ARR是原发性醛固酮增多症最常用的筛查指标,疑为原发性醛固酮增多症,可在门诊随机检测ARR进行筛查;筛查阳性者必须再进行确诊试验。若患者无严重高血压,心、肾功能不全,严重低钾血症,首选敏感度和特异度均很高的生理盐水输注试验;若有上述病症,可选操作简单、安全性较高的卡托普利试验。

(二)肾上腺CT扫描

所有确诊为原发性醛固酮增多症的患者必须行肾上腺CT扫描,以排除巨大占位。肾上腺CT扫描易漏诊直径<1cm的肿瘤,也可能将无功能腺瘤误诊为醛固酮瘤,如患者有手术意愿,则可进一步行双侧肾上腺静脉采血检查进行分型。

(三)分型诊断指标

AVS是目前公认的原发性醛固酮增多症分型诊断标准,其灵敏度和特异度均可达到90%以上,明显优于肾上腺CT(78%和75%)。但其为有创检查且价格昂贵,应严格掌握适应证。

(四)家族性醛固酮增多症基因检测

1. FH-Ⅰ型　GRA为常染色体显性遗传,20岁以下的原发性醛固酮增多症患者、有原发性醛固酮增多症或早发脑卒中家族史的患者,可检测 *CYP11B* 融合基因以确诊或排除GRA。

2. FH-Ⅱ型　研究发现,FH-Ⅱ型与 *7q22* 基因位点存在关联。

3. FH-Ⅲ型　FH-Ⅲ型儿童时期即出现严重的高血压,致病基因为 *KCNJ5* 基因突变(*T158A*)。

二、在预后与随访等中的应用

原发性醛固酮增多症的治疗目标是控制血压、纠正低钾血症，减少高血压所致靶器官损伤；阻断醛固酮作用，抑制过量醛固酮所致心血管负面效应。研究表明，原发性醛固酮增多症患者心血管和肾脏并发风险更高，包括心律失常、心肌梗死、脑卒中、慢性肾脏疾病及死亡。

（一）常规血生化检查

定期检验电解质以了解体内血钾是否恢复正常；肝、肾功能检验评估高血压、药物（尤其螺内酯等药物治疗者）对肝肾功能损害；BNP、NT-proBNP可评估和预测心衰。

（二）内分泌学检查

血、尿醛固酮，血浆肾素活性水平可作为治疗效果评价的重要指标。

（三）腹部CT检查

了解对侧肾上腺和/或患侧残留腺体的情况；药物治疗者需与治疗前的肾上腺对比评估。

案例 15-1

【病史摘要】　女，45岁，因"四肢乏力、麻木1年，多汗、双下肢疼痛半月"入院。患者2017年4月11日感冒后出现全身瘫软、乏力、黑便，至当地医院就诊，测血压升高，查血气分析pH 7.49，血钾2.89mmol/L、血钙1.97mmol/L、血镁0.75mmol/L，予以补钾等治疗后，4月12日出现四肢抽搐、四肢肌张力增高，复查血气分析pH 7.555，血钾3.15mmol/L、血钙1.68mmol/L、血镁0.59mmol/L，补钾等对症治疗后症状缓解出院。此后反复发作全身乏力，间断补钾治疗。2018年8月17日再次四肢麻木、乏力，伴多饮（>2 000~3 000ml/d）、多尿（夜尿4~5次/晚），当地医院查血钾2.5mmol/L，为求进一步治疗，我院门诊以"低钾高血压原因待查"收住入院。自发病来，患者精神状态、睡眠良好，食欲正常，体重无明显变化。入院测血压142/96mmHg、BMI 21.63kg/m²。

【临床检验】　血钾2.1mmol/L，血钙1.94mmol/L，血镁0.54mmol/L。24h尿钾77.1mmol/24h，卧位醛固酮248.45pg/ml（参考值59~174pg/ml），卧位肾素活性0.16ng/（ml·h）[参考值0.05~0.79ng/（ml·h）]，立位醛固酮216.95pg/ml（参考值65~296pg/ml），立位肾素活性1.1ng/（ml·h）[参考值0.93~6.56ng/（ml·h）]，ARR 19.7。卡托普利抑制试验：试验前立位醛固酮247.4pg/ml，立位肾素活性0.18ng/（ml·h），ARR 137.4；试验后立位醛固酮197.82pg/ml，立位肾素活性0.5ng/（ml·h），ARR 39.6。甲状腺功能正常，皮质醇节律正常，ACTH正常。AVS取血：外周血皮质醇567.88nmol/L、外周血醛固酮317.94pg/ml；右侧肾上腺静脉血皮质醇28 235.1nmol/L、右侧肾上腺静脉血醛固酮601.15pg/ml；第一组左侧肾上腺静脉血皮质醇14 160.35nmol/L、左侧肾上腺静脉血醛固酮2 000pg/ml；第二组左侧肾上腺静脉血皮质醇68 216.99nmol/L、左侧肾上腺静脉血醛固酮2 000pg/ml；SI：右侧49.7、左（第一组）24.9、左（第二组）120；LI：左（第一组）6.6、左（第二组）1.4（提示左侧肾上腺醛固酮优势分泌）；CI：0.038（提示右侧肾上腺醛固酮分泌被抑制）。术后血钾3.92mmol/L，血钙2.32mmol/L，血镁0.78mmol/L，术后血压131/85mmHg。

【影像学检查】　肾上腺增强CT：左侧肾上腺体部低密度结节，腺瘤？

【病理检查】　（左侧肾上腺）皮质腺瘤

【诊断与鉴别诊断】

1.诊断　原发性醛固酮增多症；左侧肾上腺腺瘤。

2.鉴别诊断

（1）Gitleman综合征：该患者中年女性反复发作四肢麻木、乏力，查电解质低钾、伴低血钙、低血镁，血pH升高，尿钾升高；但患者有高血压、24h尿钙增加。

（2）库欣综合征：该患者中年女性反复发作四肢麻木、乏力，查电解质低钾，伴高血压，肾上腺CT

示左侧肾上腺腺瘤，但患者无典型的满月脸、水牛背、皮肤紫纹、向心性肥胖，ACTH 和皮质醇节律正常。

【案例分析】　该患者中年女性，主要表现为四肢乏力、麻木、高血压；查体血压升高，结合患者辅助检查提示低血钾、碱中毒、高尿钾、高醛固酮、低肾素活性，ARR 值升高，卡托普利抑制试验不被抑制，肾上腺 CT 提示左侧肾上腺腺瘤，AVS 提示左侧肾上腺醛固酮优势分泌，术后病理检查提示（左侧肾上腺）皮质腺瘤，术后血钾、血压恢复正常，故诊断为原发性醛固酮增多症。

小　结

原发性醛固酮增多症是由于肾上腺皮质增生、肿瘤或异位分泌醛固酮过多，导致体内潴钠排钾，血容量增多，肾素 - 血管紧张素系统活性受抑的内分泌疾病，属肾上腺功能亢进性疾病。主要表现为长期高血压伴低血钾。实验室检查可有低血钾、高血钠、代谢性碱中毒、血尿醛固酮增高、血浆肾素活性降低。诊断步骤分三步：① ARR 试验在有高危因素的高血压患者中筛查可能的原发性醛固酮增多症患者；②筛查阳性者进一步进行确诊试验；③确诊后患者根据肾上腺 CT、放射性核素显像等影像学检查，以及双侧肾上腺静脉采血（AVS）确定是否有优势侧分泌，进行亚型分型及肿瘤或增生的定位诊断。原发性醛固酮增多症筛查、确诊、分型诊断指标及标准化治疗方案的确立，为临床医师提供了诊断的思路及依据。原发性醛固酮增多症的早期发现、早期诊断、早期治疗，使尽可能多的患者获得积极有效的治疗效果，可减少醛固酮增高所带来的心脏、肾脏及脑血管等并发症，改善患者的生活质量。

参 考 文 献

[1]　中华医学会内分泌学分会肾上腺学组. 原发性醛固酮增多症诊断治疗的专家共识. 中华内分泌代谢杂志，2016，32（3）：188-195.

[2]　FUNDER JW，CAREY RM，MANTERO F，et al. The Management of Primary aldosteronism: Case Detection, Diagnosis, and Treatment: An Endocrine Society Clinical Practice Guideline. J Clin Endocrinol Metab，2016，101（5）：1889-1916.

[3]　葛均波，徐永健，王辰. 内科学. 9 版. 北京：人民卫生出版社，2018.

[4]　廖二元，莫朝晖. 内分泌学. 3 版. 北京：人民卫生出版社，2012：687-701.

[5]　白人驹，张雪林. 医学影像诊断学. 3 版. 北京：人民卫生出版社，2016.

[6]　黄钢，申宝忠. 影像核医学与分子影像学. 3 版. 北京：人民卫生出版社，2016.

[7]　刘彤华. 刘彤华诊断病理学. 4 版. 北京：人民卫生出版社，2018.

（许华斌　吴　峰　陈　刘　黄君富）

第十六章

嗜铬细胞瘤

第一节 概　述

嗜铬细胞瘤（pheochromocytoma，PCC）又称儿茶酚胺分泌瘤，是源于肾上腺髓质、交感神经节和体内其他部位嗜铬细胞的一种神经内分泌肿瘤，合成、贮存和分泌大量儿茶酚胺（catecholamine，CA），主要表现为不同类型的继发性高血压，并造成心、脑、肾等严重并发症。临床上常表现为阵发性或持续性高血压及代谢紊乱综合征。嗜铬细胞瘤发病率较低，在初诊高血压中占比 0.2%～0.5%，男女发病率基本相同，各年龄段均可发病，发病高峰在 30～50 岁。80%～90% 嗜铬细胞瘤为良性，诊断流程包括临床筛查、生化定性、影像学定位和遗传学诊断。若能及早诊疗，绝大多数可手术切除治愈；不及时诊断或错误治疗可能导致严重后果，甚至死亡。

肾上腺髓质是嗜铬细胞瘤的主要发生部位，即通常意义上的"嗜铬细胞瘤"，占全部嗜铬细胞瘤的 80%～85% 左右；来源于肾上腺外的嗜铬细胞瘤也称副神经节瘤（paraganglioma，PGL），占比约 15%～20%；另外约 10% 嗜铬细胞瘤为双侧多发、10% 为恶性肿瘤、30% 由遗传因素引起。遗传性嗜铬细胞瘤包括多发性内分泌肿瘤（MEN），von hippel-lindau（VHL、希佩尔·林道综合征）病、1 型神经纤维瘤（NF-1）、家族性嗜铬细胞瘤等。

一、临床症状与体征

由于持续及（或）脉冲式释放儿茶酚胺，致使嗜铬细胞瘤的临床表现复杂多样，以心血管系统症状为主，兼有其他系统症状。

（一）心血管系统表现

1. 阵发性高血压　发作时血压急骤升高，收缩压可达 200～300mmHg；舒张压亦明显升高，可达 130～180mmHg（以释放去甲肾上腺素为主者更高一些）；发作的频率和时间因人而异，可数周至数月一次，每次历时数十秒至数十分钟，且有发作渐趋频繁及发作时间越来越长的倾向。有多种诱因，可因情绪激动、体位改变、体力劳动、创伤、灌肠、大小便、吸烟、触压瘤块、麻醉、注射某些药物（组织胺、胍乙啶、胰高糖素、多巴胺拮抗剂、儿茶酚胺再摄取阻断剂和单胺氧化酶抑制剂等）等各种原因所诱发，也可以没有明显诱因发作。发作先兆为四肢麻木，视觉异常，肌肉震颤，腹绞痛等。高血压伴头痛、多汗、心悸三联症，以及恶心、呕吐、焦虑症状对嗜铬细胞瘤有重要诊断意义。

2. 持续性高血压　常用降压药效果不佳，亦伴有头痛、多汗、心悸、恶心、呕吐、焦虑症状，发展快者似急进型高血压。对持续性高血压患者有以下情况者，要考虑嗜铬细胞瘤的可能性：①对常用降压药效果不佳，但对 α 受体阻滞剂、钙通道阻滞剂、硝普钠有效；②伴交感神经过度兴奋（多汗、心动过速），高代谢（低热、体重降低），头痛，焦虑，烦躁，直立性低血压和血压波动大，可骤然降低；③收缩期血压多在 28kPa（220mmHg）以上；④服儿茶酚胺释放药物如利血平、降压灵、胍乙啶、甲基多巴等可以出现反常反应，血压反而升高。

3. 低血压及休克　少数患者血压增高不明显，甚至可有低血压。严重者出现休克，并可有高血压与低血压相交替现象出现，以直立性低血压较为多见。低血压的原因：①肿瘤内骤然出血，坏死；

②大量儿茶酚胺引起严重心律失常或心功不全；③大量儿茶酚胺使血管强烈收缩，组织缺氧，血管通透性增加，血浆外渗，血容量严重不足；④肾上腺素兴奋了肾上腺能β受体，使周围血管扩张。

4. 心脏表现　在疾病发展过程中因长期血压过高而引起心室肥厚、心肌损害、心力衰竭。心电图可出现穿壁性心肌梗死图形，这种心电图的表现又可消失。

5. 高代谢综合征　表现为产热多于散热所致发热，肝糖原分解加速及胰岛素分泌抑制所致高血糖、高基础代谢率、肌肉消耗及疲乏无力。糖耐量曲线呈糖尿病型者约占 60%。由于儿茶酚胺的脂解作用，半数患者呈高脂血症。儿茶酚胺可使钾进入细胞内，使肾素和醛固酮分泌增加，部分患者血钾偏低。也可因肿瘤分泌甲状旁腺激素相关肽（PTHrP）而致高钙血症。

（二）消化系统

肠蠕动及张力减弱，可引起便秘等。血管严重收缩，胃肠道缺血，可引起消化道出血、溃疡、穿孔、肠梗阻。儿茶酚胺使 oddi 括约肌张力增强，胆囊收缩减弱，约 20% 合并胆石症。嗜铬细胞瘤位于直肠后者，排便时可以引起高血压发作。

（三）泌尿系统

膀胱内嗜铬细胞瘤患者排尿时常会引起高血压发作，出现无痛性血尿。

（四）血液系统

大量肾上腺素作用下，血容量减少，血细胞重新分布，外周血中白细胞和红细胞增多。

（五）特殊临床表现

1. 肾上腺髓质增生（adrenal medullary hyperplasia，AMH）　临床上有嗜铬细胞瘤的典型表现，而影像学检查未发现有肿瘤，仅表现为肾上腺体积增大。

2. 嗜铬细胞瘤危象（pheochromocytoma crisis）　包括高血压危象、高血压与低血压交替、发作性低血压与休克、急性左心功能不全、上消化道大出血、糖尿病酮症酸中毒及低血糖危象等。如不及时进行处理，病死率极高。

二、病因及其发病机制

嗜铬细胞瘤发病机制还知之甚少。突变基因检测有助于家族性嗜铬细胞瘤的诊断；新型肿瘤标志物端粒酶、血管内皮生长因子、环氧化酶 -2、肾上腺髓质肽、嗜铬粒蛋白 A（CgA）、热休克蛋白 -90（HSP-90）和信号转换子和转录激活子 3（STAT-3）、突触素（Syn）等对判断嗜铬细胞瘤良恶性及鉴别其来源和分化有重要意义。

三、诊断和鉴别诊断

（一）诊断标准

1. 波动性高血压

（1）发作型：血压波动于正常与高血压之间。

（2）持续型：在高血压基础上的激烈变化。

（3）因俯卧、侧卧、饱食、排便等诱因而使血压波动，血压上升时出现搏动性头痛、频脉、出汗、面色苍白、四肢冷、视力障碍。

（4）一般抗高血压药无效，但 α 拮抗剂及 β 拮抗剂有效。

2. 尿蛋白及尿糖阳性、白细胞增多、高脂血症、血糖增高、OGTT 异常、与肾功能成比例的眼底异常。

具备以上症状，检查所见一部分或大部分条件，同时具备下列 3～5 条者即可诊断为本病。

3. 血或尿中儿茶酚胺浓度增高。

4. 尿中儿茶酚胺代谢产物排出增多。

5. 经 IVP（静脉肾盂造影）、超声检查、腹部 CT 等证实存在肿瘤。

（二）诊断流程（图16-1）

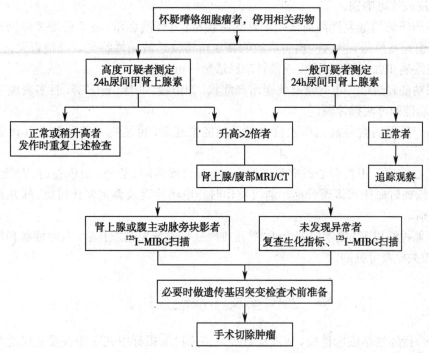

图16-1 嗜铬细胞瘤的临床诊断流程

越来越多的证据表明嗜铬细胞瘤与基因突变有关，通过基因筛查可明确家族性（或遗传性）嗜铬细胞瘤病因。嗜铬细胞瘤的基因筛查流程见图16-2。

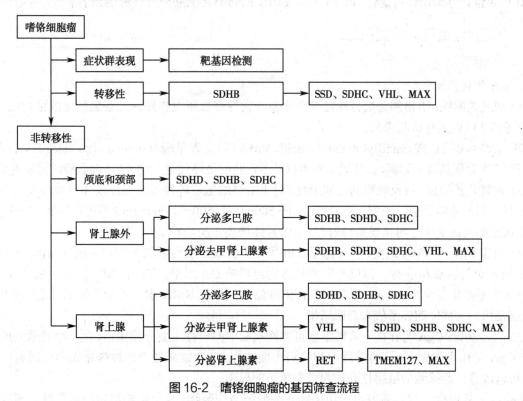

图16-2 嗜铬细胞瘤的基因筛查流程

（三）鉴别诊断

1. 原发性高血压 部分患者也可能出现血压波动或头痛、心悸、胸闷等症状。急性型高血压患者常有剧烈头痛、心悸、视物模糊等症状。测定血、尿儿茶酚胺及其代谢产物、影像学检查以及对常规降压药的治疗反应等可鉴别。

2. 各种原因所致的继发性高血压　如肾动脉狭窄、肾性高血压、皮质醇增多症以及原发性醛固酮增多症均可引起高血压，但这些疾病所致的高血压常缺乏波动性特征。经检查尿常规、血清电解质、皮质醇、醛固酮和血浆肾素活性，或做肾动脉造影等可鉴别。

3. 甲状腺功能亢进症　甲亢常有代谢增高症状，如消瘦、心悸、汗多等，且多表现为紧张、焦虑。经测定甲状腺功能即可明确诊断。

4. 糖尿病　糖尿病合并高血压及自主神经功能紊乱者，可测定儿茶酚胺及其代谢产物水平相鉴别。

5. 不典型心绞痛　不典型心绞痛患者发作时，可出现胸闷、心悸、面色苍白、濒死感等症状，有的患者发作心绞痛时血压可短暂升高。通过发作时心电图检查及测定发作时血、尿儿茶酚胺及其代谢产物水平鉴别。

6. 其他　如神经焦虑、更年期综合征、严重神经症以及低血糖发作者，有时症状和体征类似嗜铬细胞瘤，通过相关检查可鉴别。

第二节　实验室及其他检查指标与评估

实验室检查指标包括临床检验、病理检查等。临床检验指标中儿茶酚胺及其代谢产物可作为嗜铬细胞瘤定性诊断的首选指标，甲氧基肾上腺素（metanephrine，MN）来源于肾上腺内的嗜铬细胞瘤，而甲氧基去甲肾上腺素（normetanephrine，NMN）几乎都来源于肾上腺外的嗜铬细胞瘤，而借此有助于诊断和分型；临床病理检查指标主要有病理形态学和免疫组化染色检查；影像学检查中 CT/SPECT 或 MRI 可定位，^{131}I-MIBG 可定性，PET-CT 主要用于已知的肾上腺外恶性肿瘤患者。

一、实验室及其他检查指标

（一）临床检验指标

1. 血尿生化检验

（1）尿儿茶酚胺：嗜铬细胞瘤持续性高血压及阵发性高血压发作期尿儿茶酚胺常成倍增高，超过正常参考值 2 倍以上有诊断意义。

（2）尿香草基杏仁酸（vanillyl mandelic acid，VMA）和高香草酸（homovanillic acid，HVA）测定：VMA 和 HVA 分别是肾上腺素、去甲肾上腺素以及多巴胺的最终代谢产物，嗜铬细胞瘤时常显著增高。

（3）血浆儿茶酚胺：可反映瞬间血浆浓度，对于嗜铬细胞瘤阵发性高血压发作时和激发试验血压升高时有很高的诊断价值。正常基础值为 100～500pg/ml，500～1 000pg/ml 为可疑诊断，2 000pg/ml 或基础状态偏高而发作时明显增高，或每半小时持续增高一次，有高度诊断意义。

（4）血浆 MN 和 NMN 测定：因排除了 24h 尿标本留取正确与否的干扰和尿肌酐排泄率的影响，血 MN 测定更为客观和准确。体位及应激状态均可影响 CA 水平，在进行 MN 检测的采血过程中，患者应处于平卧状态至少 30min，以免出现假阳性结果。坐位 NMN 水平的参考值上限是仰卧位的 2 倍，故应使用同一体位的参考值来判断结果。

（5）CgA 测定：CgA 为存在于嗜铬细胞可溶性基质中的一种主要分泌蛋白，是一个有效的肿瘤标志物。CgA 可作为肿瘤大小、恶性程度和疾病进展的标志，在临床处理恶性嗜铬细胞瘤时有一定的价值，可以改善诊断试验的敏感性和作为长期随访的标志。

进行以上各项检查时必须停用一切影响儿茶酚胺类的药物，以免影响测定的可靠性。增高尿儿茶酚胺的药物有：四环素、红霉素、去甲金霉素、奎宁、奎尼丁、尼古丁、咖啡因、水合氯醛、氯丙嗪、阿司匹林、对乙酰氨基酚、柳胺苄心定、丙氯拉嗪、维生素 B$_2$、异丙肾上腺素、左旋多巴、甲基多巴、茶碱、乙醇、香蕉、硝酸甘油、硝普钠等。可使儿茶酚胺值降低的药物有：胍乙啶、可乐定、利血平、溴隐亭、放射造影剂，长期服用钙通道阻滞剂、血管紧张素转换酶抑制剂等；可使尿 MN 及 NMN 测定值增加的有：CA 类、对乙酰氨基酚、氯丙嗪、氨苯蝶啶、四环素、单胺氧化酶抑制剂；可降低 MN 和 NMN 测定值的有普萘洛尔、放射造影剂等；可增加尿 VMA 及 HVA 测定值有：CA 类、异丙肾上腺素、萘啶酸、硝酸甘油、利血平、四环素、含香草醛的食物和药物；可降低尿 VMA 及 HVA 测定值的有：安妥明、阿司匹林、单胺氧化酶抑制剂等。

2. 下腔静脉插管取血测儿茶酚胺 当定性诊断确定为嗜铬细胞瘤后，影像学检查不能发现肿瘤，可采用此方法。如果一侧肾上腺静脉 NE 水平明显增高，提示肿瘤存在。但要注意右肾上腺静脉较短，易被下腔静脉血稀释，故最好同时测定皮质醇作为对照，以判断有无稀释。应注意操作时有诱发高血压危象发作的可能，必须建立静脉通道，准备酚妥拉明以备急需。

3. 基因检测 遗传性嗜铬细胞瘤患者通常表现为多灶性病变，并且发病年龄更小。已发现 *NF1*、*RET*、*VHL*、*SDHD*、*SDHC*、*SDHB*、*EGLN1/PHD2*、*KIF1*、*SDH5/SDHAF2*、*IDH1*、*TMEM127*、*SDHA*、*MAX* 和 *HIF2* 等多种肿瘤易感基因。许多遗传性嗜铬细胞瘤可以从基因层面上准确地诊断，并且用于预防性筛查以及协助治疗。

4. 药理实验

（1）可乐定抑制实验：可乐定可减少中枢神经系统神经元所释放的儿茶酚胺，使高血压患者血压下降；嗜铬细胞瘤瘤体可自主分泌儿茶酚胺，不受可乐定影响。故通过儿茶酚胺及其代谢产物水平的升高可鉴别嗜铬细胞瘤或假阳性结果。

（2）实验方法：口服可乐定 0.3mg，在服药前及服药后 3h 采血测定儿茶酚胺或甲氧基肾上腺素水平。非嗜铬细胞瘤患者服药后血儿茶酚胺水平降低（肾上腺素 + 去甲肾上腺素 <500pg/ml，或去甲肾上腺素较基线降低 50% 以上），嗜铬细胞瘤患者服药前后血儿茶酚胺水平无明显变化。对于尿儿茶酚胺水平正常的患者不建议进行该试验，因为与儿茶酚胺水平升高的嗜铬细胞瘤患者相比，儿茶酚胺水平正常的患者可乐定抑制实验的假阳性率高达 5 倍。

（3）其他刺激试验与抑制试验：如胰高糖素实验、酚妥拉明实验、组胺实验等，由于诊断敏感性较差，目前已较少使用。

（二）影像学指标

1. B 型超声波检查 为腹腔肿瘤常规检查，经济方便，阳性率比较高，对直径 1cm 以上的肿瘤常能显示（图 16-3）。

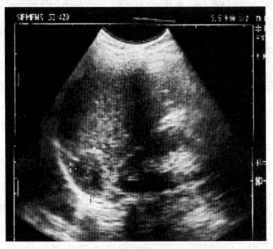

图 16-3 肾上腺嗜铬细胞瘤（超声）
右肾上方直径 4cm 肿块，实性，中等回声，边界清楚，中央部位有不规则无回声区。

2. CT CT 和 MRI 对于肾上腺嗜铬细胞瘤的敏感性高达 98%～100%,腹部 CT 对于空间分辨率在 1cm 或以上的肾上腺包块的检查准确度为 85%～95%,当病灶小于 1cm 时,其检查准确度明显降低(图 16-4)。

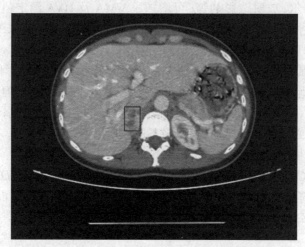

图 16-4 右侧肾上腺嗜铬细胞瘤(CT 扫描)
见团块状稍低密度影,边界大致清晰,大小约 2.5cm×3.1cm,
增强扫描呈不均匀强化。

3. MRI MRI 无放射性损害,尤对嗜铬细胞瘤合并妊娠的患者及肾上腺以外的肿瘤,具有较高的诊断价值;由于嗜铬细胞瘤含水量高,嗜铬细胞瘤在 T2 加权像上可显示典型的高信号图像(图 16-5)。

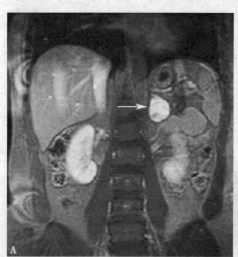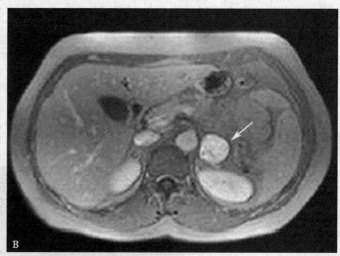

图 16-5 肾上腺嗜铬细胞瘤(MRI)
左肾上腺冠状面(A)及轴面(B)增强 T1W1 示有一明显强化的肿块。

4. ^{131}I- 间碘苄胍(metaiodobenzylguanidine,MIBG)闪烁扫描 间碘苄胍(MIBG)作为一种去甲肾上腺素前体复合物聚集在高分泌性的肾上腺组织,因此当生化检验明确嗜铬细胞瘤诊断,但 CT 或 MRI 扫描并未发现肿瘤的患者,可采用 ^{131}I 标记间碘苄胍(^{131}I-MIBG)扫描定位。扫描前应加强护理保证患者不要服用已知降低 MIBG 摄取的药物(如钙离子通道阻滞剂和拉贝洛尔等);对评估转移性嗜铬细胞瘤,^{123}I-MIBG 优于 ^{131}I-MIBG 扫描,但 ^{123}I-MIBG 常常不易获得。这两种扫描检查的特异性均大约为 95%,但 ^{123}I-MIBG 的敏感性更高(90% *vs* 77%)。SPECT 可准确定位定性(图 16-6/ 文末彩图 16-6),且可用于转移灶的诊断(图 16-7)。

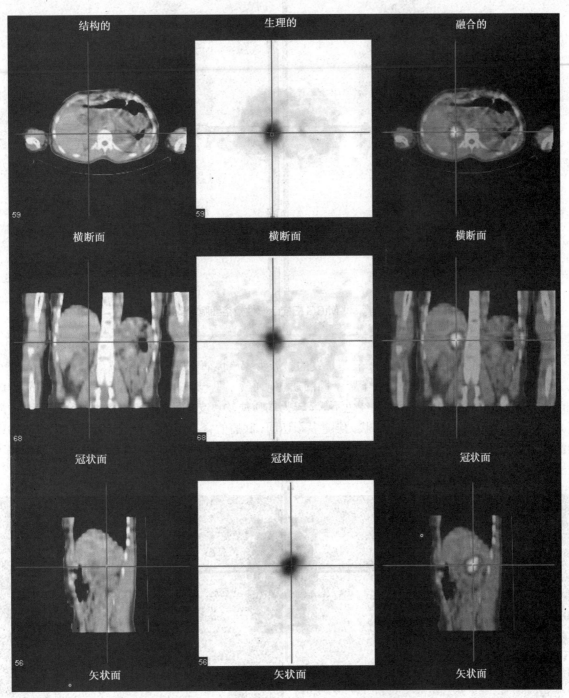

图 16-6 右肾嗜铬细胞瘤 SPECT/CT 显像

5. 其他核素闪烁扫描 因 MIBG 试验敏感性达不到 100%，故应考虑其他的核素显像模式，如应用 ^{18} 氟 - 脱氧葡萄糖正电子发射断层扫描（^{18}F-FDG-PET）、^{111}In- 奥曲肽 PET、^{11}C 肾上腺素 PET 或 ^{11}C 对羟麻黄碱 PET 等，用于使不浓聚 MIBG 的嗜铬细胞瘤显影，对于检查和定位嗜铬细胞瘤具有重要的价值。

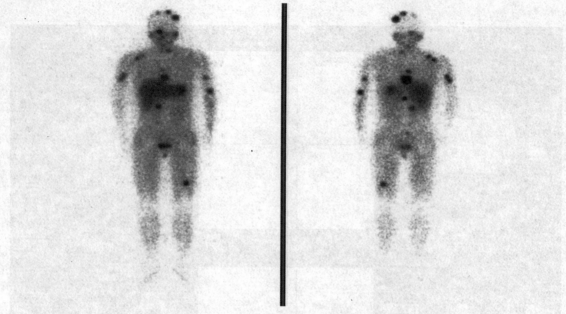

图 16-7　全身 ^{131}I-MIBG 扫描示恶性嗜铬细胞瘤多发转移

（三）临床病理检查

肾上腺嗜铬细胞瘤的散发病例一般是单发的。若为家族性病变则多为双侧。

1. 肉眼观　嗜铬细胞瘤一般位于肾上腺髓质内，通常不见包膜，肿瘤大小一般为 3～5cm，有时也可大于 10cm。肿瘤切面灰白 - 灰红色不等，较为均质质软。支持恶性倾向的肉眼特征包括：肿瘤更大、形态呈结节状、分叶状或隆突状，伴随多彩切面、肿瘤的肾上腺外侵犯或转移。在检查嗜铬细胞瘤标本时，应仔细检查周围肾上腺有无额外的髓质结节或弥漫的髓质增生，上述两种病变常常可进一步提示患者遗传性疾病的可能（图 16-8/ 文末彩图 16-8）。

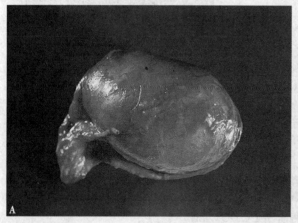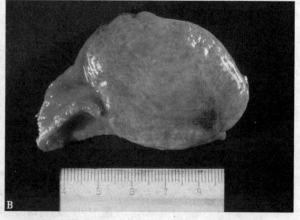

图 16-8　肾上腺嗜铬细胞瘤肉眼观
A. 表面有包膜；B. 切面棕红色。

2. 镜下观　单一或混合呈现巢状或梁状结构，可见腺体结构，瘤体与正常肾上腺分界尚清，有时可见到假包膜。瘤细胞形态与正常嗜铬细胞形态相似，细胞胞浆丰富、颗粒状，嗜碱性或嗜双色性，细胞核可见明显核仁，某些可见核内包涵体，罕见核分裂象。背景中有时可见出血、含铁血黄素沉着或硬化。目前认为所有的嗜铬细胞瘤都具有转移的恶性潜能。因此，过去根据肿瘤组织学特征进行良恶性分型的方式已经被肿瘤恶性风险分层所取代。目前提出 5 个恶性分层要素，包括：①浸润（包括血管浸润、肾上腺包膜浸润和腺外软组织浸润）；②结构改变（包括形态不规则、肿瘤变大、融合性细胞巢或弥漫性生长方式）；③细胞学改变（包括梭形细胞、小细胞、细胞高密度、单一形态或显著的多形性）；④坏死（包括局灶或融合性坏死、中心性粉刺样坏死）；⑤增殖活性（包括核分裂计数增加、非典型核分裂象、Ki67 染色增殖指数增加）（图 16-9/ 文末彩图 16-9）。

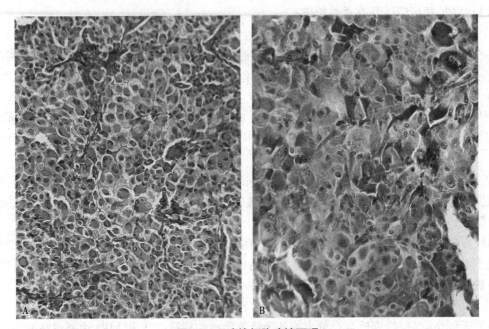

图 16-9 嗜铬细胞瘤镜下观
A. 瘤细胞为圆形或多角形，胞质丰富；B. 瘤细胞为大多角形，核异型性明显。

3. **免疫组织化学表型** 免疫组织化学染色可用于鉴别和诊断嗜铬细胞瘤。嗜铬细胞瘤 CgA 免疫反应阳性，可与肾上腺皮质肿瘤、转移性非神经内分泌肿瘤相鉴别；酪氨酸羟化酶和多巴胺 β 羟化酶染色阳性可排除转移性神经内分泌肿瘤；嗜铬细胞瘤通常不表达角蛋白 CK 和上皮膜抗原 EMA，可与肾细胞癌相鉴别；肿瘤支持细胞呈 S-100（+），肿瘤细胞不表达 S-100。此外，SDHB 蛋白可用于由 *SDH* 基因突变引起的家族性副神经节瘤 - 嗜铬细胞瘤综合征（图 16-10/ 文末彩图 16-10）。

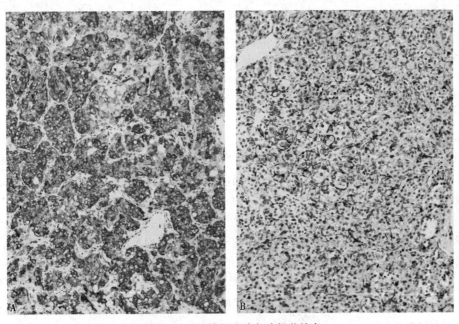

图 16-10 嗜铬细胞瘤免疫组化染色
A. 肿瘤细胞 CgA 免疫反应阳性；B. S-100 阳性的肿瘤支持细胞。

二、临床检查指标的评估

合理评估临床检验、临床病理，以及影像学检查指标，对嗜铬细胞瘤的病因诊断、定位诊断和肿瘤恶性风险分层、预后随访具有重要价值。

（一）临床检验指标的评估

血浆中甲氧肾上腺素（MN）和甲氧去甲肾上腺素（NMN）主要由儿茶酚胺在肿瘤内代谢产生，受药物干扰小，半衰期长，特异性稍差（85%～90%，老年人77%），但敏感性高（96%～100%），是嗜铬细胞瘤的首选筛查指标；血尿儿茶酚胺（NE、E、DA）总量、尿VMA和HVA等检测因影响因素多，变异大，特异性差，不再作为一线筛查指标。检验方法对结果的准确性影响很大，宜采用高灵敏度、高特异度、宽线性范围的液相色谱 - 电化学或荧光（LC-ECD）、或液相色谱 - 串联质谱（LC-MS/MS）等检测方法。

药理试验包括激发试验和抑制试验。可乐定试验的敏感性高，但特异性差；酚妥拉明试验的假阳性和假阴性结果均较高，故而虽然药理试验有鉴别诊断价值，但诊断效能不高，特别是试验过程中的潜在危险性，临床很少使用。

嗜铬粒蛋白A可作为嗜铬细胞瘤的标志物，在治疗、随访中具有重要价值；编码SDH亚基B（*SDHB*）的基因突变可导致40%或更多嗜铬细胞瘤患者的转移性病变，随着测序成本的下降，对嗜铬细胞瘤患者进行肿瘤驱动基因检测和遗传咨询有助于诊断、治疗和预后判断。

（二）影像检查指标的评估

B超为无创伤检测，特别适合对肾上腺外嗜铬细胞瘤的初筛；CT和MRI诊断嗜铬细胞瘤敏感度和特异度相似，分别为88%～100%、67%～80%。CT对肾上腺内的嗜铬细胞瘤诊断价值更高；MRI对明确肿瘤与周围大血管和脏器的关系有较大优势，亦是妊娠合并嗜铬细胞瘤的首选检查方法；[131]I或[123]I标记的间碘苄胍（MIBG）具有定性和定位价值，对家族性、肾上腺外、复发或转移性肿瘤尤为适用。PET扫描对于多发、复发、家族性嗜铬细胞瘤的全面诊断有一定意义，可对有功能的嗜铬细胞瘤进行定位诊断，评估病变范围和转移，但缺乏特异性。

（三）病理检查指标的评估

病理形态学及免疫组化染色检查可诊断和鉴别诊断嗜铬细胞瘤，明确肿瘤恶性风险，指导肿瘤的治疗和预后判断。

第三节　检查指标的临床应用

一、在临床诊疗中的应用

（一）血、尿儿茶酚胺

嗜铬细胞瘤时血浆和尿中儿茶酚胺会明显增高；持续高血压性嗜铬细胞瘤，尿中儿茶酚胺的排出量常显著增高（常为正常值的10～100倍），但间歇期可正常或稍增高，故应多次反复测定才有诊断价值。但应与心绞痛、不稳定性原发性高血压、绝经期综合征等相鉴别。

（二）血、尿儿茶酚胺代谢物

香草基杏仁酸（VMA）是儿茶酚胺的最终代谢产物，尿中VMA浓度可反映儿茶酚胺曾经有过的血水平。嗜铬细胞瘤患者VMA水平升高，有较好的特异性，但敏感性较差。

甲氧基肾上腺素（MN）和甲氧基去甲肾上腺素（NMN）分别为E和NE的中间代谢产物，由尿中排出，测定24h尿MN和NMN的含量可以间接了解E和NE的分泌情况，且MN和NMN的敏感性和特异性高于VMA。

大多数嗜铬细胞瘤患者儿茶酚胺、VMA、MN和NMN都高于正常，偶有少数患者其中两项增高，另两项正常，因此，有一项或两项不增高者不能排除嗜铬细胞瘤，最好能全部测定。因尿中 MN 和 NMN 排量可反映嗜铬细胞瘤分泌 CA 的功能，诊断的灵敏度及特异性均高于 CA 及 VMA。如果多次测定，NMN 明显升高，而 MN 接近正常，则提示肾上腺外嗜铬细胞瘤的可能性较大。

（三）B 型超声波

敏感性低于 CT 或 MRI，不过对肾上腺外如腹腔、盆腔、膀胱等部位的嗜铬细胞瘤进行初步筛选有较大的实用价值，在儿童中因其腹膜后脂肪较少而实用价值较大。但超声波探头的加压可能引起发作，在嗜铬细胞瘤的诊断被排除前不应进行肾上腺肿块的穿刺活检，以免引起高血压危象。

（四）CT 扫描

CT 可清楚地把肾上腺内的病灶从正常的腺体组织中区分出来。由于诊断时肿瘤直径往往大于 2cm，并有出血和坏死区域，所以常不需要增强对照扫描。嗜铬细胞瘤瘤体在 CT 片上呈圆形或类圆形软组织块影，密度常不均匀；恶性者一般瘤体较大，外形不规则，可有周围组织浸润和远处转移。

（五）MRI（磁共振显像）

该项检查可提供多维成像，显示肿瘤的解剖部位、与周围组织的关系以及某些组织学特征，且没有电离辐射。特别是在妊娠妇女和疑肾上腺外嗜铬细胞瘤时，因无 X 线的影响而更加适用可靠。

（六）核素成像扫描

SPECT 和 PET 在检测肿瘤转移灶上具有 CT、MRI 无法比拟的优越性，^{131}I-MIBG 除可以功能成像，扫描定位，还可用于恶性嗜铬细胞瘤的内照射治疗。

二、在预后与随访中的应用

（一）血、尿儿茶酚胺

嗜铬细胞瘤切除后，血压多能恢复正常，但在手术后第 1 周，血压仍可偏高，同时血、尿儿茶酚胺也可偏高。其原因可能为手术后的应激状态，或是患者原来体内储存的儿茶酚胺较多，因此在手术后 1 个月左右，根据血压状态和血、尿儿茶酚胺，方能更准确的判断治疗效果。小部分患者手术后仍有高血压，可能因合并原发性高血压，或儿茶酚胺长期增多损伤血管所致。

（二）嗜铬粒蛋白 A 的检查

嗜铬细胞瘤患者中嗜铬粒蛋白 A 的阳性率达 86%，并与肿瘤大小、恶性程度和疾病进展相关，可作为预后和长期随访的标志物。

（三）影像学检查

嗜铬细胞瘤手术切除后，如血压持续不降，血、尿儿茶酚胺持续偏高，则应考虑是否还有未切除的肿瘤，应再行影像学检查，确认病情后制订进一步治疗计划。

案例 16-1

【病史摘要】 女，25 岁，双眼视力下降、视物变形，伴头痛头晕 5d，无眼痛眼胀等不适。门诊以"双眼视盘水肿"收入眼科。入院测血压 185/110mmHg，双眼视盘水肿伴火焰状出血，余生命体征正常。患者既往有波动性高血压。双肾 B 超示右肾上腺区实性结节，遂转入泌尿外科进一步诊治。完善肾上腺 CT 后行手术治疗，术后病检显示为嗜铬细胞瘤。

【临床检验】 血常规、尿常规和大便常规检验无明显异常；肝肾功能和电解质正常。皮质醇节律正常。

【影像学检查】 肾上腺 CT：右侧肾上腺 - 肝 S7 段区肿块，肾上腺肿瘤性病变可能，副神经节瘤？请结合临床。

头颅 MRI：①脑 MR 平扫未见明显异常；②双侧下鼻甲肥厚，右侧上颌窦炎（轻）；③眼眶 MR 扫描未见明显异常。

【病理检查】

1. 肉眼所见　灰黄间褐组织一块，大小 5.5cm×3.5cm×2.5cm，其上可见结节样物一枚，大小 3.5cm×3.5cm×2.5cm，切开呈囊实性，切开切面灰红间褐，与周围组织界限尚清。

2. 免疫组化染色检测　CgA(+)，Syn(+)，CD56(+)，S-100(支持细胞+)，α-inhibin(−)，Melan-A(−)，HMB45(−)，Ki67(+，约2%)。

3. 病理诊断　（肾上腺）嗜铬细胞瘤。

【诊断与鉴别诊断】

1. 诊断　右侧肾上腺肿瘤：嗜铬细胞瘤。

2. 鉴别诊断

(1) 原发性高血压：部分患者也可能出现血压波动或头痛、心悸、胸闷等症状。

(2) 急性型高血压：患者常有剧烈头痛、心悸、视物模糊等症状。经过测定血、尿儿茶酚胺及其代谢产物、阻滞试验、影像学检查以及对常规降压药的治疗反应等可鉴别。

【案例分析】　该患者青年女性，主要以双眼视物模糊为首发症状就医，入院后体格检查测得血压较高，考虑患者较年轻，既往有阵发性高血压病史，继发性高血压可能较大，而双眼视物模糊可能为血压较高所引起的高血压视网膜病变。完善肾上腺B超检查后示肾上腺区结节，遂转入泌尿外科进一步完善CT检查后行手术治疗，术后病检为肾上腺嗜铬细胞瘤。

小　结

嗜铬细胞瘤患者的诊治管理包括生化检测、成像、手术和随访。①生化指标常用儿茶酚胺、VMA、MN 和 NMN，血浆或 24h 尿 MN 和 NMN 因半衰期长且稳定，可作为嗜铬细胞瘤的过筛试验。宜采用液相色谱-电化学或荧光(LC-ECD)、液相色谱-串联质谱(LC-MS/MS)方法检测，平卧状态抽血；随着测序成本的下降，对患者进行肿瘤驱动基因检测和遗传咨询有助于诊断、治疗和预后判断。②生化检测阳性患者应进行影像学检查。初次成像首选 CT 扫描，转移性疾患或必须限制放射线照射者，可选择 MRI 检查；对于 CT 或 MRI 扫描未发现肿瘤的患者，当采用核素闪烁扫描检查。③嗜铬细胞瘤术后并发症主要有高血压、低血压和反跳性低血糖，术后应密切监测 24～48h。④手术切除标本应常规进行病理检查。⑤嗜铬细胞瘤患者每年应进行生化测试(血浆或尿液 24h 尿甲氧基肾上腺素、嗜铬粒蛋白 A)，并持续随访，以评估肿瘤的复发或转移。

参 考 文 献

[1] 葛均波，徐永健. 内科学. 8版. 北京：人民卫生出版社，2013.

[2] IARC. WHO Classification of Tumours of Endocrine Organs. 4th edition. Lyon 2017，186.

[3] 中华医学会内分泌学分会肾上腺学组. 嗜铬细胞瘤和副神经节瘤诊断治疗的专家共识. 中华内分泌代谢杂志，2016，32(3)：181-187.

[4] 廖二元. 内分泌代谢病学. 3版. 北京：人民卫生出版社，2012.

[5] JACQUES WM. LENDERS，QUAN-YANG DUH，GRAEME EISENHOFER，et al. Pheochromocytoma and Paraganglioma: An Endocrine Society Clinical Practice Guideline [J]. J Clin Endocrinol Metab，2014，99(6)：1915-1942.

[6] 徐岐山. 内分泌疾病实验室检查与准备. 北京：人民军医出版社，2014.

（许华斌　高　凌　吴　峰　黄君富）

第十七章

先天性肾上腺皮质增生症

第一节 概 述

先天性肾上腺皮质增生症（congenital adrenal hyperplasia，CAH）是一组由编码皮质激素合成必需酶基因突变致肾上腺皮质类固醇类激素合成障碍所引起的常染色体隐性遗传性疾病。其主要病理机制为在肾上腺皮质类固醇激素生物合成过程中某种代谢酶的先天性缺乏，引起肾上腺皮质激素合成不足，继发下丘脑促肾上腺皮质激素释放激素（corticotrophin releasing hormone，CRH）及垂体促肾上腺皮质激素（adrenocorticotrophic hormone，ACTH）分泌增加，导致肾上腺皮质增生及机体代谢紊乱。

一、定义及分类

CAH 是较常见的常染色体隐性遗传性疾病，由于皮质激素合成过程中所需酶的先天缺陷所致。涉及 CAH 的代谢酶缺陷主要包括 21- 羟化酶（CYP21）缺陷症、11β- 羟化酶（CYP11B）缺陷症、3β- 羟类固醇脱氢酶（3β-HSD）缺陷症、17α- 羟化酶（CYP17）缺陷症、类固醇激素急性调节蛋白（StAR）缺陷症、17β- 羟类固醇脱氢酶（17β-HSD）缺陷症及 20,22- 碳链酶缺陷症等，各种代谢酶缺陷的临床表现有所不同，总称为 CAH。临床上，以 CYP21 缺陷症最为常见，约占 CAH 总数的 90% 以上，它是儿童最常见的肾上腺异常，发病率为 1/14 000；CYP11B 缺陷症次之，占 5%~8%，再次之为 3β-HSD 缺陷症，约 <1%，而其他类型则十分罕见。

二、病因和发病机制

CAH 是一组常染色体隐性遗传病。正常情况下，下丘脑分泌的 CRH 和垂体分泌的 ACTH 能促进肾上腺皮质细胞增生、激素合成和分泌，当外周血液中皮质醇达到一定浓度时，通过反馈机制使 CRH 和 ACTH 分泌减少，以达到体内肾上腺皮质激素的生理平衡。若激素合成途径中任何一个酶发生病理缺陷时，都会使血中皮质醇浓度降低，经负反馈作用调节，致使垂体 ACTH 代偿性分泌增加，使双侧肾上腺皮质增生，引起不同类型 CAH。同时，特异的酶缺陷可导致其前体中间代谢产物增多，并可经旁路代谢途径代偿，造成旁路代谢产生激素和前体物增多。其临床表现和生化改变取决于缺陷酶的种类和程度，可表现为糖、盐皮质激素和性激素的水平改变和相应的症状、体征和生化改变，如胎儿生殖器的异常发育、钠平衡失调、血压改变、生长迟缓等（表 17-1）。由于醛固酮合成和分泌在常见类型的 CAH 中亦大多同时受到影响，故常可引起血浆肾素活性分泌增高。

表 17-1 CAH 各类型的发病机制和临床表现的鉴别

特征	CYP21 缺陷症	CYP11B 缺陷症	3β-HSD 缺陷症	CYP17A 缺陷症	StAR 缺陷症
发病率	1:1.5万	1:10万	少见	少见	少见
缺陷基因	*CYP21*	*CYP11B1*	*HSD3B2*	*CYP17*	*StAR*
染色体位置	6p21.3	8q24.3	1p13.1	10q24.3	8p11.2

续表

特征	CYP21 缺陷症	CYP11B 缺陷症	3β-HSD 缺陷症	CYP17A 缺陷症	StAR 缺陷症
两性生殖器	+（女性）	+（女性）	+（男性）	+（男性）	+（男性）
血压	降低	增高	增高	降低	降低
血钾	增加	减少	减少	增加	增加
急性肾上腺功能不全	+	少见	+	无	++
升高的代谢产物	17-羟孕酮	脱氧皮质酮、11-脱氧皮质醇	脱氢表雄酮、17α-羟孕烯醇酮	脱氧皮质酮	无
激素					
糖皮质激素	减少	减少	皮质酮正常	减少	减少
盐皮质激素	减少	增加	增加	减少	减少
雄激素	增加	增加	减少（男性）增加（女性）	减少	减少

三、临床表现

（一）CYP21 缺陷症

CYP21 缺陷症的临床特征主要为皮质醇合成分泌不足、失盐及雄激素分泌过多所致的各种表现。根据临床表现严重程度可将 CYP21 缺陷症分为 3 种类型，即极度严重型、中度严重型及轻度型，分别对应失盐型、单纯男性化型和迟发型。前两者又称经典型，多为 CYP21 完全缺乏，临床多见失盐及男性化表现；而后者称为非经典型，多为 CYP21 不完全缺乏，可通过 ACTH 分泌增加，代偿性地促使皮质醇分泌近似正常人水平，故无临床表现，仅在应急状态时出现临床症状（图 17-1）。

21-羟化酶缺陷使皮质醇合成通路中的 17-羟孕酮不能转化为 11-脱氧皮质醇，并导致皮质醇缺乏；由于皮质醇对下丘脑-垂体的负反馈调节作用减弱而致 21-羟化前的皮质醇的前体物（包括 17-羟孕酮、孕烯醇酮、17-羟孕烯醇酮和黄体酮）产生过多。这些过多的前体物，转化为肾上腺雄激素（包括脱氢表雄酮、Δ4-雄烯二酮和睾酮）过多。

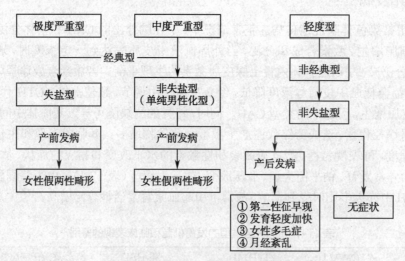

图 17-1　CYP21 缺陷症诊断流程图

（二）CYP11B 缺陷症

CYP11B 缺陷症临床上可分为经典型和非经典型。高血压是 CYP11B 缺陷症的特征性表现。因经典型 CYP11B 缺乏者可导致 DOC 增加，易出现高血钠、低血钾、碱中毒及高血容量，故大约 2/3 的经典型 CYP11B 缺陷症患者出现高血压症状。非经典型 CYP11B 缺陷症患者的血压往往正常，或仅有轻度升高，因其他临床表现与 CYP21 缺陷症的非经典型相似，故两者在临床上较难区别。

本症经典型患者血浆去氧皮质酮（DOC）增高，血浆肾素活性（PRA）被抑制而降低，是特征性改变；血浆肾上腺雄激素（包括 DHEA、Δ4A 和睾酮）也升高。非经典型则无上述生化异常，ACTH 兴奋后，血 11- 去氧皮质醇和 DOC 可明显升高。

临床同时出现男性化和高血压应疑为本病，典型病例检查发现尿 DOC、17-KS 增高，若给予糖质激素治疗后血压下降而尿中 DOC、17-KS 也下降则诊断可确立；但非经典型患者诊断较为困难，应进行 ACTH 兴奋试验和基因突变检测来确诊。

（三）3β-HSD 缺陷症

3β-HSD 缺陷症临床上可分为经典型和非经典型。经典型 3β-HSD 缺陷症患者出生后即出现失盐、肾上腺皮质功能不全及性发育异常的症状，如畏食、呕吐、脱水、低血钠、高血钾及酸中毒等，严重者因循环衰竭而死亡。非经典型 3β-HSD 缺陷症与非经典型 CYP21 缺陷症相似，出生时往往无明显异常表现。青春期前后女性可出现多毛、痤疮、月经稀发及多囊卵巢等雄激素升高表现。目前，有关男性中的非经典型 3β-HSD 缺陷症所知甚少。

（四）CYP17A 缺陷症

CYP17A 缺陷症患者由于 DOC 的分泌增多可引起钠潴留、血容量增加和高血压。患者还可有低血钾、碱中毒及轻度肾上腺皮质功能不足等表现。女性患者出生时正常，出生后则表现为第二性征不发育和原发性闭经。男性患者则表现为完全的假两性畸形。

（五）StAR 缺陷症

StAR 缺陷症在新生儿或婴儿早期即可发病。大多数患儿存在肾上腺皮质功能不足，表现为与失盐型 CYP21 缺陷症患者相似的严重失盐以及 Addison 病样色素沉着。所有的患者出生时均表现为正常女性外生殖器，且均有性激素缺乏的相关表现。

四、诊断标准与诊断流程

（一）诊断标准

以 CYP21 缺陷症为例，若新生儿出现外生殖器难以辨别性别，女性新生儿假两性畸形，男性患儿有双侧隐睾，失盐综合征（如脱水、休克等），或儿童期有生长加速及女性男性化、男性性早熟等表现，有血浆 17- 羟孕酮（17-OHP）、DHEA、雄烯二酮和黄体酮增高的血液学依据及双侧肾上腺普遍增大、边缘略呈结节状的影像学依据，有 *CYP21* 基因突变分析证实或预示 *CYP21* 基因表达缺陷可作出诊断。

（二）诊断

1. 临床诊断　临床上没有一个单独的检查就可以确定 CAH 的诊断，需要靠仔细询问病史和详尽的体格检查以及实验室和现代化的诊疗手段来诊断。所有类型 CAH 的诊断都需根据临床症状、基础激素测定及激发或抑制试验，可结合影像学检查及基因检查进一步明确诊断及分型。其中激素测定最重要，肾上腺影像学检查在诊断中占有很重要的地位，可选彩超、CT、MRI 和 [131]I 标记胆固醇肾上腺皮质扫描检查，以鉴别肾上腺增生与肿瘤。

2. 基因诊断　可用各种分子生物学方法行基因分析，如直接聚合酶链反应（PCR）可直接检查相关基因缺失，聚合酶链反应 - 寡核苷酸杂交（PCR-ASO）可将 PCR 扩增产物与特异性寡核苷酸探针杂交，根据杂交带的特异性鉴别相关基因突变性质。聚合酶链反应 - 限制性内切酶片段长度多态性（PCR-RFLP）利用基因突变可造成限制性内切酶的酶切位点改变将 PCR 扩增产物进行相应酶切反应，从而判断是否存在相应的基因突变。

3. 病理学诊断　CAH 是一组常染色体隐性遗传病，涉及不同基因改变。尽管 CAH 被分为不同临床亚型。但是，所有亚型 CAH 的显微镜下组织病理学改变均相同，表现为弥漫性肾上腺皮质增生，尤其以网状带最明显。

4. 产前诊断及新生儿筛查　CAH产前诊断及新生儿筛查主要针对CYP21缺陷症。由于女性胎儿的宫内男性化经积极治疗可有效改善，故提倡对CYP21缺陷症进行产前诊断。最有效的诊断手段是通过妊娠早期绒毛取样进行快速的HLA基因分型检查，也可检测羊水中的17-OHP和雄烯二酮或胎儿细胞DNA提取后进行 *CYP21* 基因分析（图17-2）。

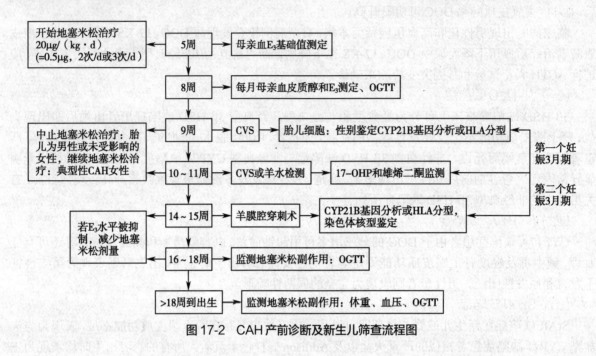

图17-2　CAH产前诊断及新生儿筛查流程图

新生儿筛查主要为防止新生儿发生肾上腺皮质功能减退危象、后遗症的产生和死亡、女性新生儿男性化及过量肾上腺雄激素作用的后果。由于 *CYP21* 缺乏的患儿血液中17-OHP增加，因此通过17-OHP测定，可以检出CAH患儿。新生儿筛查可诊断70%的典型CYP21缺陷症，对另外30%的病例也有诊断意义，可以避免失盐型CYP21缺陷症新生儿发生肾上腺危象、严重的女性发生男性化。筛查方法有RIA及ELISA法，可在出生后第3~5天采血，可同时进行常规的苯丙酮酸尿症和先天性甲状腺功能减退的筛查。需注意出生后24h内采血，早产儿及低体重儿可能会导致假阳性结果，围产期合并症所引起应激也会使新生儿的17-OHP增高。

五、鉴别诊断

CAH各型之间的临床表现大多相似，患者多有假两性畸形、性早熟、多毛等表现，需与其他引起这些症状及体征的疾病相鉴别。

（一）CAH各类型间的鉴别

CAH各型的临床表现及相关检查的区别见表17-2。

（二）与真性性早熟的鉴别

垂体-性腺活跃过早引起的性早熟称为真性性早熟。不仅有第二性征的发育，同时也有性腺增生和性功能的表现，即女性有排卵，男性有精子的成熟。如CYP21缺陷症或CYP11B缺陷症男性患儿外生殖器形态与真性性早熟相似，但前者无睾丸增大。实验室检查17-OHP、FSH、LH检测可鉴别。

（三）假两性畸形的鉴别

1. 女性假两性畸形的鉴别　女性假两性畸形最常见的病因为CAH，其他较少见的有肾上腺肿瘤、母亲于妊娠早期使用雄激素所致。CAH和肾上腺肿瘤均有尿17-KS增高，但肾上腺肿瘤较CAH尿17-KS增高更明显，地塞米松抑制试验可协助鉴别。而母亲于妊娠早期使用雄激素所致女性假两性畸形者，出生后17-OHP或17-KS可逐渐正常，可与CAH相鉴别。

表 17-2　各种类型 CAH 的临床特征及实验室检查

CAH 分型	临床特征			实验室检查										基因检查
				血液								尿液		
	失盐症状	高血压	性发育	Na	K	PRA	ALD	17-OHP	DHEA	DOC	T	17-OHCS	17-KS	受损基因
CYP21 缺陷症（失盐型）	有	无	男性假性性早熟、女性假两性畸形	↓	↑	↑↑	↓↓	↑↑	N,↑	N,↓	↑↑	↓	↑↑	*CYP21*
CYP21 缺陷症（单纯男性化型）	无	无	男性假性性早熟、女性假两性畸形	N	N	N,↑	N,↓	↑↑	N,↑	N,↓	↑↑	↓	↑↑	*CYP21*
CYP11B 缺陷症	几乎无	有	男性假性性早熟、女性假两性畸形	↑	↓	↓	↓		N,↑	↑↑	↑		↑↑	*CYP11B1*
CYP17 缺陷症	几乎无	有	男性假两性畸形，女性性幼稚	↑	↓	↓	N,↓			↓↓	↓		↓	*CYP17*
3β-HSD 缺陷症	有	无	男、女均假两性畸形	↓	↑	↑	N,↑		↑	N,↓	↓	↓	↓	*HSD3β2*
StAR 缺陷症	均有	无	男性假两性畸形，女性性幼稚	↓	↑	↑	↓	↓	↓	↓	↓	↓	↓	*StAR*

注：↓为下降；↑为升高；N 为正常；Na 为钠；K 为钾；PRA 为肾素；ALD 为醛固酮；17-OHP 为 17- 羟孕酮；DHEA 为脱氢表雄酮；DOC 为 11- 去氧皮质酮；T 为睾酮；17-OHCS 为 17- 羟皮质类固醇；17-KS 为 17- 酮皮质类固醇。

2. 男性假两性畸形的鉴别　在男性假两性畸形的鉴别诊断中，HCG 兴奋试验和 ACTH 兴奋试验有重要意义。临床表现为男性假两性畸形的 CAH 患者需与其他引起男性假两性畸形的疾病鉴别，主要包括雄激素抵抗综合征、5α- 还原酶缺陷（5α-RD）、混合性性腺发育不良、克氏综合征和母亲在妊娠期使用雌激素等。

（四）多毛的鉴别

可导致多毛的其他情况主要有多囊卵巢综合征、卵巢间质卵泡膜细胞增生症、分泌雄激素的卵巢肿瘤、分泌雄激素的肾上腺肿瘤、库欣综合征、特发性多毛症等。

第二节　实验室检查指标与评估

一、实验室及其他检查指标

临床特征是诊断该疾病的重要指标，实验室检查指标对疾病的分类至关重要，包括临床生化检验指标、实验室特殊检查指标和其他检查。临床检验指标主要有血钠、血氯、血糖、血气分析及固醇类激素等，不同类型 CAH 的实验室检查指标变化不尽相同。其他检查指标包括影像学检查、染色体检查、基因诊断等，在病变定位方面诊断准确率较高，有助于诊断及疗效评估。对某些检查结果不明确的，不能提供足够的诊断依据时，患者需要进行一些特殊检查。

（一）临床检验指标

初始病情评估检查包括血尿生化检查，血钾、血钠、血氯、血糖及血气分析，尿 17- 羟类固醇

(17-OHCS)、17-酮类固醇(17-KS)、孕三醇,血17-羟孕酮(17-OHP)、血浆肾素活性(PRA)、醛固酮(ALD)、脱氢表雄酮(DHEA)、11-去氧皮质酮(DOC)、睾酮(T)、皮质醇、促肾上腺皮质激素释放激素(ACTH)和黄体酮测定等。如怀疑该病患者应完善上述相关检查,临床上该病患者检查常提示17-KS、黄体酮、T、DHEA和17-OHP均可增高,其中17-OHP常高至正常的数十至数百倍,具有较为可靠的诊断价值。CAH的诊断依赖于皮质醇和/或醛固酮合成不足,但两者的前体激素过度积聚的证据。

1. CYP21缺陷症　血清17-羟孕酮的浓度明显升高(通常>1 000ng/dl),尿孕三醇(17-羟孕酮的代谢产物)浓度明显升高。

(1)单纯男性化型:血PRA增高,血17-OHP、T和尿液孕三醇及17-KS均显著增高,尤其血17-OHP与尿17-KS显著改变具有可靠诊断价值,而血K$^+$、血Na$^+$、ALD、DHEA、DOC等可能改变不显著(皮质醇降低或正常),ACTH可升高。

(2)失盐型:低钠与高钾性酸中毒、血醛固酮显著下降,而血PRA、17-OHP、T和尿液孕三醇及17-KS均显著增高为其生化特点,其中血17-OHP与尿17-KS显著改变更有诊断意义。皮质醇降低,ACTH升高。

(3)非典型型:皮质醇和ACTH改变可能不明显。

2. CYP11B缺陷症　11-去氧皮质醇和去氧皮质酮浓度明显升高,或24h尿四氢化合物S(11-去氧皮质醇的代谢产物)与四氢化合物F(皮质醇的代谢产物)比值明显升高,同时24h尿17-酮类固醇明显升高(尿中肾上腺雄激素的代谢产物)。高钠、低钾和血DOC与尿17-KS明显增高为生化特点之一。

3. 3β-HSD缺陷症　17-羟孕烯醇酮/17-羟孕酮的比值以及脱氢表雄酮与雄烯二酮的比值均明显升高。低钠、高钾、酸中毒和T降低等为实验室检查特点。

4. CYP17缺陷症　高钠、低钾性碱中毒和T与DHEA降低及DOC增高。

5. 高血压型肾上腺皮质增生　高血压型肾上腺皮质增生(如CYP11B缺陷症和CYP17缺陷症)常存在肾素活性受抑制,并常伴低钾血症。

(二)其他检查指标

其他检查也是每位患者应进行的检查,包括以下几方面:

1. 肾上腺B超、CT、MRI　先天性肾上腺皮质增生女性假两性畸形的内生殖器正常,B超和经插管X线造影能显示子宫和输卵管。B超、CT、MRI有助于鉴别肾上腺增生或肿瘤,先天性增生为双侧肾上腺对等增大,而肿瘤多为单侧孤立肿块,可有钙化,因出血和坏死可形成液化腔。

2. ^{131}I-标记胆固醇扫描　^{131}I-胆固醇摄取率增加见于增生和有功能的肿瘤。

3. 染色体检查　外生殖器严重畸形时,可做染色体核型分析,以鉴定性别。女性细胞核染色质为阳性,男性则为阴性,女性染色体计数性染色体为XX,男性则为XY,可确定其真正性别。

4. X线检查　拍摄左手腕掌指骨正位片,判断骨龄。患者骨龄超过年龄。

5. 新生儿CAH筛查　目的是防止发生肾上腺危象、女婴男性化及过量肾上腺雄激素作用的后果。在生后3~5d可与甲减筛查同时进行,取其足跟血检测17-OHP浓度,若足月儿>800~5 000ng/dl、早产儿>1 500~6 000ng/dl,应测其上述血生化指标,并随访临床表现与血生化;若足月儿>5 000ng/dl、早产儿>6 000ng/dl,应考虑CAH并给予氢化可的松等药物治疗。

6. 基因诊断　由于临床谱带广,对临床不能确诊或需与其他相关疾病鉴别时,必须做基因诊断确诊。基因型和表型大部分有确定的相关性,但有时并非绝对;目前常用的检测基因主要有CYP21A2、CYP 11 B1、IVS2、核受体转录因子NR0B1-1、HSD3B2等。其中CYP21A2基因的突变类型百余种,80%基因型-表型有相关性,且CYP21A2基因突变方式复杂多样,各基因型间生化和临床表现可有所重叠;采用直接聚合酶链反应、寡核苷酸杂交、限制性内切酶片段长度多态性和基因序列分析可发现相关基因突变或缺失。

7. 其他　女性肾上腺皮质增生假两性畸形者，用尿道镜检查尿生殖窦，可见阴道开口于子宫颈，若家族中有 21- 羟化酶缺乏者，可采用聚合酶链式反应（PCR）、羊膜细胞 HLA 分型和 DNA 进行分析。

（三）实验室特殊检查指标

对某些上述检查结果不明确的，不能提供足够的诊断依据时，患者需要进行一些特殊检查，包括以下几方面：

1. $ACTH_{1\sim24}$ 兴奋试验　对于经典型 CYP21 缺陷症患者，根据临床表现和基础 17-OHP，一般可以明确诊断。血清 17-OHP 基础值不能提供足够的诊断依据时，有必要进行 $ACTH_{1\sim24}$ 兴奋试验。一般而言 60min 时 17-OHP 水平在 10ng/ml 以上考虑非经典型 CYP21 缺陷症的诊断。每个实验室都应根据 CYP21 缺陷症杂合子携带者和正常人确定出自己的诊断标准。

对于新生儿，如果根据外生殖器两性畸形怀疑 CAH，$ACTH_{1\sim24}$ 兴奋试验必须推迟到出生 24h 后进行。如果在出生后马上取标本则会有较高的假阳性率和假阴性率。

$ACTH_{1\sim24}$ 兴奋试验还有助于鉴别诊断，在其他酶缺陷的 CAH 患者中 17-OHP 也会升高，如 CYP11B 缺陷症、3β-HSD 缺陷症。为了鉴别各种酶缺陷，最好的方法是在 0、60min 检测 17-OHP、DOC，皮质醇及 11- 脱氧皮质醇、17- 羟孕烯醇酮、DHEA 和雄烯二酮。如果是幼小的婴儿，则可以只在 60min 时取血。前体物质与产物的比值对鉴别各种酶缺陷尤为有用。如果诊断仍不明确，应该对患者进行试验性治疗，然后在糖皮质激素部分减量或完全终止后再次检查。

2. 失盐的检查　PRA 值升高，特别是 PRA 与 24h 尿醛固酮比值增加标志着醛固酮合成障碍。在循环血中 ACTH，17-OHP 和黄体酮水平高，但醛固酮水平正常的患者中这些指标也会升高，没有很好控制的单纯男性化患者生化表现会与失盐型混淆。盐皮质激素治疗可以对这些患者肾上腺抑制，有助于二者的鉴别。理想状态下，血浆和尿醛固酮水平应该与 PRA 和钠平衡相关，从而有助于对临床类型的准确判断。在分析肾素水平的意义时，必须注意新生儿正常值高于年龄较大的儿童。

3. 用于诊断和监测 CYP21 缺陷症的其他激素　其他一些生化诊断实验可供考虑，但目前很少能广泛开展。21- 脱氧皮质醇能够检测出超过 90% 的 CAH 携带者。雄激素代谢物（3α- 雄烷二醇葡萄糖苷酸）的水平在非经典型 CYP21 缺陷症患者中升高，与雄烯二酮和睾酮水平高度相关。17-OHP 尿中的主要代谢物孕三醇也可用于 CYP21 缺陷症的诊断。另外，尿孕三醇葡萄糖苷酸可以用于监测治疗效果和是否治疗过度。作为酶联免疫分析或 RIA 的代替方法，尿类固醇代谢物可以通过 GS/MS 方法检测，这种方法可以使 CAH 和其他类固醇代谢疾病相关指标同时得到检测。

二、临床检查指标的评估

该疾病临床谱带宽，诊断依靠临床表现，结合实验室生化检查、激素检测和基因诊断对疾病进行综合诊断和分型，并制订治疗方案。

（一）临床检验指标评估

类固醇激素检测对本病的诊断价值高，包括血液和尿液。血液 17-OHP 基础值升高是 CYP21 缺陷症的特异性指标，它还可用于检测药物剂量和疗效。血 17- 羟孕酮水平升高是最敏感的指标，适用于儿童和染色体检查正常者。血电解质测定主要用于失盐型伴低钠、高钾血症。

（二）影像及其他检测指标评估

肾上腺 B 超、CT、MRI 和 ^{131}I- 标记胆固醇扫描有助于鉴别诊断肾上腺增生和肿瘤；染色体检查是外生殖器严重畸形患者必要的检测以确定其真正的性别。基因诊断对疾病的分型、治疗和预后判断不可或缺。新生儿 CAH 筛查主要指标是 17-OHP，该指标可受性别、胎龄、出生体重、采血标本时日龄等影响，使筛查会有一定的假阳性和假阴性率。针对某些检查结果不明确的，不能提供足够诊断依据的患者需开展特殊检查。

第三节 实验室检查指标的临床应用

一、在临床诊疗中的应用

(一)激素基础值测定和 ACTH 兴奋试验

所有 CYP21 缺陷症患者均有血 17-OHP 和 21- 去氧皮质醇和尿 17-OHP 代谢产物孕三醇基础值或 ACTH 兴奋试验后增高。GC 治疗使 17-OHP 或 21- 去氧皮质醇或尿孕三醇降低有助于诊断。3β-HSD 缺陷症患者由于外周血 Δ^5-17P 增多可致 17-OHP 水平增高,经典型 CYP11 缺陷症患者可有轻度 17-OHP 增高。快速 ACTH 兴奋试验正常反应值见表 17-3。

表 17-3 快速 ACTH 兴奋试验中各种肾上腺类固醇的正常反应值

	新生儿		青春发育前		青春发育后	
	基础值	兴奋后 60min	基础值	兴奋后 60min	基础值	兴奋后 60min
黄体酮	35	100	35	125	60	150
DOC	20	80	8	55	8	55
Δ^5-17P	225		55	320	120	800
17-OHP	25	190	50	190	60	160
11- 去氧皮质醇	80		60	200	60	170
皮质醇	10	30	13	30	10	25
DHEA	40		70	125	260	560

注:① $ACTH_{1\sim24}$ 的剂量为新生儿 0.1mg,2 岁以下儿童 0.15mg,2 岁以上儿童及成人 0.25mg。②表中数值为均值。皮质醇单位为 μg/dl,其余各指标均为 ng/dl。③ DOC 为 11- 去氧皮质酮;Δ^5-17P 为 17α- 羟孕烯醇酮;17-OHP 为 17- 羟孕酮;DHEA 为去氢表雄酮。

(二)限钠试验

经典型 CYP21 缺陷症患者若在新生儿期未发生失盐危象,则可通过临床上是否需用盐皮质激素及限钠试验来区分失盐型和单纯男性化型。限钠试验是失盐型 CYP21 缺陷症确诊试验。失盐型 CYP21 缺陷症患者在限钠试验中失盐表现明显加重,本试验有一定危险性,对已确诊者不宜采用,可疑为失盐型者要注意观察试验中的病情变化。

(三)地塞米松(DXM)抑制试验

为了除外肾上腺或卵巢分泌类固醇的肿瘤,可常规进行 DXM 抑制试验。口服 DXM 0.5mg,每 6h 一次,连续服 3d。对于卵巢肿瘤,除 DXM 外,还需同时联合做炔诺酮(norlutin)试验,即口服炔诺酮 10mg,每 8h 一次,连续服用 3d。在这两种试验中,所有的肾上腺和卵巢激素均应被抑制。如果病情进展迅速,并且类固醇不能被 DXM 或被 DXM 与炔诺酮联合试验所抑制,则应高度怀疑肾上腺或卵巢肿瘤,可进行肾上腺及卵巢的 CT、MRI 和 PET 等影像学检查以明确诊断。

二、在预后与随访中的应用

(一)相关激素水平监测

对于所有类型的 CAH 患者,治疗过程中调整 GC 和盐皮质激素的剂量时必须监测 PRA、血浆 17α-OHP、DOC、11- 去氧皮质醇、雄激素、24h 尿中 17-KS、17-OHCS 和孕三醇或 17- 生酮类固醇(17-KGS)等。对于 CYP21 缺陷症,观察疗效最敏感的生化指标是血浆 17α-OHP、雄烯二酮、DHEA、PRA、24h 尿中 17-KS、孕三醇或 17-KGS。女性患者和青春期前的男性患者,血浆睾酮也是较好的观察指标,但睾酮对青春发育后的男性患者无意义。

（二）性发育和生育影响

CAH 患儿治疗得当，两性均有正常的青春发育和生育功能。失盐型的单纯男性化者生育功能多可正常。非典型患者性功能正常者较典型患者为多。未治疗或治疗不当的男性患儿，由于增高的雄激素水平对下丘脑 - 垂体 - 性腺轴成熟的抑制，可导致睾丸发育欠佳和成年后无精子或少精子。也有研究发现未治疗的患者仍有正常的睾丸发育和精子产生。有少数男性患者伴有真性性早熟，睾丸提前发育。未经治疗或治疗效果较差的女性患者，其青春发育和成年后生殖功能受到一定损害。女性可见月经初潮延迟或继发无月经，乳房发育差。近年来报道有正常性生活的 21-OHD 女性中 60% 有生育能力，但失盐型者其生育力仍低。造成性发育和生育影响主要在于治疗的不适当所造成，本病征如能早期予以适当治疗，预后尚好，可有正常的生长发育和生育力，在治疗随访中要定期监测儿童患者的身高增长速度和骨龄等情况。

案例 17-1

【病史摘要】　社会性别女性，15 岁，血压升高伴乏力 9 年余。患儿 6 岁发现血压升高，最高达 190/110mmHg，伴乏力，常有走路跌倒，当地医院查血钾低于正常，补钾治疗有效。后至上级医院就诊，长期口服螺内酯 40mg 3 次 /d、非洛地平 5mg 1 次 /d，血压控制在 130/80mmHg 左右，乏力明显改善。自发病以来，性征发育迟缓，无月经来潮。

【体格检查】　体温 36.8℃，脉搏 78 次 /min，呼吸 16 次 /min，血压 150/100mmHg。身高 170cm，体重 68kg。全身皮肤色素沉着明显。头颅、心、肺、腹未见异常。双下肢无水肿。无腋毛生长，乳房 Tanner 1 期，外生殖器呈女性幼稚型，外阴 Tanner 1 期。

【临床检验】　血 ACTH 节律（8：00）453pg/ml、（16：00）431pg/ml、（0：00）429pg/ml；血皮质醇节律（8：00）0.81μg/dl、（16：00）0.17μg/dl、（0：00）0.11μg/dl；17-OHP 0.5ng/ml、DHEAS 135μg/dl、P 6.1ng/ml、LH 10.9U/L、FSH 46.9U/L、E2 13pg/ml；血钾 3.09mmol/L、同步 24h 尿钾 33.1mmol/24h；立位血醛固酮 283pg/ml、血浆肾素活性 0.01ng/（ml•h）。

【彩超检查】　始基子宫，条索状卵巢。

【CT 检查】　双侧肾上腺增粗、饱满。

【染色体检查及基因筛查】　46,XX；CYP17A1 基因突变。

【诊断】　先天性肾上腺皮质增生症：17α- 羟化酶缺陷症。

【案例分析】　患儿 6 岁时出现血压明显升高，即儿童期高血压，且伴有血钾偏低、性征发育迟缓，查体外阴为女性幼稚型，无月经史。血醛固酮正常，肾素活性降低。ACTH 显著升高而皮质醇降低。性激素是促性腺激素升高、孕激素升高、雌激素水平降低、17-OHP 无升高。影像学检查示始基子宫、双侧肾上腺增生。染色体检测 46,XX，故该患儿符合典型的 17α- 羟化酶缺陷症。该患者后续治疗需给予糖皮质激素替代治疗，若单用糖皮质激素血压仍控制不佳，可加用降压药物治疗。该患儿还需使用雌激素替代治疗，待子宫发育好后可行雌孕激素人工周期治疗。

小　　结

先天性肾上腺皮质增生症是一组因肾上腺皮质激素合成途径中酶缺陷引起的常染色体隐性遗传病，临床上可表现为两性畸形、假性性早熟或婴儿肾上腺危象，易误诊或漏诊。常见的酶缺陷包括 21- 羟化酶（CYP21）、11β- 羟化酶（CYP11B）、3β- 羟类固醇脱氢酶、17α- 羟化酶（CYP17）、类固醇激素急性调节蛋白（StAR）等，其中 21- 羟化酶缺乏占 90% 左右。基础治疗主要为终生使用皮质激素类药物，其他治疗如抗雄激素治疗、手术治疗指征等仍存在争议。产前诊断及孕期干预对该病的预防及早期治疗有重要意义。

参 考 文 献

[1] 廖二元. 内分泌代谢病学. 3 版（上册）. 北京：人民卫生出版社，2016：655-667.

[2] KRONENBERG HM, MELMED S, POLONSKY KS, et al. Williams Textbook of Endocrinology. 11th edition. Saunders. 2007, 10：453-517.

[3] 尚红，王毓三，申子瑜. 全国临床检验操作规程. 4 版. 北京：人民卫生出版社. 2015.

（刘　煜　张　华　杨　军　钱士匀）

第十八章

原发性甲状旁腺功能亢进症

第一节 概 述

原发性甲状旁腺功能亢进症简称原发甲旁亢，系甲状旁腺组织原发病变使甲状旁腺激素分泌过多，导致的一组临床综合征，包括高钙血症、肾钙重吸收和尿磷排泄增加、肾结石、肾钙质沉着症和以皮质骨为主骨吸收增加等。病理以单个甲状旁腺腺瘤最常见，少数为甲状旁腺增生或甲状旁腺癌。原发甲旁亢是一种相对常见的内分泌疾病，国内尚缺乏关于原发甲旁亢发病率或患病率的数据。根据国外报道，其患病率高达 1/1 000～1/500。该病女性多见，男女比约为 1:3，大多数患者为绝经后女性，发病多在绝经后前 10 年，但也可发生于任何年龄。儿童期发病少见，如该年龄段发病应考虑遗传性内分泌病的可能。

一、甲状旁腺功能亢进症的分类

甲状旁腺功能亢进症（hyperparathyroidism）可分为原发性、继发性、三发性和假性四类。原发性甲状旁腺功能亢进症（primary hyperparathyroidism，PHPT）简称原发性甲旁亢，是由于甲状旁腺本身病变引起的甲状旁腺激素（parathormone，PTH）合成、分泌过多，导致钙、磷和骨代谢紊乱的一种全身性疾病。

继发性甲状旁腺功能亢进症（secondary hyperparathyroidism）是由于各种原因所致的低钙血症，刺激甲状旁腺增生肥大，分泌过多 PTH。常见病因有肾功能不全、骨软化、肠钙吸收不足和氟骨症，靶细胞对 PTH 抵抗所致的假性甲状旁腺功能减退导致的低血钙也可以诱发继发性甲旁亢。

三发性甲状旁腺功能亢进症是在继发性甲旁亢的基础上，甲状旁腺受持久低血钙刺激，部分增生组织转变为腺瘤，自主分泌过多的 PTH，见于慢性肾病、肾脏移植后，称为三发性甲旁亢。

假性甲旁亢系由全身各器官，特别是肺、肾、肝等恶性肿瘤引起血钙升高，并非甲状旁腺本身病变，常有原发恶性肿瘤的临床表现，短期内体重明显下降、血清 PTH 不增高。

二、病因及发病机制

（一）病因

大多数 PHPT 为散发性，少数为家族性或某些遗传性综合征的表现之一，即有家族史或作为某种遗传性肿瘤综合征的一部分。

1. 家族性/综合征性 PHPT 此类 PHPT 多为单基因病变，由抑癌基因失活或原癌基因活化引起。目前已证实的与家族性 PHPT 相关的遗传综合征包括：①多发性内分泌腺瘤病 1 型；②多发性内分泌腺瘤病 2A 型；③家族性低尿钙性高钙血症/新生儿重症甲状旁腺功能亢进症/新生儿甲状旁腺功能亢进症/常染色体显性甲状旁腺功能亢进症；④甲状旁腺功能亢进症-颌骨肿瘤综合征（也称为棕色瘤）；⑤家族性孤立性原发性甲状旁腺功能亢进症。

2. 散发性 PHPT 甲状旁腺腺瘤或腺癌多为单克隆性新生物，由某一个甲状旁腺细胞中癌基因和/或抑癌基因发生改变所致，但目前原因不明，少数患者在发病数十年前有颈部外照射史，或有锂剂使用史。部分腺瘤细胞中存在染色体 *1p-pter*、*6q*、*15q* 以及 *11q* 的缺失。细胞周期蛋白 D1（*CyclinD1*，

CCND1 或 *PRAD1*）基因是最早被确认的甲状旁腺原癌基因，位于人类染色体 11q13。约有 20%～40% 的甲状旁腺腺瘤中存在 *CCND1* 的过度表达，可能与 DNA 重排有关。部分腺瘤组织中发现了抑癌基因 *MEN1* 的体细胞突变。抑癌基因 *HRPT2* 的突变参与了散发性甲状旁腺癌的发生。

（二）病理生理机制

甲状旁腺功能亢进症的主要病理生理改变是 PTH 分泌过多，PTH 与骨及肾脏的细胞表面受体结合，骨钙溶解释放入血，肾小管重吸收钙的能力增强，增加肾脏 $1,25(OH)_2D_3$ 的合成，后者作用于肠道增加钙的吸收，导致血钙升高。当血钙上升超过正常水平时，从肾小球滤过的钙增多，致使尿钙排量增多。PTH 可抑制磷的重吸收，致使尿磷排出增多，血磷水平随之降低。临床上表现为高血钙、高尿钙、低血磷和高尿磷。

三、临床表现

（一）症状

主要的临床症状可分为高血钙、骨骼病变和泌尿系统病变。

1. 高钙血症　血钙增高所引起的症状可影响多个系统。①神经系统方面的表现包括淡漠、反应迟钝、记忆力减退、烦躁、多疑多虑、失眠、情绪不稳定等。偶见幻觉、狂躁、甚至昏迷等明显的精神症状。②消化系统方面，可有腹部不适及胃和胰腺功能紊乱。高血钙可致胃肠道平滑肌张力降低，蠕动缓慢，引起食欲缺乏、腹胀、便秘，可有恶心呕吐、反酸、上腹痛。高血钙也可刺激胃泌素分泌，胃酸增多，可引起消化性溃疡。钙离子易沉着于胰管和胰腺内，激活胰蛋白酶原和胰蛋白酶，导致急性或慢性胰腺炎发作。临床上慢性胰腺炎可作为甲旁亢的一个重要的诊断线索。③高血钙还可引起心血管症状，如心悸、气短、心律失常、心力衰竭以及眼部病变（如结合膜钙化颗粒、角膜钙化及带状角膜炎）等。

2. 骨骼系统表现　骨骼受累的主要表现为广泛的骨关节疼痛，伴有明显压痛。初始症状是腰腿痛，逐渐发展到全身，可致活动受限，严重时不能起床，不能触碰，甚至在床上翻身也可引起难以忍耐的全身性疼痛。轻微外力冲撞即可引起多发性病理性骨折，牙齿松动脱落。后期主要表现为纤维囊性骨炎，可出现骨畸形，如胸廓塌陷变窄、椎体变形、骨盆畸形、四肢弯曲和身材变矮等。

3. 泌尿系统表现　长期高钙血症可影响肾小管的浓缩功能，尿钙和磷排出增多，因此患者常有烦渴、多饮和多尿症状。本病的肾脏或输尿管结石，特点为多发性，反复发作性，双侧性，结石常具有逐渐增多、增大等活动性现象。临床表现为肾绞痛或输尿管痉挛的症状，血尿或砂砾样结石尿等，也可有肾钙盐沉着症。患者还易反复罹患泌尿系感染，少数病程长或病情重者可以引发肾功能不全。

此外，软组织钙化（如肌腱，软骨等处）也可引起非特异性关节痛，常先累及手指关节，有时主要在近端指间关节，皮肤钙盐沉积可引起皮肤瘙痒。新生儿出现低钙性手足抽搐要追查母亲有无甲旁亢的可能。软骨钙质沉着病（chondrocalcinosis）和假性痛风在原发性甲旁亢中较常见。对这些患者要仔细鉴别。

（二）体征

少数患者颈部可触及肿物。骨骼有压痛、畸形、局部隆起，可有身材缩短等。心电图示心动过速，Q-T 间期缩短，有时伴心律失常。肾脏受损者可合并继发性高血压。

四、诊断标准与诊断流程

（一）定性诊断

具有下列特点之一者应疑为本病：①屡发性、活动性泌尿系统结石或肾钙盐沉着；②骨骼 X 线摄片有骨膜下皮质吸收、囊肿样变化、多发性骨折或畸形等；③长骨骨干、肋骨、颌骨或锁骨巨细胞瘤，特别是多发性者；④原因未明的恶心、呕吐，久治不愈的消化性溃疡，顽固性便秘和复发性胰腺炎者；⑤无法解释的精神神经症状，尤其是伴有口渴、多尿和骨痛者；⑥阳性家族史者以及新生儿手足搐搦症者的母亲；⑦长期应用抗惊厥药或噻嗪类利尿剂而发生较明显的高血钙症者；⑧高尿钙伴或不伴高钙血症者。

凡具有骨骼病变、肾结石、消化系统和高血钙的临床表现，血钙和碱性磷酸酶增高、血磷降低、尿钙排量增多都支持 PHPT 的诊断，为确定本病诊断须作血清 PTH 测定，并结合血清钙测定，特别在早期、无症状患者，血清 PTH 增高的同时伴有高钙血症是重要的诊断依据。锂盐和噻嗪类药物可影响血钙水平和 PTH 的分泌，应该在停药后检查。如果患者因某些合并症如慢性肾功能不全、严重的吸收障碍或维生素 D 缺乏干扰了 PTH 升血钙的作用，则血钙不升高并不能作为否定本病的依据。

（二）定位诊断

PHPT 的定位诊断对于 PHPT 的手术治疗非常重要，定性诊断确立之后，尚需颈部超声检查、CT、MRI、数字减影血管造影和核素扫描等。

1. 颈部超声

（1）超声检查：是甲状旁腺功能亢进症术前定位的有效手段。①甲状旁腺腺瘤。多为椭圆形，边界清晰，内部多为均匀低回声，可有囊性变，但钙化少见。彩色多普勒血流显像瘤体内部血供丰富，周边可见绕行血管及多条动脉分支进入。腺瘤囊性变时超声可表现为单纯囊肿、多房囊肿、囊实性。②甲状旁腺增生。常多发，增生较腺瘤相对小，声像图上二者难以鉴别，必须结合临床考虑。③甲状旁腺腺癌。肿瘤体积大，多超过 2cm，分叶状，低回声，内部回声不均，可有囊性变、钙化。侵犯周围血管是其特异性表现。

（2）超声引导甲状旁腺病灶穿刺液 PTH 测定：超声引导细针穿刺抽吸液 PTH 测定有助于确定病灶是否为甲状旁腺来源。如联合穿刺细胞学评估、免疫组织化学染色可进一步提高诊断准确性。该方法为术前影像学定位不清及 PHPT 复发需再次明确手术病灶者提供了有效的术前定位诊断方法。

2. 放射性核素检查 甲状旁腺动态显像是用于 PHPT 定位诊断的核医学功能影像技术。^{99m}Tc-MIBI（^{99m}Tc-甲氧基异丁基异腈）是应用最广泛的甲状旁腺显像示踪剂。

3. CT 和 MR CT 和 MR 主要用于判断病变的具体位置、病变与周围结构之间的关系以及病变本身的形态特征。

4. 选择性甲状腺静脉取血测 iPTH 是有创性 PHPT 定位检查手段。在不同部位（如甲状腺上、中、下静脉，胸腺静脉，椎静脉）分别取血，同时采集外周血作对照，血 PTH 的峰值点反映病变甲状旁腺的位置，升高 1.5～2 倍则有意义。

（三）诊断标准

1. PHPT 诊断标准一 具备以下第 1～8 项即可诊断：①血清钙经常 >2.5mmol/L，且血清蛋白无显著变化，伴有口渴、多饮、多尿、食欲缺乏、恶心、呕吐等症状；②血清磷低下或正常下限（<1.13mmol/L）；③血氯上升或正常上限（>106mmol/L）；④血 ALP 升高或正常上限；⑤尿钙排泄增加或正常上限（>200mg/d）。⑥复发性两侧尿路结石，骨吸收加速（广泛的纤维囊性骨炎，骨膜下骨吸收，齿槽硬线消失，病理骨折，弥漫性骨量减少）；⑦血 PTH 增高（>0.6ng/ml）或正常上限；⑧无恶性肿瘤。若偶然合并恶性肿瘤，则手术切除后上述症状依然存在。

2. PHPT 诊断标准二 具备以下第 1～3 项及第 4 项中的 a 即可诊断，兼有第 4 项 b 及第 5 项可确诊，第 6 项可作为辅助诊断：①周身性骨质稀疏，以脊椎骨及扁平骨为最明显。②颅骨内外板模糊不清，板障增厚呈毛玻璃状或颗粒状改变。③纤维囊性骨炎样改变，可成网格状及囊状改变。④骨膜下骨吸收：a 皮质的外缘密度减低或不规则缺失，成花边状或毛糙不整，失去原有清晰的边缘；b 指骨骨膜下骨吸收最为典型，尤常见中指中节骨皮质外面吸收，出现微细骨缺损区。⑤软骨下骨吸收，锁骨外端、耻骨联合等处。⑥常伴有异位钙化及泌尿系结石。

（四）诊断流程

一般以血清钙测定为基础检查项目（最好同时测定血总钙、游离钙及血磷），根据血钙和 iPTH 的水平作进一步检查（图 18-1）。

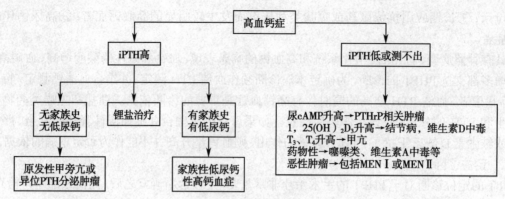

图 18-1　甲状旁功能亢进诊断流程图

五、鉴别诊断

（一）与其他类型甲旁亢的鉴别

1. 继发性甲旁亢　是指甲状旁腺受到低血钙刺激而分泌过量的 PTH 以提高血钙的一种慢性代偿性临床综合征,其血钙较低或正常。常见的原因有慢性肾功能不全、维生素 D 缺乏、肠吸收不良综合征、妊娠和哺乳等。

2. 三发性甲旁亢　在长期继发性甲旁亢的基础上,受到强烈和持久刺激的甲状旁腺组织已发展为功能自主的增生或腺瘤,血钙水平超出正常,常需要手术治疗。

3. 异位甲状旁腺功能亢进症　指由某些非甲状旁腺肿瘤自主分泌过多的 PTH(而非 PTHP)所引起的甲状旁腺功能亢进症。导致异位甲旁亢的肿瘤有肺癌、卵巢癌、胰腺癌、肝癌、甲状腺乳头状癌等。

（二）高钙血症的鉴别

如血白蛋白水平不正常则需通过公式计算校正后的血总钙或通过游离钙的测定来诊断高钙血症。根据同时测定的血 PTH 水平初步判断高钙血症的病因:若 PTH 降低,考虑恶性肿瘤、结节病、甲状腺功能亢进症和维生素 D 中毒等原因;若 PTH 正常或升高,则需排除与噻嗪类利尿剂或锂制剂使用相关高钙血症。还可进一步测定钙清除率 / 肌酐清除率比值,若比值 >0.01,可初步明确原发性甲旁亢的诊断;若比值 <0.01 需考虑家族性低尿钙高钙血症。

1. 多发性骨髓瘤　可有局部和全身性骨痛、骨质破坏及高钙血症。通常球蛋白、特异性免疫球蛋白增高、血沉增快、尿中本 - 周(Bence-Jones)蛋白阳性,骨髓可见瘤细胞。血碱性磷酸酶正常或轻度增高,血 PTH 正常或降低。

2. 恶性肿瘤　恶性肿瘤性高钙血症常见于:①肺、肝、甲状腺、肾、肾上腺、前列腺、乳腺和卵巢肿瘤的溶骨性转移。骨骼受损部位很少在肘和膝部位以下,血磷正常,血 PTH 正常或降低。临床上有原发肿瘤的特征性表现。②假性甲旁亢(包括异位性 PTH 综合征),患者不存在溶骨性的骨转移癌,但肿瘤(非甲状旁腺)能分泌体液因素引起高血钙。假性甲旁亢的病情进展快、症状严重、常有贫血。体液因素包括 PTH 类物质、前列腺素和破骨性细胞因子等。

3. 结节病(sarcoidosis)　有高血钙、高尿钙、低血磷和碱性磷酸酶增高,与甲旁亢颇相似,但无普遍性骨骼脱钙,血浆球蛋白升高,血 PTH 正常或降低。类固醇抑制试验有鉴别意义。

4. 维生素 A 或 D 过量　有明确的病史可供鉴别,此症有轻度碱中毒,而甲旁亢有轻度酸中毒。皮质醇抑制试验有助鉴别。

5. 甲状腺功能亢进症　由于过多的 T_3 使骨吸收增加,约 20% 的患者有高钙血症(轻度),尿钙亦增多,伴有骨质疏松。鉴别时甲亢临床表现容易辨认,PTH 多数降低、部分正常。如果血钙持续增高,血 PTH 亦升高,应注意甲亢合并甲旁亢的可能。

（三）骨骼病变的鉴别诊断

有骨痛、骨折或骨畸形表现的患者需要与原发性骨质疏松症、佝偻病/骨软化症、肾性骨营养不良、骨纤维异常增殖症等疾病鉴别，主要根据病史、体征、X线的表现以及实验室检查。

1. 骨质疏松症　血清钙、磷和碱性磷酸酶都正常，骨骼普遍性脱钙。牙硬板、头颅、手等X线无甲旁亢的特征性骨吸收增加的改变。

2. 骨质软化症　血钙、磷正常或降低，碱性磷酸酶和PTH均可增高，尿钙和磷排量减少。骨X线有椎体双凹变形、假骨折等特征性表现。

3. 肾性骨营养不良　骨骼病变有纤维性囊性骨炎、骨硬化、骨软化和骨质疏松四种。血钙降低或正常，血磷增高，尿钙排量减少或正常，有明显的肾功能损害。

4. 骨纤维异常增殖症（Albright综合征）　骨X线平片似纤维性骨炎，但只有局部骨骼改变，其余骨骼相对正常，临床有性早熟及皮肤色素痣。

（四）泌尿系统结石的鉴别诊断

尿酸结石或胱氨酸盐结石较少见而且X光不显影。原发性甲旁亢者的结石通常是草酸钙或磷酸钙结石，在双侧肾盂中常呈鹿角形，且反复发作，结石多为双侧，短期内增多或增大。长期高钙血症可影响肾小管浓缩功能，出现多尿、夜尿和口渴等症状，还可出现肾实质钙化。可通过详细的病史询问、体格检查、血生化及尿液检验、影像诊断、结石成分的分析与其他导致泌尿系结石的疾病进行鉴别。

第二节　实验室检查指标与评估

一、实验室及其他检查指标

实验室检查指标包括临床检验指标、病理和临床影像检查三部分。临床检验指标主要有临床生化、激素等，其中碱性磷酸酶和PTH测定对甲状旁腺功能亢进症的诊断至关重要。临床病理检查主要是形态学的诊断。临床影像检查主要针对骨骼病变和泌尿系统的检测，用于确诊或除外原发性甲旁亢。其他检查指标，如颈部超声、放射性核素检测、选择性动脉造影、选择性甲状腺静脉取血检测PTH等，在病变定位方面诊断准确率较高，有助于诊断及疗效评估。

（一）临床检验指标

1. 血清钙、血游离钙及尿钙

（1）血钙：甲旁亢患者血钙水平可呈现持续性或波动性增高，少数患者血钙持续正常，必要时需反复测定。血游离钙测定结果较血总钙测定对诊断高钙血症更为敏感，且不受白蛋白水平的影响。因设备条件尚不普及，不作为确诊高钙血症的常规检查项目，但有助于多次检查血总钙值正常、而临床上疑诊PHPT者高钙血症的判断。

（2）尿钙：多数PHPT的患者尿钙排泄增加（家族性低尿钙性高钙血症除外）。24h尿钙对于鉴别原发性甲旁亢与家族性低尿钙高钙血症（FHH）至关重要。对于疑似原发性甲旁亢患者，应考虑行24h尿钙和肌酐排量检查。甲状旁腺功能亢进症合并骨软化症和严重维生素D缺乏时尿钙排泄可能不增加。

2. 血磷及尿磷

（1）血磷：低磷血症为原发性甲旁亢的特点之一，低血磷常与高血钙共存。约半数患者血磷可正常，如在肾功能不全或高磷摄入时，血清磷可正常或升高；高蛋白饮食能提高血磷，高碳水化合物饮食则降低血磷。因餐后血磷偏低，血磷应在空腹状态下测定。

（2）尿磷：受饮食等因素的影响，尿磷对诊断的意义不如尿钙排量。另外，肾小球磷的滤过负荷与血磷浓度及肾小球滤过率成正比，由于血磷在多数情况下波动较小，故肾小球滤过率就成为尿磷排出的重要因素之一。另一重要因素是肾小管的磷重吸收能力，它主要受 PTH 和维生素 D 的影响。由于尿钙磷受饮食中摄入量的影响较大，因此，尿磷测定仅作为代谢性骨病的初筛试验。

3. 血镁　原发性甲旁亢的低镁血症不常见。

4. 血甲状旁腺素 PTH　测定 PTH 对甲状旁腺功能亢进症的诊断至关重要。在诊断原发性甲旁亢时，PTH 升高，在发病早期增高的幅度已很明显，可达正常值的 10 倍，准确性 95%～100%。血 PTH 水平增高，结合血钙浓度，有利于鉴别原发性和继发性甲旁亢，前者血钙浓度增高或正常高限，后者血钙降低或正常低限，再结合尿钙和肾功能及骨骼的特征性改变等情况，可作出鉴别。因肿瘤或维生素 D 过量等非甲旁亢引起的高钙血症，PTH 分泌受抑制，血 PTH 低于正常或检测不到。

5. 碱性磷酸酶（ALP）　高碱性磷酸酶血症是 PHP 的又一特征。原发性甲旁亢时，排除了肝胆系统的疾病存在，则血碱性磷酸酶增高反映骨病变的存在，骨病变愈重，血清碱性磷酸酶值愈高，提示骨病变愈严重或并存佝偻病 / 骨软化症。

6. 血 $1,25(OH)_2D_3$　甲状旁腺功能亢进症血 $1,25(OH)_2D_3$ 通常增高。

7. 血肌酐（Cr）及尿素氮（BUN）水平　甲状旁腺功能亢进症血 Cr 和 BUN 水平升高。

（二）影像及定位检查

1. 骨骼病变　原发性甲旁亢的骨骼病变常规影像学检查为 X 线摄片。骨密度测量有助于评估患者的骨量状况及其治疗后变化。

（1）X 线：主要有骨质疏松、骨质软化、骨质硬化、骨膜下吸收及骨骼囊性变等，还可累及关节，出现关节面骨质侵蚀样改变。骨质稀疏的表现为密度减低，骨小梁稀少，皮质变薄呈不均匀板层状，或骨小梁粗糙呈网状结构，这是由于骨小梁被吸收后，为纤维组织代替，并有不规则新骨形成所致。头颅相显示毛玻璃样或颗粒状，少数见局限性透亮区。骨质软化或佝偻病样改变分别见于成年和儿童患者。X 线特征为骨结构、特别是松质骨结构模糊不清。成人骨质软化 X 线所见主要为骨骼变形及假骨折。骨骼变形主要见于下肢承重的管状骨及椎体。假骨折多见于耻骨、坐骨、股骨及锁骨，其 X 线特征为与骨皮质相垂直的带状低密度影，椎体骨质软化可出现双凹变形，儿童佝偻病表现多见于尺桡骨远端、股骨和胫骨两端，主要表现为干骺端呈杯口样变形及毛刷样改变，有时可同时伴有骨骺滑脱移位，称之为干骺端骨折。骨质硬化多见于合并肾性骨病患者。脊椎硬化在其侧位 X 线片可见椎体上下终板区带状致密影，与其相间椎体中部的相对低密度影共同形成"橄榄衫"或"鱼骨状"影像；颅板硬化增厚使板障间隙消失、并可伴有多发的"棉团"样改变。骨膜下骨质吸收 X 线特征为骨皮质外侧边缘粗糙、模糊不清，或不规则缺损，常见于双手指骨，并以指骨骨外膜下骨质吸收最具有特异性，但这并不是本病的早期 X 线征象，双手掌骨，牙周膜，尺骨远端，锁骨，胫骨近端及肋骨等处可见骨质吸收。另外，尚可见到皮质内骨质吸收、骨内膜下骨质吸收及关节软骨板下骨质吸收。纤维性囊性骨炎在骨局部形成大小不等的透亮区，长管骨干多见，也可见于骨盆、肋骨、锁骨和掌骨等部位。骨破坏区内有大量的破骨细胞，纤维组织和继发的黏液变性与出血形成囊肿，可融合膨大，内含棕色液体，即"棕色瘤"。X 线表现为偏心性、囊状溶骨性破坏，边界清晰锐利，囊内可见分隔。囊肿部位或承重部位好发生病理性骨折，常为多发性。

（2）骨密度测量：原发性甲旁亢是引起继发性骨质疏松的重要原因之一。PTH 持续性大量分泌对皮质骨有强的促进骨吸收的作用，如桡骨远端 1/3 处；当 PTH 间歇性轻度分泌增多时对于小梁骨为主的部位还有一定的促进合成的作用，如腰椎和髋部。因此在原发性甲旁亢患者中桡骨远端 1/3 部位的骨密度降低较腰椎和髋部更为明显。部分原发性甲旁亢患者可仅有骨密度的减低。

2. 泌尿系统影像评估　15%～40% 的原发性甲旁亢患者可发生泌尿系结石。肾结石病主要发生于集合系统内，发生于肾实质内的结石称为肾钙质沉着。X 线摄片是最常用的影像学检查，采用腹部平片、排泄性尿路造影、逆行肾盂造影、经皮肾穿刺造影可发现结石。泌尿系超声亦可以发现结石，并能够观察有无肾积水和肾实质萎缩。对于以上 2 种检查不能明确者，可借助 CT 或 MR 尿路成像确定。

3．定位检查　影像学检查无益于确诊或除外原发性甲旁亢。只有确诊原发性甲旁亢并决定实施手术治疗时，才需进行甲状旁腺影像学检查。对不准备手术的患者，无需行影像学检查。因为影像学检查结果对鉴别病灶的病理类型帮助有限，而且几乎不会影响治疗决定。即使影像学检结果为阴性，仍可以实施甲状旁腺切除术。

（1）颈部超声（含细针穿刺）：超声检查是甲状旁腺功能亢进症术前定位的有效手段。超声声像图表现①甲状旁腺腺瘤。多为椭圆形，边界清晰，内部多为均匀低回声，可有囊性变，但钙化少见。彩色多普勒血流显像瘤体内部血供富，周边可见绕行血管及多条动脉分支进入。腺瘤囊性变时超声可表现为单纯囊肿、多房囊肿、囊实性。②甲状旁腺增生。常多发，增生较腺瘤相对小，声像图上二者难以鉴别，必须结合临床考虑。③甲状旁腺腺癌。肿瘤体积大，多超过2cm，分叶状，低回声，内部回声不均，可有囊性变、钙化。侵犯周围血管是其特异性表现。超声引导细针穿刺抽吸液PTH测定有助于确定病灶是否为甲状旁腺来源。如联合穿刺细胞学评估、免疫组织化学染色可进一步提高诊断准确性。该方法为术前影像学定位不清及原发性甲旁亢复发需再次明确手术病灶者提供了有效的术前定位诊断方法。

（2）放射性核素检查：甲状旁腺动态显像是用于原发性甲旁亢定位诊断的核医学功能影像技术。^{99m}Tc-MIBI（^{99m}Tc-甲氧基异丁基异腈）是应用最广泛的甲状旁腺显像示踪剂。功能亢进的甲状旁腺肿瘤组织对^{99m}Tc-MIBI的摄取明显高于正常甲状腺组织，而洗脱速度明显慢于周围的甲状腺组织，因而采用延迟显像并与早期影像进行比较能够诊断功能亢进的甲状旁腺病灶。

（3）CT和MR：CT和MR对甲状旁腺病灶（多为腺瘤）的定位有所帮助。正常甲状旁腺或其较小病灶的常规CT和MR影像均与周围的甲状腺影像相似，难于区分；薄层增强CT和MR影像有助于较小病灶的检出，但目前CT和MR并不作为甲状旁腺病变的首选影像学检查方法。CT和MR主要用于判断病变的具体位置、病变与周围结构之间的关系以及病变本身的形态特征。

（4）选择性动脉造影：在选择性动脉造影图上，甲状旁腺肿瘤的表现是甲状腺动脉及其分支移位、变形和肿瘤染色，其中肿瘤染色定位的符合率为50%～70%。但应注意，选择性动脉造影可引起短暂性脊髓缺血。如配合测定甲状腺下静脉和/或上静脉血PTH，对肿瘤定位，腺瘤、腺癌与增生的鉴别有重要价值。此外，手术前1h静脉滴注亚甲蓝5mg/kg，使甲状旁腺染色深于其他组织，有助于术前定位，方便手术探查。

（5）选择性甲状腺静脉取血检测PTH：是有创性原发性甲旁亢定位检查手段。在不同部位（如甲状腺上、中、下静脉，胸腺静脉、椎静脉）分别取血，同时采集外周血作对照，血PTH的峰值点反映病变甲状旁腺的位置，升高1.5～2倍则有意义。

（三）临床病理检查

原发性甲状旁腺功能亢进症患者有三种病理学改变：腺瘤（单腺瘤、双腺体或"非典型性"）、多发性腺体增生和少数情况下的甲状旁腺癌。

1．甲状旁腺腺瘤　30%～90%的甲状旁腺功能亢进病例因甲状旁腺腺瘤所致。甲状旁腺腺瘤为克隆性发生。典型的腺瘤为卵圆形红褐色结节，光滑、界限清楚或有包膜，大小从数毫米到3cm左右。也可发生出血，囊性变。

显微镜下，腺瘤通常有包膜，病灶由介于纤细毛细血管网内的甲状旁腺主细胞组成，呈一般内分泌肿瘤的表现。较大的肿瘤可发生出血、胆固醇结晶、含铁血黄素、钙化及纤维化。腺瘤内细胞从良性到重度非典型性增生，大多无核分裂，出现核分裂应排除恶性肿瘤可能。

2．原发性甲状旁腺增生　原发性甲状旁腺增生主要分两类：常见的主细胞增生和不常见的水样透明细胞增生。大约30%主细胞增生患者伴有家族性甲状旁腺功能亢进或一种MEN综合征。

在大体上，4个甲状旁腺腺体均匀或不均匀增大。

显微镜下，主细胞呈弥漫性或结节性增生，伴或不伴有脂肪组织。透明细胞或水样透明细胞增生极为少见。

3. 非典型性甲状旁腺腺瘤   一些孤立的甲状旁腺肿瘤可出现纤维组织反应、核分裂、核异型和坏死，但缺乏侵袭性生长、血管侵犯或转移，被称为"非典型性腺瘤"。

4. 甲状旁腺癌   甲状旁腺癌是罕见的神经内分泌肿瘤，1%～2% 的原发性甲状旁腺功能亢进症是由甲状旁腺癌引起。大多在体检时颈部触及肿块而以甲状腺结节就诊。甲状旁腺癌一般体积较大。显微镜下肿瘤细胞呈小梁状，并被厚重的纤维带分隔，可见被膜和血管浸润及核分裂。甲状旁腺癌的生物学行为类似于低度恶性肿瘤，虽然高达 1/3 病例可发生局部淋巴结、骨、肺、肝脏转移，但多数患者会长期存活，多次复发见于术后 15～20 年间。

5. 多发性内分泌肿瘤综合征   MEN1 综合征（Wermer 综合征）和 MEN2 综合征（Sipple 综合征）常伴有甲状旁腺的病理改变。MEN1 的病理学改变与腺瘤性或假肿瘤性主细胞增生相似，MEN2 的甲状旁腺呈弥漫性增生。

6. 甲状旁腺的少见病变   甲状旁腺囊肿、错构瘤、腺瘤病及腺瘤的自发性梗死也均可引起甲状旁腺功能的改变。

二、临床检查指标的评估

作为主要实验室指标的临床检验和影像指标，其对原发性甲状旁腺功能亢进症中的诊断价值各有不同，对这些检查指标进行合理评估，将有助于针对性的应用于临床诊断，提高诊断效率。

（一）临床检验指标评估

实验室检查指标的生化试验，为常规检查，简便易行，且属于无创性检测，是首选的检测方法。其中，测定血 PTH 水平可直接了解甲状旁腺功能，ALP 可动态观察来判断病情发展，预后和临床疗效。

（二）影像及定位检测指标评估

X 线检查可以反映甲旁亢骨骼病变的严重程度。颈部超声、CT 及 MR 和选择性甲状腺动脉造影可用于甲状旁腺的定位，但颈部超声准确性和阳性率不高。对个别的甲旁亢再次手术前的定位诊断有一定帮助。CT 及 MR 可检出直径 1cm 以上的病变，对颈部的病变甲状旁腺定位意义不大。MR 用于甲状旁腺的定位（当反应呈阳性时），阳性率不到 75%，故一般很少用它作为常规检验。选择性甲状腺动脉造影可能发生严重的合并症，主要为短暂的脊髓缺血或脊髓损伤的危险性，有报道患者在造影后发生偏瘫、失明。因此，这项检查应慎用，造影剂的剂量不可过大、浓度不可过高、注射速度不可过快。

第三节   实验室检查指标的临床应用

一、在临床诊疗中的应用

（一）血清钙

原发性甲旁亢患者血钙水平可呈现持续性或波动性增高，少数患者血钙正常，必要时需反复测定，判断血钙水平时应注意采用血清白蛋白校正。对于血钙正常的原发性甲旁亢，须排除引起继发性甲状旁腺功能亢进症的原因：维生素 D 缺乏、肾功能减退及其他可能造成血清 PTH 升高的药物或疾病（如服用噻嗪类利尿剂和锂制剂、高尿钙、存在与钙吸收不良有关的胃肠道疾病等）。

（二）甲状旁腺素（PTH）

PTH 测定对原发性甲状旁腺功能亢进症的诊断至关重要。当患者存在高钙血症伴有血 PTH 水平高于正常或在正常范围偏高的水平，则需考虑原发性甲旁亢的诊断。因肿瘤所致的非甲旁亢引起的高钙血症，由于现代完整 PTH 检测对 PTH 相关蛋白没有交叉反应，此时 PTH 分泌受抑制，血 PTH 水平低于正常或测不到。

PTH 还可用于甲状旁腺手术中的监测。术中实时、快速测定 PTH 水平变化可确定功能亢进的甲状旁腺组织是否被切除,尤其适用于术前定位明确的颈部切口较小或微创甲状旁腺切除手术。术中PTH监测能使手术成功率97.0%~99.0%,而仅有影像学检查结果指导时,易遗漏多腺体病,从而降低手术成功率。影像学检查结果可以指导手术从何处开始探查,而术中PTH监测则帮助决定何时结束手术。因此,术中PTH监测能够降低手术失败率。

(三)血清碱性磷酸酶(ALP)

甲状旁腺功能亢进患者甲状旁腺素引起溶骨作用加强,使ALP升高,协同血钙升高、血磷降低有助于与畸形骨炎、佝偻病鉴别。

(四)血维生素D

原发性甲旁亢的患者易出现维生素D缺乏,合并佝偻病/骨软化症时可能伴有严重的维生素D缺乏,血25羟维生素D水平低于20ng/ml,甚至低于10ng/ml。而由于过多PTH的作用,血液中的$1,25(OH)_2D_3$的水平则可能高于正常。

二、在预后与随访中的应用

(一)血清钙

血清钙水平的检测对于原发性甲旁亢的预后是极好的指标。血清钙水平的变化是患者病情及药物治疗的重要指标,在治疗中需要密切监测血钙的水平。血清钙水平也可用来证明手术是否成功。如果术中未发现病变腺体,术后仍持续存在高血钙;如腺瘤或癌肿已切除,在术后24~48h内血清钙会下降2~3mg,然后在3~4d后恢复正常。手术随访中需要进行血清钙测定,切除病变的甲状旁腺组织后1~2周,骨痛开始减轻,6~12个月明显改善。手术成功切除则高钙血症纠正,不再形成新的泌尿系结石。

(二)血甲状旁腺素(PTH)

PTH可作为原发性甲旁亢手术治疗效果的评估。散发原发性甲旁亢手术治愈率为95.0%~99.0%。如术后6个月或更长时间PTH未降至正常则表明手术失败。对于无症状原发性甲旁亢患者,PTH也必须降至正常才能说明疾病治愈。正常钙平衡至少能够持续6个月,可视为甲状旁腺切除手术成功;血钙正常的原发性甲旁亢患者如在甲状旁腺切除术后出现PTH水平持续升高,应对引起继发性甲状旁腺功能亢进症的病因进行评估和治疗。若未能找到病因,应对复发性疾病进行持续监测。对于血钙正常的原发性甲旁亢患者,术后6个月仍保持血钙及PTH水平正常,可视为手术成功。

PTH还可作为原发性甲旁亢术后补钙的监测指标。原发性甲旁亢患者在手术后,钙盐沉积的增加会引起血清钙水平的迅速下降并持续到术后10d以上。且术后第3~4天血清钙持续低水平会引起反射性PTH升高,以增加钙吸收和血清钙水平升高,同时术后尿钙排出的减少则会持续超过2周。由于PTH在体内的半衰期很短,以及术后大剂量补钙的干扰,因此术后血清PTH的监测结果比血清钙更能及时和充分地反映出原发性甲旁亢患者在手术后钙磷代谢的变化和需求情况。同时在术后2周左右血清PTH水平的再次下降,也比血清钙水平能更准确反映机体钙磷代谢地逐渐稳定和需求减少。

(三)血清碱性磷酸酶

原发性甲旁亢患者血碱性磷酸酶的变化在术前由于成骨细胞-破骨细胞的耦联作用反映了骨钙转换的速度,而在甲旁亢术后则因这一耦联作用的短时间分离而反映了骨钙沉积的速度,其变化与术后血钙的变化存在一定关系。

对甲旁亢患者术后血碱性磷酸酶的动态监测能及时了解成骨细胞和破骨细胞功能状态的转变,有助于判断低血钙的主要影响因素,针对性地采取合理的补钙措施。另一方面,术后对血碱性磷酸酶的动态监测能最大程度地预测血钙变化趋势,帮助制订更为合理的补钙治疗计划,同时也将其作为确定术后留院观察时间的重要参考指标,以避免在院外出现危险性低血钙。

（四）血维生素D

所有未行手术而进行定期随访的甲旁亢患者，均需要补足维生素D，至少保证体内的25（OH）$_2$D$_3$水平达到>20μg/L。一般说来，800～1 000U是有效起始剂量。在补充维生素D的同时推荐监测血钙和尿钙水平。许多证据表明，维生素D>30μg/L可以最大程度降低PTH水平，故不少学者认为，针对维生素D阈值是否更高进行讨论似乎也是合理的。钙剂补充应遵循个体化原则，不建议对甲旁亢患者限制钙剂摄入。维生素D缺乏的患者应在甲状旁腺切除术后补充维生素D。

案例18-1

【病史摘要】　患者男性，48岁，主因"发现血糖升高5年，反复恶心、呕吐1个月"入院。患者5年前体检发现血糖升高，多次检测空腹血糖10.0mmol/L左右（具体不详），无明显口干、多饮、多尿及消瘦症状，被诊断为2型糖尿病，后一直使用门冬胰岛素30早18U、晚15U控制血糖，空腹血糖波动于8.0mmol/L左右。近1个月以来，患者出现食欲不振，反复恶心、呕吐，呕吐物为胃内容物，无呕血、黑便，伴有上腹部不适，全身乏力，于门诊查胃镜示慢性浅表性胃炎，给予奥美拉唑、莫沙比利等治疗，症状未见明显好转，故收治入院进一步诊治。自发病以来，患者精神一般，食欲、睡眠欠佳，大小便正常。3个月前因膀胱结石、双肾结石在我院泌尿外科行经尿道前列腺电切＋膀胱结石激光碎石手术。

【临床检验】　血常规、尿常规和大便常规检查正常；糖化血红蛋白8.7%；甲状腺功能正常；生化：丙氨酸氨基转移酶17U/L，天门冬氨酸氨基转移酶12U/L，碱性磷酸酶262.6U/L，肌酐67.05μmol/L，总蛋白58.8g/L，白蛋白34.6g/L，球蛋白24.2g/L，血钙3.23mmol/L，血镁2.2mg/dl，血磷1.09mmol/L，血钠138mmol/L，血氯98mmol/L，血钾4.79mmol/L，甲状旁腺激素234.3pg/ml，24h尿钙11.15mmol/24h，24h尿磷27.52mmol/24h。

【超声检查】　甲状腺彩超：右侧甲状腺后方低回声结节，不排除来源于甲状旁腺可能。

【影像学检查】　①甲状腺CT：右侧甲状腺占位，考虑甲状腺腺瘤可能性大，建议结合临床进一步检查；②甲状旁腺ECT：^{99m}Tc-MIBI显像示甲状旁腺功能亢进组织显影。

【病理检查】

1. 大体　甲状旁腺右侧叶中下极背面肿块1枚，大小约1.8cm×1.6cm×1.6cm，质软，边界清晰，包膜完整。

2. 光镜　右侧甲状旁腺腺瘤。

【诊断】　①2型糖尿病；②原发性甲状旁腺功能亢进：甲状旁腺腺瘤。

【案例分析】　本例患者合并2型糖尿病，主诉以消化系统症状为主，易误诊为糖尿病性胃轻瘫，经临床检验及定性、定位检查，结合既往病史（泌尿系统结石），考虑原发性甲旁亢，遂行右甲状旁腺腺瘤切除术，术中见甲状旁腺右侧叶中下极背面肿块1枚，病理提示甲状旁腺腺瘤。患者术后消化道症状消失，多次复查血钙、血磷正常范围。因此，该病例最终诊断明确：①2型糖尿病；②原发性甲状旁腺功能亢进：甲状旁腺腺瘤。

小　结

原发性甲状旁腺功能亢进症是由于甲状旁腺本身的病变使得PTH合成、分泌过多，导致钙、磷和骨代谢紊乱的一种全身性疾病，主要临床表现为高血钙、骨骼病变和泌尿系统病变。原发性甲旁亢的诊断主要分为两个方面，定性诊断及定位诊断，血清PTH增高的同时伴有高钙血症是重要的诊断依据，碱性磷酸酶、维生素D、影像学检查可以协助评估骨病变的程度。手术是原发性甲旁亢的主要治疗手段，定位诊断对于手术治疗非常重要。原发性甲旁亢手术并发症很少，少数患者术后有持续低钙血症，血清磷逐渐升高，提示有永久性甲状旁腺功能减退的可能，需长期补充钙剂与维生素D。

参 考 文 献

[1] 中华医学会骨质疏松和骨矿盐疾病分会. 2 中华医学会内分泌分会代谢性骨病学组. 原发性甲状旁腺功能亢进症诊疗指南. 中华骨质疏松和骨矿盐疾病杂志, 2014, (3): 187-198.

[2] WILHELM SM, WANG TS, RUAN DT, et al. The American Association of Endocrine Surgeons Guidelines for Definitive Management of Primary Hyperparathyroidism. JAMA Surg, 2016, 151 (10): 959-968.

[3] 宁光. 内分泌学高级教程. 2011, ISBN9787509145326.

[4] IRVIN GL 3RD, CARNEIRO DM, SOLORZANO CC. Progress in the operative management of sporadic primary hyperparathyroidism over 34 years. Ann Surg, 2004, 239: 704-711.

[5] 王培松, 陈光. 2016 年美国内分泌外科医师协会原发性甲状旁腺功能亢进症管理指南解读. 中国实用外科杂志, 2016, 36: 1175-1179.

[6] 吴兆书, 斯岩, 金臻, 等. 甲状旁腺功能亢进症术后 PTH 变化规律及其临床意义. 南京医科大学学报, 2015, 35: 849-853.

[7] 回允中主译. 斯滕伯格诊断外科病理学 (下卷). 6 版. 北京: 北京大学医学出版社.

[8] 尚红, 王毓三, 申子瑜, 全国临床检验操作规程. 4 版. 北京: 人民卫生出版社.

（刘　煜　杨　军　张　华　阎晓初）

第十九章

甲状旁腺功能减退症

第一节 概　述

甲状旁腺功能减退症（hypoparathyroidism）简称甲旁减，是由于甲状旁腺素（parathormone，PTH）分泌减少和 / 或功能障碍的一种临床综合征。临床特点为手足搐搦、惊厥、精神状态改变等，生化表现为低钙血症和高磷血症。甲旁减临床上分为特发性甲旁减、继发性甲旁减、低血镁性甲旁减、新生儿甲旁减、假性甲旁减、假 - 假性甲旁减。通过长期口服钙剂及维生素 D 制剂可使病情得到相应的控制。

一、流行病学

特发性甲旁减的发病率为 0.72/10 万，假性甲旁减的患病率约为 0.34/10 万，而继发于甲状腺手术后的继发性甲旁减的发病率约为 0%～29%。

二、病因和发病机制

甲旁减的病因包括四类：PTH 生成减少，PTH 分泌受到抑制、PTH 作用障碍以及影响 PTH 合成和甲状旁腺发育的遗传性疾病。

（一）PTH 生成减少

1. 甲状腺术后　甲状腺术后引起的甲旁减是最常见的继发性甲旁减，可在术后立即或数年内出现症状。

2. 自身免疫性甲旁减　自身免疫性甲旁减可为孤立性的甲旁减，或者是多内分泌腺体减退的临床表现之一。以儿童多见，也可见于成人。本病容易误诊，从症状发生到诊断可历时 5 年左右。

3. 辐射诱导的甲状旁腺组织破坏　辐射诱导的甲状旁腺组织破坏可为 ^{131}I 治疗甲状腺疾病的并发症，极为少见。

4. 恶性肿瘤转移、侵犯甲状旁腺　已证实有数例甲旁减病例是由于各种恶性肿瘤转移至甲状旁腺所致。

5. 重金属在甲状旁腺组织沉积　有超过 10% 的地中海贫血患者由于铁负荷过多，可发生铁在甲状旁腺组织沉积，而此时常伴有其他器官受累的表现（如肝脏、心脏、胰腺以及性腺）。血色病也可导致铁在甲状旁腺组织沉积。另外甲旁减可为 Wilson 病的铜蓄积的并发症。

（二）PTH 分泌受抑制

1. 镁缺乏或过多　镁是 PTH 分泌和 PTH 受体激活所必需的。严重的细胞内缺镁干扰 PTH 的正常分泌以及外周组织对 PTH 的正常反应。在低镁血症患者中，当存在轻度低血钙时，PTH 水平可与血钙不相适应的降低或者在正常低限，这可能是由于甲状旁腺不能分泌足量的 PTH，以及肾脏和骨骼对 PTH 的反应性降低所致。而在那些由于肠道外给镁或者肾功能不全所致血镁升高的患者中，PTH 的分泌也是受到抑制的。这可能是由于镁和钙均能激活钙敏感受体，抑制 PTH 的释放。血镁纠正后，PTH 的分泌以及对 PTH 的反应均恢复正常。

2. 新生儿甲旁减 若孕妇患有原发性甲旁亢，此高钙血症孕妇的新生儿因甲状旁腺功能被抑制而出现低钙血症。早产儿甲状旁腺未发育成熟，也可合并低钙血症。

3. 甲状旁腺术后 长期被高钙抑制的甲状旁腺功能未立刻恢复而有暂时性的甲旁减。

（三）PTH 作用障碍

假性甲旁减是一种具有甲旁减症状和体征的遗传性疾病。典型患者尚有独特的骨骼、发育缺陷，即 Albright 遗传性骨营养障碍（Albright hereditary osteodystrophy，AHO）体征（圆脸、智力低下、颌隆起、身材矮小、肥胖、短趾等），周围器官对 PTH 无反应，从而导致甲状旁腺增生，PTH 分泌增多（表 19-1）。该病主要是由于 GNAS1 基因突变所致。

表 19-1 各型假性甲状旁腺功能减退的特征比较

	AHO	尿 cAMP，P 对 PTH 的反应	血钙	激素抵抗的部位	Gsα 活性	遗传	分子缺陷
Ia 型	有	均无	低	全部	下降	常显	GNAS1 突变
Ib 型	无	均无	低	PTH 靶器官	正常	常显	未知
Ic 型	有	均无	低	全部	正常	未知	未知
II 型	无	cAMP 无，P 有	低	PTH 靶器官	正常	未知	未知
假 - 假性	有	均正常	正常	无	下降	常显	GNAS1 突变

（四）影响 PTH 合成和甲状旁腺发育的遗传性疾病

1. PTH 基因突变 PTH 基因突变可导致孤立的甲旁减。

2. 转录因子和其他调节物的突变和缺失 甲状旁腺发育中的转录因子和其他调节物的突变和缺失可表现为孤立的甲旁减（GCMB，GCM2 基因突变），或遗传综合征的一部分（甲状旁腺功能减退、生长迟缓、智力低下及畸形综合征；DiGeorge 综合征以及甲状旁腺功能减退、耳聋和肾功能异常综合征）。

3. 线粒体 DNA 突变 线粒体 DNA 突变引起的甲旁减可表现为甲旁减伴其他代谢紊乱和先天异常。

三、病理生理

PTH 缺乏，肾小管重吸收磷增多，重吸收钙减少；抑制骨钙动员；肠钙吸收减少导致高血磷，低血钙。而高血磷能进一步促进钙沉积入骨基质中，加重低血钙。血钙降低进一步导致尿钙偏低。

血清钙离子降低，神经肌肉兴奋性增高，可出现手足搐搦。长期的低血钙可引起白内障、基底节钙化，皮肤、毛发、指甲等外胚层病变，小儿可出现牙齿发育不全。

四、临床表现

PTH 缺乏不论是遗传性还是继发性，其所致的甲旁减均有一些共同的临床表现。但各自有其特征，如遗传性甲旁减起病缓慢，而继发性甲旁减无发育缺陷。甲旁减的临床表现主要与低钙血症有关。症状的轻重与低钙血症的程度及速度有关。长期慢性的低钙血症可能无症状。

（一）神经肌肉症状

低钙血症首先可出现指端或嘴部麻木和刺痛，手足与面部肌肉疼挛，随即出现手足搐搦，可被很多微小的刺激所诱发，如寒冷、情绪激动等。典型的表现为手足肌肉呈强直性收缩，双侧拇指强烈内收，其他手指并拢，掌指关节屈曲，指间关节伸展，腕关节屈曲（助产士手）。有时双足也呈强直性伸展。严重者可影响自主神经功能，引起平滑肌疼挛，喉疼挛，肠疼挛等。在儿童可出现惊厥或癫痫样全身抽搐。患者症状消失的顺序为最先出现的症状最后缓解。有些轻症患者或者久病者并不一定出

现手足搐搦,可给予下列刺激证明神经肌肉兴奋性增高:

1. Chvostek(面神经叩击征)征　手指叩击耳前 2～3cm 或者颧弓下相当于面神经分支处,可引起同侧面肌抽动为阳性反应。

2. Trousseau(束臂加压)征　维持血压计充气袖带于收缩压上 10mmHg 处,约 2～3min。如出现手足搐搦即为阳性。Trousseau 征是由于压迫处缺血导致局部神经的缺钙更明显而神经兴奋所致。

（二）精神症状

患者于发作时常出现不安、焦虑、抑郁、定向失常、记忆力减退等症状,精神症状可能与脑基底节功能异常有关。

（三）外胚层组织营养变性

患者常出现皮肤粗糙、色素沉着、毛发脱落、指甲脆软萎缩。白内障在本病较为常见,纠正低钙后可使白内障不再发展。眼底检查可有视盘水肿。病起于儿童期者可有牙齿钙化不全,牙釉质发育障碍,呈黄点、横纹、小孔等。

（四）其他

1. 心脏　长期的低血钙可引起顽固性的心力衰竭,对洋地黄不敏感。

2. 大细胞性贫血　主要由于维生素 B_{12} 与内因子结合欠佳所致。

3. 转移性钙化　多见于基底节区(苍白球、壳核和尾状核),常对称性分布。脑电图检查可有癫痫样波。血钙纠正后癫痫样波可消失。

五、诊断与鉴别诊断

（一）诊断

本病常有反复发作的手足搐搦病史。Chvostek 征及 Trousseau 征阳性。实验室检查可有血钙降低,血磷增高,并且能排除肾功能减退。结合患者血 PTH 减低或者检测不出,则诊断可以肯定。结合患者年龄、家族史,手术史以及其他疾病史等作出甲旁减的病因诊断。如患者 PTH 升高,伴有或不伴有明显的 AHO 体形需考虑假性甲旁减可能。对于一些特殊病例或者不典型病例可进一步行相关试验,必要时可开展基因检查。

（二）鉴别诊断

1. 低钙血症性手足搐搦

（1）维生素 D 缺乏:该病血磷降低,X 线可有骨软化表现。

（2）肾性骨病:肾功能不全患者虽有低血钙,高血磷,但此类患者同时伴有肌酐升高同时存在代谢性酸中毒。肾小管酸中毒患者血钙降低,但血磷多正常。肾性骨病患者虽有低钙血症,但很少发生手足搐搦,可能是由于酸血症,使离子钙维持在正常水平。

（3）其他原因所致的低钙血症:如脂肪泻、饮食含钙低等。

2. 正常血钙性手足搐搦　主要与呼吸性碱中毒,代谢性碱中毒所致的手足搐搦相鉴别。

3. 癫痫发作的鉴别　癫痫患者一般无低血钙,高血磷的生化表现,Chvostek 征及 Trousseau 征阴性。

4. 甲旁减的病因鉴别

（1）假性甲旁减:假性甲旁减(pseudohypoparathyroidism,PHP)是一种以低钙血症和高磷血症为特征的显性遗传病,典型患者可伴有发育异常、智力低下、体形矮胖、圆脸,掌骨缩短,特别是对称性第 4、第 5 掌骨缩短。由于 PTH 受体或受体后缺陷所致,表现为周围器官对 PTH 无反应。生化有低血钙、高 PTH 血症的表现。

（2）多发性内分泌腺体病:多发性内分泌腺体病是由于自身免疫因素所致的同时或先后发生两种或两种以上的内分泌疾病。除甲状腺功能可亢进外,其余腺体均为功能减退。病理表现为受损的内分泌腺体可有淋巴细胞浸润及纤维化。有条件者可查血液抗甲状旁腺抗体。

第二节 实验室检查指标与评估

一、实验室检查指标

(一)生化指标

1. 血钙 低血钙是甲旁减的临床生化特征,患者存在低钙血症。血浆蛋白和 pH 对血钙水平有影响,临床上需同时测定血钙总量、离子钙、血清白蛋白、血 pH 等多项指标。

(1)血清总钙:多次测定血清钙,按血钙水平将临床甲旁减分为 5 级:Ⅰ级和Ⅱ级患者的血钙分别为无低血钙及间歇出现低血钙,Ⅲ级、Ⅳ级、Ⅴ级患者的血钙水平分别为血清总钙≤2.13mmol/L(8.5mg/dl)、1.88mmol/L(7.5mg/dl)和 1.63mmol/L(6.5mg/dl)。有症状者,血清总钙一般≤1.88mmol/L(7.5mg/dl)。隐性者血清总钙在 2.0mmol/L(8.0mg/dl)左右。

(2)血清游离钙:有症状者,血清离子钙≤0.95mmol/L(3.8mg/dl)。

2. 血磷 高血磷是甲旁减的临床生化特征,多数患者血清磷增高,>1.61mmol/L(6.4mg/dl),幼年患者中浓度更高,部分患者正常。

3. 血 PTH 甲旁减患者血全段 PTH(intact PTH,iPTH)多数低于正常,也可以在正常范围。iPTH 为血清免疫活性甲状旁腺激素。低钙血症对甲状旁腺是一种强烈刺激,在正常情况下能够刺激 PTH 分泌,当血清总钙≤1.88mmol/L(7.5mg/dl)时,血 PTH 值应增加 5~10 倍,故低钙血症时,如血 PTH 在正常范围内仍属甲旁减。因此测定血 PTH 时应同时测定血钙,两者综合分析。多数学者认为甲状腺或甲状旁腺等手术患者如术后血钙<2.0mmol/L(8.0mg/dl)而 PTH 显著降低或者 iPTH<15ng/L,即可考虑术后甲旁减。假性甲旁减患者血清 PTH 高于正常。PTH 有昼夜分泌节律性,分泌高峰在夜间;而血钙高峰在傍晚,谷值在夜间。因此,亚临床甲旁减的早期表现是白天血钙正常,而夜间血钙轻度降低。

4. 尿钙和尿磷 24h 尿钙及尿磷降低。当血清钙<1.75mmol/L(7.0mg/dl)时,尿钙浓度显著降低甚至消失。一般情况下,尿钙减少,尿磷排量也减少。常染色体显性遗传性低钙血症(autosomal dominant hypocalcemia,ADH)引起的遗传性甲旁减患者尿钙排出增加,表现为低血钙性高尿钙症。接受钙和维生素 D 制剂治疗的甲旁减患者,随着血钙水平的纠正,易出现高尿钙症。

5. 骨转换指标

(1)血碱性磷酸酶:血碱性磷酸酶(ALP)水平正常或稍低。部分假性甲旁减患者血 ALP 可高于正常。

(2)血 β-Ⅰ型胶原羧基末端肽:血 β-Ⅰ型胶原羧基末端肽(β-isomerized carboxy-terminal crosslinking telopeptide of type Ⅰ collagen,β-CTX)水平可正常或偏低。部分假性甲旁减患者血 β-CTX 水平可高于正常。

6. 活性维生素 D

原发性甲旁减患者血浆 25 羟维生素 D_3[25 hydroxy vitamin D,25(OH)D_3]和 1,25 双羟维生素 D_3[1,25-dihydroxy-vitamin D,1,25(OH)$_2D_3$]降低。

7. 血镁及尿镁 许多甲旁减患者同时并发慢性低镁血症,低镁血症常与低钙血症并存。镁缺乏导致的甲旁减,血钙水平一般仅轻度降低。在补镁治疗前检测尿镁有助于提示低镁的原因,如尿镁增高,则强烈提示肾脏丢失镁。

(二)其他实验室检查

先天性或遗传性甲旁减可同时合并有甲状腺和肾上腺功能减退、Ⅰ型糖尿病、念珠菌病、恶性贫血等,属于多发性内分泌自身免疫综合征,可进行相关的实验室指标检测;部分患者与自身免疫破坏有关,血中可检出抗甲状旁腺抗体,以及抗肾上腺皮质、抗甲状腺和抗壁细胞自身抗体,超过 1/3 患者有针对甲状旁腺钙传感器的抗体。家族遗传性甲旁减可进一步查找相关的突变基因或染色体。

二、实验室检查指标评估

(一) 血钙

1. 血清总钙 在常规测定条件下，血清总钙测定简单易行，但由于蛋白结合钙占总钙的约 45%，测定易受血浆总蛋白，尤其是白蛋白的影响，因此需同时检测血清白蛋白以校正血清钙水平。血清总钙测定方法：IFCC 推荐钙测定的决定性方法为同位素稀释质谱法，参考方法为原子吸收分光光度法。WHO 和我国卫生部临床检验中心（1997 年）推荐的常规方法为邻甲酚酞络合酮法（o-cresolphthalein complexone, O-CPC）。O-CPC 法简便、快速、稳定，同时适用于手工和自动化分析仪，但存在反应体系受 pH 影响，测定受样本溶血、黄疸和脂浊的干扰，以及污染问题。偶氮砷Ⅲ比色法是近年来发展起来的血清总钙比色测定法，具有试剂稳定、本底吸光度低、无强碱、适用于手工和自动化分析仪等优点，同样因目前全自动生化分析仪的设计原理存在试剂间化学污染的缺陷，且污染发生具有偶然性，导致结果判断存在一定困难。离子选择电极法（ISE）避免了污染的影响，且同时可以检测总钙和游离钙。

2. 血清游离钙 在低蛋白血症时，血清离子钙的测定对诊断有重要意义。蛋白结合钙与离子钙可以互相转化。血清 pH 对血钙浓度有显著影响，酸中毒时蛋白结合钙向离子钙转化，离子钙增加；碱中毒时，血浆离子钙浓度降低，总钙虽无改变，但患者亦可出现抽搐现象。pH 每改变 0.1 单位，血清离子钙浓度改变 0.05mmol/L，因此需同时测血清 pH。WHO 推荐血清离子钙的测定方法为 ISE 法，此方法简便、快速、重复性好，不受样本颜色、浊度等影响，正确度和敏感性高。

(二) 血磷

血浆中的磷通常是指无机磷的浓度。血磷与血钙存在相互消长关系，血磷的诊断意义不及血钙水平，饮食和肾功能不全时可对磷产生影响，此时的血磷不能反映甲状旁腺功能和 PTH 的分泌状况。血清无机磷测定的决定性方法是同位素稀释质谱法。WHO 推荐使用比色法，其中紫外分光光度法简便、快速、稳定、易于自动化，但易受溶血、黄疸、脂血的干扰。目前我国推荐的常规方法是以硫酸亚铁或米吐尔（对甲氨基酚硫酸盐）作还原剂的还原钼蓝法，简便、快速、不需除蛋白，同样易受溶血、黄疸、脂血以及 pH 的干扰，采血后需尽快分离血清并避免溶血，以免红细胞内磷酸酯释放出来被水解使无机磷升高。酶法是磷检测的发展方向，黄嘌呤氧化酶法显色稳定，线性范围宽，干扰因素少，可用于自动生化分析系统。

(三) 血 PTH

血中 PTH 的水平主要取决于甲状旁腺的活性，且 PTH 的浓度能够对其分泌速率的微小变化做出快速反应。PTH 测定主要采用化学发光免疫分析法（CLIA 法），灵敏度高，稳定性好，方便、简单、快速，无放射性，无毒性，但应注意某些患者体内可能存在异嗜性抗体对测定结果的影响。

(四) 骨转换指标

1. 血碱性磷酸酶 甲旁减患者由于血清磷增高，磷携带钙离子在骨及软组织沉积，部分患者骨密度增加，但由于不是由成骨细胞活性增加所致的骨生成，且骨转换减慢，所以血清 ALP 正常。目前 ALP 测定应用较多的方法为速率法。2011 年 IFCC 提出 ALP 测定参考方法，用于血清 ALP 测定标准化，以 AMP 作为缓冲液。由于 AMP 是激活性缓冲液，作为酶的底物参与磷酸酰基的转移，能增进酶促反应的速率，所测得的 ALP 活性比用碳酸盐缓冲液高 2～6 倍。但各种常规方法很难完全重复 IFCC 推荐方法的试剂组成和反应条件，由此造成测定结果的差异。目前认为 ALP 测定需要定值可溯源至 IFCC 参考方法的定标品校准。临床检测时需注意：①溶血标本 ALP 酶活力会下降，凡可络合 ALP 的抗凝剂（如 EDTA-K_2）均可抑制酶活性。②温度可影响测定结果，室温及冰箱保存血清均可使酶活性升高，1～4 日可使酶活性增高 3%～6%；冰冻血清酶活性降低，复温后则恢复活性。因此采集标本最好及时测定。③不同饮食对 ALP 测定有一定影响，如高脂饮食可使小肠合成 ALP 增高，高糖饮食也可使酶活力升高，高蛋白饮食则使酶活力降低。④用作检测摩尔吸光系数的标准品对硝基苯酚和底物磷酸对硝基苯酚必须达到检测要求。

2. 血 β-Ⅰ型胶原羧基末端肽　血清 β-CTX-Ⅰ的变化与骨形态计量学骨吸收参数成正相关，并与其他骨吸收生化指标如吡啶酚（PYD）和脱氧吡啶酚（DPD）成正相关，是破骨细胞性胶原纤维降解的灵敏指标。血清 β-CTX-Ⅰ测定主要采用 ELISA 法。

（五）活性维生素 D

维生素 D 的活性代谢产物为 1,25（OH）$_2$D，具有促进肠钙吸收和骨转换的生理作用，由于 PTH 刺激 25 OHD-1α- 羟化酶的合成，PTH 的缺乏或作用障碍将导致维生素 D 活化障碍。目前 25（OH）D$_3$ 和 1,25（OH）$_2$D$_3$ 的测定还没有合适的参考方法，以放射免疫法（RIA）、放射受体法（RRA）和酶联免疫法（ELISA）最为普遍。

（六）血镁

血镁水平异常也可影响甲状旁腺功能，镁参与调节 PTH 的分泌，严重低镁血症可暂时性抑制 PTH 分泌，引起可逆性的甲旁减。缺镁时，血清 PTH 明显降低或低于可检测范围。补充镁后，血清 PTH 立即增加。镁缺乏可以加重甲旁减患者低钙血症的症状和体征。另外高镁血症也可抑制 PTH 释放引起低钙血症。血清镁测定的决定性方法是放射性核素稀释质谱法（ID-MS），参考方法是原子吸收分光光度法（AAS）。我国 - 推荐的常规方法为甲基麝香草酚蓝（MTB）比色法和钙镁试剂（calmagite）法。MTB 比色法应用最广泛，操作简便，费用低，可用于自动生化分析系统，但存在试剂空白吸光度高，胆红素和其他阳离子的干扰，试剂稳定性差及试剂中含腐蚀性或毒性成分等缺点。二甲苯胺蓝法和酶速率法试剂开盖稳定性较好，适合自动化分析仪使用。

三、其他检查及评估

（一）影像学检查

X 线检查病程长、血磷较高的患者常有颅内钙化斑；病程在数年以内者，钙化往往限于基底节；病程在 10 年以上者，除苍白球外，可广泛分布于壳核、尾状核、小脑齿状核、丘脑各核、内囊，以及脑皮质和白质等处。钙化斑多为双侧对称性分布。颅骨 X 线发现钙化斑在侧位片上位于蝶鞍上方 3～5cm 处，正位片位于中线外 2～4cm 处。另外，在皮下、韧带、关节周围可见软组织钙化的钙化斑。CT 分辨率高，对发现这些钙化斑更敏感。应用头颅 CT 平扫可评估有无颅内钙化及范围，病程短者头颅 CT 可见基底节钙化。腰、膝关节 CT 平扫可见有骨赘形成。应用腹部超声、必要时泌尿系统 CT 评估肾脏钙化 / 泌尿系统结石。应用眼科裂隙灯检查评估是否并发低钙性白内障。甲旁减伴有多发畸形者可 X 线检查胸腺。散发的特发性甲旁减患者的腰椎和髋部骨密度升高（与病期有关），前臂骨密度正常。

（二）心电图

低钙血症可引起心电异常，表现为 Q-T 间期延长、非特异性 T 波改变等。长期严重的甲旁减可导致充血性心力衰竭、胸痛、心律失常，心电图出现心脏传导阻滞、长 Q-T 间期和 ST-T 改变，主要为 ST 段延长。

（三）脑电图

在明显低钙血症如血钙 <1.63mmol/L（6.5mg/dl）时，脑电图可呈阵发慢波，单一或多发棘波，或暴发性慢波及尖波、癫痫样波，随着维生素 D 和钙剂治疗，血钙恢复，脑电图好转或恢复正常。脑基底节转移性钙化出现较早，常对称性分布，可能成为癫痫的重要原因，是本病的特征性表现，癫痫患者脑电图出现癫痫放电改变。

第三节　实验室检查指标的临床应用

一、在临床诊断和鉴别诊断中的应用

血钙、血磷和血 PTH 测定是诊断甲旁减的基础检查。对于低钙血症患者，应首先除外低蛋白血症，并应常规测定血磷、血 PTH、血 ALP、血 $25(OH)D_3$、血镁、血肌酐和尿素氮、肌酸磷酸激酶及 24h 尿钙等水平。低 PTH 所致的低钙血症见于各种原因导致的永久性或一过性甲旁减；高 PTH 多见于维生素 D 缺乏、代谢异常或维生素 D 抵抗，PTH 抵抗（假性甲旁减），钙向骨组织过度转移，低镁血症等。

缺乏甲状旁腺、PTH 分泌障碍或 PTH 抵抗所致的低钙血症一般可通过血钙、血磷、尿钙、尿磷和血 PTH 测定得到初步诊断，通常低钙血症伴高磷血症且肾功能正常是甲旁减的表现；血 PTH 缺乏和高磷血症抑制肾脏 1α- 羟化酶活性使 $1,25(OH)_2D_3$ 降低；血 PTH 下降，无论有无低钙血症均可诊断为甲旁减，如迟发性术后甲旁减等。无论是手术后甲旁减或特发性甲旁减，可以在相当长的时期内呈亚临床型经过，仅在某些诱因（劳累、寒冷等）下诱发出手足搐搦。PTH 抵抗性甲旁减如假性甲旁减患者血 PTH 增高，但仍有血钙降低和血磷升高。如存在低钙血症伴低磷血症，血 ALP 增高而尿素氮正常，或营养不良者伴小肠吸收不良或肝脏病变时，应考虑维生素 D 缺乏性低钙血症可能，应测定活性维生素 D，如血 PTH 增高，尿钙减少，而血 $25(OH)D_3$ 和 $1,25(OH)_2D_3$ 降低，有助于维生素 D 缺乏症的诊断；如低钙血症伴高磷血症，血 ALP 和尿素氮升高，应考虑为肾病所致的低钙血症。

二、在治疗及随访监测中的应用

急性低钙血症的处理原则为补充钙剂和活性维生素 D，及纠正低镁血症。治疗目标为将血钙升至正常低值或略低，缓解临床症状和低血钙的并发症；同时，避免治疗后继发的高钙血症和高钙尿症。因此在急性低钙血症治疗时，需定期复查血钙，避免血钙水平过高；并监测血镁，对补镁后血镁仍低的患者需继续补镁，有助提高低钙血症纠正的疗效；此外在肾排泄镁功能正常的患者尿镁可作为体内镁补充适量的指标。

在甲旁减长期治疗期间，需监测血钙（用白蛋白水平校正）、血磷和血肌酐，在药物剂量调整期间每周至每月检测上述指标，药物剂量稳定后每半年检测上述指标及尿钙和尿肌酐；假性甲旁减患者还需监测血 PTH 水平。常规治疗往往因治疗不足导致长期肌肉抽搐或治疗过度导致高血钙或高尿钙，因此需长期监测血钙和尿钙。尽管甲旁减患者空腹血钙的目标值较为明确，但由于个体差异，可根据临床症状进一步调整目标血钙的水平。如有条件，在使用活性维生素 D 期间，可检测血清 $1,25(OH)_2D$ 水平，以判断是否存在依从性差和 / 或肠道吸收不良。甲旁减患者可出现异位钙化和肾结石，但很难区分是由于甲旁减本身所致还是治疗药物引起，一般认为，只有高剂量的钙剂和维生素 D 才有可能引起异位钙化和肾结石。对于甲旁减，治疗前常需行肾脏超声或 CT 检查以确定是否存有肾结石或钙质沉着症，治疗期间可每 5 年重复一次检查，如临床症状出现变化，可将检查提前。

案例 19-1

【病史摘要】　男，38 岁，因"甲状腺癌术后四周，手足搐搦二周"入院。患者四周前体检发现甲状腺结节，行甲状腺结节细针穿刺，诊断为"乳头状甲状腺癌"。在外科行甲状腺全切术，术后二周出现手足麻木、搐搦，补充钙剂后症状可缓解。门诊查血 PTH < 2.5pg/ml（参考值 12.4～76.8pg/ml），血钙 1.84mmol/L（参考值 2.11～2.52mmol/L），血磷 1.78mmol/L（参考值 0.85～1.51mmol/L），Chvostek 征及 Trousseau 征阳性，门诊以"甲状旁腺功能减退症"收入院。自发病来，患者精神稍差，饮食可，睡眠差，体力、体重稍下降。

【临床检验】 血 PTH < 2.5pg/ml（参考值 12.4～76.8pg/ml），血钙 1.84mmol/L（参考值 2.11～2.52mmol/L），血磷 1.78mmol/L（参考值 0.85～1.51mmol/L）

【诊断与鉴别诊断】

1. 诊断 甲状旁腺功能减退症；甲状腺癌术后。

2. 鉴别诊断 可与假性甲状旁腺功能减退症鉴别，假性甲旁减是一种以低钙血症和高磷血症为特征的显性或隐性遗传病，可伴有发育异常、智力发育迟缓、体态矮胖、脸圆等特征，而本病例有明确的甲状腺癌手术病史，术后出现手足麻木搐搦，可鉴别。

【案例分析】 改患者为中年男性，主要表现为手足麻木搐搦，Chvostek 征及 Trousseau 征阳性，查血 PTH、血钙低，血磷高，有明确的甲状腺癌手术病史，故可诊断甲状旁腺功能减退症。

小 结

甲状旁腺功能减退症是由于甲状旁腺素（PTH）分泌减少和 / 或功能障碍的一种临床综合征。临床特点为手足搐搦、惊厥、精神状态改变等。Chvostek 征及 Trousseau 征阳性。实验室检查如血钙降低，血磷增高，且排除引起血浆钙离子过低的其他原因，如肾功能不全，脂肪泻、慢性腹泻，维生素 D 缺乏症及碱中毒等，诊断基本可以确定。如血 PTH 明显降低或检测不出，则诊断可以确定。特发性甲旁减临床上无明显病因，可有家族史。手术后甲旁减常于甲状腺或甲状旁腺手术后发生。特发性甲旁减尚需与假性甲旁减和假 - 假性甲旁减，以及其他原因引起的手足搐搦症等鉴别。

参 考 文 献

[1] 葛均波，徐永健，王辰. 内科学. 9 版. 北京：人民卫生出版社，2018.

[2] 林果为，王吉耀，葛均波. 实用内科学. 15 版. 北京：人民卫生出版社，2017.

[3] 廖二元. 内分泌代谢病学. 3 版. 北京：人民卫生出版社，2012.

[4] 江载芳，申昆玲，沈颖. 诸福棠实用儿科学. 8 版. 北京：人民卫生出版社，2017.

[5] 薛耀明，肖海鹏. 内分泌与代谢病学. 广州：广东科技出版社，2018.

[6] 尹一兵，倪培华. 临床生物化学检验技术. 北京：人民卫生出版社，2017.

[7] 尚红，王毓三，申子瑜. 全国临床检验操作规程. 4 版. 北京：人民卫生出版社，2015.

[8] 中华医学会骨质疏松和骨矿盐疾病分会，中华医学会内分泌分会代谢性骨病学组. 甲状旁腺功能减退症临床诊疗指南（2018）.

（张秀明　叶迎春　吕怀盛　府伟灵）

第二十章

性 早 熟

第一节 概 述

性早熟是一种以性成熟提前出现为特征的性发育异常。性早熟是指在性发育年龄以前出现了第二性征，即乳房发育，阴毛、腋毛出现，身高、体重迅速增长，外生殖器发育。在男女儿童中，性早熟的发生率大约为 0.6%，其中女性多于男性。性早熟是指任何一个性征出现的年龄比正常人群的平均年龄要早 2 个标准差。目前一般认为，女孩在 8 岁前第二性征发育或 10 岁前月经来潮，男孩在 9 岁之前出现阴茎、睾丸增大、阴毛生长等性发育表现者可诊断为性早熟。

一、定义

性早熟（precocious puberty）是指男童在 9 岁前，女童在 8 岁前呈现第二性征。按发病机制和临床表现分为中枢性（促性腺激素释放激素依赖性）性早熟和外周性（非促性腺激素释放激素依赖性）性早熟，以往分别称真性性早熟和假性性早熟。中枢性性早熟（central precocious puberty，CPP）具有与正常青春发育类同的下丘脑 - 垂体 - 性腺轴（HPGA）发动、成熟的程序性过程，直至生殖系统成熟；即由下丘脑提前分泌和释放促性腺激素释放激素（GnRH），激活垂体分泌促性腺激素使性腺发育并分泌性激素，从而使内、外生殖器发育和第二性征呈现。外周性性早熟是缘于各种原因引起的体内性甾体激素升高至青春期水平，故只有第二性征的早现，不具有完整的性发育程序性过程。

二、病因和发病机制

（一）中枢性性早熟

中枢性性早熟亦称真性性早熟，由于下丘脑 - 垂体 - 性腺轴功能过早启动，GnRH 脉冲分泌，患儿除有第二性征的发育外，还有卵巢或睾丸的发育。性发育的过程和正常青春期发育的顺序一致，只是年龄提前。主要包括继发于中枢神经系统的器质性病变和特发性性早熟。

1. 中枢神经系统器质性病变　中枢神经系统器质性病变，如下丘脑、垂体肿瘤或其他中枢神经系统病变。

2. 由外周性性早熟转化而来　部分中枢性性早熟由外周性性早熟转化而来。

3. 特发性中枢性性早熟　未能发现器质性病变的，称为特发性中枢性性早熟（idiopathic central precocious puberty，ICPP），又称体质性性早熟，是由于下丘脑对性激素的负反馈的敏感性下降，使促性腺素释放激素过早分泌所致。

4. 不完全性中枢性性早熟　不完全性中枢性性早熟是 CPP 的特殊类型，指患儿有第二性征的早现，其控制机制也在于下丘脑 - 垂体 - 性腺轴的发动，但它的性征发育呈自限性；最常见的类型为单纯性乳房早发育，若发生于 2 岁内女孩，可能是由于下丘脑 - 性腺轴处于生理性活跃状态，又称为"小青春期"。

女孩以 ICPP 为多，占 CPP 的 80%～90% 以上；而男孩则相反，80% 以上是器质性的。

（二）外周性性早熟

外周性性早熟亦称假性性早熟。是非受控于下丘脑、垂体、性腺功能所引起的性早熟，有第二性征发育，有性激素水平升高，但下丘脑-垂体-性腺轴不成熟、无性腺的发育。

（三）按第二性征特征分类

早现的第二性征与患儿原性别相同时称为同性性早熟，与原性别相反时称为异性性早熟。

1. 女孩

（1）同性性早熟（女孩的第二性征）：见于遗传性卵巢功能异常如 McCune-Albright 综合征、卵巢良性占位病变如自律性卵巢囊肿、分泌雌激素的肾上腺皮质肿瘤或卵巢肿瘤、异位分泌人绒毛膜促性腺激素（HCG）的肿瘤以及外源性雌激素摄入等。

（2）异性性早熟（男性的第二性征）：见于先天性肾上腺皮质增生症、分泌雄激素的肾上腺皮质肿瘤或卵巢肿瘤，以及外源性雄激素摄入等。

2. 男孩

（1）同性性早熟（男性第二性征）：见于先天性肾上腺皮质增生症（较常见）、肾上腺皮质肿瘤或睾丸间质细胞瘤、异位分泌 HCG 的肿瘤，以及外源性雄激素摄入等。

（2）异性性早熟（女性第二性征）：见于产生雌激素的肾上腺皮质肿瘤或睾丸肿瘤、异位分泌 HCG 的肿瘤以及外源性雌激素摄入等。

三、临床表现

性早熟以女孩多见，女孩发生特发性性早熟约为男孩的 9 倍，而男孩性早熟以中枢神经系统异常（如肿瘤）的发生率较高。

中枢性性早熟的临床特征是提前出现的性征发育与正常青春期发育程序相似，但临床表现差异较大，在青春期前的各个年龄组都可以发病，症状发展快慢不一，有些可在性发育一定程度后停顿一时期再发育，亦有的症状消退后再发育。在性发育的过程中，男孩和女孩皆是有关身高和体重过快的增长和骨骼成熟加速，由于骨骼的过快增长可使骨骺融合较早，早期身高虽较同龄儿童高，但成年后身高反而较矮小。在青春期成熟后患儿除身高矮于一般群体外，其余均正常。

外周性性早熟的性发育过程与上述规律迥异。男孩性早熟应注意睾丸的大小，若睾丸>3ml，提示中枢性性早熟，如睾丸未增大，但男性化进行性发展，则提示外周性性早熟，其雄性激素可能来自肾上腺。颅内肿瘤所致者在病程中仅有性早熟表现，后期始见于颅压增高、视野缺损等定位征象，需加以警惕。

（一）中枢性性早熟

1. 第二性征提前出现　第二性征提前出现（符合定义的年龄），并按照正常发育程序进展，女孩：乳房发育，身高增长速度突增，阴毛发育，一般在乳房开始发育 2 年后初潮呈现。男孩：睾丸和阴茎增大，身高增长速度突增，阴毛发育，一般在睾丸开始增大后 2 年出现变声和遗精。

2. 有性腺发育依据　女孩按 B 超影像判断，超声检查了解子宫是否增大，若卵巢增大，容积>1ml，提示卵巢发育；若发现多个直径≥4mm 的卵泡则更有意义，提示卵巢处于功能活动状态；男孩睾丸容积≥4ml。

3. 身高突增　发育过程中呈现身高增长突增。

4. 促性腺激素升高　促性腺激素升高至青春期水平。

5. 骨龄改变　可有骨龄提前，但无诊断特异性。

不完全性中枢性性早熟中最常见的类型为单纯性乳房早发育，表现为只有乳房早发育而不呈现其他第二性征，乳晕无着色，呈非进行性自限性病程，乳房多在数月后自然消退。

（二）外周性性早熟

外周性性早熟诊断依据：①第二性征提前出现（符合定义的年龄）；②性征发育不按正常发育程

序进展；③性腺大小在青春前期水平；④促性腺激素在青春前期水平。

四、诊断

详细完整的病史，包括性征发育、阴道出血情况，有无服用内分泌药物等。体质性性早熟者，可有卵巢增大、有囊性变。测定血中促卵泡成熟激素（FSH）及黄体生成素（LH）有助于区别中枢性或外周性性早熟。确诊为中枢性性早熟后需做脑 CT 或 MRI 检查（重点检查蝶鞍区）进行病因诊断，尤其是以下情况：①确诊为 CPP 的所有男童；② 6 岁以下发病的女童；③性成熟过程迅速或有其他中枢病变表现者。对外周性性早熟的病因诊断可按照具体临床特征和内分泌激素初筛后进行进一步的内分泌检查，并按需做性腺、肾上腺或其他相关器官的影像学检查。如有明确的外源性性甾体激素摄入史者可酌情免除复杂的检查。

第二节　实验室检查指标与评估

一、实验室检查指标

（一）基础促性腺激素和性激素

1. 促性腺激素　FSH 和 LH 均由腺垂体分泌，前者促进卵泡发育，后者促进排卵。在 CPP 的诊断过程中，LH 较 FSH 更具有临床意义。基础 LH 水平具有筛查 CPP 的价值，如 LH<0.1IU/L 提示未有中枢性青春发动；LH 升高达到青春期水平，3.1～5.0IU/L 可作为初筛的标准，如 LH>5.0IU/L，可确定性腺轴功能启动，无须进行促性腺激素释放激素（GnRH）激发试验而确诊。外周性性早熟促性腺激素的水平比正常同龄人低或受抑制。不完全性性早熟促性腺激素一般在正常青春期前水平，但单纯性月经早潮促性腺激素水平正常。目前 FSH 水平尚不能用于女性性早熟的诊断。当基础值不能确诊时需进行激发试验，如特发性性早熟患儿血浆 FSH、LH 基础值可能正常，需借助 GnRH 激发试验进行诊断。

2. 雌激素和睾酮　雌二醇（E_2）的水平变异较大，低水平的 E_2 也不能排除 CPP。性腺肿瘤患儿的 T 和 E_2 浓度增高。当 E_2 水平>367pmol/L（100pg/ml）时，应高度警惕卵巢囊肿或肿瘤。外周性性早熟患儿雌激素和 T 明显高于同龄人真性性早熟水平，E_2 水平可从正常至高达或>900pg/ml 不等。不完全性性早熟 E_2 一般在正常青春期前水平，但单纯性月经早潮可能由于卵巢发生激活而引起 E_2 分泌。

（二）促性腺激素释放激素激发试验

CPP 为 GnRH 依赖性，而外周性性早熟为非 GnRH 依赖性。GnRH 以 2.5～3.0μg/kg（最大剂量100μg）皮下或静脉注射，于注射前和注射后 30、60、90 和 120min 测定血清 LH 和 FSH 水平。应用不同的方法检测时，诊断临界值不同。对 CPP 患儿，化学发光免疫法，LH 峰值≥5.0U/L；免疫荧光法，LH 峰值>9.6U/L（男童）或>6.9U/L（女童）；放射免疫法，LH 峰值>25U/L（男童）或>12U/L（女童），可以认为性腺轴功能已经启动，是判断真性发育的界点，同时 LH/FSH 比值>0.6 时可诊断为中枢性性早熟。目前认为以激发后 30～60min 单次的激发值，达到以上标准也可诊断。外周性性早熟患儿LH 对 GnRH 无反应。单纯性乳房早发育患儿 FSH 对 GnRH 反应比正常女童高（正常青春期前的女童激发后也会升高）。如激发峰值以 FSH 升高为主，LH/FSH 比值低下，结合临床可能是单纯性乳房早发育或中枢性性早熟的早期，后者需定期随访，必要时重复检查。

（三）其他实验室检查

根据患儿的临床表现可进一步选择其他检查，如智力低下、生长发育落后怀疑为甲状腺功能减退，测定 T_3、T_4 降低、TSH 升高；先天性肾上腺皮质增生症患儿的血 17- 羟孕酮（17-OHP）、ACTH 和 DHEA、雄烯二酮、睾酮水平升高，尿 17- 酮类固醇（17-KS）和尿 17- 羟类固醇（17-OHCS）增加；11β-

羟化酶缺陷患儿，血皮质醇降低，11-脱氧皮质醇及17-OHP升高，24h尿17-KS升高；21-羟化酶缺陷患儿血皮质醇和11-脱氧皮质醇均降低，而17-OHP明显升高，24h尿17-KS升高；肾上腺皮质肿瘤患儿则血皮质醇和24h尿17-KS明显升高；如发现胰岛素抵抗，应检测血糖及胰岛素水平。β-HCG和甲胎蛋白（AFP）可纳入基本筛查，是诊断分泌HCG生殖细胞瘤的重要线索。睾丸肿瘤患儿血睾酮和尿HCG增高。对CPP患者可进行一些遗传学检查，如特定基因的突变等以发现遗传代谢性疾病。性染色体检查对于鉴别先天性肾上腺皮质增生症和两性畸形有一定意义。阴道涂片检查可作为性腺轴激素检测的补充手段，如有明显雌激素影响者多提示真性性早熟。

二、实验室检查指标评估

（一）基础促性腺激素和性激素

1. 促性腺激素　基础LH水平意义有限，单次测定血LH和FSH增高的概率分别为20%～70%和80%～100%，这可能与LH分泌呈脉冲方式有关，因此应多次测定才能作出正确判断。CPP患者睡眠时LH呈脉冲式分泌，而外周性性早熟为非脉冲式分泌。由于LH的脉冲式分泌方式，使其水平受检测方法的影响而差异较大，且缺乏相应的正常参考值资料，以及50%左右Tanner Ⅱ期的女童LH基础值可在青春期前的水平，因此通常也不作为区分真假性早熟的依据。

LH测定一般采用化学发光免疫法（CLIA）和电化学发光免疫法（ECLIA）。CLIA已经成为一种成熟的、先进的超微量活性物质检测技术，是目前发展和推广应用最快的免疫分析方法，也是目前最先进的标记免疫测定技术，灵敏度和精确度比酶免法、荧光法高几个数量级，可以完全替代放射免疫分析，该法主要具有灵敏度高、特异性强、方法稳定快速、检测范围宽、操作简单、自动化程度高的优点，但易受溶血、脂血等的影响。ECLIA干扰因素少，但其过程较复杂。由于激素检查受多种因素的影响，需要仔细分析，规范测定方法和全过程，并对结果进行合理解释，在测定过程中要考虑分析前、分析中和分析后的各种因素的干扰和影响，主要包括生物节律性变化、年龄、妊娠、药物、方法、试剂、仪器和环境等的影响，因此有必要固定方法与试剂、建立本实验室的参考区间。

2. 雌激素和睾酮　雌激素和睾酮（T）水平升高有辅助诊断意义。但单纯性激素水平不宜作为CPP的诊断指标。E_2和T主要采用CLIA法和ECLIA法检测。

（二）促性腺激素释放激素激发试验

GnRH激发试验是诊断CPP的金标准，也是鉴别CPP和外周性性早熟的重要依据。临床上由于各种因素影响，不能单纯依据GnRH激发试验结果进行诊断，应注意以下问题：①激发药物：激发试验应用的药物为GnRH，所用剂量为2.5μg/（kg·次），最大剂量100μg。促性腺激素释放激素类似物（gonadotropin-releasing hormone analogs，GnRHa）的激发作用比天然GnRH强数十倍，峰值在60～120min出现，一般不推荐其在常规诊断中使用。如用GnRHa替代，则应有各实验室自己的药物剂量及试验数据。②检测方法：不同的检测方法不宜采用同一临界值进行结果评判，有条件的中心和实验室宜建立自己的诊断界值。③正确评估LH峰值/FSH峰值：LH峰值/FSH峰值≥0.6，考虑性腺轴功能启动，可诊断为中枢性性早熟，LH峰值/FSH峰值＞1更有意义。但应注意同时要满足LH峰值≥5.0U/L，单纯以LH峰值/FSH峰值＞0.6作为诊断指标，易造成误诊。如激发峰值以FSH升高为主，LH/FSH比值低下，结合临床可能是单纯性乳房早发育或中枢性性早熟的早期。不完全性性早熟可转化为CPP，而且无临床先兆信号，因此单纯性乳房早发育或中枢性性早熟早期患儿均需定期随访，必要时重复激发试验。但应注意部分单纯性乳房早发育女童有明显雌激素作用，生长和骨龄增速，卵巢和子宫增大，可出现GnRH激发实验FSH反应不能肯定增高或正常，LH在低水平。LH峰值/FSH峰值还有助于快进展型与非进展型CPP的鉴别，快进展型CPP患儿的LH峰值/FSH峰值比值较高。④在GnRH激发试验中，FSH的基础值和峰值对性早熟诊断无明显临床意义。⑤在判断结果时，尚需结合患儿性发育状态、性征进展情况、身高和骨龄的变化等进行综合分析。青春早期LH和FSH对GnRH的反应较小，青春中期反应增大。对于部分病程较短的患儿，在乳房开始发育的早期、未出现明显的生长加速、骨龄未出现明显超前时，GnRH 激发试验可为假阴性。对此类患儿应密切随访性征发育情况、生长速率、骨龄等，必要时应重复进行 GnRH 激发试验。

三、其他检查及评估

（一）B 超检查

1. 盆腔 B 超　检查女孩卵巢、子宫的发育情况。若女童单侧卵巢容积≥1～3ml（卵巢容积 = 长 × 宽 × 厚 ×0.5233），并可见 4 个以上直径≥4mm 的卵泡，可认为卵巢已进入青春发育状态；若发现单个直径 >9mm 的卵泡，则多为囊肿。子宫长度 3.4～4.0cm 可认为子宫已进入青春发育状态，可见子宫内膜影响提示雌激素呈有意义的升高。若卵巢不大而子宫长度 >3.5cm 并见内膜增厚，则多为外源性雌激素作用。子宫内膜回声具有较好的特异性，但敏感性稍低（42%～87%），可作为 CPP 与正常女童及单纯乳房早发育女童的鉴别诊断的辅助检查之一，但不能作为与其他外周性性早熟的鉴别手段。此外单纯乳房早发育女童超声检查卵巢大小正常，常能见到个别小滤泡。B 超检查有助于卵泡囊肿与实质性卵巢肿瘤鉴别，但有许多患者尚需剖腹探查。

2. 睾丸 B 超　男童睾丸容积≥4ml（睾丸容积 = 长 × 宽 × 厚 ×0.71）或睾丸长径 >2.5cm，提示青春期发育。

3. 肾上腺 B 超　肾上腺疾病如肾上腺肿瘤和先天性肾上腺皮质增生症是导致男童外周性性早熟的最常见原因，因此男童还应注意肾上腺部位的 B 超检查情况。另外对疑有肾上腺囊肿者也可进行肾上腺 B 超检查。注意单凭 B 超检查结果不能作为 CPP 的诊断依据。

（二）骨龄测定

根据左手和腕部 X 线片评定骨龄，判断骨骼发育是否超前。性早熟患儿一般骨龄超过实际年龄 1 岁或 1 岁以上。骨龄是预测成年身高的重要依据，对鉴别 CPP 和外周性性早熟无特异性，但不完全性性早熟骨龄基本正常或稍增速。骨龄延迟者提示甲减。

（三）影像学检查

头颅影像学检查排除神经系统异常。CPP 以女童多见，其中 80%～90% 为特发性 CPP。但 6 岁前出现性发育的 CPP 女童中，中枢神经系统异常比例约为 20%，且年龄越小，影像学异常的可能性越大。男性性早熟虽然发病率相对较低，但 25%～90% 的患儿具有器质性原因，约 2/3 的患儿有神经系统异常，50% 左右的患儿存在中枢神经系统肿瘤。因此，对年龄小于 6 岁的 CPP 女童以及所有男性性早熟患儿均应常规行头颅 MRI（下丘脑 - 垂体 MRI）检查。6～8 岁的 CPP 女童是否均需行头颅 MRI 检查尚有争议，但对有神经系统表现或快速进展型的患儿则应行头颅 MRI 检查，以评估是否存在下丘脑的病变。只有排除了中枢神经系统器质性病变后，才能将真性性早熟诊断为特发性性早熟。此外头颅的正侧位像也可观察蝶鞍大小以除外肿瘤等。对怀疑肾上腺疾病所致者，可进行腹部 CT 检查或腹膜后充气造影。

（四）病理检查

1. 中枢神经系统肿瘤　如下丘脑错构瘤、垂体微腺瘤、松果体瘤等。经肿瘤大体检查、普通切片 HE 染色光镜观察、免疫组化染色、电子透视显微镜观察，根据肿瘤的细胞不同特征进行肿瘤定性和组织学分型。

2. 性激素靶器官及内分泌肿瘤　经 B 超和影像学无法鉴别的卵巢和睾丸肿物，需手术探查，并警惕有无分泌雌激素的肿瘤或囊肿，如卵巢肿瘤或肾上腺肿瘤，异位内分泌肿瘤。

3. 阴道脱落细胞涂片　通过连续观察可以了解雌激素对阴道上皮细胞的影响程度，用以判断雌激素水平的高低。

第三节　实验室检查指标的临床应用

一、在临床诊断和鉴别诊断中的应用

性发育是一个连续的过程，且具有一定规律。CPP 应注意与外周性性早熟及不完全性性早熟相鉴别。女童 CPP 特别应注意与单纯乳房早发育相鉴别。

CPP 是由于 HPGA 功能提前启动所致。HPGA 功能启动，血清促性腺激素及性激素达青春期水平，因此应正确评估 HPGA 功能是否启动。对于 LH 和 FSH 升高同时伴有 T（男童）和 E_2（女童）高于正常者要考虑真性性早熟；若由 HPGA 功能提前启动所致则促性腺激素水平高于正常，若由产生促性腺激素的中枢神经系统肿瘤所致则促性腺激素水平非常显著高于正常；对于只有 T 或 E_2 升高而无促性腺激素升高者要多注意睾丸和卵巢的检查，尤其 E_2 升高而 LH 明显降低强烈支持非 GnRH 依赖性青春期发育提前。青春发育早期 GnRH 刺激引起 FSH 的分泌反应高于 LH 反应（FSH 优势型），不肯定卵巢轴未激活，应随诊进展情况；青春发育晚期至成年人期则相反，GnRH 刺激引起 LH 的分泌反应高于 FSH 反应（LH 优势型），可肯定卵巢轴已激活。因此采用 GnRH 兴奋试验有助于帮助判断患儿处于青春期的哪个时期，真性性早熟应呈 LH 优势型反应。假性性早熟（外周性）的高性激素来自外周，反馈抑制中枢，GnRH 兴奋试验反应低下，如发现雌激素浓度较高，促性腺激素浓度正常或降低，对 GnRH 兴奋试验反应迟钝时，应警惕有无分泌雌激素的肿瘤或囊肿如卵巢肿瘤或肾上腺肿瘤，可通过超声检查明确诊断；如雄激素明显升高，则考虑异源性 HCG 分泌综合征可能。单纯性乳房早发育女童 FSH 达青春期水平，对 GnRH 有反应；LH 处于青春期前水平，对 GnRH 无明显反应；GnRH 激发后 FSH 明显升高，但 LH 升高不明显（多数 <5.0U/L），且峰值 FSH/LH 峰值 >1，可观察随诊。对于女性异性性发育，高水平的血清 T 表明卵巢来源的雄激素过多，如果是脱氢表雄酮（DHEA）升高，则表明肾上腺来源的雄激素过多。

二、在治疗及随访监测中的应用

（一）GnRHa 治疗指征的判断

GnRH 类似物（Gn-RHa）是目前治疗特发性真性性早熟的首选药物，它能持续作用于垂体前叶 GnRH 受体，产生降调节，使垂体 LH 分泌细胞对 GnRH 的敏感性减弱，阻断受体后负反馈机制激活通路使 LH 分泌受抑，性激素水平下降。这一作用是可逆的，停药后下丘脑-垂体-性腺轴可恢复正常。

性早熟的一线治疗药物为 GnRHa，骨龄测定是判断治疗指征的重要指标。以改善成年身高为目的治疗指征：①骨龄大于年龄 2 岁或以上，但需女童骨龄≤11.5 岁，男童骨龄≤12.5 岁者；②预测成年身高：女孩 <150cm，男孩 <160cm；③或以骨龄判断的身高 SD<−2SD（按正常人群参照值或遗传靶身高判断）；④发育进程迅速，骨龄增长/年龄增长 >1。不需治疗的指征：①性成熟进程缓慢（骨龄进展不超越年龄进展）而对成年身高影响不显者。②骨龄虽提前，但身高生长速度亦快，预测成年身高不受影响者。因为青春发育是一个动态的过程，故强调个体化原则，对个体的以上指标需动态观察，诊断明确而暂不需特殊治疗的 CPP 患儿仍应定期监测生长速率、骨龄等变化并进行评估，必要时可考虑 GnRHa 治疗。

（二）GnRHa 治疗中的监测

在 GnRHa 治疗过程中，应每 3 个月监测性发育情况（阴毛进展不代表性腺受抑状况）、生长速度及身高；每半年监测 1 次骨龄，结合身高增长，预测成年身高改善情况；每半年监测任意或激发后的激素水平以评估性腺轴抑制情况。首剂 3~6 个月末复查 GnRH 激发试验，LH 峰值在青春前期水平提示剂量合适。其后对女童需定期复查基础血清 E_2 和子宫、卵巢 B 超，男童需复查基础血清睾酮浓度以判断性腺轴功能抑制状况。剂量过大时会抑制生长，如生长速度每年 <4cm，应在不影响性腺抑

制疗效的前提下适当减量,年龄<6岁剂量可减半。由于骨骼发育至青春期完成,所以治疗至少应坚持到12~13岁。

治疗过程中若出现以下几种情况,则应注意认真评估诊断,排除其他疾病:①在GnRHa治疗过程中出现阴道出血。部分CPP患儿第一次GnRHa注射后可出现阴道出血,与GnRHa的"点火效应"有关。治疗后期的阴道出血可能与HPGA功能抑制不良有关,但同时应重新评估诊断是否正确,注意排除肿瘤等疾病;②生长速率显著下降(≤2SD);③骨龄进展迅速。另外,阴毛出现或进展通常代表肾上腺功能初现,并不一定是治疗失败。

(三)GnRHa治疗有效性的评估

生长速率正常或下降;乳腺组织回缩或未继续增大;男童睾丸容积减小或未继续增大;骨龄进展延缓;HPGA处于抑制状态。

(四)GnRHa停药时机

GnRHa停药时机取决于治疗目的。以改善成年身高为目的者治疗一般宜持续2年以上;骨龄12~13岁(女童12岁,男童13岁)。停药可酌情考虑患儿及其家长的愿望,医生需进行谨慎评估。但缺乏相应固定的停药指标,如骨龄、年龄、生长速率、治疗疗程、身高、遗传靶身高等。骨龄并非合适的单一停药指标,骨龄12岁可出现在不同年龄的CPP患儿中,以骨龄评价治疗后身高的改善也并不可靠,需考虑个体差异。国外近来采用GnRHa加用生长激素(GH)以改善最终身高,GH剂量一般为每天0.1μl/kg。

案例 20-1

【病史摘要】 女,7岁,因"发现骨龄异常1年,乳房发育15d"入院。患儿父母因自身身高偏矮,长期关注患儿骨龄,1年前查骨龄评分717分,相当于女孩骨龄9.0岁。查垂体增强MRI未见明显异常。外院完善相关检查后考虑真性性早熟,患儿为进一步复查,门诊以"性早熟"收住入院。身高129cm、体重32kg、血压98/63mmHg,双侧乳腺发育,外生殖器呈青春期前幼稚型。

【临床检验】 LH 0.11mIU/ml、FSH 3.64mIU/ml。GnRH兴奋试验:30min:LH 11.72mIU/ml、FSH 16.63mIU/ml;60min:LH 12.04mIU/ml、FSH 23.71mIU/ml;90min:LH 12.38mIU/ml、FSH 28.39mIU/ml;生长激素:0.56ng/ml(0.55~4.74ng/ml);类胰岛素生长因子-1 146.78ng/ml(79~432ng/ml)、类胰岛素生长因子结合蛋白-3测定3 782.7ng/ml(3 102~4 812ng/ml)。

【影像学检查】 垂体增强MRI未见明显异常。骨龄片:左手骨发育成熟度评分约748分,相当于9.4岁。

【诊断与鉴别诊断】

1. 诊断 性早熟。

2. 鉴别诊断 正常青春期:正常青春期女孩开始出现乳房发育平均年龄11岁,之后是阴毛初现和月经初潮。男孩青春期睾丸增大的平均年龄11.5岁,之后是阴茎发育和阴毛生长。

【案例分析】 该患儿7岁女性,主要表现为发现骨龄异常1年,乳房发育15d;查体身高129cm、体重32kg、血压98/63mmHg,双侧乳腺发育,外生殖器呈青春期前幼稚型。生长激素及类胰岛素生长因子-1、类胰岛素生长因子结合蛋白-3正常。骨龄左手骨发育成熟度评分约748分,相当于9.4岁(较年龄提前>2岁)。垂体增强MRI未见明显异常。GnRH兴奋试验LH 12.38mIU/ml,提示性腺轴发育已经启动。故诊断性早熟明确。

小 结

本病分为CPP、外周性性早熟和不完全性性早熟,以女童多见。女童发病原因以ICPP为主,男童以器质性（如中枢神经系统肿瘤）为主。CPP 具有 HPGA 发动、成熟的程序性过程，使内、外生殖器发育和第二性征呈现。外周性性早熟不具有完整的性发育程序性过程，只有第二性征的早现。基础 FSH、LH 测定以及 GnRH 激发试验有助于 CPP、外周性性早熟和不完全性性早熟的鉴别。确诊为 CPP 后需做脑 CT 或 MRI 检查（重点检查蝶鞍区），尤其是确诊为 CPP 的所有男童和 6 岁以下发病的女童，以及性成熟过程迅速或有其他中枢病变表现者。

参 考 文 献

[1]　王卫平,孙锟,常立文. 儿科学. 9 版. 北京:人民卫生出版社,2018.

[2]　江载芳,申昆玲,沈颖. 诸福棠实用儿科学. 8 版. 北京:人民卫生出版社,2017.

[3]　林果为,王吉耀,葛均波. 实用内科学. 15 版. 北京:人民卫生出版社,2017.

[4]　廖二元. 内分泌代谢病学. 3 版. 北京:人民卫生出版社,2012.

[5]　薛耀明,肖海鹏. 内分泌与代谢病学. 广州:广东科技出版社,2018.

[6]　尹一兵,倪培华. 临床生物化学检验技术. 北京:人民卫生出版社,2017.

[7]　尚红,王毓三,申子瑜. 全国临床检验操作规程. 4 版. 北京:人民卫生出版社,2015.

[8]　中华医学会儿科学分会内分泌遗传代谢学组,《中华儿科杂志》编辑委员会. 中枢性性早熟诊断与治疗共识(2015).

（周丽娜　王　晨　张秀明　梁自文）

第二十一章

男性性腺功能减退症

第一节 概 述

性腺功能减退(hypogonadism)可发生在性腺轴系下丘脑 - 垂体 - 靶器官(睾丸,卵巢)- 终端靶细胞的任何部位异常,其临床表现因性激素缺乏出现的时间、部位不同而表现各异。男性睾丸主要由生精小管和间质两部分组成。生精小管主要由支持细胞(Sertolicell)和生精上皮细胞组成。睾丸支持细胞分泌抑制素,在生殖细胞的发育和精子生成的调节方面起重要作用。间质由间质细胞(Leydigcell)、成纤维细胞、巨噬细胞、肥大细胞、血管、神经和淋巴管等组成。间质细胞胞浆中含有丰富的线粒体和滑面内质网,主要功能是合成睾酮。

下丘脑分泌促性腺激素释放激素(GnRH),呈脉冲式分泌。GnRH 经垂体门脉系统到达垂体前叶,与促性腺激素细胞的特异性受体结合,促进 LH 和 FSH 的合成与释放,二者亦呈脉冲式分泌。FSH 与睾丸支持细胞上的特异膜受体结合,刺激生精小管的成熟并调控精子的生成。男性 LH 也称间质细胞刺激素(interstitial cell stimulating hormone ICSH),结合在睾丸间质细胞的特异性膜受体上,刺激睾丸类固醇激素生成和睾酮分泌。胆固醇是睾酮的底物,在线粒体内经裂链酶催化转变为孕烯醇酮,后者在滑面内质网内进一步合成睾酮。LH 可以调节胆固醇裂链转变为孕烯醇酮这一过程。睾酮的分泌也呈脉冲式,年轻健康男性的睾酮水平呈昼夜变化,峰值在上午 8 点,低谷在夜晚 9 点。大部分睾酮在血浆中与白蛋白和性激素结合球蛋白(sexual hormone binding globulin SHBG)结合,少部分呈游离状态。只有游离睾酮才能进入靶细胞,发挥生理效能。睾酮进入靶细胞的胞浆后,以原形或经 5α- 还原酶作用转化为双氢睾酮后与雄激素受体结合,产生生物学效应。睾酮及其活性代谢产物对 LH 和 FSH 分泌有强烈的抑制作用。雌激素和甲状腺激素可使 SHBG 升高,而睾酮和生长激素使之降低。抑制素是睾丸支持细胞产生的一种肽类激素,具有抑制垂体分泌 FSH 和抑制下丘脑分泌 GnRH 的作用。男性性腺功能减退症约占成年男性的 10%,男性性腺功能减退和不育约占全部夫妇中的 2%～7%,其中男性原因的不育者高达 40%～50%。在一些国家和地区发病率正在增高,可能与由于环境污染、不良生活行为和营养、现代社会高度紧张和生活压力等造成男性生殖功能损害日益加重、以及杀虫剂、重金属污染、外源性雌激素污染等有关。

一、病因和分类

男性性腺功能减退症是由于雄性激素缺乏、减少或其作用不能发挥所导致的性功能减退性疾病。依据促性腺激素的水平,性腺功能减退症可以分为低促性腺激素型和高促性腺激素型两种。高促性腺激素型是由原发性睾丸疾病、雄性激素合成缺陷或雄激素抵抗所致;低促性腺激素型则是继发于垂体和 / 或下丘脑分泌促性腺激素减少,对睾丸刺激不足所致的一类疾病。

(一)高促性腺激素型性功能减退症

1. 睾丸发育与结构异常 睾丸发育与结构异常主要有:①先天性生精小管发育不良(Klinefelter 综合征);②强直性肌营养不良;③ Noonan 综合征(也称男性 Turner 综合征);④无睾症;⑤隐睾症;⑥精索静脉曲张;⑦唯支持细胞综合征;⑧男性更年期综合征;⑨功能性青春期前阉割综合征;⑩多

发性内分泌自身免疫性功能减退综合征等。

2. 获得性睾丸疾病 获得性睾丸疾病主要有①药物：螺内酯、酮康唑、酒精、洋地黄、H_2 受体阻滞剂。②放射损伤。③病毒性睾丸炎，常为腮腺炎病毒。④化学因素如重金属及其化合物、农药；大量酗酒。⑤手术或外伤。

3. 全身性疾病 主要见于慢性肝病、肾功能不全、糖尿病和恶性肿瘤。

4. 雄性激素合成缺陷或雄激素抵抗 雄性激素合成缺陷或雄激素抵抗包含①雄性激素合成酶缺陷：17α- 羟化酶缺乏、17- 酮还原酶缺乏、C17-20- 裂解酶缺乏；②雄激素抵抗：雄激素不敏感或 LH 抵抗综合征。

（二）低促性腺激素型性腺功能减退症

1. 下丘脑 - 垂体疾病 如特发性低促性腺激素型性功能减退症(IHH)、下丘脑 - 垂体肿瘤、炎症、创伤、手术和放射等导致的下丘脑和垂体功能低下,造成多种激素缺乏。

2. 高泌乳素血症 见于泌乳素瘤、泌乳素 - 生长激素混合瘤、下丘脑 - 垂体的其他病变、原发性甲减、慢性肾衰、肝硬化及某些药物等。

3. 单纯促性腺激素缺乏 单纯促性腺激素缺乏包含：①促性腺激素不足性类无睾症(Kallmann's syndrome)；②单纯性 LH 缺乏症(可育宦官综合征)；③单纯性 FSH 缺乏症；

4. 伴有性腺功能减退的综合征 主要有：① Prader-Labhart-Willisyndrome(肌张力低下 - 智力减低 - 性发育低下 肥胖综合征)；② Laurcncc-Moont-Biedlsyndrome(性幼稚 - 色素性视网膜炎 - 多指或 / 和趾畸形综合征)；③ Rudsyndrome(性腺功能低下 - 智力障碍 - 皮肤过多角化综合征)；④性功能低下 - 共济失调综合征；⑤ Froehlish syndrome(肥胖生殖无能综合征)。

5. 全身性疾病 如精神病、艾滋病、肥胖、肝病、肾病、血色病、脊髓损伤、皮质醇增多症、组织细胞增多症、结核病、结节病和胶原血管疾病。

6. 功能性 功能性如生理性青春期延迟。

二、临床表现

男性性腺功能减退症的临床表现取决于雄激素生成有无障碍和雄激素缺乏发生于性发育的哪一个阶段。如果睾酮生成正常,仅单纯精子生成缺乏,患者的主要临床表现为不育。雄激素缺乏发生于胎儿发育早期,患者临床表现是生殖器发育难以辨认和男性假两性畸形。青春期前的雄激素缺乏,患者主要表现为青春期发育迟缓和第二性征发育不良。成人期才出现雄激素缺乏的患者主要表现为阳痿、不育和男子出现女性乳房。

（一）先天性生精小管发育不良(Klinefelter 综合征)

本症是原发性睾丸功能减退的最常见原因,减退发病率为 2%～2.5%。典型的染色体核型是 47,XXY,此外还有多种不典型核型和嵌合体型,如 48,XXYY、49,XXXXY、46,XY/47,XXY 等。本综合征的发生原因是父母的生殖细胞在减数分裂形成精子和卵子的过程中性染色体未分离所致。典型 Klinefelter 综合征的特征是睾丸小而硬、无精子生成、男性第二性征发育差、智力发育迟钝,可伴有糖尿病、自身免疫性疾病和慢性阻塞性肺疾病等。实验室检查显示有不同程度的睾酮缺乏,促性腺激素水平呈反馈性升高。GnRH 兴奋试验呈正常或活跃反应。患者对 HCG 兴奋试验的反应低于正常人,睾酮升高幅度较差。染色体核型为 47,XXY。不典型的 Klinefelter 综合征患者临床表现较重,除典型特征外尚伴有严重的智力障碍和肢体畸形。

（二）促性腺激素不足性类无睾症(Kallmann)综合征

本病是先天性疾病,可能是常染色体显性、常染色体隐性或 X- 连锁隐性遗传所致的疾病,是由于下丘脑合成和分泌 GnRH 能力低下所致。本综合征以嗅觉缺失为特征。这是由于嗅球发育不良以及继发于丘脑下部 GnRH 缺失的性腺功能减退。其原因是由于胎儿 GnRH 神经分泌神经元从嗅球基板移行到丘脑下部的异常。GnRH 分泌细胞来源于胚胎脑外的嗅板。如果胚胎时期嗅球形成不全则导致下丘脑 GnRH 分泌减少，故本病的特征为单纯性促性腺激素分泌不足，性腺功能低下、类无睾症和嗅觉丧失或减弱。临床表现包括：大阴茎和隐睾症，中线缺陷（如唇、腭裂，色盲），单侧的肾脏发育不良。部分患者合并有骨骼异常等。患者血浆 LH、FSH 和睾酮水平均低下，染色体核型为 46,XY。

三、诊断

对于性腺功能低下的患者首先应仔细询问病史，了解患者生长发育史，性功能和生育史，有无慢性疾病、毒物、药物接触史和烟、酒嗜好。查体应详尽，测量身高、指距、上下部量。注意毛发的分布和数量。检查男性乳腺发育情况。睾丸的部位、大小和质地。通过血浆睾酮水平测定、精液检查和睾丸活检等明确睾丸的功能状况。依据血浆促性腺激素的水平可以区分低促性腺激素型和高促性腺激素型性腺功能低下。通过 GnRH 兴奋试验、hCG 刺激试验、染色体核型分析和血浆双氢睾酮水平测定可进一步明确诊断，指导治疗。

第二节　实验室检查指标与评估

一、实验室检查指标

(一) 常规检查

男性性腺体功能评估常规包括精液常规、前列腺常规检查，在病程发展中还需要测定全血细胞计数、空腹血糖和糖化血红蛋白、肝肾功能、血脂谱及甲状腺功能等。在寻找男性性腺功能减低的可能病因时，对某些患者应进行肝炎、HIV 的筛查。

1. 精液检查

（1）精液一般检查：正常成年男性一次排精 2～6ml，pH 7.2～8.0，正常刚射出的精液呈乳白色或灰白色，液化后呈半透明乳白色，久未排精者可呈淡黄色。新鲜的精液排出后数秒呈黏稠胶冻状，在精液中纤溶酶的作用下 30min 后开始液化。

（2）精液显微镜检查：①精子存活率。排精后 30～60min，正常精子存活率应为 80%～90%，精子存活率降低是导致不育的重要原因。②精子活动力。指精子活动状态，也是指活动精子的质量。世界卫生组织（WHO）推荐将精子活动力分为 4 级：精子活动好，运动迅速，活泼有力，直线向前运动；精子活动较好，运动速度尚可，游动方向不定，呈直线或非直线运动，带有回旋；精子运动不良，运动迟缓，原地打转或抖动，向前运动能力差；死精子，精子完全不活动。正常精子活动力应在 3 级以上，若 >40% 的精子活动不良（3、4 级），常是导致男性不育的重要原因。

（3）精子计数：正常人精子计数为 0.6×10^{12}～1.5×10^{12}/L，相当于一次排出的精子总数为 400×10^6～600×10^6 个。当精子计数值 $<20 \times 10^6$/ml 或一次排精总数 $<100 \times 10^6$ 个为精子减少，超过致孕极限而导致不育。精液直接涂片或离心沉淀后均未查到精子为无精症，见于先天性睾丸发育不全、畸形或后天睾丸损伤和萎缩（如睾丸结核、炎症、淋病、垂体或肾上腺功能异常的内分泌性疾病等）、输精管阻塞或是先天性输精管及精囊缺陷，是导致少精或无精的重要原因，也是导致不育的重要原因。

（4）精子形态：正常精液中，异常形态精子应少于 10%～15%，如果精液中异常形态精子数 >20%，将会导致不育，可能是由于精索静脉曲张、血液中有毒代谢产物、铅污染等或应用大剂量放射线及使用细胞毒性药物导致的精子形态异常。如果精液中发现 >1% 的病理性未成熟细胞，包括精原细胞、精母细胞和发育不完全的精细胞，提示睾丸的生精小管的生精功能受到药物或其他因素影响或损伤。如果精子凝集 >10%，提示生殖道感染或免疫功能异常。

（5）精液的免疫学检查：精子抗体（IgA 和 IgG）包裹于精子表面对诊断免疫性不育症具有特异性。常用混合抗球蛋白反应和免疫珠试验检测。

（6）精液生化检查：精液生化检查包括有精浆果糖测定、精浆酸性磷酸酶测定、精浆顶体酶活性测定、精浆乳酸脱氢酶 -X 同工酶（LDH-X）测定、精浆肉碱测定等,有助于评价性腺功能及不育症的诊断。

2．肾上腺激素检测 肾上腺与性腺功能关系密切,具有共同合成激素的前体物质,肾上腺皮质破坏,会引起性功能减退。

3．肝肾功能检查 肾功能不全或慢性肝病患者易引起高促或低促性腺激素型性功能减退症。

4．糖代谢检查 40 岁以下的糖尿病患者发生不育的概率约为 25%～30%,这可能与胰岛素分泌缺陷和糖代谢障碍使睾丸内的 Leydig 细胞和垂体促性腺细胞糖的利用障碍而影响睾酮（testosterone,TESTO）、黄体生成素（luteinizing hormone,LH）和卵泡刺激素（follicular-stimulating hormone,FSH）合成,及精子活动功能有关。另外糖尿病患者常伴有睾丸小动脉及附属性腺血管病变,而损害相应腺体的分泌功能。

5．甲状腺功能检查 甲状腺功能减退的幼年患者可出现性发育不全,起病于成年则可出现性功能障碍。甲亢患者性激素结合蛋白升高,与雄激素结合增加,导致血中游离雄激素减少,出现性欲减退。

（二）生物学标志物检查

根据体内促性腺激素的高低,性腺功能减退症分为两种情况,即低促性腺激素性（下丘脑 - 垂体性）性腺功能减退症和高促性腺激素性（睾丸性）性腺功能减退症。其生物学标志物检测如表 21-1。

表 21-1 男性性腺功能减退症常见的生物标志物

	组织来源	分析方法	作用
基础水平试验			
睾酮（TESTO）	睾丸的间质细胞	RIA、CLIA	男性最丰富和最重要的雄激素
黄体生成素和卵泡刺激素（LH、FSH）	腺垂体	RIA、CLIA	反映睾丸间质细胞和生精上皮细胞的功能变化
泌乳素（PRL）	腺垂体	RIA、CLIA	促进乳腺发育与泌乳,垂体 PRL 瘤和高 PRL 血症是睾丸功能减退的原因之一
抑制素 B	睾丸的 Sertoli 细胞	RIA、ELISA、CLIA	反映睾丸生精功能及对 FSH 的反馈调节
动态试验			
GnRH 兴奋试验	下丘脑 - 腺垂体	RIA、CLIA	评价垂体促性腺激素细胞的储备功能
hCG 兴奋试验	下丘脑 - 腺垂体 - 睾丸	RIA、CLIA	hCG 兴奋睾酮的分泌程度可反映睾丸间质细胞的储备功能
GnRH 诱导的 LH 脉冲分析	下丘脑 - 腺垂体	RIA、CLIA	用于特发性低促性腺激素性性腺功能减退症的诊断

1．基础水平测定

（1）TESTO 测定：TESTO 是男性最丰富和最重要的雄激素。合成的睾酮通过弥散作用进入血液循环,54% 与清蛋白结合,44% 与性激素结合球蛋白（sex hormone binding globulin,SHBG）结合,游离睾酮占 2%,只有后者能进入靶细胞,发挥生物活性作用。男性一生中在胚胎 12～18 周出现第一个增高期,第二个增高期在出生后 2 个月,青春期再次增高,20～30 岁达到高峰,40 岁以后每年下降1%。TESTO 维持生殖器官、体毛和骨骼生长;刺激精子的产生、性功能和红细胞生成;目前常用的检测方法有放射免疫法和化学发光法等,正常成年男性血 TESTO 水平为 8.4～29nmol/L（241～827ng/dL,化学发光法）。男性血清睾酮水平随着衰老而出现不同的下降速度,主要取决于疾病、药物的使用和生活方式的不同等多种原因。

（2）LH 和 FSH 测定：LH 和 FSH 由促性腺激素释放激素（gonadotropin- releasing hormones,GnRH）通过钙 - 调钙蛋白和钙 - 依赖磷脂蛋白的激酶系统的激活合成和分泌的,表现为脉冲式分泌。二者都是由两个非共价键连接的 α 和 β 亚基组成的糖蛋白激素，LH 的生物半衰期为 50min，FSH 约为 1h，主要由肝脏和肾脏清除。FSH 主要促进曲精管的成熟和调控精子生成，LH 调控睾酮的生物合成。目前常用的方法有放射免疫法、酶联免疫法和化学发光法等，正常成年男性 LH 正常范围 0～6U/L（化学发光法），FSH 正常范围 1.4～18.1U/L（化学发光法）。

（3）PRL 测定：泌乳素（prolactin，PRL）由腺垂体 PRL 细胞合成和分泌，有昼夜节律变化，午夜至凌晨最高，白天下降，中午最低，下午后又逐步升高。成年男性 PRL 正常基础水平约为 10μg/L。

（4）抑制素 B：抑制素（inhibin，INH）是由 α 和 β 亚基组成的异质二聚体糖蛋白激素，β 亚基有两种形式（βA，βB），形成抑制素 A（αβA）和抑制素 B（αβB），为转化生长因子 -β（transforming growth factor-β，TGF-β）家族成员，具有自分泌和旁分泌的生长因子活性，能将性腺的信号反馈到腺垂体，对 GnRH 诱导的 FSH 分泌具有选择抑制作用。主要由睾丸的 Sertoli 细胞分泌，受 FSH 的调节，其水平反映 FSH/INH 的反馈调节关系。

（5）双氢睾酮测定正常成年男性血双氢睾酮水平为 2nmol/L（0.5mg/L，RIA 法）。

2. 动态试验

（1）GnRH 兴奋试验：青春期开始 GnRH 的释放具有周期节律性，垂体 LH 和 FSH 的分泌受其驱动，也出现和 GnRH 同步的分泌脉冲，约 90～120min 出现一个分泌脉冲。通过 GnRH 兴奋 LH 的分泌反应，评价垂体促性腺激素细胞的储备功能。方法为患者禁食过夜，试验期间卧床休息，不吸烟。静脉注射 GnRH 100μg，分别于注射前 15min、注射时、注射后 30、60 和 120min 采血测 LH 和 FSH。正常男性峰值出现在 30～60min，LH 约升高 2～5 倍，FSH 约升高 2 倍。

（2）hCG 兴奋试验：人绒毛膜促性腺激素（human chorionic gonadotropin，hCG）分子结构和生理效能与 LH 相似，hCG 兴奋睾酮的分泌程度可反映睾丸间质细胞的储备功能。方法为试验日上午 8～9 时肌内注射 hCG 2 000U，分别于注射前 15min、注射时和注射后 24、48、72h 采血检测 TSETO，每次采血时间都在上午 8～9 时。正常成年男性 TSETO 反应峰值多在 48h 或 72h 出现，峰值比对照值增加 2 倍（或 20nmol/L）以上。

（3）GnRH 诱导的 LH 脉冲分析：频繁采集外周血（每 5～10min1 次）测定 LH，通过对 LH 的脉冲分析间接反映 GnRH 的分泌脉冲。

（三）染色体检查

1. 染色体数目异常　正常男性性染色体核型为 46,XY。Klinefelter 综合征（47,XXY）或者男性性染色质为阴性（46,XX）可能导致性腺功能减退。21 三体可造成男性不育，3p、10q 和 13q 的部分三体或单体可引起生精障碍，影响性腺发育。

2. 染色体结构异常　包括 Y 染色体长臂或断臂缺失、等臂染色体 i（Yq）和 i（Yp）、环状染色体及染色体间的倒位、易位。如 46,XX 男性是由于 Yq 上的性别决定基因（SRY）易位到了 X 染色体上。Y 染色体长臂上有控制精子生成的位点，称为无精子症因子（AZF），目前发现染色体长臂第 5、6 间隔区存在 4 个互不重叠的相关区域（AZFa、AZFb、AZFc、AZFd），这些基因发生突变或缺失都可引起精子异常。

（四）基因检测

1. 迟发型性腺功能减退（late-onset hypogonadism，LOH）　患者有更长的雄激素受体 CAG 重复长度，且与患病率和临床症状有关。对于睾酮水平正常而有 LOH 症状的患者，测量 CAG 重复长度尤为重要。

2. GnRH 受体基因突变　GnRH 受体基因突变导致受体分子功能异常和 / 或结构改变，从而改变了与配体的结合、与细胞内效应器的偶联和细胞内信号的传导等，表现为垂体促性腺细胞不与 GnRH 结合，也不应答 GnRH 的刺激。血浆 FSH、LH、TSETO 及 INHB 均降低，hCG 兴奋试验有 TSETO 升高，但无生精反应。GnRH 兴奋试验无 FSH 和 LH 的升高。

二、病理检查

睾丸针吸细胞学检查与睾丸活检：通过穿刺针吸或手术切开取材，睾丸活检可以明确睾丸有无病理变化，针吸细胞学检查能观察到睾丸内各种细胞成分，了解睾丸的生精情况，睾丸细针抽吸精子描图可用于协助不育症病因分析及诊断。可以明确病变部位，进行定量组织学分析，评估预后。经皮附睾精子抽取术、睾丸精子抽提术已成为常规的取精方法。

三、影像学检查

（一）超声检查

睾丸和前列腺的超声检查是影像学检查中最常用而最具鉴别价值的方法，尤其对测量睾丸大小，发现鞘膜腔积液、囊肿、结节、肿瘤、炎症、微小结石或钙化灶最具诊断意义。适用于：①原因不明的阴囊肿大；②睾丸、附睾和阴茎肿块的诊断与鉴别；③阴囊、睾丸外伤，睾丸扭转，阴茎外伤诊断；④精索静脉曲张；⑤隐睾症。

（二）睾丸 CT 和磁共振成像

CT 扫描可发现腹腔内睾丸，MRI 主要可发现低至中等信号强度的病灶。

（三）骨龄测定

测定骨龄有助于鉴别各种睾丸功能异常。如骨龄提前可见于性早熟和各种原因引起的雄激素增多；骨龄落后见于各种原因引起的生长发育迟滞。男孩的骨龄与青春期启动有一定关系，一般约在青春期Ⅱ期相对应的骨龄为 12 岁。如骨龄超过 14 岁仍无青春期发育，则应进一步查找原因。现多采用手腕部 X 线拍片，根据骨化中心的发育形态来计算年龄。年龄较大达 17 岁者，应加作肘关节照片。

四、实验室检查指标评估

（一）LH 和 FSH

LH 和 FSH 分别反映睾丸间质细胞和生精上皮细胞的功能变化，基础水平显著增高提示原发性睾丸功能减退。睾丸间质细胞功能减退时，LH 显著升高；当生精小管发生变形和破坏，无精子发生时，FSH 显著升高。LH 和 FSH 水平减低或正常低值的睾丸功能减退者，病变可能在垂体和下丘脑。

（二）PRL

若其水平显著升高（>200μg/L）提示 PRL 瘤。垂体 PRL 瘤和高 PRL 血症是睾丸功能减退的原因之一。

（三）抑制素 B

近年来发现抑制素 B 与精子发生功能是否受损的准确率高达 95%，比 FSH 的准确率还要高，血清抑制素 B 被认为是评价睾丸生精功能最灵敏、最直接的指标，精子生成障碍越严重，抑制素 B 血清水平越低。新生儿的血清抑制素 B 水平还可反映睾丸间质细胞的数目和功能。

（四）GnRH 兴奋试验

垂体功能受损者的试验结果为低弱反应。下丘脑病变者呈延迟反应。原发性睾丸病变者呈过高反应，其基础值和峰值显著高于正常人，但峰值只增高约 3 倍左右，表示储备减低。继发性睾丸功能减退症患者反应绝对值显著低于正常人，峰值只增高 2 倍左右。

（五）hCG 兴奋试验

正常成年男性 TSETO 反应峰值多在 48h 或 72h 出现，峰值比对照值增加 2 倍（或 20nmol/L）以上。继发性睾丸功能减退症患者反应取决于下丘脑或垂体受损程度，严重受损者对第一次 hCG 注射反应较低，反复注射后反应逐渐升高。原发性睾丸功能减退症患者由于间质细胞受损，反应减低或完全无反应。反复 hCG 刺激试验：鉴别低促性腺激素性性腺功能减退症（hypogonadotropic hypogonadism, HH）和体质性青春期发育延迟（constitutional delay of growth and puberty, CDGP）。方法为 hCG 1 500U

每 3 天肌内注射一次,注射前和距首次注药后第 7 天采血测量睾酮,睾酮浓度高于 8nmol/L 为 CDGP,反之则为 HH。

(六) GnRH 诱导的 LH 脉冲分析

用于特发性低促性腺激素性性腺功能减退(idiopathic hypogonadotropic hypogonadism, IHH)的诊断。目前已发现有五种异常类型:①无脉冲式分泌,在 IHH 男性患者中最多见,约占 3/4;②夜间睡眠时出现脉冲分泌,这些患者睾丸较大或有早期青春期发育史,以后出现停滞,因而又称为青春期停滞型;③脉冲幅度低,这种脉冲不足以兴奋间质细胞合成和分泌睾酮;④脉冲频率不足,只有正常人的一半左右(正常人 12.0 次 ±1.1 次脉冲 /24h),这些患者在无脉冲期间睾酮下降,不能维持在正常范围,不能维持生殖器官和第二性征的发育;⑤GnRH 诱导的 LH 脉冲分泌正常,但是 LH 无生物学活性,不能兴奋间质细胞分泌睾酮。

(七) B 超

彩色多普勒超声能提高睾丸肿瘤的超声检出率或敏感性,甚至已有腹膜后转移的局部隐性癌,超声还有助于检查睾丸肿瘤患者有无腹膜后、肾门淋巴结转移瘤,以利于临床分期。超声诊断精索静脉曲张敏感而准确。CDI 总敏感度可高达 100%。超声诊断隐睾方法简便、比较准确,而且无放射性和无创伤性,是隐睾的首选检查方法。

(八) 睾丸针吸细胞学检查与睾丸活检

睾丸切开活检,可完整地取出睾丸中的生精小管,能够准确反映睾丸的生精功能,误差极小,结果可靠,但是切开的创伤很大,临床不便于开展。针吸穿刺法损伤小,无需缝合,但只能得到少量组织细胞,看不到完整结果,无法准确判断睾丸的生精功能,容易误诊。睾丸活组织钳穿刺取材法,此法应用特殊器械在不切开睾丸的情况下取出完整的睾丸组织,既有穿刺损伤小的优点,又能保证取材组织的完整,确保准确性。

第三节　实验室检查指标的临床应用

一、在临床诊断中的应用

对于性腺功能低下的患者的诊断除了病史及体格检查很重要外,相关实验室是必不可少的项目。比如激素水平测定、精液检查、GnRH 兴奋试验、hCG 刺激试验、染色体核型分析和睾丸活检等对明确诊断和分型,指导治疗有重要价值。

二、在治疗中的应用

男性性腺功能减退症一般采用激素治疗,比如 TESTO 替代疗法,因此治疗过程中 TESTO 水平的监测十分重要,尤其是在治疗的第一年。对于 TESTO 缺乏综合征(testosterone deficiency syndrome, TDS)的肥胖患者,补充 TESTO 能呈时间依赖性的减少体重和腰围,降低血糖和胰岛素抵抗性,改善血脂代谢。

案例 21-1

【病史摘要】　男,27 岁,因"第二性征发育差 9 年"入院。患者 9 年前出现阴茎缩短,长度约 3cm,喉结不明显,阴毛、腋毛、胡须稀少;偶有晨间阴茎勃起,嗅觉正常,门诊以"性发育障碍待查"收住入院。自发病来,患者精神状态、体力情况、睡眠良好,嗓音较细,大小便正常。查体:身高 175cm,体重 71kg,皮肤细嫩,喉结不明显,阴茎短小,静态下阴茎长度 5cm,双侧睾丸约黄豆大小,阴囊无色素沉着,第二性征发育差,无胡须,腋毛稀少、阴毛稀少。

【临床检验】　性激素六项：T 0.44ng/ml（1.75～7.81ng/ml）、LH 19.54mIU/ml（1.24～8.62mIU/ml）、FSH 29.64mIU/ml（1.27～19.26mIU/ml）、E$_2$ 5.00pg/ml（20～75pg/ml）、PRL 12.5ng/ml（2.64～13.13ng/ml）、P 0.72ng/ml（0.1～0.84ng/ml）。甲功正常、ACTH 正常、皮质醇节律正常。HCG 兴奋试验：注射 HCG 前睾酮 0.49ng/ml、24h 后 0.56ng/ml、48h 后 0.6ng/ml、72h 后 0.81ng/ml。

【影像学检查】　睾丸超声：双侧睾丸体积明显低于正常测值。染色体：47,XXY。

【诊断与鉴别诊断】

1. 诊断　Klinefelter 综合征。

2. 鉴别诊断　低促性腺激素性性功能减退症：患者表现为第二性征发育不良，无胡须、阴毛和腋毛稀少，伴或不伴嗅觉缺失，血浆 LH、FSH 和睾酮水平均低下，染色体核型为 46,XY。

【案例分析】　该患者青年男性，主要表现为第二性征发育差 9 年；查体身高 175cm，体重 71kg，皮肤细嫩，喉结不明显，阴茎短小，静态下阴茎长度 5cm，双侧睾丸约黄豆大小，阴囊无色素沉着，第二性征发育差，无胡须，腋毛稀少，阴毛稀少。性激素六项：T 0.44ng/ml、LH 19.54mIU/ml、FSH 29.64mIU/ml、E2 5.00pg/ml、PRL18ng/ml、P 0.72ng/ml。甲功正常、ACTH 正常、皮质醇节律正常。HCG 兴奋试验：注射 HCG 前睾酮 0.49ng/ml、24h 后 0.56ng/ml、48h 0.6ng/ml、72h 后 0.81ng/ml。睾丸超声：双侧睾丸体积明显低于正常测值。染色体：47,XXY。故诊断 Klinefelter 综合征明确。

小　结

男性性腺功能减退症是由于雄性激素缺乏、减少或其作用不能发挥所导致的性腺功能减退性疾病。依据促性腺激素的水平，性腺功能减退症可以分为低促性腺激素型和高促性腺激素型两种。临床表现取决于雄激素生成有无障碍和雄激素缺乏发生于性发育的哪一个阶段，患儿临床表现为生殖器发育难以辨认和男性假两性畸形；若青春期前雄激素缺乏，患者主要表现为青春期发育迟缓和第二性征发育不良；成人期才出现雄激素缺乏的患者主要表现为阳痿、不育、和男性乳腺发育症。对性功能减退的评价、诊断是通过细致的询问病史，了解患者生长发育史，性功能和生育史，有无慢性疾病、药物、毒物接触史和烟酒嗜好等及体格检查；通过血浆睾酮测定、精液检查和睾丸活检等明确睾丸的功能情况；依据血浆促性腺激素水平可以区分低促性腺激素型和高促性腺激素型性腺功能减退；通过 GnRh 兴奋试验、hCG 刺激试验、染色体核型分析和血浆双氢睾酮水平测定可进一步明确诊断。治疗关键在原发病，针对原发疾病治疗可使部分患者恢复性功能和生育能力，如无效，可作辅助人工受孕治疗。

参 考 文 献

[1] 廖二元，莫朝晖. 内分必学. 2 版（上册）. 北京：人民卫生出版社，2010.

[2] KIM JW, BAE YD, AHN ST, et al. Androgen receptor CAG repeat length as a risk factor of late-onset hypogonadism in a korean male population. Sex Med, 2018, 6（3）: 203-209.

[3] ZHANG R, LINPENG S, LI Z, et al. Deficiency in GnRH receptor trafficking due to a novel homozygous mutation causes idiopathichypogonadotropic hypogonadism in three prepubertal siblings. Gene, 2018, 669: 42-46.

[4] CORONA G, GIAGULLI VA, MASEROLI E, et al. Testosterone supplementation and body composition: results from a meta-analysis of observational studies. J Endocrinol Invest, 2016, 39（9）: 967-981.

（邹国英　周丽娜　张建波　黄君富）

第二十二章

代谢性疾病

第一节 概　述

　　新陈代谢指在生命机体中所进行的众多化学变化的总和,是人体生命活动的基础。通过新陈代谢,使机体与环境之间不断进行物质交换和转化,同时体内物质又不断进行分解、利用与更新,为个体的生存、劳动、生长、发育、生殖和维持内环境恒定提供物质和能量。新陈代谢包括物质合成代谢和分解代谢两个过程。合成代谢是营养物质进入人体内,参与众多化学反应,合成为较大的分子并转化为自身物质,是需要能量的反应过程,如三大营养物质以糖原、蛋白质和脂肪的形式在体内合成和储存;分解代谢是体内的糖原、蛋白质和脂肪等大分子物质分解为小分子物质的降解反应,是产生能量的变化过程。中间代谢指营养物质进入机体后在体内合成和分解代谢过程中的一系列化学反应。如果中间代谢某一环节出现障碍,则引起代谢性疾病。代谢性疾病主要包括糖尿病、痛风、高脂血症及骨质疏松症等。

一、代谢性疾病的分类

（一）按中间代谢的主要途径分类

1. 蛋白质代谢障碍

（1）继发于其他器官疾病:如严重肝病时的低白蛋白血症,淀粉样变性的免疫球蛋白代谢障碍。

（2）先天性代谢缺陷:如白化病、血红蛋白病、先天性氨基酸代谢异常等。

2. 糖代谢障碍

（1）各种原因所致糖尿病及糖耐量减低以及低血糖症等。

（2）先天性代谢缺陷:如果糖不耐受症、半乳糖血症、糖原贮积症等。

3. 脂类代谢障碍　主要表现为血脂或脂蛋白异常。可为原发性代谢紊乱或继发于糖尿病、甲状腺功能减退症等。

4. 水、电解质代谢障碍　多为获得性,亦可见于先天性肾上腺皮质增生症等。

5. 无机元素代谢障碍　如铜代谢异常所致肝豆状核变性,铁代谢异常所致含铁血黄素沉着症等。

6. 其他代谢障碍　如嘌呤代谢障碍所致痛风,钙磷代谢异常所致的骨质疏松症,卟啉代谢障碍所致血卟啉病等。

（二）按导致中间代谢障碍的致病因素分类

1. 遗传性代谢性疾病（先天性代谢缺陷）　如因先天性酶缺陷所导致的糖原累积症,低密度脂蛋白受体基因突变所致的家族性高胆固醇血症,多种酶缺陷如磷酸核糖焦磷酸（5-phosphoribosyl-alpha-1-pyrophosphate,PRPP）合成酶活性增高、磷酸核糖焦磷酸酰基转移酶（PRPP amidotransferase,PRPPAT）的浓度或活性增高、次黄嘌呤-鸟嘌呤磷酸核糖转移酶（hypoxanthine-guanine phosphoribsyltransferase,HGPRT）部分缺乏、黄嘌呤氧化酶（xanthine oxidase,XO）活性增加可导致尿酸生成增多,进而引起痛风等。

2. 获得性代谢病　如肥胖症和糖尿病是遗传因素和环境因素共同作用的结果。许多其他系统性疾病可能在某一阶段引起机体的代谢异常，如肝硬化、肝功能不全时可出现低血糖和高血糖、高胰岛血症；肾病晚期可能发生电解质紊乱和低蛋白血症；甲状腺功能减退时常伴高脂血症；肾上腺皮质激素过多可致负氮平衡等。

二、代谢性疾病的临床特点

（一）先天性代谢性疾病

常有家族史、环境诱发因素以及发病年龄和性别特点等，如痛风主要见于男性，苯丙酮酸尿症在新生儿期即可检出。

（二）代谢性疾病早期表现

代谢性疾病早期表现常先有生化、生理改变，逐渐出现病理变化。早期治疗可能使病理变化逆转。

（三）器官和系统表现

代谢性疾病可引起多个器官、系统病理变化，但以某些器官或系统受累的临床表现较为突出。

（四）长期影响

长期代谢障碍可影响个体的生长、发育、衰老过程，甚至影响下一代。

三、代谢病的病因和发病机制

代谢病一般是指中间某个环节代谢障碍所引起的疾病。中间代谢受很多因素的调控，在导致中间某个环节代谢障碍的诸因素中，大约可分为先天性代谢缺陷和环境因素两类。

1. 遗传性代谢性疾病（先天性代谢缺陷）　大多数是由于细胞内酶系缺陷或膜转运异常所致，具有遗传倾向，但亦可能为酶基因的后天性突变所致。酶系缺陷可使代谢途径的流向改变和 / 或合成途径的反馈调节紊乱，导致代谢产物缺失或过多，中间代谢产物的堆积，或可转变为毒性代谢物，产生相应的病理改变和临床表现，如家族性高胆固醇血症。

近年来已查明大多数代谢性疾病的病因是参与某物质代谢的酶基因存在缺陷，其中以基因的失活性点突变为多，有些代谢性疾病的发病还与代谢酶、代谢物受体的基因多态性有关。有些疾病的基因突变类型可多达数百种，并且尚在不断发现中。也正是由于这一点，如果从分子病因上考虑，代谢性疾病与内分泌疾病已经没有明确的病因界限。例如，肥胖是由于脂肪代谢紊乱所致，但肥胖涉及的病因几乎均与物质代谢的调节激素及其受体功能有关，如胰岛素、肾上腺素、瘦素等。又如尿毒症是继发性甲旁亢的主要病因，但肾性骨营养不良症的基本病因是营养素的代谢异常，累及糖类、脂肪、蛋白质、维生素、矿物质及微量元素的代谢。

2. 获得性代谢性疾病　可由环境因素引起，或由遗传因素和环境因素相互作用所致。不合适的食物、药物、理化因素、创伤、感染、器官疾病、精神疾病等是造成代谢障碍的常见原因，血脂异常常见于甲状腺功能减退症、肾病综合征等。肥胖和糖尿病是遗传因素和环境因素共同作用的结果。

四、代谢性疾病的临床症状及体征

代谢性疾病常具有特殊的症状和体征，是提供诊断的首要线索，须进行详细的病史询问和体格检查。

（一）病史及症状

详细询问患者患病的起始时间、有无诱因、发病的缓急、主要症状及其发生、发展特点，如糖尿病患者多有烦渴、多饮、多尿及体重下降等；腰背部疼痛多见于骨质疏松的患者；关节肿痛可见于痛风急性期患者。并从现病史和个人史中了解发病因素、病理特点、每日进食情况等。必要时作详细的家系调查。

（二）体征

一般状况：需注意患者的发育和营养状态、体型和骨骼、神经精神状态、生命体征等；如糖尿病患者可出现消瘦体型；糖尿病酮症酸中毒患者可伴有脉搏增快和深大呼吸。

皮肤、黏膜：如高胆固醇血症可出现眼睑周围扁平黄色瘤。早发性角膜环出现于 40 岁以下，多伴有血脂异常。

四肢、脊柱和骨关节检查：骨质疏松可导致脊柱、骨关节变形，甚至驼背；痛风患者可出现关节部位痛风石形成；痛风急性期患者可出现关节局部红肿及皮温升高。

五、代谢性疾病的防治原则

（一）病因和诱因的防治

对以环境因素为主引起的代谢性疾病，多数能进行病因防治。中国营养学会《中国居民膳食指南》指导推广平衡饮食、合理摄取营养；同时进行合理的运动，控制体重，促进健康。以先天性代谢缺陷为主的代谢病，一般只能针对诱因和发病机制进行治疗，但目前基因治疗已显示出一定前景。

（二）临床前期和早期防治

早期诊断和采取防治措施可避免不可逆的形态和功能改变，使病情不致恶化，甚至终身不出现症状。如糖尿病在早期阶段通过健康饮食及合理运动，必要时联合降糖药物可使病情得到良好控制，可使血糖在较长时间内保持平稳，延缓甚至避免出现严重并发症，提高患者生活和生存质量。高脂血症患者通过低脂饮食及生活方式改变可使血脂控制在正常的范围，延缓动脉粥样硬化的发生；高尿酸血症患者通过低嘌呤饮食及增加饮水量，必要时配合降尿酸药物治疗，可减少甚至避免尿酸盐结晶的形成，减少急性痛风的发作及并发症的发生。

（三）针对发病机制的治疗

1. 避开和限制环境因素　例如 G-6-PD 缺乏症患者应避免进食蚕豆和对乙酰氨基酚、阿司匹林、磺胺、伯氨喹等药物；苯丙酮酸尿症患者限制进食含苯丙氨酸的食物等。

2. 治疗原发病　继发性代谢性疾病需注重原发疾病的防治，一般原发疾病治愈或缓解，则继发性代谢障碍亦缓解，如因糖尿病或甲状腺功能减退症等引起的高脂血症在血糖得到良好控制或甲功正常时血脂亦能明显好转或恢复正常。

3. 替代治疗　例如对蛋白缺乏症患者补充蛋白质。有些代谢病是由于作为酶反应辅助因子的维生素合成不足，或由于酶缺陷以致与维生素辅酶因子的亲和力降低所致，补充相应维生素可纠正代谢异常。例如胱硫醚 β- 合成酶缺乏所致的高胱氨酸尿症，须给予低蛋氨酸饮食，并试用大剂量维生素 B_6 及叶酸。

4. 调整治疗　例如用二甲双胍改善胰岛素敏感性、抑制肝糖输出控制血糖；用别嘌醇抑制尿酸生成以治疗痛风；用青霉胺促进肝豆状核变性患者铜排出等。

5. 器官、组织或细胞移植　如应用全胰腺（胎胰）、胰岛或胰岛细胞移植治疗 1 型糖尿病，肝移植治疗晚期铜代谢障碍所致 Wilson 病等。

6. 外科手术治疗　在少数情况下，对非常严重的高胆固醇血症，如纯合子家族性高胆固醇血症或对药物无法耐受的严重高胆固醇血症患者，可考虑手术治疗，包括部分回肠末段切除术、门腔静脉分流术和肝脏移植术等；胃旁路术可用于治疗肥胖或肥胖合并 2 型糖尿病的患者等。

（四）遗传咨询和生育指导

对已生育过遗传性代谢病患儿、具有 X 连锁隐性遗传病家族史或某些遗传性代谢病高发区的孕妇进行产前羊水检查，对防治遗传性代谢病有重要价值。

第二节　代谢性疾病临床检验诊断策略

代谢性疾病的研究发展十分迅速，尤其是糖尿病。这类疾病的实验室检查十分重要，是诊断的必要依据。随着分子生物学技术的迅速发展，越来越多的代谢性疾病能查明病因，尤其是有助于临床表现、体征不典型的轻症或早期患者的诊断。

一、常规筛查

（一）含氮化合物代谢

肝脏疾病时低蛋白血症，淀粉样变时免疫球蛋白代谢障碍，痛风时的高尿酸血症，先天代谢缺陷如白化病、各种血红蛋白病、无纤维蛋白血症等引起的蛋白质合成、降解或转运异常。

（二）糖代谢

糖尿病检测尿糖、血糖、糖化血清白蛋白、血尿酮体、乳酸、C肽、胰岛素、糖化血红蛋白等。

（三）脂类代谢

主要检测脂蛋白，以总胆固醇、三酰甘油、高密度脂蛋白、低密度脂蛋白为主。

（四）骨代谢

主要检测血清总钙、离子钙、无机磷、镁、尿钙、尿磷，甲状旁腺素。

（五）水、电解质

多数为获得性疾病，如各种水、电解质代谢失常综合征。也可见于先天性缺陷如先天性肾上腺皮质增生症。

（六）无机元素代谢

铜代谢异常导致肝豆状核变性，铁代谢异常导致含铁血黄素沉着症。

（七）维生素代谢

维生素D代谢异常可致佝偻病。

（八）激素测定

各种激素的基础水平与相关代谢存在一定的关系。

二、生物学标志物检测

（一）含氮化合物代谢异常疾病

1. 血清白蛋白　清蛋白由肝细胞合成，在体内的半衰期18～20d，对蛋白质代谢异常疾病反应相对比较缓慢。白蛋白可以在不同组织中被细胞内吞而摄取，其氨基酸可被用为组织修补。对于不能进食患者，分解代谢增高，在短期内会使血清白蛋白降低。

2. 前清蛋白　由肝细胞合成，半衰期很短，仅为2d，必需氨基酸含量很高，是组织修补材料，能较敏感地反映蛋白质代谢情况。

3. 血清转铁蛋白　半衰期为8～10d，能可逆结合多价阳离子铁、铜、锌、钴等，对蛋白质代谢反应较为敏感，但其受铁代谢影响。

4. 血、尿氨基酸　体内氨基酸的主要功能是合成蛋白质和多肽。正常人尿中排出的氨基酸极少。但如发生先天性酶缺陷、酶转运系统障碍，或后天性肝、肾疾病则会导致氨基酸代谢紊乱，出现血、尿氨基酸水平异常。酶缺陷在氨基酸代谢起点，其催化氨基酸在血中增加；酶缺陷在代谢途径中间，酶催化前的中间代谢物堆积；有时因正常途径受阻，通过旁路代谢的产物可增多。如酪氨酸血症、组氨酸血症、精氨酸血症等。血浆增多的氨基酸及其代谢物均从肾小球滤过超出肾小管重吸收能力从尿排出即为氨基酸尿症，尿液中浓度经常比血浆更高，如苯丙酮酸尿症等。

5. 尿酸　是嘌呤代谢的最终产物，主要通过肾脏排出体外，血尿酸升高是痛风的重要因素（详见下篇第四章第三节），由遗传性嘌呤代谢紊乱和／或尿酸排泄障碍引起，多数具有多基因遗传缺陷。

（二）糖代谢异常疾病

1. 血糖　既是诊断糖代谢异常疾病的主要项目，又是监测和评价糖代谢控制的重要项目。不同的标本检测值存在一定的差异，一般采集静脉血进行检测。

2. 口服葡萄糖耐量试验（oral glucose tolerance test，OGTT）　OGTT是检查血糖调节功能的一种常用方法，为诊断糖尿病的主要试验。正常人一次摄入大量葡萄糖后，血糖浓度升高，一般不超过

8.88mmol/L，并于 2h 内恢复正常。若糖代谢异常，则可能在试验中检测出不同的血糖水平。

3. 糖化血红蛋白 是葡萄糖与血红蛋白的氨基发生非酶催化反应的产物，其量与血糖浓度成正相关，反映 8～12 周总的血糖水平，为糖尿病控制情况的主要监测指标之一。

4. 胰岛素、C 肽 主要用于糖尿病的分型诊断及患者胰岛功能的检测。两者均来源于前胰岛素原，前胰岛素原被释放到粗面内质网池腔中，被蛋白裂解酶将信号肽裂解，形成胰岛素原，胰岛素原进一步在高尔基体中，在两个肽链内切酶以及羧肽酶的连续作用下，被剪切为胰岛素和 C 肽。正常 β 细胞分泌的胰岛素约占 95%，β 细胞可根据糖代谢变化来调整胰岛素的合成和释放。

5. 糖尿病自身抗体 1 型糖尿病的发病机制中有自身免疫参与，患者血清中可以检出多种针对胰岛细胞及其细胞成分的自身抗体，包括胰岛 β 细胞的自身抗体谷氨酸脱羧酶抗体（GADA）、胰岛细胞抗体（ICA）、胰岛抗原 2 抗体（IA2Ab）和胰岛素抗体（IAA）。

（三）脂代谢异常疾病

1. 血脂检测 血脂主要包括总胆固醇、三酰甘油、高密度脂蛋白胆固醇、低密度脂蛋白胆固醇，检测时需空腹（禁食 12～14h）采集样本，同时注意检测前高脂饮食等因素对检测指标的影响。

2. 脂蛋白电泳 血浆脂蛋白通过电泳可以分为四类脂蛋白：乳糜微粒及 α、β、前 β- 脂蛋白，有助于高脂血症分型的诊断。

3. 脂蛋白受体 脂蛋白受体的种类非常多，其中最主要的是 LDL 受体，其次是清道夫受体及 VLDL 受体，在决定脂类代谢途径、参与脂类代谢、调节血浆脂蛋白水平等方面起重要的作用。LDL 受体主要表达在肝细胞表面，细胞通过 LDL 受体摄取 LDL、乳糜微粒残粒、VLDL、VLDL 残粒、IDL 和 HDL1，从而获得胆固醇。VLDL 受体与 LDL 受体相似，主要存在于肌肉、脂肪和大脑组织中，可与含 apoE 的脂蛋白结合。清道夫受体与结构修饰性 LDL 相互作用，起清除变形 LDL 的作用。

4. 脂蛋白代谢酶 脂蛋白脂肪酶由脂肪细胞、骨骼肌细胞、心肌细胞和巨噬细胞合成，参与血浆中乳糜微粒和 VLDL 的分解代谢，调节 TG 的水解。肝脂酶也具有 TG 水解酶的活性，由肝细胞合成，其缺陷主要引起脂蛋白残粒和 IDL、HDL 水平的改变。卵磷脂胆固醇酰基转移酶由肝脏合成，与 HDL 结合，将 HDL 的卵磷脂 C2 位不饱和脂肪酸转移给游离胆固醇，其缺陷导致血浆中游离胆固醇升高，胆固醇酯升高。

5. 脂蛋白（a） 脂蛋白（a）是一种独立的脂蛋白成分，在肝脏合成。其水平升高能竞争性地与纤溶酶原受体结合而影响纤维蛋白原的溶解，具有致动脉硬化的作用。脂蛋白（a）升高是家族性胆固醇血症患者发生冠心病的危险因素。

（四）骨代谢异常疾病

主要包括骨形成和骨吸收检测，有助于发现骨质疏松的高危患者，并可指导疗效的观察，见表 22-1（详见第二十六章第三节）。

表 22-1 骨代谢检测指标

	组织来源	分析方法	特异性
骨形成			
骨特异性碱性磷酸酶	骨	比色法、电泳法、IRMA、EIA	成骨细胞的特异性产物
骨钙素	骨、血小板	RIA、ELISA、CLIA	成骨细胞的特异性产物、在血液中存在多种反应形式
Ⅰ型前胶原前肽	骨、软组织、皮肤	RIA、ELISA	成骨细胞和成纤维细胞的特异性产物
骨吸收			
尿羟脯氨酸	骨、软组织、皮肤	比色法、HPLC	胶原纤维和部分胶原蛋白
尿吡啶啉和脱氧吡啶啉	骨	HPLC、RIA、ELISA	在骨胶原中浓度最高，只存在成熟胶原中

续表

	组织来源	分析方法	特异性
Ⅰ型胶原C末端交联顶端肽	骨、皮肤	RIA	骨Ⅰ型胶原中含量最高，也可从新合成的胶原中获得
Ⅰ型胶原N末端交联顶端肽	所有含Ⅰ型胶原的组织	ELISA、RIA	骨Ⅰ型胶原中含量最高
抗酒石酸酸性磷酸酶	骨、血液	比色法、ELISA、RIA	血清中主要来源于破骨细胞

三、病因诊断检测

（一）动态试验

1. **兴奋试验**　多用于分泌功能减退时，可估计激素的贮备功能和反应能力，具有病因诊断价值，见表22-2。

表22-2　代谢疾病兴奋试验

试验	适应证	作用
胰岛素释放试验	无消化道疾病的DM患者	了解β细胞分泌功能、β细胞数量、有无胰岛素抵抗和β细胞贮备功能
C肽释放试验	使用外源性胰岛素的DM患者	评价胰岛β细胞的贮备功能
胰高血糖素-胰岛素-C肽兴奋试验	无高血压的DM患者	评价胰岛β细胞的贮备功能
葡萄糖钳夹技术	胰岛素不敏感患者	定量评价β细胞对葡萄糖的敏感性
PTH兴奋试验	甲状旁腺功能减退症的鉴别诊断	鉴别甲状旁腺功能减退和假性甲状旁腺功能减退症，前者的试验结果增加5倍以上

2. **抑制试验**　多用于分泌功能亢进时，了解其正常反馈调节机制是否存在，有否自主性激素分泌，判断代谢性疾病的内分泌功能状态，如糖皮质激素抑制试验，用于高钙血症的鉴别诊断，可的松抑制恶性肿瘤性高钙血症而不抑制原发性甲旁亢所致高钙血症。

（二）自身抗体检测

有些代谢性疾病的发病机制中有自身免疫机制参与，这些自身抗体的检测在疾病的分型诊断、机制研究、疗效监测及预测中都有重要作用，如胰岛自身抗体用于1型糖尿病的诊断分析。

四、基因检测

（一）易感基因

代谢性疾病的发病可能还与某些代谢酶、代谢物的基因多态性有关，家族研究发现某些代谢性疾病具有遗传易感性，近年来研究也发现了许多代谢性疾病的易感基因。

1. **糖代谢异常**　1型糖尿病的易感主效基因是 *IDDM1* 基因，*IDDM1* 包含 HLA 区域与 T1DM 关联的一组连锁位点，主要是 *HLA-DRB1*、*DQA1* 和 *DQB1*，其中 *DR3*、*DR4* 与易患性有关，*DR2* 与保护性有关。与2型糖尿病相关的基因很多，分别影响糖代谢有关过程的某个中间环节，而对血糖值无直接影响；每个基因参与发病的作用大小不一，引起的发病机制也不一样。如 *PPAGR* 基因，编码过氧化物酶体增殖激活受体γ，引起2型糖尿病危险比值为0.79，可能通过引起胰岛素抵抗起作用。

2. **骨代谢异常**　临床研究发现骨代谢异常疾病与基因多态性有关。如 MIF 是一种促炎细胞因子，可促进急性、慢性和自身免疫性炎性疾病的发病，并平衡糖皮质激素对免疫系统的抑制作用。通过细胞因子的产生介导骨代谢和免疫系统之间的相互作用。研究发现 *MIF* 基因 -173G＞C 启动子多态性与骨质疏松症之间的关系，*MIF-173* 位置的变异 C 等位基因与野生型 G 等位基因的携带者相比，骨质疏松症的风险性更高。

3. 脂代谢异常　家族性血脂异常疾病分析常常能找到易感基因。如瘦素受体（leptin receptor，*LEPR*）基因 *Q223R* 多态性在非肥胖受试者中 *RR* 基因型（纯合子突变体）与 *QR*（杂合子）基因型和 *QQ*（野生型）基因型相比，具有更高的血清总胆固醇和低密度脂蛋白胆固醇水平。在肥胖受试者中，*RR* 基因型比 *QQ* 和 *QR* 基因型具有更高的三酰甘油水平、腰围和臀围。

（二）基因突变

代谢性疾病的共同特点是参与某种物质代谢的酶基因存在缺陷，有些代谢性疾病的基因突变类型多达数百种，并且尚在不断地发现中，目前随着分子生物学技术的发展有些疾病的基因突变逐渐被阐明。

1. 糖代谢异常　糖代谢异常疾病是近年来研究的重点，疾病的分型众多，常有新发现的型别补充，且大多与基因突变有关。如青年发病的成人型糖尿病 1（maturity-onset diabetes of the young 1，MODY1）的发病与 *HNF-4α* 基因突变有关。

2. 骨代谢异常　大多数代谢性骨病属遗传性疾病，如染色体分析可以明确 Turner 综合征的诊断。一些是由于代谢酶缺陷所致的疾病，分子生物学分析均能找到突变基因，明确诊断。如原发性甲状旁腺功能亢进症所致高钙血症与溶质载体家族 12 成员 1（Solute Carrier Family 12 member 1，SLC12A1）功能缺失突变之间的关联，其机制可能是导致肾水平的钙敏感受体异常阈值。

3. 脂代谢异常　原发性血脂异常疾病常常需要进行病因诊断，相关基因分析等特殊的检查才能确诊疾病。如激素敏感性脂肪酶（hormone-sensitive lipase，*HSL*）基因中的无效突变：激素敏感性脂肪酶的 *LIPE* 外显子 9 出现 19-bp 移码缺失，该突变导致 HSL 蛋白，小脂肪细胞，脂肪分解障碍，胰岛素抵抗和炎症缺失。转录因子响应过氧化物酶体增殖激活受体 γ 和下游靶基因在 *DD* 基因型参与者的脂肪组织中下调，改变影响脂肪生成，胰岛素敏感性和脂质代谢途径的调节。

4. 肥胖　绝大多数人类肥胖症是复杂的多基因系统与环境因素综合作用的结果。但某些单基因突变也可引起肥胖症，分别是瘦素基因（*OB*）、瘦素受体基因、阿片 - 促黑素细胞皮质素原（*POMC*）基因、激素原转换酶 -1（*PC-1*）基因、黑皮素受体 4（*MC4R*）基因和过氧化物酶体增殖物激活受体 γ（*PPAR-γ*）基因突变肥胖症。

5. 高尿酸血症及痛风　*SLC2A9* 基因突变可导致尿酸排泄分数降低的，引起高尿酸血症及痛风；cGKII 通过激活内皮细胞活动及促炎因子的产生而影响痛风的发病；别嘌醇治疗高尿酸血症时引起严重皮肤不良反应与患者 *HLA-B*5801* 基因型密切相关。

代谢性疾病常常需要详细的病史查询才能被发现，且与饮食习惯、生活条件、环境因素及生理或病理因素等相关，常有家族史和其他诱发因素导致发病，甚至影响下一代，早期可先有生理、生化改变，然后才出现病理解剖改变，故代谢性疾病临床检验诊断日益重要，在此领域出现越来越多的实验室诊断研究成果，鉴于代谢性疾病的临床特点，建议实施以下的临床检验诊断策略：先进行常规的实验室试验筛查，再选择相关代谢性疾病的生物标志物检测，进行疾病的临床诊断，然后查找疾病的病因实验检测，找出病因，根据早发现早干预的目的，对相应的代谢性疾病进行分子病因检测，掌握疾病的发病机制，从而达到精准治疗的目的。

第三节　代谢性疾病临床病理诊断策略

随着代谢性疾病研究及临床诊治技术的不断深入和发展，对这类疾病的认识不仅仅局限于临床表现及相关的实验室检查，临床病理检查在代谢性疾病的病因诊断、发病机制以及疾病发展过程中机体的形态结构、功能代谢改变与疾病转归方面具有重要的意义，进一步协助临床诊断及合理治疗方案的选择。

一、当代病理诊断技术在代谢性疾病中的应用

用组织化学、免疫组织化学等方法通过光学显微镜及电子显微镜观察来判断组织、器官病理病变,用于部分糖尿病如自身免疫性糖尿病的胰岛炎、胰腺纤维钙化性糖尿病以及其他继发性糖尿病的诊断及糖尿病并发症如糖尿病微血管病变、大血管病变的诊断分期。超微病理主要用于科研,在临床病理诊断中的应用相对局限,在糖尿病的相关诊断中,超微电镜病理主要应用于糖尿病肾病的临床诊断中。对一些先天性代谢性疾病可通过细胞染色体核型检查,检出染色体有无缺失或增多、畸变、易位等。近年已用末梢血液红细胞及白细胞分离技术、细胞培养等方法进行染色体、酶系检查来诊断先天性代谢性疾病。

二、糖代谢异常疾病的组织病理改变

糖代谢异常疾病尤其是糖尿病可累及全身多个器官和组织,但其病变性质和程度很不一致,不同类型的糖尿病、不同个体的病理改变差异较大,有些病变是糖尿病时较为特异的如视网膜微小动脉瘤等;有些病变不是特异性的如动脉粥样硬化等,但合并糖尿病时其发生率更高、病变发展更快。病理检查在糖尿病的诊断分型及其相关并发症的诊断、分期上具有重要的意义。

（一）糖尿病的胰岛病理变化

在相关资料中表明胰岛的病变在不同类型的糖尿病及其不同时期差异甚大。

1. 1 型糖尿病　病程超过 1 年的糖尿病患者,胰腺萎缩、重量减轻,但也有相当部分患者保持正常的胰腺形态和重量。1 型糖尿病患者早期胰岛有淋巴细胞及单核细胞浸润,炎症部位集中于含有 β 细胞的胰岛,继而胰岛 β 细胞颗粒脱失、空泡变性、坏死、消失,胰岛变小、数目减少、纤维组织增生、玻璃样变。胰岛炎为 1 型糖尿病的显著病理改变之一。

2. 2 型糖尿病　起病初期,胰岛细胞形态仍正常,后期胰岛 β 细胞数量减少并伴有胰岛内淀粉样物沉着。2 型糖尿病患者的胰岛病理改变具有多形性特点,约 1/3 的病例在光镜下无明显病理改变,另 2/3 的病例其病理改变主要包括胰腺玻璃样变、胰腺纤维化、β 细胞空泡变性、脂肪变性等。

（二）糖尿病相关并发症的病理变化

结节性肾小球硬化是糖尿病肾病最具特征性的病变,又称毛细血管间肾小球硬化或 Kimmelstiel-Wilson 结节（K-W 结节）;糖尿病大血管病变时可见管壁有粥样斑块形成,动脉平滑肌细胞及成纤维细胞大量增殖致管腔狭窄,动脉中层及外膜均有纤维化及钙化;周围神经受累时,光镜下可见神经鞘膜下水肿或神经囊泡减少,有髓纤维数量减少。电镜下可见轴囊内微管扩张、形成空泡,病情较重者,可见髓鞘破坏、溶解。

（三）特殊类型糖尿病的病理诊断

1. 胰腺炎及其所继发的糖尿病　急性和慢性胰腺炎因被其分泌的胰酶消化导致胰腺内分泌功能受损从而伴发血糖异常。遗传性胰腺炎、热带钙化性胰腺炎、胰腺囊性纤维病等少见病均可引起慢性胰腺炎伴发糖尿病,在对原因不明的慢性胰腺炎诊断时建议行基因分子病理检查,对遗传性胰腺炎呈常染色体显性遗传方式传递的家系首先筛查 *PRSS1* 基因突变。特发性胰腺炎、酒精性胰腺炎和热带钙化性胰腺炎除了有环境发病因素,还有遗传基因缺陷的参与。特发性胰腺炎和酒精性胰腺炎患者,建议首先筛查 *SPINK1* 及 *CFTR* 基因,其次为 *CTRC* 基因,对热带钙化性胰腺炎则应筛查 *SPINK1* 及 *CTRC* 基因见表 22-3。

2. 新生儿糖尿病（NDM）　新生儿糖尿病是一种罕见的遗传性糖尿病,是指足月产儿在产后 6 个月内出现的糖尿病。可为暂时性（TNDM）和永久性（PNDM）两种,前者在新生儿后期糖尿病会缓解或消失,但约有半数在儿童期或青少年期会再现。后者出现后永久存在,需终生使用胰岛素治疗。

目前新生儿糖尿病需注意与早年发病的自身免疫介导 1 型糖尿病相鉴别,除了发病时间可作为鉴别诊断的依据之外,还需进行胰岛自身抗体检测,同时需要注意 *FOXP3* 基因突变所致 PNDM 患者

表 22-3 慢性胰腺炎患者中的各种基因突变 / 变异频率

基因突变 / 变异	正常人	遗传性胰腺炎	特发性胰腺炎	酒精性胰腺炎
PRSS1	0	65	2~3	<1
SPINK1	1~2	10	15~20	5~6
CFTR	20	不明	40	30
PRSS2	3.5	不明	1.3	1.3
CTRC	0.7	3.3	3.3	2.9

胰岛自身抗体可呈阳性。PNDM 和 TNDM 在婴儿期较难鉴别,可先行染色体 6q 异常检测和对仅含 1 个外显子的 *Kir6.2* 基因进行突变检测,如果二者结果均为阴性,则进行含有 39 个外显子的 *SUR1* 基因突变检测。对诊断为 PNDM 者,可以直接进行 *Kir6.2* 基因检测,随后再检测 *SUR1* 和 *INS* 基因。

3. 异常胰岛素病 异常胰岛素病是由于胰岛素基因编码区突变而引起的胰岛 β 细胞合成分泌活性减弱且结构异常的胰岛素或胰岛素原所致,是引发糖尿病的致病原因之一。其分子病理学诊断应用针对胰岛素或胰岛素原分子高度特异的单克隆抗体可确认高胰岛素或高胰岛素原血症,见表 22-4。对疑似异常胰岛素病的患者,应检测胰岛素基因突变。

表 22-4 7 种胰岛素基因突变引起的高胰岛素血症或高胰岛素原血症

临床情况	胰岛素基因突变名称	胰岛素(原)氨基酸突变部位	氨基酸改变(碱基密码改变)
高胰岛素血症	胰岛素	A 链 A3	Val(GTG)-Leu(TTG)
	胰岛素	B 链 B24	Phe(TTC)-Ser(TCC)
	胰岛素	B 链 B25	Phe(TTC)-Leu(TTG)
高胰岛素原血症	胰岛素原	B 链 B10	His(CAC)-Asp(GAC)
	胰岛素原	"A-C"连接肽 Arg65	Arg65(GGT)-His65(CAT)
	胰岛素原	"A-C"连接肽 Arg65	Arg65(CGT)-Leu65(CTT)
	胰岛素原	"A-C"连接肽 Arg65	Arg65(CGT)-Pro65(CCT)

4. 青少年中的成人起病型糖尿病(MODY) MODY 型糖尿病是一种以常染色体显性遗传方式在家系内传递的早发但临床表现类似 2 型糖尿病的疾病。公认的 MODY 基因有 6 个,即 MODY1 至 MODY6。具体如表 22-5。

表 22-5 致胰岛 β 细胞功能缺陷的 MODY 基因

类型	突变基因	基因家族	致 MODY 突变
MODY1	*HNF-4α(TCF14)*	类固醇 / 甲状腺激素核受体	30 多种
MODY2	*GCK*	葡萄糖激酶	200 多种
MODY3	*HNF-1α(TCF1)*	同源结构域转录因子	近 200 种
MODY4	*IPF-1(PDX1)*	同源结构域转录因子	仅数种
MODY5	*HNF-1β(TCF2)*	同源结构域转录因子	60 多种
MODY6	*NEUROD1/BETA2*	碱性螺旋 - 环 - 螺旋转录因子	仅数种

5. 线粒体 DNA 突变糖尿病 1992 年 van den Ouweland 等及 Ballinger 等分别报道由于 tRNA *t*RNA^leu(UUR) 基因突变及线粒体 DNA 大段缺失引起的仅呈糖尿病及耳聋家系,有学者称之为母系遗传糖尿病伴耳聋(maternally inherited diabetes and deafness,MIDD)。其分子病理学诊断方面主要是对疑诊者首先应作 *t*RNA^leu(UUR) A3243G 突变检测,如为阴性结果而伴有临床症状者应做其他线粒体 DNA 检测。

6. 严重胰岛素抵抗综合征 这组疾病的共同特点是明显高胰岛素血症,伴黑棘皮病、多囊卵巢及卵巢性高雄激素血症。患者可有不同程度的糖耐量异常,伴糖尿病患者可能每日需用数百至数千单位胰岛素治疗。严重胰岛素抵抗综合征可由遗传性或获得性胰岛素受体病引起,也可由胰岛素信号转导系统的基因或蛋白质降解酶基因突变所致。胰岛素受体的基因突变中,大多为错义或无义突变,其他为小缺失或(及)插入、拼接错误或大段缺失。胰岛素信号转导基因和蛋白质降解酶基因突变目前主要有:*Akt2/PKB* 基因突变、*TBC1D4* 基因突变、*PPPIR3A* 及 *PPARG* 两基因突变、*TRIM37* 基因突变。

三、代谢性骨病的组织病理学变化及骨形态计量学的应用

(一)骨质疏松症的组织病理学

骨质疏松症是一种组织病理学诊断,在临床上,主要根据骨矿含量(bone mineral content,BMC)、骨矿密度(bone mineral density,BMD)和放射学检查来判断。绝经后骨质疏松(PMOP)是原发性骨质疏松症中的最常见类型。PMOP 的病理形态表现为:①骨矿含量和骨矿密度下降;②骨的微结构紊乱与破坏,骨量减少,骨矿物质与骨基质呈等比例下降,但有些区域可出现矿化不良或矿化过度;③由于骨黏合线积聚,皮质骨多孔化、骨小梁变细与断裂以及微损伤等原因,骨的生物质量下降、生物力学性能减退、脆性增加。由于骨组织的特殊性质,组织标本常常来自于尸检及骨关节置换术后,由组织病理学诊断骨质疏松的情况较为少见。

(二)骨组织形态计量学

骨组织形态计量学是研究骨重建的细胞和组织机制的一种较直接、细微的方法,可直接观察骨组织水平的微观形态,并可进行定量分析,通过四环素等标记提供骨组织动态的变化信息。其主要用于:①骨骼病变,如骨软化等的诊断和骨转换率的评价;②评价骨质疏松症的发病机制和病变过程;③评估药物治疗的效果,与骨矿密度(BMD)或骨矿含量(BMC)测量相比,具有早期诊断和敏感性高等优越性;④骨量的评估。作为骨组织形态学测量工具,较组织形态病理检查安全便捷无创,可以作为实验室检查及影像学诊断的另一补充。常用骨组织形态计量参数见表 22-6。

表 22-6 骨形态计量参数

	英文名称	简称	中文名称	单位
基本测量指标	trabecular bone volume	TV/BV	小梁骨体积	mm^3
	bone surface	BS	骨表面积	—
	eroded surface	ES/BS	侵蚀表面积	%
	osteoid surface	OS/BS	类骨质表面积	mm^2
	mineralized surface	MS/BS	矿化表面积	%
	wall thickness	W.Th	壁厚	m
	osteoid thickness	O.Th	类骨质厚度	m
	mineral apposition rate	MAR	矿物质沉积率	m/d
表示骨总量的静态参数	cancellous bone volume	Cn-Bv/TV	小梁骨体积	mm^3
	total bone volume	Bv/TtCV	全部骨体积	%
	cortical width	Ct Wi	骨皮质宽度	m
	wall thickness	W.Th	壁厚	m
代表小梁骨细微结构的静态参数	trabecular thickness	Tb.Th	骨小梁厚度	m
	trabecular separation	Tb.Sp	骨小梁分离度	m
	trabecular number	Tb.N	骨小梁数目	mm^{-1}
	nodes	N.Nd	结节数目	—
	termini	N.Tm	终端数目	—
	star volume	SV	点状体积	—

续表

	英文名称	简称	中文名称	单位
骨形成参数	osteoid volume	OV/BV	类骨质体积	%
	osteoid surface	OS/BS	类骨质表面积	%
	osteoid thickness	O.Th	类骨质厚度	m
	mineral apposition rate	MAR	矿物质沉积率	m/d
	mineralizing surface	MS/BS	矿化表面积	%
	bone formation rate	Cn-BFR/BS	骨形成率	$m^3/(m^2 \cdot d)$
	adjusted apposition rate	Aj.AR	校正沉积率	m/d
	formation period	FP	形成周期	d
	mineralization lag time	Mlt	矿化延迟时间	d
骨吸收参数	eroded surface	ES/BS	侵蚀表面积	%
	osteoclast number	N.OC/BS	OC 数目	—
	erosion depth	E.De	侵蚀厚度	m
在基本结构单位水平所测得参数	wall thickness	W.Tb	壁厚度	m
	resorption depth	Rs De	吸收深度	m
	activation frequency	AF	活化频率	d^{-1}

四、血脂代谢异常相关的组织病理学改变

血脂异常（dyslipidemia）指血浆中脂质量和质的异常，其相关的组织病理学变化介绍如下。

（一）黄色瘤

各种黄色瘤的病理改变基本相似，表现为真皮内有大量吞噬脂质的巨噬细胞（称为泡沫细胞），又称为黄色瘤细胞。早期常伴有炎症细胞，晚期可发生成纤维细胞增生。有时可见核成环状排列的多核巨细胞。冰冻切片用猩红或苏丹红进行染色，可显示泡沫细胞内含有胆固醇和胆固醇酯。

（二）动脉粥样硬化

早期动脉硬化可见泡沫细胞堆积于动脉管壁内。随着病程的进展，动脉管壁形成纤维化的斑块，并使管腔缩窄。

（三）其他组织病理改变

异常增多的脂质沉积在肝脏和脾脏，可导致二者的体积增大，镜下可见大量的泡沫细胞。此外，骨髓中亦可见类泡沫细胞。

五、痛风及高尿酸血症的组织病理学改变

临床上仅有部分高尿酸血症患者发展为痛风，确切原因不清。当血尿酸浓度过高和／或在酸性环境下，尿酸可析出结晶，沉积在骨关节、肾脏和皮下等组织，造成组织病理学改变，导致痛风性关节炎、痛风肾和痛风石。

（一）关节滑囊液镜检

通过关节腔穿刺术抽取关节滑囊内液体，在偏光显微镜下可见白细胞中有双折光的针形尿酸盐结晶。在痛风性关节炎急性发作期患者检出率一般在 95% 以上。是痛风性关节炎的诊断依据之一。

（二）痛风石活组织病理检查

表皮下痛风结节可进行活组织病理检查，在偏光显微镜下可见其中有大量尿酸盐结晶。也可以使用紫尿酸铵试验、尿酸氧化酶分解及紫外线分光度计测定等方法分析活检组织中的化学成分。

总之，现代病理学技术作为一项重要的辅助检查，在代谢性疾病的诊断、鉴别诊断以及疾病的分型、分期、病因及其发病机制研究中具有重要的意义，协助临床明确诊断及指导治疗。

小 结

代谢性疾病种类繁多,其中糖尿病、高脂血症,痛风及高尿酸血症、骨质疏松等疾病随着现代生活水平的提高及不良生活方式的影响,发病率逐年上升且发病年龄呈现年轻化趋势。早诊断及早治疗是疾病防治的重点,完善的健康宣教、合理的饮食及运动可以减少甚至延缓部分代谢性疾病的发生发展,遗传咨询及生育指导可以减少先天性代谢病患儿的出生,同时现代检验技术及病理技术的发展进步,也为代谢性疾病的准确诊断以及分型、分期提供保障,指导合理治疗方案的选择。

参 考 文 献

[1] 廖二元,莫朝晖. 内分泌学. 2版(下册). 北京:人民卫生出版社,2010:1299-2014.

[2] WONGSAENGSAK S, VIDMAR AP, ADDALA A, et al. A novel SLC12A1 gene mutation associated with hyperparathyroidism, hypercalcemia, nephrogenic diabetes insipidus, and nephrocalcinosis in four patients. Bone, 2017, 97: 121-125.

[3] ALBERT JS, YERGESe-ARMSTRONG LM, HORENSTEIN RB, et al. Null mutation in hormone-sensitive lipase gene and risk of type 2 diabetes. N Engl J Med, 2014, 370(24): 2307-2315.

[4] OZSOY AZ, KARAKUS N, TURAL S, et al. Influence of the MIF polymorphism-173G > C on Turkish postmenopausal women with osteoporosis. Z Rheumatol, 2017, doi: 10.1007/s00393-017-0382-5. [Epub ahead of print]

[5] BECER EDA, MEHMETCIK GüLDAL, BAREKE HALIN et al. Association of leptin receptor gene Q223R polymorphism on lipid profiles in comparison study between obese and non-obese subjects. Gene 2013, 529(1): 16-20.

[6] 廖二元. 内分泌代谢病学. 3版. 北京:人民卫生出版社,2012.

[7] 项坤三. 特殊类型糖尿病. 上海:上海科学技术出版社,2011.

(刘 煜 邹国英 巩 丽 杨 军)

第二十三章

糖 尿 病

第一节 概 述

糖尿病（diabetes mellitus，DM）是一种由遗传和环境因素相互作用引起胰岛素分泌缺陷和／或其生物作用障碍所致，以慢性高血糖为主要特征的临床综合征。它在糖代谢紊乱的基础上，常同时伴有脂肪、蛋白质、水、电解质等多种营养素代谢障碍，是一种常见的代谢性疾病。慢性高血糖常引起大中血管、微血管和神经等慢性进行性病变，导致心、脑、肾和眼等多组织脏器的功能不全或衰竭；应激或病情严重时可发生严重代谢紊乱，危及生命。

一、糖尿病的流行病学

糖尿病是常见病和多发病。随着我国人口老龄化与生活方式的变化，糖尿病从少见病变成一个流行病，1980 年全国 14 省市 30 万人的流行病学资料显示，糖尿病的患病率为 0.67%。1994—1995 年全国 19 省市 21 万人的流行病学调查显示，25 至 64 岁的糖尿病患病率为 2.28%，糖耐量异常（IGT）患病率为 2.12%。2002 年中国居民营养与健康状况调查同时进行了糖尿病的流行情况调查，该调查利用空腹血糖＞5.5mmol/L 作为筛选指标，高于此水平的人做口服葡萄糖耐量试验（OGTT），结果显示在 18 岁以上的人群中，城市人口的糖尿病患病率为 4.5%，农村为 1.8%。2007—2008 年，中华医学会糖尿病学分会（Chinese Diabetes Association，CDS）组织全国 14 个省市开展了糖尿病流行病学调查，我国 20 岁及以上成年人的糖尿病患病率为 9.7%。2010 年中国疾病预防控制中心和中华医学会内分泌学分会调查了中国 18 岁及以上人群糖尿病的患病情况，显示糖尿病患病率为 9.7%。2013 年我国慢性病及其危险因素监测显示，18 岁及以上人群糖尿病患病率为 10.4%。

不同类型糖尿病的流行情况不同。1 型糖尿病（type 1 diabetes mellitus，T1DM）占所有糖尿病的 5%～10%，其流行病学的一般规律和特点：①主要见于 15 岁以前的儿童和青少年，10～14 岁（国内）或 12～14 岁（国外）为发病高峰；②北欧国家的发病率高，东南亚地区较低，我国是世界上 T1DM 发病率最低的国家之一，但我国人口基数大，据估计，目前我国 T1DM 患者人数在 200 万～300 万；③白种人儿童 T1DM 的发病率最高，黄种人最低，民族间发病率也存在差异；④各国 T1DM 的发病率都有逐年增加趋势，原因不明，可能与环境因素的改变有关，如用人工喂养的增多、儿童食品中含有某些化合物（包括牛奶蛋白和硝酸盐等）及 T1DM 患者生殖能力的改善等，但增长速度比 T2DM 慢；⑤一些地区的发病与季节有关，四季分明地区 T1DM 的发病高峰多在冬秋季节，可能与感染有关。

2 型糖尿病（type 2 diabetes mellitus，T2DM）占全部糖尿病的 90% 以上，很多糖尿病总患病率的调查报告事实上主要反映了 T2DM 的患病率。近年来，世界各国 T2DM 的患病率均急剧增加，尤其是发展中国家和从不发达国家或发展中国家移居到发达国家的移民中的增长速度更快。T2DM 患病率的变化特点：①患病率急剧增加。目前，糖尿病患者人数前 3 位国家为中国、印度、美国。我国现有糖尿病人数已超过 1 亿。②发病年龄年轻化。T2DM 不仅好发于老年人，而且在中青年人群，甚至儿童中也越来越多见。儿童 T2DM 的问题应引起高度的关注。③患病率存在地区和种族差异。从不足 0.1% 到 40% 不等。太平洋岛国 Nauru 和美国 Pima 印第安人患病率最高，在土著 Pima 印第安人部落中可高达 50%，为世界之最。我国幅员辽阔，各地 T2DM 的患病率也相差很远。④经济和文化对患病率的影响很大。高收入加上低文化程度可增加糖尿病的患病危险。

二、糖尿病的分型

目前被广为采用的是美国糖尿病协会（American Diabetes Association，ADA）提出的、1999 年 WHO（世界卫生组织）糖尿病专家委员会接受的糖尿病新分型（表 23-1）。新分型包括临床阶段和病因分型两方面。①临床阶段分型：指无论病因类型，在糖尿病自然病程中患者的血糖控制状态可能经过的阶段：正常血糖、高血糖阶段（包括糖耐量异常及或空腹血糖异常、糖尿病）。糖尿病进展中可经过不需胰岛素、为代谢控制而需胰岛素、为生存而需胰岛素三个过程。患者的血糖控制状态可在阶段间逆转、进展或停止于某一阶段。②病因分型：根据目前对糖尿病病因的认识，新分型将糖尿病分为四类。其中，1 型又分两个亚型；其他特殊类型分 8 个亚型。1A 型糖尿病是由于胰岛 β 细胞自身免疫破坏导致胰岛素分泌缺乏所致，其中急性起病者为经典 1 型糖尿病（T1DM），而缓慢发病者为成人隐匿性自身免疫性糖尿病（latent autoimmune diabetes in adults，LADA）。新分型与以往不

表 23-1　糖尿病的病因学分型

1 型糖尿病	2 型糖尿病	妊娠糖尿病	其他特殊类型糖尿病
A. 免疫介导：急发型及缓发型[GAD 抗体和 / 或 ICA 抗体阳性] B. 特发性：无自身免疫证据			A. 基因突变致 β 细胞功能遗传缺陷： 肝细胞核转录因子 -4（*HNF-4*）（MODY 1） 葡萄糖激酶（*GCK*）（MODY 2） 肝细胞核转录因子 -1（*HNF-1*）（MODY 3） 胰岛素启动子 1（*IPF*$_1$）（MODY 4） 肝细胞核转录因子 -1（*HNF-1*）（MODY 5） 神经源性分化因子（*Neuro D*$_1$/*BETA*$_2$）（MODY 6） 线粒体 DNA（*mtDNA*）（线粒体基因突变糖尿病） 其他（前胰岛素或胰岛素转换） B. 胰岛素作用遗传缺陷： A 型胰岛素抵抗 妖精貌综合征（Leprechaunism） Rabson-Mendenhall 综合征 脂肪萎缩性糖尿病 其他 C. 外分泌疾病：胰腺炎、外伤或胰腺切除、肿瘤、囊性纤维化、血色病和纤维钙化性胰腺病等 D. 内分泌疾病：肢端肥大症、库欣综合征、胰高糖素瘤、嗜铬细胞瘤、甲状腺功能亢进症、生长抑素瘤和醛固酮瘤等 E. 药物或化学因素诱发：灭鼠优（vacor）、喷他脒（pentamidine）、烟酸、糖皮质激素、甲状腺激素、二氮嗪、β 肾上腺素受体激动剂、噻嗪类利尿剂、苯妥英钠和 α- 干扰素等 F. 感染：先天性风疹、巨细胞病毒和柯萨奇病毒等 G. 免疫介导糖尿病的少见形式：僵人（stiff-man）综合征、抗胰岛素受体抗体（B 型胰岛素抵抗）和胰岛素自身免疫综合征等 H. 有时伴糖尿病的其他遗传综合征：Down 综合征、Klinefelter 综合征、Turner 综合征、Wolfram 综合征、Friedreich 共济失调、Huntington 舞蹈病、Lawrence-Moon-Beidel 综合征、肌强直性营养不良、卟啉病和 Prader-Willi 综合征等

注：MODY 意为 maturity onset diabetes of young，青年人中的成年发病型糖尿病；妊娠糖尿病是指妊娠期间发生或者发现的糖尿病，与糖尿病合并妊娠含义不同。

同之处：①取消胰岛素依赖型糖尿病（IDDM）/非胰岛素依赖型糖尿病（NIDDM）；②以 1 型、2 型代替 I 型、II 型；③取消营养不良相关糖尿病（MRDM）；④取消以往分型中 NIDDM 相应的 2 型糖尿病（T2DM）中的肥胖与非肥胖亚型；⑤保留妊娠糖尿病，但含义不同。

三、病因与发病机制

糖尿病是一种异质性的疾病。其病因和发病机制极为复杂，至今未完全阐明。有些独特的糖尿病表型具有特异的病因学和发病机制。但在很多情况下，糖尿病的临床表型有重叠。总的说来，遗传因素和环境因素共同参与了糖尿病的发生和发展，在不同类型的糖尿病中其各自的贡献有所不同。

（一）T1DM

T1DM 是由于胰岛 β 细胞破坏导致胰岛素绝对缺乏所致。它的发生需要有遗传易感性以及遗传因素和环境导火索之间的交互作用激活疾病的致病机制，从而引起胰岛 β 细胞的进行性破坏。在 β 细胞破坏过程中，伴随不同的免疫学机制。

1. 遗传因素　单卵双生子 T1DM 发生的一致率为 30%～50%。T1DM 亲属发生 T1DM 的机会显著高于一般人群，但垂直遗传率不高。一般而言，T1DM 发病时的年龄越小，则遗传因素在发病中所起的主导作用越大。T1DM 的遗传为多基因模式，至今已有 20 多个位点定位在染色体，其中研究得较为深入的易感位点是人类白细胞抗原（HLA）。其中 HLA-II 类抗原基因（包括 DR、DQ 和 DP 等位基因点）与 T1DM 发生的关系较为密切。通过基因组筛选，已发现数个 T1DM 的易感基因。T1DM1 基因（或称 IDDM1，即 HLA 基因，定位于 6p21）是 T1DM 的主效基因。T1DM1 基因主要为 HLA-II DQ 和 DR 的编码基因，其中 DQA1*0301-B1*0302（DQ_8）和 DQA1*0501-B1*0201（DQ_2）与 T1DM 的易感性相关，DQA2*0102-B1*0602（DQ_6）与 T1DM 的保护性相关。同样，DR3、DR4 也与易感性相关，DR2 与保护性相关。

近年来，还开展了 T1DM 非 HLA 易感基因的研究，发现 T1DM 的发病还与胰岛素、CTLA4（细胞毒性 T 淋巴细胞相关抗原 4）和维生素 D 受体等基因位点有关。通过对 HLA 和非 HLA 易感基因的筛选有望较早确定 T1DM 的高危个体。

2. 环境因素和自身免疫反应　目前认为，T1DM 是一种由 T 淋巴细胞介导的，以免疫性胰岛炎和选择性胰岛 β 细胞损伤为特征的自身免疫性疾病。T 细胞的中枢或周围耐受紊乱可能与 T1DM 发病有关，胰岛素可能作为自身抗原触发自身免疫反应。环境因素在具有遗传易感性的人群中可能促进或抑制其自身免疫反应。环境因素中的病毒感染、特殊化学物质如 Vacor、烟熏食品中的亚硝酸胺、生活方式和精神应激等与 T1DM 发病的关系较密切。与 T1DM 发病有关的病毒有风疹病毒、巨细胞病毒、柯萨奇 B_4 病毒、腮腺炎病毒、腺病毒和脑心肌炎病毒等，这些病毒多为微小型病毒（picornavirus），可直接破坏胰岛 β 细胞或激发 T 淋巴细胞介导的自身免疫反应，从而造成胰岛 β 细胞的自身免疫性损伤。

1A 糖尿病是一种发生于胰岛 β 细胞的器官特异性自身免疫病，体液免疫和细胞免疫都参与其病理过程，易伴随其他自身免疫病，如慢性淋巴细胞性甲状腺炎、Graves 病、特发性肾上腺皮质减退症、恶性贫血、重症肌无力、类风湿关节炎、系统性红斑狼疮和白癜风等，体液中有针对胰岛 β 细胞的单株抗体，如谷氨酸脱羧酶（GAD）抗体、胰岛素抗体（IAA）、胰岛细胞抗体（ICA）、胰岛素受体抗体、羧基肽酶 H（CPH）抗体和酪氨酸磷酸酶（IA-2）抗体等，而且这些自身抗体如 GAD 抗体和 IAA 等对 T1DM 的发病有预测价值，特别是多种胰岛自身抗体的联合检测可增加对 T1DM 的预测价值。

在 T1DM 中，有少数患者胰岛 β 细胞功能丧失，但无胰岛 β 细胞自身免疫损伤的证据，血中胰岛自身抗体阴性，根据分型标准为 1B 型糖尿病，又称特发性 T1DM，病因尚不明。常有明显家族史，起病早，初发时可有酮症，需胰岛素治疗，在病程中胰岛 β 细胞功能不一定呈进行性减退，在起病后数月至数年期间不需胰岛素治疗，这些患者始终没有自身免疫反应的证据，各种胰岛 β 细胞自身抗体检查始终阴性。近年来，也有学者将胰岛功能呈超急性破坏的 T1DM，归为"爆发 T1DM"，认为它是 T1DM

的一种新的亚型,其发生同样可能与遗传背景、病毒感染和自身免疫等有关,该型中HLA DR-DQ4基因型频率较1A型明显升高。

（二）T2DM

目前认为,T2DM是由多个基因与环境因素综合作用引起的多基因疾病,其特征为胰岛素抵抗和胰岛素分泌不足。

1. 遗传因素　T2DM有明显的遗传倾向。同卵双生子T2DM发病的一致率可达70%~80%。家系调查发现T2DM患者38%的同胞和1/3的后代有糖尿病或糖耐量异常。发病早的T2DM患者的家族史较多见。40岁前起病的T2DM患者的双亲及同胞的患病率明显高于40岁或以后起病者。此外,T2DM的患病率有明显的种族和地域差异。

与T1DM比较,T2DM全基因组扫描研究相对滞后,但现已发现与T2DM或其中间性状相连锁的易感位点遍及10多个染色体(1q、10q、11q、12q和20q等),同时也已发现许多与T2DM相关的候选基因如过氧化物酶体增殖激活受体γ(PPARγ)、糖原合成酶(GYS1)、胰岛素受体底物1(IRS1)和葡萄糖转运体1(SLC2A1)基因等。每个基因只赋予个体对T2DM某种程度的易感性。等位基因与非等位基因、基因与环境因素的交互作用使得T2DM在临床上具有高度的异质性。

遗传因素参与T2DM发病的可能机制:①"共同土壤"假说:该假说是Stern提出来的。他认为糖尿病、肥胖症、高血压病和血脂紊乱等成人常见病(现被统称为"代谢综合征")在家族中聚集发生的原因除了这些疾病有各自不同的遗传和环境因素参与发病外,还可能有共同的遗传和环境因素基础。②"节约"基因假说:该假说是由Neel于1962年提出来的。他认为人类为了在食物经常短缺的情况下存活下来,在进化过程中选择了"节约"基因,在食物充足时,将食物能量以脂肪形式在体内储存起来,以备经常发生的饥荒,而到了食品充足的现代社会,有这种"节约"基因的个体就易出现肥胖、胰岛素抵抗和糖尿病,这种"节约"基因现在成了肥胖症和T2DM的易感基因。

2. 环境因素　常见的环境因素:①肥胖。它是T2DM重要的环境因素和危险因素。肥胖患者存在高胰岛素血症和胰岛素抵抗。在具有T2DM遗传易感性的个体中,肥胖,特别是中心型肥胖(即腹型肥胖)可促进T2DM发病,而肥胖的T2DM患者体重减轻后,糖尿病的症状可减轻,甚至糖耐量也可恢复正常。肥胖和超重是发展中国家糖尿病患病率急剧攀升的主要原因。体重受遗传因素(如 ob 基因、PPARγ 基因等)和环境因素的控制和影响。热量摄入过多和缺少运动是致肥胖的主要环境因素,特别是在有"节约"基因的个体。②不合理的饮食和热量摄入。高脂肪膳食与肥胖和糖尿病的患病密切相关。高纤维饮食可改善胰岛素抵抗、降低血糖,甚至可预防糖尿病。食糖并不增加糖尿病的患病率,但高果糖摄取可加重胰岛素抵抗。食物中不同类型的脂肪酸对胰岛素抵抗产生不同的影响。饮食中合理减少脂肪和饱和脂肪酸摄入有助于预防糖尿病。食物中锌、铬的缺乏,可使糖耐量减低,T2DM的发病增加。另外,酗酒也可促发糖尿病。③缺少体力活动。运动可改善胰岛素敏感性。强体力劳动者中T2DM的发病率远低于轻体力劳动或脑力劳动者。④其他,如衰老、子宫内环境、应激和化学毒物等。

3. 胰岛素抵抗和β细胞分泌缺陷　胰岛素在调节机体葡萄糖稳态中起关键作用。胰岛素抵抗(insulin resistance,IR)和β细胞分泌缺陷是T2DM发病机制的两个主要环节,不同患者和同一患者疾病的不同时期这两者所具有的重要性不同。T2DM可以IR为主伴胰岛素不足,或以胰岛素分泌不足为主伴IR。

（1）胰岛素抵抗:IR是指机体对一定量(一定浓度)胰岛素的生物效应减低,主要指机体胰岛素介导的葡萄糖摄取和代谢能力减低。IR可发生在组织器官水平(骨骼肌、脂肪、肝脏和血管内皮),也可发生在亚细胞及分子水平(胰岛素受体前、受体和受体后)。

T2DM的IR由遗传成分如胰岛素受体基因突变等和继发的可逆性成分组成。可引起IR继发的可逆性成分有中心型肥胖(苹果形体型)、葡萄糖毒性作用、脂肪毒性、饱和脂肪酸的高摄入、缺乏体育运动和吸烟等。肥胖之所以是IR的重要原因,部分与脂肪组织分泌的多种脂肪因子,如瘦素、脂联素、抵抗素、内脂素（visfatin）、肿瘤坏死因子-α和白细胞介素等密切相关。另外，T2DM常存在脂代谢紊乱，游离脂肪酸（FFA）增多可引起IR。肾素血管紧张素系统（RAAS）也与IR有关，阻断RAAS能改善胰岛素的敏感性。

（2）β细胞分泌缺陷：T2DM患者β细胞分泌受损的原因：①遗传因素。凡是参与葡萄糖识别、胰岛素加工或分泌的特异性蛋白基因突变均会导致β细胞功能紊乱。②糖毒性。在高血糖状态下，β细胞产生大量氧自由基使β细胞的线粒体受损，促进β细胞的凋亡，从而影响β细胞功能。③脂毒性。脂毒性也损伤胰岛功能，甚至可导致胰岛β细胞的凋亡。

T2DM患者β细胞分泌缺陷的特点是：①胰岛素分泌不足。包括空腹和葡萄糖负荷后胰岛素分泌量的不足。②第一相胰岛素分泌缺陷。正常人胰岛素第一相分泌峰值在静脉注射葡萄糖后2～4min出现，6～10min消失。在T2DM，第一相胰岛素分泌减弱或消失。③胰岛素分泌脉冲紊乱。正常人在空腹时，胰岛素的脉冲分泌周期约为13min。胰岛素脉冲分泌有助于防止靶组织中胰岛素受体水平的下调，维持胰岛素的敏感性。反之，持续的高胰岛素血症将导致胰岛素受体水平下调，引发IR。胰岛素正常分泌的脉冲消失，出现高频率（5～10min）脉冲，为T2DM的早期标志。④胰岛素原增多。胰岛素原的生物活性只有胰岛素的15%。在T2DM中，胰岛素原与胰岛素的比值增加，不利于血糖的控制。

（3）胰岛α细胞功能异常和肠促胰素分泌缺陷：胰岛α细胞分泌胰高血糖素与β细胞分泌的胰岛素相互调节，在保持血糖稳态中起着非常重要的作用。2型糖尿病患者由于β细胞数量的减少，α/β细胞比例增加，同时α细胞对葡萄糖的敏感性下降，从而导致胰高血糖素分泌增多，肝糖输出增多，导致血糖进一步升高。肠促胰素GLP-1由肠道L细胞分泌，其生物学作用为刺激β细胞合成和分泌胰岛素，抑制α细胞胰高血糖素的合成和分泌，其他的生物学作用还包括延缓胃排空、抑制食欲、促进β细胞的增殖、改善内皮功能从而达到保护心功能。胰岛α细胞功能的异常和GLP-1的分泌缺陷在T2DM的发病中也起着很重要的作用。

（4）肠道菌群：近年来的研究表明，T2DM患者肠道菌群结构及功能的异常影响肠道激素以及炎症因子的合成和分泌，参与2型糖尿病的发生与发展。

（三）特殊类型糖尿病

根据病因又分为八个亚类（详见表23-1）。

（四）妊娠糖尿病

妊娠糖尿病（gestational diabetes mellitus，GDM）是指妊娠过程中初次发现的任何程度的糖耐量异常，不包括妊娠前已知的糖尿病患者（糖尿病合并妊娠）。妊娠期机体发生一系列的代谢变化，主要是胎盘分泌的各种对抗胰岛素的激素（胎盘泌乳素、糖皮质激素、黄体酮和雌激素等）的分泌量随孕周增加而增多，从而导致高胰岛素血症、血脂异常和高血糖。GDM在临床上的重要性在于有效处理高危妊娠，从而降低许多与之有关的围生产期疾病的患病率和病死率。一部分GDM妇女分娩后血糖恢复正常，而有些妇女在产后5～10年有发生糖尿病的高度危险性。

四、临床表现

（一）糖尿病典型的症状

糖尿病患者由于胰岛素不足，葡萄糖不能有效地被组织氧化利用，出现高血糖，产生渗透性利尿，引起多尿，继而口渴、多饮；由于外周组织对葡萄糖的利用障碍，脂肪分解增多，蛋白质代谢负平衡，可逐渐出现乏力、消瘦；由于组织处于葡萄糖饥饿状态，部分患者常有易饥、多食，故糖尿病典型的临床表现被描述为"三多一少"，即多尿、多饮、多食和消瘦，多见于血糖显著升高的患者。

（二）不同类型糖尿病的临床特点

1. 1型糖尿病

（1）1A型糖尿病：临床表现的异质性很大。经典T1DM多为青少年起病，起病急，"三多一少"的症状较明显，可有或无明显的诱因如感染、摄入高糖饮食等，未及时诊治时，可出现糖尿病酮症或糖尿病酮症酸中毒（diabetic ketoacidosis，DKA），甚至部分患者首发症状可表现为 DKA。LADA 多见于成年患者，起病缓慢，早期糖尿病典型的临床表现不明显，往往经历一段或长或短的不需要胰岛素治疗的阶段；在患病初期经胰岛素治疗后，部分患者 β 细胞功能可有不同程度改善，胰岛素用量减少甚至可停止胰岛素治疗，称蜜月期；蜜月期通常不超过 1 年，随后胰岛素需要量又逐渐增加。

1A 型患者多不胖，特别是经典 T1DM 患者，但肥胖不能排除本病的可能性。另外，1A 型患者的共同特点是：①尽管起病急缓不一，但一般很快进展到需要胰岛素控制血糖或维持生命；②血浆基础胰岛素水平低于正常，葡萄糖刺激后胰岛素分泌曲线低平；③胰岛 β 细胞自身抗体检查阳性。

（2）1B 型糖尿病：临床表现类似于经典 T1DM，但胰岛 β 细胞自身抗体检查阴性。诊断时，要注意排除其他类型糖尿病。

2. 2 型糖尿病　起病常隐匿、缓慢，"三多一少"症状轻，部分患者没有明确的症状，只在健康体检或患其他疾病时或出现慢性并发症时被发现和诊断。可发生于任何年龄，特别是肥胖的流行，T2DM发病出现年轻化，但仍多见于成人，常在 40 岁以后起病。常有家族史，可与多种代谢紊乱（脂代谢紊乱和高尿酸血症等）和临床情况（中心型肥胖、高血压）并存，或先后出现，伴高胰岛素血症。T2DM的首发症状多种多样，除"三多一少"外，视物模糊（血糖升高较快，眼房水、晶状体渗透压改变而引起屈光改变所致）、皮肤瘙痒（高血糖可刺激皮肤神经末梢）、女性患者的外阴瘙痒以及高血糖高渗状态（hyperglycemic hyperosmolar state，HHS）均可为其首发症状。此外，有的早期患者进食后胰岛素分泌高峰后延，餐后 3～5h 血浆胰岛素水平不适当升高，可引起反应性低血糖，甚至可成为这些糖尿病患者的首发症状。

3. 某些特殊类型糖尿病

（1）青年人中的成年发病型糖尿病（maturity onset of diabetes of the young，MODY）是一组高度异质性的单基因遗传病。不同基因的突变，产生不同的亚型。其主要临床特征：①发病年龄多 <25 岁；②有三代或以上家族发病史，符合常染色体显性遗传规律；③临床表现类似于 T2DM；④胰岛素分泌缺陷是主要的表型特征，但无酮症倾向，至少 5 年内不需要胰岛素治疗。

（2）线粒体基因突变糖尿病是线粒体基因突变所致的单基因遗传病。最早发现的是线粒体 tRNA亮氨酸基因 3243 位点发生 A→G 的点突变，引起胰岛 β 细胞氧化磷酸化障碍，抑制胰岛素分泌。临床特点：①母系遗传；②发病早；③多消瘦；④胰岛 β 细胞功能逐渐明显减退，需要胰岛素治疗；⑤胰岛自身抗体检查阴性；⑥常伴神经性耳聋、视神经萎缩或眼外肌麻痹等其他神经肌肉表现。

（3）胰源性糖尿病：胰腺全切术后或坏死性胰腺炎后常伴有糖尿病。临床表现和实验室检查类似T1DM，但血中胰高糖素也明显降低。由于拮抗胰岛素的胰高糖素同时缺乏，故在使用外源性胰岛素时，极易发生低血糖症，但这些患者不易发生严重的 DKA。由于胰腺外分泌功能同时严重受损，患者多有吸收不良、营养不良、慢性腹泻和消化不良等表现。

（4）内分泌疾病所致糖尿病：通常升糖激素分泌增多的原发病的表现（如肢端肥大症、库欣综合征、嗜铬细胞瘤和 Graves 病等）突出，而糖尿病的临床表现往往被掩盖。

（5）胰岛素抵抗综合征：临床表现依病因而异。因抗胰岛素受体及自身免疫性胰岛素抗体所致者，血中可检出抗胰岛素或抗胰岛素受体抗体，患者不会发生 DKA 或 HHS，每日胰岛素用量往往超过 200U，有时需数千单位胰岛素才能控制病情，如加用糖皮质激素，反而可减少胰岛素用量，部分患者可自行缓解。一些先天性胰岛素抵抗综合征有特殊的体型、皮肤及其他表现。多囊卵巢综合征因有闭经、多毛、超重或肥胖等表现易被早期发现。

4. 妊娠糖尿病　临床表现类似于 T2DM。大部分 GDM 妇女分娩后血糖可恢复正常，但之后发生 T2DM 的风险高于一般人群；此外，GDM 患者中可能存在各种类型的糖尿病，只是在妊娠中显现而已，因此，要求产后 6 周重新按常规诊断标准确认，并长期追踪随访。

（三）并发症或合并症的临床表现

1. 急性并发症　DKA、HHS、糖尿病乳酸性酸中毒（diabetic lactic acidosis，DLA）、低血糖症和严

重感染是糖尿病的主要急性并发症,可见于各种类型的糖尿病和糖尿病的不同时期。如果治疗过晚、处理不力或病情危重,可导致死亡或致残。

2. 感染性并发症　糖尿病患者尤其是代谢控制不良者,机体全身营养情况差,免疫功能低下,易于合并各种感染,特别是一些条件致病菌和真菌的感染。糖尿病患者易发生肺炎,甚至是真菌性肺炎或形成肺脓肿。糖尿病患者患肺结核的风险比非糖尿病者高 2~4 倍,消瘦者更多见,且病灶多呈干酪样坏死,易形成空洞。肝胆系统感染以胆囊炎和肝脓肿多见。泌尿系统感染以肾盂肾炎和膀胱炎多见,可转为慢性,偶可发生急性肾乳头坏死。糖尿病患者常发生疖、痈等皮肤化脓性感染,可反复发生,有时可引起败血症或脓毒血症。皮肤也易发生真菌感染包括足癣、甲癣和体癣等。糖尿病患者也可发生坏死性蜂窝织炎。在糖尿病患者中,还可发生一些在非糖尿病人群中不常见的细菌或真菌感染,如恶性外耳道炎、鼻腔毛霉菌病、非梭状芽孢杆菌气性坏疽、气肿性胆囊炎和气肿性肾盂肾炎等。

3. 慢性并发症　糖尿病的慢性并发症影响多器官系统,是糖尿病致残和致死的主要原因。慢性并发症可分为血管并发症和非血管并发症(表 23-2)。血管并发症又可进一步分为微血管并发症(糖尿病视网膜病变、糖尿病神经病变和糖尿病肾病)和大血管并发症(冠心病、外周动脉疾病、脑血管疾病)。非血管并发症包括胃轻瘫、感染和皮肤改变等。随高血糖持续时间的延长,慢性并发症的风险增加。未经治疗或治疗不当的糖尿病患者常在发病后的 10 年后出现程度不等的微血管和大血管慢性并发症。由于 T2DM 有一段很长的高血糖无症状期,所以很多 T2DM 患者在诊断时就已有并发症。

表 23-2　糖尿病的慢性并发症

分类	病变部位
微血管病变	眼部疾病
	视网膜病变(非增殖型 / 增殖型)
	黄斑水肿
	肾病
	心肌病变
	神经病变
	感觉、运动和自主神经病变(单神经和多神经病变)
大血管病变	冠心病
	外周血管疾病
	脑血管疾病
其他	胃肠病变(胃轻瘫、腹泻)
	泌尿生殖道病变(神经源性膀胱、勃起功能障碍)
	皮肤病变(糖尿病大疱、糖尿病性无汗症)
	感染
	白内障、青光眼

T1DM 和 T2DM 微血管并发症的发生源于慢性高血糖。已经有多个 T1DM 和 T2DM 大规模的、随机临床试验证实控制慢性高血糖可预防或延迟糖尿病视网膜病变、糖尿病神经病变和糖尿病肾病的发生和发展。但遗传易感性也参与慢性并发症的发生,尤其是糖尿病肾病和糖尿病视网膜病变的发生。

目前,尚缺乏慢性高血糖在大血管并发症发生、发展中起病因作用的令人信服的证据。但是,T2DM 患者冠心病事件和死亡率较普通人群增加 2~4 倍,而且这些事件与空腹血糖(fasting plasma glucose, FPG)、餐后血糖以及糖化血红蛋白 A1c(HbA1c)相关。其他因素如血脂紊乱和高血压也可能在大血管并发症的发生中起重要作用。

这些慢性并发症一旦形成,其病变很难逆转,治疗较为困难。各种慢性并发症可单独出现或以不同的组合同时或先后出现。心脑血管病变（心肌梗死、心衰和脑卒中）和糖尿病肾病分别是 T2DM 和 T1DM 的主要致死原因。

尽管慢性高血糖在糖尿病并发症的发生中起病因学作用，但它通过何种机制引起细胞和器官功能受损，并不完全清楚。多认为其机制十分复杂，是多种因素相互作用、相互影响的结果。其中，高血糖引起的氧化应激是重要的机制，可进一步引起山梨醇途径激活、己糖胺途径激活、蛋白激酶 C（PKC）激活，使蛋白质非酶糖基化（糖基化终产物）和氧自由基形成过多等，导致组织的损伤。

（1）大血管病变：可累及主动脉、冠状动脉、脑动脉、肾动脉和肢体外周动脉，管腔粥样斑块形成，致动脉硬化和管腔变窄，临床上引起冠心病、缺血性或出血性脑血管病、高血压和间歇性跛行，甚至是肢体坏疽。除一般动脉硬化的共性外，有其特殊性：①糖尿病所致的动脉硬化发生早，进展快；② T2DM 患者常发生动脉钙化，从而使血管弹性下降，影响循环功能，导致血管病变。

（2）微血管病变：微血管病变是糖尿病的特异性病变，表现为在毛细血管以及与其相连的小动脉和小静脉，由于过碘酸雪夫氏染色法阳性物质沉着于内皮下而引起毛细血管壁增厚。

1）糖尿病肾病：是造成慢性肾衰竭的最常见原因之一。

2017 版 CDS 指南推荐检测血清肌酐，使用 MDRD 或 CKD-EPI 公式计算 eGFR。当患者 eGFR < 60ml·min^{-1}·1.73m^{-2} 时，可诊断为 GFR 下降。eGFR 下降与心血管疾病、死亡风险增加密切相关。近期来自中国的研究显示轻度的 eGFR 下降即可增加心血管疾病风险。糖尿病肾病诊断确定后，应根据 eGFR 进一步判断 CKD 严重程度（表 23-3）。

表 23-3 慢性肾脏病（CKD）分期

CKD 分期	肾脏损害程度	eGFR/(ml·min^{-1}·1.73m^{-2})
1 期（G1）	肾脏损伤伴 eGFR 正常	≥90
2 期（G2）	肾脏损伤伴 eGFR 轻度下降	60～89
3a 期（G3a）	eGFR 轻中度下降	45～59
3b 期（G3b）	eGFR 中重度下降	30～44
4 期（G4）	eGFR 重度下降	15～29
5 期（G5）	肾衰竭	<15 或透析

eGFR：预估肾小球滤过率；肾脏损伤定义：白蛋白尿（UACR≥30mg/g），或病理、尿液、血液或影像学检查异常。

2）糖尿病视网膜病变：是成人后天性致盲的主要原因。其发生的主要危险因素包括糖尿病病程、血糖控制不良、高血压、血脂紊乱、妊娠和糖尿病肾病。糖尿病患者还易发生其他眼部并发症，如白内障、青光眼、视网膜血管阻塞和缺血性视神经病变等。临床上，常将视网膜病变分为两型和六期（表 23-4）。以新生血管的出现为界，未出现新生血管的视网膜病变属非增殖型（单纯型），多见于病变早期，可发生黄斑水肿；病情发展，一旦眼底见到新生血管时，病变即为增殖型，具有特异性。当出现增殖性视网膜病变时，常伴有糖尿病肾病和神经病变。

表 23-4 糖尿病视网膜病变的分期标准

分型	分期	视网膜病变
单纯型	I	有微动脉瘤或并有小出血点
	II	有黄白色"硬性渗出"或并有出血斑
	III	有白色棉絮状"软性渗出"
增殖型	IV	眼底有新生血管或并有玻璃体出血
	V	眼底有新生血管和纤维增殖
	VI	眼底有新生血管和纤维增殖，并发视网膜剥离

　　在内分泌科筛查发现威胁视力的视网膜病变,特别是从防盲的角度考虑,推荐使用2002年国际眼病学会制订的糖尿病视网膜病变分级标准(表23-5、表23-6),该标准将糖尿病黄斑水肿纳入到糖尿病视网膜病变中进行管理。

　　糖尿病视网膜病变(包括糖尿病黄斑水肿)的患者可能无明显临床症状,因此,从防盲角度来说,定期做眼底检查尤为重要。2型糖尿病在诊断前常已存在一段时间,诊断时视网膜病变的发生率较高,因此,2型糖尿病患者在确诊后应尽快进行首次眼底检查和其他方面的眼科检查。

表23-5　糖尿病视网膜病变的国际临床分级标准(2002年)

病变严重程度	散瞳眼底检查所见
无明显视网膜病变	无异常
非增殖期视网膜病变(NPDR)	
轻度	仅有微动脉瘤
中度	微动脉瘤,存在轻于重度NPDR的表现
重度	出现下列任何一个改变,但无PDR表现:①在4个象限中都有多于20处视网膜内出血;②在2个以上象限中有静脉串珠样改变;③在1个以上象限中有显著的视网膜内微血管异常
增殖期视网膜病变(PDR)	出现以下一种或多种改变:新生血管形成、玻璃体积血或视网膜前出血

表23-6　糖尿病黄斑水肿分级(2002年)

病变严重程度	眼底检查所见
无明显糖尿病黄斑水肿	后极部无明显视网膜增厚或硬性渗出
有明显糖尿病黄斑水肿	后极部有明显视网膜增厚或硬性渗出
轻度	后极部存在部分视网膜增厚或硬性渗出,但远离黄斑中心
中度	视网膜增厚或硬性渗出接近黄斑但未涉及黄斑中心
重度	视网膜增厚或硬性渗出涉及黄斑中心

　　3)糖尿病心肌病:由于心肌微血管病变和心肌代谢的异常,引起心肌缺血、缺氧,以致心肌出现弥漫性小灶性坏死,并且逐渐形成纤维灶,是糖尿病患者所特有的,可表现为心绞痛、心脏扩大和左心室搏出量显著减少,常有房性和室性奔马律,易发生心力衰竭和猝死,但无冠状动脉病变的证据。

　　4)神经病变:在病程长的T1DM和T2DM患者中,约50%的患者并发神经病变。临床表现无特异性,诊断时要注意排除其他原因所致神经病变。和糖尿病其他并发症一样,神经病变的发生、发展与糖尿病病程和血糖控制相关,可累及神经系统的任何部分,有髓纤维和无髓纤维可消失,可表现为多神经病变(近端和远端)、单神经病变和/或自主神经病变,以多发性周围神经病变最常见和最重要,通常为对称性,下肢较上肢严重,病情进展缓慢,常见症状为肢端感觉异常(麻木、针刺感、灼热及感觉迟钝),呈手套或短袜状分布,有时痛觉过敏。在临床症状出现前,神经肌电图检查已可发现感觉和运动神经传导速度减慢。

　　颅神经病变较少见,仅占0.7%～1.0%。以动眼神经受累最常见,其次为滑车神经、外展神经、面神经和三叉神经等。常单侧受累。可出现上睑下垂、眼肌麻痹、一侧面瘫和复视,多见于中老年患者,与病程无明显相关性,常急性起病,预后较好,很少复发。

　　自主神经病变较常见,且出现较早,影响心血管系统、消化系统、泌尿生殖系统、汗腺、周围血管和瞳孔等,表现为静息时心动过速、直立性低血压、无痛性心肌梗死、Q-T间期延长和猝死等心血管自主神经功能紊乱表现;食管运动失调、胃排空延迟(胃动力瘫痪)、腹泻、便秘和大便失禁等胃肠功能失调;无张力性膀胱(尿潴留、尿失禁、残余尿多)、勃起功能障碍和逆行性射精等泌尿生殖系统症状，易合并尿路感染；泌汗异常、血管运动异常和瞳孔异常。

（3）糖尿病足是糖尿病严重的慢性并发症之一，治疗费用高，严重者可导致截肢，是糖尿病患者肢体残废的主要原因。其发病的基本因素是神经病变（最重要的是末梢神经病变的感觉减退或缺乏）、血管病变（特别是周围血管病变）和感染（大多是革兰氏阳性和阴性菌甚至合并有厌氧菌的混合感染）。这些因素共同作用，导致足部组织的坏死、溃疡和坏疽。

（4）其他：糖尿病的皮肤病变常见，除感染性病变外，还可出现胫前色素斑、糖尿病性大疱和糖尿病性无汗症等糖尿病特异性表现。

五、诊断与鉴别诊断

（一）诊断标准

糖尿病的诊断单凭症状和尿糖极不可靠，血糖测定是诊断糖尿病最可靠的关键指标。糖尿病的诊断应尽可能依据静脉血浆血糖，而不是毛细血管的血糖检测结果。若无特别提示，文中提到的血糖均为静脉血浆葡萄糖值。我国采用 WHO（1999 年）糖尿病诊断标准（表 23-7）和分类（表 23-8）。空腹血糖受损反映基础状态的糖代谢异常；糖耐量低减反映糖负荷后的代谢异常。在急性感染、创伤等应激情况下可出现血糖暂时升高（应激高血糖），若无明确的高血糖病史，不能以此诊断为糖尿病，应在应激消除后复查。儿童、青少年糖尿病诊断标准与成人相同。

表 23-7　糖尿病的诊断标准

1. 糖尿病症状加随机血糖≥11.1mmol/L（200mg/dl） （糖尿病症状包括多尿、多饮及不明原因的体重下降；随机血糖指不考虑上次用餐时间，一天中任意时间的血糖） 或
2. 空腹血糖（FPG）≥7.0mmol/L（126mg/dl） （空腹状态指至少 8h 没有进食热量） 或
3. 75g 无水葡萄糖负荷后 2h 血糖≥11.1mmol/L（200mg/dl）

注：无糖尿病症状者，需另日重复测定血糖以明确诊断。

表 23-8　糖代谢分类

糖代谢分类	FPG/（mmol/L）	2hPG/（mmol/L）
正常血糖（NGR）	<6.1	<7.8
空腹血糖受损（IFG）	6.1～7.0	<7.8
糖耐量低减（IGT）	<7.0	7.8～11.1
糖尿病	≥7.0	≥11.1

注：FPG 为空腹血糖；2hPG 为餐后（糖负荷后）2h 血糖。

（二）诊断步骤

应按下列步骤，获得糖尿病的完整诊断。①首先按糖尿病诊断标准和分类确立是糖尿病，还是 IGT 或 IFG；②如为糖尿病应进一步进行分型诊断；③接着，要明确有无急、慢性并发症；④对一些慢性并发症要明确分类或分期（如视网膜病变和肾脏病变等）；⑤最后，要注明同时存在的合并症，如合并妊娠（生理性）和高血压病等；⑥必要时，可用分子生物学方法查找病因，明确遗传特征。

（三）诊断线索

在临床上，遇有下列情况时，要想到排查糖尿病：①一级亲属中有糖尿病患者；②有"三多一少"症状一项或多项；③顽固性阴道炎或外阴瘙痒或疲乏、虚弱、反复发作性视力模糊、顽固性或反复发作性的感染，特别是一些条件致病菌的感染或少见病原体的感染；④有巨大儿（出生体重≥4.0kg）分娠史、有高血压病病史或原因不明的高血压或直立性低血压;⑤重症胰腺疾病或影像学检查发现胰腺纤维钙化性病变;⑥患有一些伴升糖激素升高的内分泌疾病如库欣综合征等;⑦有 IR 抵抗疾病存在时,如黑棘皮病和多囊卵巢综合征等;⑧伤口不愈合或骨折不愈合或长期使用生长激素或糖皮质激素等药物者;⑨曾经有 IGT 或 IFG 或 GDM 者;⑩其他:阳痿以及不明原因的心衰、肾衰等。

（四）鉴别诊断

主要排除应激性高血糖,同时要注意其他原因所致的尿糖阳性。肾糖阈降低和非葡萄糖如乳糖、果糖、半乳糖尿都可引起尿糖阳性。FPG 和 2h PG 正常,而餐后 0.5~1h 血糖过高的疾病如甲状腺功能亢进症、胃空肠吻合术后(碳水化合物在肠道吸收快)以及弥漫性肝病(肝糖原的合成和贮存减少),也可引起进餐后 0.5~1h 尿糖阳性。

有时 T1DM 在缓解期和 LADA 早期不需要胰岛素治疗或 T2DM 病情恶化,需要胰岛素治疗时,糖尿病分型较困难,此时,要结合胰岛功能和胰岛自身抗体检查,甚至是易感基因或基因突变分析,但部分患者仍可能不能确定分型,则应定期随访。T1DM 和 T2DM 的鉴别见表 23-9。

表 23-9 1 型糖尿病和 2 型糖尿病的鉴别要点

	1 型糖尿病	2 型糖尿病
患病率	5%~10%	80%~90%
遗传因素	相对较少	常有
HLA-DR3、HLA-DR4	常见	频率不增加
家族史	多无	多有,占 40%~60%
发病机制	β 细胞功能缺陷,胰岛素绝对缺乏为主	胰岛素抵抗为主,同时有 β 细胞功能缺陷
起病年龄及其峰值	多 <30 岁,10~14 岁或 12~14 岁	多 >40 岁,60~65 岁
易患病毒感染史	可有	常无
季节关系	多见于秋冬寒冷季节	无明显的季节性
起病方式	多急起,偶有缓起	缓慢而隐匿
体型	多消瘦或正常	多有超重或肥胖
"三多一少"	常典型	不典型
血糖波动	较大	相对较小
代谢综合征	多不伴有	常是代谢综合征的组分
急性并发症	酮症倾向明显,易发生酮症酸中毒	酮症倾向不明显,年龄较大者易发生高血糖高渗状态
病情缓解	只有蜜月期可暂时缓解	肥胖或超重者,体重下降时可缓解
心脑血管病	较少	较多,是主要死因
糖尿病肾病	多见,是主要死因	相对少见
起病时胰岛素水平	降低或不能测到,胰岛素释放呈低平曲线	增高或胰岛素分泌 1 相缺乏,2 相延迟
胰岛自身抗体	常阳性	多呈阴性
治疗	依赖胰岛素而生存,但多对胰岛素敏感,不能使用胰岛素促分泌剂	不一定长期需要胰岛素治疗,生活方式的干预能收到很好的效果,可使用胰岛素促分泌剂

六、糖尿病急性并发症

糖尿病酮症酸中毒(diabetic ketoacidosis,DKA)和高血糖高渗状态(hyperglycemic hyper osmolar state,HHS)是糖尿病患者常见而严重的急性并发症,可单独发生,也可先后或同时发生。糖尿病乳酸性酸中毒(diabetic lactic acidosis,DLA)少见,但预后差。

（一）糖尿病酮症酸中毒

DKA 是糖尿病患者最常见的急性并发症。主要发生在 T1DM，在感染等应激情况下 T2DM 患者也可发生。在各种诱因作用下，胰岛素缺乏以及拮抗激素升高，导致高血糖、高血酮和酮尿以及蛋白质、脂肪、水和电解质代谢紊乱，同时发生代谢性酸中毒为主要表现的临床综合征。

1. 诱因及发病机制

（1）诱因：感染是最常见的诱因，其次是各种应激（如严重外伤等），此外，不恰当的胰岛素变更、一些拮抗胰岛素作用或抑制胰岛素分泌的药物（如糖皮质激素、二氮嗪等）的使用以及饮食不当也可诱发 DKA。约 10%～30% 的 DKA 患者可无诱因。

（2）发病机制和病理生理：DKA 的发病机制主要包括两个方面：①胰岛素缺乏；②拮抗胰岛素的激素（主要是儿茶酚胺、胰高血糖素和糖皮质激素）分泌增多。诱因可诱发和加重这两种情况。胰岛素缺乏和拮抗激素增多使得糖原（肝脏和肌肉）分解增加，肝内糖异生增加，而同时葡萄糖不能被组织细胞利用，其结果是血糖升高。胰岛素缺乏导致 FFA 从脂肪组织中动员过多，这为肝脏产生酮体提供了底物。高血糖和酮尿可导致渗透性利尿和低血容量，伴有细胞内和细胞外脱水，肾小球滤过减少，尿量减少，使血糖水平进一步升高，如未得到及时治疗，酮体（β- 羟丁酸、乙酰乙酸、丙酮，前两者为强酸）不能完全被血液中的缓冲系统中和，在体内大量堆积可引起代谢性酸中毒，失水的同时可伴血清电解质从尿中丢失。严重失水可导致休克和急性肾衰竭。失水使血渗透压升高可导致脑细胞脱水而引起神志改变。丙酮可经肺部排泄，使患者呼气中有酮味（烂苹果味）。

2. 临床表现　T1DM 合并 DKA 的患者多年青，可无诱因而自发；而 T2DM 合并 DKA 多为中老年糖尿病患者，多数发病前有诱因。DKA 按有无酸中毒以及酸中毒的严重程度可分为轻度、中度和重度三种情况。轻度指单纯酮症，并无酸中毒，为 DKA 的代偿期；有轻、中度酸中毒者为中度；有 DKA 伴昏迷或虽无昏迷，但二氧化碳结合力（CO_2CP）< 10mmol/L（易进入昏迷状态）者为重度。DKA 的临床表现可因病情轻重而不同。

（1）糖尿病症状加重和消化道症状：在 DKA 代偿期，患者多表现为多饮、多尿、体重减轻和乏力等糖尿病症状加重，随病情进展，逐渐出现不同程度的消化道症状，如恶心、呕吐和腹痛。少数患者腹痛剧烈，酷似急腹症，以儿童及老年患者多见。原因未明，可能与酸中毒、脱水和低血钾致胃肠道扩张和麻痹性肠梗阻等有关。

（2）酸中毒大呼吸和酮臭味：有酸中毒者呼吸常深、快，呼气中伴有酮臭味（烂苹果味），严重者（血 pH < 7.2 时）出现酸中毒大呼吸（Kussmaul 呼吸），而当血 pH < 7.0 时，则可发生呼吸中枢抑制而致呼吸肌麻痹。

（3）脱水和 / 或周围循环衰竭：中、重 DKA 患者常有明显的脱水。当脱水量达体重的 5% 时，出现脱水体征，如皮肤干燥、弹性差，口舌干燥，眼球凹陷等。当脱水量超过体重的 15% 时，可出现周围循环衰竭，表现为少尿、脉速而细弱、血压下降和低体温，甚至可出现急性肾衰竭、反应迟钝、表情淡漠、思睡和昏迷，危及生命。

（4）意识障碍：发生意识障碍有多种可能的原因。严重脱水、细胞外液高渗、脑细胞脱水和缺氧等都可以影响脑功能。血中酮体，尤其是乙酰乙酸浓度过高，也可能诱发和加重意识障碍。而一般认为引起意识障碍最常见的原因是脑水肿，而且多数是在治疗中发生的。

3. 诊断与鉴别诊断

（1）诊断线索：DKA 的诊断并不困难，关键是要想到 DKA 的可能。临床上，无论是糖尿病，还是非糖尿病患者出现下列情况应排查 DKA：①昏迷；②代谢性酸中毒；③呼吸深快；④不明原因的意识障碍；⑤脱水；⑥心率加快、血压下降，甚至是休克；⑦血糖明显升高；⑧恶心、呕吐、食欲减退；⑨有加重胰岛素缺乏的因素，如胰岛素不适当减量、停用和失效以及感染等应激时；⑩进食过多等。

（2）诊断可根据：①有糖尿病病史，以 DKA 为首发表现者则无；②血糖和血酮或血 β- 羟丁酸明显升高；③血 pH 和血 HCO_3^- 降低；④血渗透压正常或轻度升高。

（3）鉴别诊断：应注意与饥饿性酮症（血糖不高）、HHS（血浆渗透压明显升高、血酮不高或轻度升高）、DLA（血乳酸＞5mmol/L）和其他引起昏迷和血糖升高的原因如颅脑损伤、酒精及药物过量进行鉴别。

（二）高血糖高渗性状态

HHS 是糖尿病的严重急性并发症，以严重高血糖、高血浆渗透压、严重失水和中枢神经系统症状，而无明显 DKA 为特征。与以往所称"高渗性非酮症糖尿病昏迷"略有不同，HSS 中有部分患者并无昏迷，部分患者可伴酮症。以老年 T2DM 患者多见，偶见于儿童 T2DM 患者，无性别差异。约 1/3 的病例发病前无糖尿病病史，或只有糖耐量异常。少数可与 DKA 合并存在。

1. 诱因　常见诱因：①各种应激，如感染、大手术和脑血管意外等；②水摄入不足或脱水，见于老年人口渴中枢敏感性下降、不能主动进水的幼儿以及精神失常或意识障碍的患者；③高糖负荷，如摄取大量高糖饮料、高糖食物以及静脉输入大量葡萄糖；④药物，许多拮抗胰岛素作用或抑制胰岛素分泌的药物，如糖皮质激素和二氮嗪等可使血糖升高，脱水加重；⑤肾功能减退，对 HHS 的发生有促进作用。

2. 发病机制和病理生理　HHS 的发病基础是患者有不同程度的糖代谢障碍。HHS 的基本病因是胰岛素相对缺乏和脱水，但多数患者胰岛 β 细胞残留一定功能，足以抑制脂肪分解，但不能使葡萄糖被正常利用。因此，HHS 患者大多只有血糖明显升高，而无 DKA。应激往往促进 HHS 的发生。应激时，儿茶酚胺和糖皮质激素分泌增多。前者促进肝糖原分解，释放葡萄糖增加，并抑制胰岛素释放；后者拮抗胰岛素的作用，促进肝糖异生。两种都可致血糖升高。

HHS 的主要病理生理改变为：①严重高血糖；②血渗透压升高；③严重脱水；④无酮症或酮症轻；⑤中枢神经功能受损。血浆渗透压明显升高导致脑细胞内脱水而功能受损，临床上可出现中枢神经受损的症状和体征。

3. 临床表现　多为老年 T2DM 患者；少数为 T1DM，多与 DKA 合并存在；偶可见于库欣综合征、肢端肥大症等伴发糖尿病的患者。

（1）起病缓慢、隐匿：从开始发病到出现意识障碍一般为 1～2 周。但也有急性起病者。起病前数天至数周，常有糖尿病症状加重的临床表现。

（2）脱水和周围循环衰竭：患者常有严重脱水的症状和体征，如少尿、体重减轻、眼球凹陷、口唇及口腔黏膜干燥、皮肤干燥而弹性差、脉细弱而快、血压偏低和直立性低血压，严重者出现休克，甚至可发生急性肾衰竭而无尿。尽管患者脱水严重，但口渴多不明显。

（3）神经系统症状和体征：HHS 患者意识障碍与否及其程度轻重主要决定于血浆渗透压升高的程度与速度。患者血浆有效渗透压超过 320mOsm/L 时，即可出现精神症状，如淡漠、嗜睡等；而超过 350mOsm/L 时，40% 的患者可出现意识模糊或昏迷。HHS 患者除可表现为意识模糊、浅昏迷和深昏迷，还可有失语、幻觉、定向力减退或完全丧失。特征性的症状和体征是局灶性抽搐、上肢拍击样震颤、偏盲和锥体束征阳性等。这些中枢神经系统的症状和体征，在治疗后可完全消失。

（4）诱因、合并症和并发症的临床表现：常见并发症有休克、急性肾衰竭、血栓栓塞、胰腺炎和横纹肌溶解等。

4. 诊断与鉴别诊断

（1）诊断线索：中老年患者，不论有无糖尿病病史，遇有下列情况要排查 HHS：①进行性意识障碍伴明显脱水；②在大量摄入高糖饮料、高糖食物或静脉输糖或应用糖皮质激素等可致血糖升高的药物后出现多尿和意识障碍；③在感染、急性心肌梗死和外科手术等应激下，多尿、多饮和口渴等出现或较前明显加重；④严重脱水；⑤无其他原因解释的中枢神经系统的症状和体征；⑥血糖显著增高（33.3mmol/L 以上）、尿糖强阳性和尿比重增高。

（2）诊断依据：血糖≥33.3mmol/L、血浆渗透压≥350mOsm/L 以及血、尿酮阴性或仅轻度升高。至于好发年龄和临床表现不具特异性，仅供参考。

（3）鉴别诊断：应注意与 DKA、低血糖昏迷（血糖降低）、DLA（血乳酸＞5mmol/L）以及临床上其他可发生昏迷的疾病（无血糖和血浆渗透压升高）进行鉴别。HHS 与 DKA 的鉴别见表 23-10。

表 23-10　高血糖高渗状态与糖尿病酮症酸中毒的鉴别

	高血糖高渗状态	糖尿病酮症酸中毒
好发年龄	老年人	儿童和中青年
起病	缓慢（数天）	快（数小时）
发病前糖尿病病情	轻或不知	多较重
常见诱因	使用利尿剂、缺水	感染、停用胰岛素
合并症	常有心脑血管病变或肾功能不全	多无
呼吸酮味	无	有
神经症状和体征	常有	除昏迷外，无神经中枢系统受损症状和体征
血糖	显著升高，常＞33.3mmol/L	明显升高，但常＜33.3mmol/L
血酮体	正常或轻度升高	显著升高（＞5mmol/L）
血浆渗透压	＞350mOsm/L	＜350mOsm/L
血尿素氮	常明显升高	不高，或只轻度升高
血钠	多增高	增高、降低或正常
代谢性酸中毒	无或轻度	严重
尿酮体	－或＋	＋＋～＋＋＋

注：＋为阳性，随"＋"的增加，阳性的程度越高；－为阴性。

第二节　实验室检查指标与评估

一、实验室检查指标

（一）糖尿病诊断及监测检验

1. 血糖测定和葡萄糖耐量试验　血糖升高既是诊断糖尿病的主要依据，又是判断病情和控制情况以及评价疗效的主要指标。目前多用葡萄糖氧化酶法测定。抽静脉血或取毛细血管血。可用血浆、血清或全血。如血细胞压积正常，血浆、血清血糖测定值比全血血糖高 15%。诊断糖尿病时，必须用静脉血浆测血糖。治疗过程中的血糖监测可用快速血糖仪测毛细血管全血血糖。血糖检测包括空腹血糖（fasting plasma glucose，FPG）和葡萄糖耐量实验。FPG 是指在空腹至少 8～10h 采血所测定的血糖值，反映胰岛 β 细胞功能，一般代表基础胰岛素的分泌功能。因此，2003 年 ADA 提出以血糖作为高风险血糖患者的主要检测指标。一次血糖测定（空腹、餐后 2h 血糖或随机血糖等）仅代表瞬间血糖水平，称为点值血糖；一日内多次血糖测定（三餐前、后及睡前，如疑有夜间低血糖，加测 3Am 血糖）可更准确反映血糖波动和控制的情况。

血糖超过正常范围，但又未达到糖尿病诊断标准者，需进行葡萄糖耐量试验，包括口服葡萄糖耐量试验（oral glucose tolerance test，OGTT）或静脉葡萄糖耐量试验（intravenous glucose tolerance test，IGTT）。OGTT 应在不限制饮食（试验前 3d 要摄入足够热量的碳水化合物，一般每天不应低于 150g）和正常体力活动 3d 后的上午 7～9 点进行，试验前禁食时间不少于 8h，但也不应超过 16h，期间可饮水。试验前停用可能影响 OGTT 的药物如避孕药、利尿剂或苯妥英钠等 3～7d。受试者饮用含 75g 无水葡萄糖（相当于一水分子葡萄糖 82.5g）的水溶液 250～300ml，5min 内服完。儿童按 1.75g/kg 服用，总量不超过 75g。从服糖第一口开始计时，每 30min 取血 1 次，共 4 次，历时 2h（必要时可延长血标本的收集时间，可长达服糖后 6h）。试验期间，受试者要注意休息，不做剧烈活动，不吸烟，不喝茶，不饮咖啡，但也无须绝对卧床。根据 5 次血糖水平（空腹时为 0 时间）绘制糖耐量曲线。在试验中，如受试者有面色苍白、恶心等，应终止试验，另安排时间重做。对胃切除后、胃空肠吻合术后和吸收不良综合征者，不宜行 OGTT，可采用静脉葡萄糖耐量试验。

2. 1,5- 脱水 -D- 山梨醇（1,5-anhydro glucitol，1,5-AG）　分子结构类似于葡萄糖，其含量在多元醇糖类中仅次于葡萄糖，在正常生理情况下可随葡萄糖共同重吸收。因此，当体内葡萄糖升高到一定水平后，体内 1,5-AG 将逐渐下降，可准确地反映 1～2 周内的血糖控制情况，尤其是对餐后血糖波动的监测具有明显优越性。1,5-AG 可准确反映餐后高血糖，但不能衡量平均血糖值，也不适用于肾血流动力学不稳定患者的血糖监测。

3. 糖化血红蛋白 A1c　糖化血红蛋白（hemoglobin，Hb）是血红蛋白 A 组分的某些分子部位与葡萄糖经缓慢而不可逆的非酶促反应结合而形成，与血糖浓度成正相关，由于红细胞在血循环中的寿命约为 120d，因此 HbA1c 测定可反映取血前 8～12 周血糖的平均水平，以补空腹血糖只反映瞬时血糖值之不足，成为糖尿病控制情况的监测指标之一。糖化血红蛋白有 A、B、C 三种成分，以 HbA1c 为主。HbA1c 作为糖尿病血糖控制的主要监测指标之一，是判断糖尿病患者治疗前后长期血糖波动情况的金标准，并推荐作为糖尿病的诊断标准之一。许多因素可影响 HbA1c 的测定结果。HbA1c 假性降低见于血红蛋白病、妊娠、血色病、贫血、维生素 C 和维生素 E 的使用以及急、慢性溶血等；假性升高可见于尿毒症。

4. 糖化血清蛋白（glycated serum protein，GSP）　GSP 是由血液中的葡萄糖与人血浆蛋白（主要是白蛋白）分子 N 末端发生非酶糖化反应而形成，由于形成的高分子酮胺结构是类似果糖胺的物质，因此又称为果糖胺。GSP 反映血清中糖化血清蛋白质的总量，可稳定反映近 2～3 周的平均血糖水平，是糖尿病患者近期血糖控制的监测指标。其测定结果受血清白蛋白浓度、血脂、胆红素、维生素 C、溶血物质、尿酸和尿毒症的毒素等的影响。

5. 糖化白蛋白（glycated albumin，GA）　GA 是血浆中的白蛋白与葡萄糖发生非酶促反应的产物，因为白蛋白半衰期是 17～20d，GA 反映测定前 2～3 周血糖的平均水平。GA（%）值是糖化白蛋白与血清白蛋白的比值其结果不会受到蛋白浓度、血清蛋白量及其组成的影响。GA 作为糖尿病监测的优点：①评价短期糖代谢控制情况。GA 对短期内血糖变化比 HbA1c 敏感，是评价患者短期糖代谢控制情况的良好指标，尤其是对于糖尿病患者治疗方案调整后疗效的评价。②辅助鉴别应激性高血糖。③筛查糖尿病。GA≥17.1% 时可以筛查出大部分未经诊断的糖尿病患者。GA 异常是提示糖尿病高危人群需进行 OGTT 检查的重要指征，尤其是对于空腹血糖正常者意义更为明显。④ GA 作为一种重要的糖基化产物，与糖尿病肾病、视网膜病变及动脉粥样硬化等慢性并发症具有良好相关性。

6. 尿糖　血糖超过肾糖阈（约 10mmol/L）时，可出现尿糖阳性，间接反映血糖水平，是诊断糖尿病的重要线索，但不能对有无糖尿病作出诊断，尿糖阴性不能排除糖尿病。在 GFR 降低引起肾糖阈升高时，血糖升高，尿糖可阴性，而在妊娠、药物等引起肾糖阈降低时，血糖正常，尿糖可出现阳性。

（二）胰岛 β 细胞功能的检查

1. 胰岛素释放试验和 C 肽释放试验　体内胰岛素分泌形式有两种：①在无外来影响下，空腹状态时的分泌称为基础分泌；②各种刺激引起的分泌反应，称为刺激后分泌，葡萄糖是最强的生理性胰岛素分泌刺激物。可在 OGTT 的同时测定血浆胰岛素和 C 肽（即胰岛素释放试验和 C 肽释放试验），以了解胰岛 β 细胞的功能，协助糖尿病分型、判断病情和指导治疗。正常人空腹基础血浆胰岛素约为 5～20mU/L（35～145pmol/L），口服 75g 无水葡萄糖（或 100g 标准面粉制作的馒头）后 30～60min 上升至高峰，可为基础值的 5～10 倍。T1DM 胰岛素空腹基础值通常为 0～5mU/L，葡萄糖刺激后无明显增加，呈低平曲线。T2DM 以 IR 为主伴胰岛素分泌不足者，胰岛素分泌曲线呈高峰延迟曲线；以胰岛素分泌不足为主伴 IR 者,空腹、1h、2h 胰岛素水平均较低。胰岛素和 C 肽以等摩尔数由胰岛素原降解而来,都能反映胰岛 β 细胞的功能。血浆胰岛素测定受外源性胰岛素和胰岛素抗体的影响,而 C 肽测定不受上述因素影响。

2. 其他 在静脉葡萄糖耐量试验的同时测定血浆胰岛素和 C 肽,可了解胰岛素分泌的第一相。胰高糖素 -C 肽刺激试验可反映胰岛 β 细胞的储备功能。高血糖钳夹技术是更为精确的胰岛 β 细胞功能的评价方法。在临床和科研中,可根据自身条件、患者的具体情况和检查目的合理选用。

（三）胰岛素自身抗体检验

90% 新诊断的 T1DM 患者血清中存在针对 β 细胞的单株抗体,比较重要的有:胰岛细胞抗体（islet cell antibody, ICA）、胰岛素自身抗体（insulin autoantibody, IAA）、谷氨酸脱羧酶抗体（glutamic acid decarboxylase antibody, GADA）、蛋白酪氨酸磷酸酶自身抗体（antibody to tyrosine phosphatases IA2, IA-2）、锌转运蛋白 8 抗体（zinc transporter 8 antibody, ZnT8A）等。

1. 胰岛细胞抗体 ICA 是针对胰岛细胞内多种抗原的一组抗体,新发 T1DM 阳性率为 70% 左右,五年后降至 20%,在 T1DM 一级亲属中阳性率为 15%;T2DM 中阳性率较低,约为 5%;正常人群中 ICA 阳性率极低,约 0.1%～0.2%。高危人群筛查中 ICA 可作为预测 T1DM 的指标,阳性提示以后可产生严重的 β 细胞损害,T2DM 出现高滴度 GADA 和 ICA 提示其进展为胰岛素依赖的高危信号。

2. 胰岛素自身抗体 IAA 不是糖尿病特异性抗体,在胰岛素自身免疫综合征和甲状腺疾病中也可出现。如果在诊断为糖尿病之前检测到 IAA,为抗胰岛素自身抗体;如果在糖尿病治疗之后检测到 IAA,则为使用外源性胰岛素造成。单纯的 IAA 阳性不能作为 T1DM 的标志,仅表明有进展为糖尿病的自身免疫倾向。

3. 谷氨酸脱羧酶抗体 GADA 是 T1DM 的标志性抗体,用于缓进型或隐匿型 T1DM 的诊断和鉴别诊断。GADA 在 T1DM 发病的早期阳性率为 38%～76%,一级亲属中的阳性率达 78%～81%;T2DM 阳性率仅 0%～4%。在患者出现 T1DM 临床症状前数年甚至 10 多年即可出现,是最早出现的自身抗体。谷氨酸脱羧酶是破坏胰岛细胞引起 T1DM 的关键抗原,其致病机制可能与病毒感染有关。

胰岛自身抗体（GAD 抗体、IAA、IA-2 抗体、ICA 和 CPH 抗体等）的检测有利于 1A 型糖尿病的诊断,特别是抗体的联合检测可提高诊断效率;胰岛素敏感性的检查（胰岛素敏感指数、高胰岛素 - 正葡萄糖钳夹试验等）有利于判断病因和指导治疗;也可用分子生物学技术进行基因突变的分析等。

（四）并发症和合并症的检查

1. 血、尿酮测定 可为急性并发症的诊断和病情监测提供依据,也可为糖尿病分型提供线索,但要注意排除禁食或妊娠呕吐等引起的饥饿性酮症。酮体包括 β- 羟丁酸、乙酰乙酸和丙酮,前两者为酸性物质,大量积聚引起酸中毒,而且在 DKA 时,血中 β- 羟丁酸与乙酰乙酸的比值由正常时的 1∶1 上升为 10∶1 或更高,但纠正时前者下降快,后者下降慢。通常用硝基氢氰酸盐来检测血酮,测定的酮体是总酮体。目前已能用全自动生化仪直接测血 β- 羟丁酸和用快速血糖仪测血总酮体。尿酮与血酮的测定方法大致相同,但影响因素多,定性为弱阳性,意义不大,而且目前测定尿酮的方法不能检出 β- 羟丁酸,因此,尿酮阴性不能排除体内仍有较多 β- 羟丁酸。

2. 尿微量白蛋白 检测尿液微量白蛋白最简单的方法是测定尿中白蛋白与肌酐的比值,只需单次尿标本即可检测。如结果异常,则应在 3 个月内重复检测以明确诊断。微量白蛋白尿:尿白蛋白 / 肌酐:2.5～25.0mg/mmol（22～220mg/g）（男）、3.5～25.0mg/mmol（31～220mg/g）（女）;大量白蛋白尿:尿白蛋白 / 肌酐 >25.0mg/mmol（220mg/g）（男、女）。

3. 其他 根据需要选用血脂、血尿酸、血乳酸、肝肾功能、水电解质酸碱平衡和心电图等常规检查以及眼底荧光造影和神经肌电图等特殊检查。必要时需做肾穿刺病理检查。还可采用 10g 压力的尼龙丝检查足部感觉以及采用多普勒超声检查踝动脉与肱动脉的比值以协助糖尿病足的早期诊断。

（五）病理检查

1. 胰岛的病理改变 不同类型的糖尿病在不同时期病理改变不同。1 型糖尿病早期为非特异性胰岛炎，继而胰岛β细胞空泡变性、颗粒脱失、坏死消失，胰岛变小，数目减少，纤维组织增生、玻璃样变；2型糖尿病早期病变不明显，后期β细胞减少，常见胰岛淀粉样变性。

2. 血管病变　糖尿病患者从毛细血管到大中动脉均可出现不同程度的病变。毛细血管和细、小动脉内皮细胞增生，基底膜明显增厚，有的比正常厚几倍至十几倍，血管壁增厚、玻璃样变性、硬化，血压增高；有的血管壁发生纤维素样变性和脂肪变性，血管壁通透性增强；有的可有血栓形成或管腔狭窄、导致血液供应障碍，引起相应组织或器官缺血和功能障碍。电镜下，内皮细胞增生，基底膜高度增厚，有绒毛样突起，内皮细胞间连接增宽，可见窗孔形成，内皮细胞饮液小泡增加，有的管壁有纤维素样坏死，有的地方有血小板聚集，血栓形成。大、中动脉有动脉粥样硬化或中层钙化，粥样硬化病变程度重，临床表现为主动脉、冠状动脉、下肢动脉、脑动脉和其他脏器动脉粥样硬化，引起冠心病、心肌梗死、脑萎缩、肢体坏疽等。

3. 肾脏病变

（1）大体表现：早期和中期肾脏体积增大，皮质增厚而苍白，质韧硬，晚期出现严重血管病变时，可出现颗粒样或瘢痕样改变。

（2）光镜检查：①早期。由于肾脏的高滤过造成肾小球毛细血管球肥大，肾小囊腔呈裂隙状，基底膜轻度增厚，系膜轻度增生，肾小管上皮细胞显示空泡和颗粒变性，肾间质和小动脉无明显病变。②进展期。肾小球系膜区扩张，为正常的2～3倍，系膜基质增生，从肾小球门部开始放射状分布，系膜细胞增生较轻；毛细血管基底膜弥漫均匀增厚，毛细血管腔受压狭窄；肾小管基底膜弥漫均匀增厚，往往与毛细血管基底膜增厚同时出现。进展期可见肾小囊玻璃滴状病变，是指肾小囊基底膜与壁层上皮细胞间出现大小不一、均质泪滴状或玻璃样蛋白质沉积，是糖尿病肾病特异性改变；还可见肾小球毛细血管袢纤维蛋白帽状病变，指在肾小球毛细血管基底膜和内皮细胞之间形成的半月形、均质的血浆蛋白沉积物，属于渗出性病变，严重时可导致毛细血管腔狭窄或肾小囊黏连。③晚期。病变肾小球系膜基质重度增生，由于基质合成增加、降解减少，在毛细血管襻中心区形成均质红染的少细胞或无细胞性结节状硬化，该结节在六胺银染色下呈同心圆排列，称为 KW 结节（kimmelstiel-Wilson nodule），有 KW 结节时称结节性糖尿病肾小球硬化症（图 23-1/ 文末彩图 23-1）。KW 结节体积大小不一，越到后期体积越大，并挤压邻近毛细血管腔，造成毛细血管基底膜与系膜分离或部分系膜溶解，毛细血管壁失去支撑而呈节段性扩张，形成微血管瘤。肾小管萎缩、肾小管基底膜分层。间质纤维化，淋巴细胞和单核细胞浸润。入球和出球微动脉壁玻璃样变，间质小动脉壁增厚硬化，肾小动脉和细动脉硬化主要由于血浆沉积和凝固于血管壁中层和内皮下层造成的，与糖尿病患者的糖代谢障碍诱发的蛋白质和脂类代谢障碍有关。④终末期：糖尿病肾病因肾小球系膜基质增生、小动脉损伤，最终出现球形硬化和荒废，荒废肾小球与其他硬化性肾小球病相比，因系膜基质明显增多，所

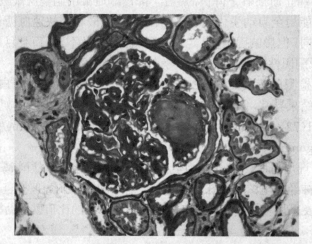

图 23-1　结节性糖尿病肾小球硬化症 KW 结节（PAS 染色，×200）

以体积并不缩小，甚至增大，故糖尿病导致的终末肾的体积也不缩小。肾小管广泛萎缩，肾间质炎细胞浸润和纤维化，小动脉管壁增厚、玻璃样变，管腔狭窄。

（3）免疫病理检查：IgG沿毛细血管壁呈线状沉积，特别是在Ⅰ型糖尿病患者中常见，已被证实属于非特异性沉积，并非免疫复合物沉积。系膜区、肾小囊玻璃滴状病变和肾小球毛细血管袢纤维蛋白帽状病变区可见IgM沉积，也属于血浆蛋白非特异性沉积。

（4）电镜检查：表现为肾小球毛细血管基底膜弥漫均质性增厚和系膜基质增生。早期肾小球毛细血管基底膜略微增厚，晚期增厚可达正常厚度的10倍，增厚是由于肾小球基底膜致密层增厚，并无免疫复合物沉积。系膜基质增生，甚至呈结节团块状，晚期可见胶原纤维，也无免疫复合物沉积，系膜细胞极少。肾小囊玻璃滴状病变、肾小球毛细血管袢纤维蛋白帽状病变及小动脉玻璃样变区呈高电子密度沉积物状，有时可含有脂质，无免疫复合物沉积。足细胞肿胀、空泡变性，足突广泛融合，有时足细胞脱落，基底膜裸露。

4. 视网膜病变　早期表现为微小动脉瘤和视网膜小静脉扩张，继而渗出、水肿、微血栓形成、出血等非增生性视网膜病变；还可因血管病变引起缺氧、刺激纤维组织增生、新生血管形成等增生性视网膜性病变；视网膜病变可造成白内障或失明。

5. 神经系统病变　周围神经可因血管病变引起缺血性损伤或症状，如肢体疼痛、麻木、感觉丧失、肌肉麻痹等，脑细胞也可发生广泛变性。

6. 其他组织或器官病变　可出现皮肤黄色瘤、肝脂肪变和糖原沉积、骨质疏松、糖尿病性外阴炎及化脓性和真菌性感染等。

二、实验室检查指标的评估

（一）血糖

FPG水平是诊断糖尿病最主要的依据，但应注意在2型糖尿病中，高血糖是相对较晚才产生的，因此仅用FPG将延误诊断，并对糖尿病人群的流行估计过低。如果采血后全血在室温放置，由于血细胞中的糖酵解会使血糖浓度每小时下降5%～7%，当有白细胞增多或细菌污染时，葡萄糖的损失会增加。若标本采集后立即分离血浆或血清，则可使血糖在室温下稳定24h。如不能立即检测而又不能立即分离血浆或血清，就必须将血液加入含氟化钠的抗凝瓶，以抑制糖酵解途径中的酶，保证检测准确。葡萄糖的检测方法中己糖激酶法准确度和精密度高，特异性高于葡萄糖氧化酶法，为葡萄糖测定的参考方法。

（二）OGTT

OGTT在糖尿病的诊断中并非必需，因此不推荐临床常规应用。大多数糖尿病患者会出现FPG水平增加，除GDM外，FPG＜5.6mmol/L（100mg/dl）或随机血糖＜7.8mmol/L（140mg/dl）中可排除糖尿病的诊断，所以临床上首先推荐测定FPG。虽然OGTT比FPG更灵敏，但其受多种因素影响且重复性差。除非第一次OGTT结果明显异常，否则应该在不同时间做2次OGTT测定以判断是否异常。

（三）HbA1c

由于糖化血红蛋白的形成与红细胞的寿命有关，在有溶血性疾病或其他原因引起红细胞寿命缩短时，糖化血红蛋白明显减少。同样，如果近期有大量失血，新生红细胞大量产生，会使糖化血红蛋白结果偏低，然而仍可用于监测上述患者，但其测定值必须与自身以前测定值作比较而不是与参考值比较。高浓度糖化血红蛋白也可见于缺铁性贫血患者，这可能与较多的衰老红细胞有关。HbF、HbS和HbC等异常血红蛋白则因血红蛋白病和测定方法的不同，可引起糖化血红蛋白的假性升高或降低。与FPG和餐后2h血糖水平相比，HbA1c的检测方法已标准化，与糖尿病长期并发症的相关性更强，生物变异小，无需空腹或特定时间采血，不是受急性（如应激、疾病相关）血糖波动的影响，检测结果可以作为血糖管理或治疗的指导。

（四）果糖胺和糖化白蛋白

由于所有糖化血清蛋白都是果糖胺，而白蛋白是血清蛋白中含量最多的组分，虽然测定果糖胺主要是测定糖化白蛋白，但果糖胺反映的是血清中总的糖化血清蛋白，在白蛋白浓度和半衰期发生明显变化时，会对糖化白蛋白产生很大的影响。因此，对于肾病综合征（nephrotic syndrome，NS）、肝硬化、异常蛋白血症或急性时相反应之后的患者，果糖胺结果不可靠。此外，果糖胺容易受到血液中胆红素、乳糜和低分子物质等的影响。

（五）胰岛素和C肽

测定C肽比测定胰岛素有更多优点：①由于肝的代谢可以忽略，所以与外周血胰岛素浓度相比，C肽浓度可更好地反映β细胞功能；②C肽不受外源性胰岛素干扰，且不与胰岛素抗体反应。

第三节　实验室检查指标的临床应用

糖尿病的实验室监测指标在糖尿病及其并发症的筛查、病因分类、临床诊断、鉴别诊断、疗效评估、病情监测以及病理机制探讨等方面具有重要价值。国际临床生物化学学会（NACB）和美国糖尿病协会专业执行委员会（PPC of the ADA）根据循证实验室医学的研究结果和目前临床实践的情况，提出了实验室检查指标运用于糖尿病诊断、病程监控以及并发症诊断等的指导性建议。

一、糖尿病的早期筛查

糖尿病的早期筛查指标包括：①免疫学标志物（包括 ICA、IAA、GADA 和 IA-2 抗体等）；②基因标志物，如 HLA 的某些基因型；③胰岛素分泌，包括空腹分泌、脉冲分泌和葡萄糖刺激分泌；④血糖，包括 IFG 和 IGT。

对于 1 型糖尿病而言，由于检查成本高且尚无有效的治疗方案，故不推荐使用免疫学标志物进行常规筛查，只有下述几种情况下才进行该项检查：①某些最初诊断为 2 型糖尿病，却出现了 1 型糖尿病的自身抗体并发展为依赖胰岛素治疗患者；②准备捐赠肾脏或部分胰腺用于移植的非糖尿病家庭成员；③评估妊娠糖尿病妇女演变为 1 型糖尿病的风险；④从儿童糖尿病患者中鉴别出 1 型糖尿病，以尽早进行胰岛素治疗。

对于 2 型糖尿病，由于在临床诊断时，30% 已存在糖尿病并发症，说明至少在临床诊断的 10 年前疾病就已发生，因此，推荐对相关人群进行 FPG 或 OGTT 筛查（表 23-11）。

表 23-11　建议进行空腹血糖或口服葡萄糖耐量试验筛查的人群

1. 所有年满45周岁的人群，每3年进行一次筛查
2. 对于较年轻的人群，如有以下情况，应进行筛查：
   (1) 肥胖个体，体重≥120% 标准体重或者体质指数（body mass index，BMI）≥27kg/m²；
   (2) 存在与糖尿病发病高度相关的因素；
   (3) 糖尿病发病的高危种族（如非裔、亚裔、土著美国人、西班牙裔和太平洋岛屿居民）；
   (4) 已确诊妊娠糖尿病或者生育过 >9kg 体重的婴儿；
   (5) 高血压患者；
   (6) HDL-C 水平≤0.90mmol/L（35mg/dl）或 TG≥2.82mmol/L（250mg/dl）；
   (7) 曾经有糖耐量受损或者空腹血糖减低的个体

二、糖尿病肾病的病理分级

2010 年 2 月由 Teraert 等世界各国肾脏病理学家共同完成了糖尿病肾病的病理分级诊断标准（表 23-12），以期为临床诊断及鉴别诊断提供更为可靠的依据。

表 23-12 糖尿病肾病病理分型

级别	病理特点	分级标准
I	光镜下无或轻度非特异性改变，电镜显示基底膜（GBM）增厚	GBM>395nm（女性），GBM>430nm（男性）
IIa	轻度系膜增生	光镜下系膜增生>25%，系膜增生面积<毛细血管祥腔面积
IIb	重度系膜增生	光镜下系膜增生>25%，系膜增生面积>毛细血管祥腔面积
III	结节性硬化（KW 结节）	至少有一个确定的 KW 结节
IV	晚期糖尿病肾小球硬化	肾小球硬化>50%

案例 23-1

【病史摘要】 女，58 岁，因"口干、多饮、多尿伴体重减轻 3 个月"入院。患者 3 个月前无明显诱因渐起口干、多饮、多尿伴体重减轻约 5kg，伴有视物模糊，外阴瘙痒。门诊查空腹血糖 13.5mmol/L，餐后 2h 血糖 24.8mmol/L，糖化血红蛋白 12.2%，门诊以"2 型糖尿病"收入院。自发病来，患者精神可，睡眠差，夜尿增多，食欲亢进，体力下降，体重下降约 5kg。

【临床检验】 空腹血糖 13.5mmol/L，餐后 2h 血糖 24.8mmol/L，糖化血红蛋白 12.2%，胰岛功能：空腹 C 肽 0.72ng/ml（参考值 0.78～1.89ng/ml），餐后 2h C 肽 1.48ng/ml。

【诊断与鉴别诊断】

1. 诊断 2 型糖尿病。

2. 鉴别诊断 甲亢、胃空肠吻合术后，因碳水化合物在肠道吸收快，可引起进食后 0.5～1h 血糖过高，出现尿糖，但空腹血糖和餐后 2h 血糖正常。严重肝病时肝糖原合成受阻，肝糖原储存减少，亦可引起进食后 0.5～1h 血糖过高，出现尿糖，但空腹血糖偏低，餐后 2～3h 血糖正常或低于正常。

【案例分析】 该患者为中老年女性，主要表现为渐起口干、多饮、多尿伴体重减轻约 5kg，伴有视物模糊，外阴瘙痒。查空腹血糖 13.5mmol/L，餐后 2h 血糖 24.8mmol/L，糖化血红蛋白 12.2%，达到糖尿病诊断标准，尽管胰岛功能轻微受到抑制，空腹 C 肽 0.72ng/ml，但结合患者年龄，仍可诊断为 2 型糖尿病。

小 结

糖尿病是一种由遗传和环境因素相互作用引起胰岛素分泌缺陷和/或其生物作用障碍所致，以慢性高血糖为主要特征的临床综合征。同时伴有脂肪、蛋白质、水、电解质等多种营养素代谢障碍，是一种常见的慢性代谢性疾病。主要表现为多饮、多尿、多食和体重减轻，常伴有皮肤瘙痒、乏力等症状，慢性高血糖可引起大中血管、微血管等并发症，在某些应激状况下也可发生糖尿病急性并发症，如酮症酸中毒、高血糖高渗性状态。通过对血糖、糖化血红蛋白及并发症的相关检测，很容易得出糖尿病及相关并发症的诊断。

参 考 文 献

[1] 葛均波,徐永健,王辰. 内科学. 9 版. 北京:人民卫生出版社,2018.

[2] 林果为,王吉耀,葛均波. 实用内科学. 15 版. 北京:人民卫生出版社,2017.

[3] 廖二元. 内分泌代谢病学. 3 版. 北京:人民卫生出版社,2012.

[4]　中华医学会糖尿病学分会. 中国2型糖尿病防治指南(2017版).

[5]　薛耀明, 肖海鹏. 内分泌与代谢病学. 广州: 广东科技出版社, 2018.

[6]　邹万忠. 肾活检病理学. 4版. 北京: 北京大学医学出版社, 2017.

（叶迎春　徐秀芬　宫惠琳　钱士匀）

第二十四章

高脂血症

第一节 概　述

血脂是血浆中的总胆固醇（total cholesterol，TC）、三酰甘油（triacylglycerol，TG）和类脂如磷脂等的总称，与临床密切相关的血脂主要是胆固醇和三酰甘油，其他还有游离脂肪酸和磷脂等。在人体内胆固醇主要以游离胆固醇和胆固醇酯的形式存在，三酰甘油是由甘油分子中的三个羟基被脂肪酸酯化而形成。血脂异常（dyslipidemia）是指血浆中总胆固醇、低密度脂蛋白胆固醇（low density lipoprotein cholesterol，LDL-C）、三酰甘油的升高和／或高密度脂蛋白胆固醇（high density lipoprotein cholesterol，HDL-C）的低下，俗称为高脂血症。高脂血症是血浆中一种或几种脂质浓度高于正常水平，表现为高胆固醇血症、高三酰甘油血症或两者兼有（混合型高脂血症）。脂质不溶于或微溶于水，血液循环中的胆固醇和 TG 必须与特异的蛋白质即载脂蛋白（apolipoprotein）结合形成脂蛋白，才能在血液循环中转运，并被运输至组织进行代谢。因此，高脂血症实际表现为高脂蛋白血症。

一、病因与发病机制

血脂异常在人群中很常见，2007—2008 年进行的中国糖尿病和代谢异常研究表明，中国 20 岁以上成年人中血脂异常率超过 30%。其病因大体包括遗传及环境因素两个方面。下面从高胆固醇血症和高三酰甘油的病因方面分别进行介绍。而实际上，有些病因可同时引起高胆固醇及高三酰甘油血症。

（一）高胆固醇血症的病因与发病机制

血清胆固醇水平可受饮食、年龄、体重、雌激素、生活方式以及遗传因素等的影响。此外，一些疾病也继发引起胆固醇升高。

1. 不合理膳食

（1）饮食摄入胆固醇高 西方国家人群胆固醇摄入量一般为 400mg/d，而低胆固醇人群的摄入量为 200mg/d 左右。胆固醇摄入量从 200mg/d 增加为 400mg/d，可升高血胆固醇 0.13mmol/L（5mg/dl）。其机制可能与肝细胞内胆固醇含量增加，LDL 受体合成减少有关。调查显示，我国成年人日均胆固醇摄入量逐年上升，1989 年为 156mg/dl，到 2009 年为 291mg/dl。这可能是近十年来我国成年人血清胆固醇水平升高的原因之一。

（2）饮食摄入饱和脂肪酸高 理想的饱和脂肪酸摄入量应 <7% 总热卡。有研究表明，若摄入量达到 14% 总热卡，可致血胆固醇升高大约 0.52mmol/L（20mg/dl），其中多数为 LDL-C。饱和脂肪酸摄入过多导致胆固醇升高的机制尚不清楚，可能与下列 5 个方面有关：①抑制胆固醇酯在肝内合成；②促进无活性的非酯化胆固醇转入活性池；③促进调节性氧化类固醇形成；④降低细胞表面 LDL 受体活性；⑤降低 LDL 与 LDL 受体的亲和性。

2. 体重增加　有研究提示，血浆胆固醇升高与体重增加相关。这种体重增加伴随血浆胆固醇水平升高不仅见于男性，也见于女性（包括青年和更年期的女性）。一般认为，体重增加可使人体血胆固醇升高约 0.65mmol/L（25mg/dl）。可能的机制如下：①肥胖促进肝输出含载脂蛋白 B 的脂蛋白，继而使 LDL 生成增加；②肥胖使全身的胆固醇合成增加，引起肝内胆固醇池扩大，因而抑制 LDL 受体的合成。

3. 年龄因素　随着年龄的增长，体重也会增加。但是，因年龄增长而伴随的胆固醇升高并非完全由体重增加所致。现有资料表明，除体重因素外，年龄本身可使血浆胆固醇增加 0.78mmol/L（30mg/dl）左右，可能与老年人 LDL 受体活性减退，LDL 分解代谢率降低有关。老年人 LDL 受体活性减退的机制尚不清楚，可能是由于随着年龄的增长，胆汁酸合成减少，使肝内胆固醇含量增加，进一步抑制 LDL 受体的合成。

4. 雌激素　在 45～50 岁前，女性的血胆固醇低于男性，随后则会高于男性。美国妇女绝经后总胆固醇可升高大约 0.52mmol/L（20mg/dl）。这种绝经后胆固醇水平升高与体内雌激素减少密切相关。这可能与雌激素能增加 LDL 受体的活性有关。研究发现，循环中雌二醇水平与妇女血浆 TC、TG、LDL-C、ApoB 水平呈显著负相关，与 HDL-C 水平呈显著正相关。此外，绝经后妇女雌激素下降常伴随胰岛素抵抗，因而导致脂质代谢紊乱。

5. 遗传因素　近年来，血脂代谢遗传学研究逐渐成为热点，一项纳入 19 万名参与者的研究描述了 157 个与血脂组分有关的遗传位点，这些位点的变异（包括突变或多态性）可在诸多方面影响血脂代谢。

（1）胆固醇吸收率：已发现，ApoE 的基因型和 ApoAⅣ的多态性均可影响个体对食物胆固醇的吸收率。

（2）LDL 清除障碍：血浆中的 LDL 颗粒主要通过肝细胞表面的 LDL 受体摄取分解代谢。所以导致 LDL 清除障碍的原因主要有① LDL 受体活性受抑制；② LDL 受体数目减少；③ LDL 颗粒自身结构发生变化，与其受体结合能力下降。其中典型的例子是家族性高胆固醇血症，由于基因的突变（主要包括 *LDLR*、*ApoB*、*PCSK9*），使得 LDL 颗粒清除严重受损，造成血浆胆固醇水平显著升高。

（3）LDL 生成增加：高胆固醇血症的另一个原因是 LDL 产生过多，即极低密度脂蛋白（VLDL）转变成 LDL 增加。可能机制如① LDL 受体活性下降，当 LDL 受体活性下降时，VLDL 颗粒经 LDL 受体分解代谢减少，因而过多的 VLDL 转化为 LDL。②肝产生过多含 ApoB 脂蛋白，在这种情况下，LDL 生成增加，但 LDL 的分解代谢率并无显著下降。③ VLDL 颗粒自身的缺陷，这可使 VLDL 颗粒（或其残粒）经肝直接清除减少。在这种情况下，LDL 受体清除 LDL 是增高的，这是由于 LDL 受体因 VLDL 负荷减少，LDL 分解代谢率相对较高。虽然如此，由于 VLDL 颗粒的缺陷，仍能引起 LDL 浓度增加。因为在正常情况下，VLDL 颗粒与 LDL 颗粒相比较，VLDL 与受体的亲和力大于 LDL。所以，经受体途径分解代谢 LDL 颗粒的速度相对较 VLDL 缓慢。已有报道，在家族性混合型高脂血症中，可观察到 LDL-ApoB 产生过多的现象，这种情况称为"高载脂蛋白 B 症"（HyperApoB）。

（4）LDL 富含胆固醇酯：LDL-C 水平升高的另一个原因是 LDL 颗粒富含胆固醇酯，这种情况常会伴有 LDL-C 与 ApoB 比例增加。引起 LDL 颗粒富含胆固醇酯的机制尚不清楚，很可能与下列影响 LDL 胆固醇酯含量的因素有关①卵磷脂胆固醇酰基转移酶的活性；②胆固醇酯转移蛋白的活性；③LDL 在血循环中的生存时间；④新分泌的脂蛋白胆固醇的含量。

6. 继发性高胆固醇血症　一些代谢性疾病或药物能够引起继发血浆胆固醇升高。

（1）甲状腺功能减退症：甲状腺激素能够增加 LDL 受体的表达以及活性，所以甲状腺功能减退的患者血浆 LDL 清除率下降，从而引起 LDL-C 水平上升。

（2）肾脏疾病：在肾病综合征、慢性肾病、正在进行透析治疗以及肾移植术后的患者中常出现血脂紊乱。肾病综合征或正在进行透析治疗的患者易出现脂质三联征（包括 TG 及小而密 LDL-C 升高，HDL-C 下降），血脂紊乱的严重程度与血浆蛋白浓度成负相关，提示其机制可能与尿蛋白大量丢失后肝脏血浆蛋白代偿性合成增加有关。有 80%～90% 肾移植术后患者出现高脂血症，而在慢性肾病患者中 TG 升高更常见。

（3）库欣综合征：患者血浆糖皮质激素水平增高，糖皮质激素可以促进肝 VLDL 产生增加、抑制脂蛋白脂酶（LPL）活性,同时促进脂肪分解并且有拮抗胰岛素的作用,使得血浆中的胆固醇及 TG 水平升高。

(4) β 受体阻滞剂:长期服用 β 受体阻滞剂可使血浆 TC、TG 及 LDL-C 升高,HDL-C 明显下降。具体机制尚不清楚,可能是因为其可使血中儿茶酚胺增加所致。

(5) 噻嗪类利尿药:长期服用噻嗪类药物可引起血浆 TC、TG、LDL-C 及 VLDL-C 升高,HDL-C 下降。

（二）高三酰甘油血症的病因与发病机制

TG 在血中处于脂蛋白的核心并以脂蛋白形式运输,血浆中乳糜微粒（CM）的三酰甘油含量达 90%~95%,VLDL 中三酰甘油含量也达 60%~65%,CM、VLDL 及其残粒被统称为富含 TG 脂蛋白（TRL）。TG 轻至中度升高常反映 CM 和 VLDL 残粒增多,这些残粒脂蛋白由于颗粒变小,可能具有直接致动脉粥样硬化作用。凡引起血浆中 CM 和 / 或 VLDL 升高的原因均可导致高三酰甘油血症,主要包括环境因素和遗传因素。许多代谢性疾病、某些疾病状态、激素和药物等都可引起高三酰甘油血症,这些情况一般称为继发性高三酰甘油血症。

1. 营养因素 许多营养因素均可引起血浆三酰甘油水平升高。大量摄入单糖亦可引起血浆三酰甘油水平升高,这可能与伴发的胰岛素抵抗有关;也可能是由于单糖可改变 VLDL 的结构,从而影响其清除速度。饮食的结构也对血浆三酰甘油水平升高有影响。我国人群的膳食是以高糖低脂为特点,有调查表明,糖占总热量的 76%~79%,脂肪仅占 8.4%~10.6%,而高脂血症的发生率达 11%,以内源性高三酰甘油血症为最多见。有研究结果提示,进食糖量的比例过高,引起血糖升高,刺激胰岛素分泌增加,出现高胰岛素血症。后者可促进肝脏合成三酰甘油和 VLDL 增加,因而引起血浆三酰甘油浓度升高。此外,高糖膳食还可诱发 *ApoCⅢ* 基因表达增加,使血浆 ApoCⅢ 浓度增高。已知 ApoCⅢ 是脂蛋白脂酶的抑制因子,血浆中 ApoCⅢ 增高可造成脂蛋白脂酶的活性降低,继而影响 CM 和 VLDL 中三酰甘油的水解,引起高三酰甘油血症。

2. 饮酒 饮酒对血浆三酰甘油水平有明显影响,在敏感个体中,即使中等量饮酒亦可引起高三酰甘油血症。乙醇可增加体内脂质的合成率,减少氧化脂肪酸的比例,并增加酯化脂肪酸的比例。此外,乙醇还可降低脂蛋白脂酶的活性,从而使三酰甘油分解代谢减慢。

3. 吸烟 吸烟也可增加血浆三酰甘油水平。流行病学研究证实,与正常人平均值相比较,吸烟可使血浆三酰甘油水平升高 9.1%。然而戒烟后多数人有暂时性体重增加,这可能与脂肪组织中脂蛋白脂酶活性短暂上升有关,此时应注意控制体重,以防体重增加而造成三酰甘油浓度升高。

4. 生活方式 习惯于静坐的人血浆三酰甘油浓度比坚持体育锻炼者要高。无论是长期或短期体育锻炼均可降低血浆三酰甘油水平。锻炼尚可增高脂蛋白脂酶活性,升高 HDL 水平特别是 HDL$_2$ 的水平,并降低肝脂酶活性。长期坚持锻炼,还可使外源性三酰甘油从血浆中清除增加。

5. 体力活动不足 研究表明,在体力活动较多的人群中,TG 水平降低而 HDL-C 水平升高,其机制可能为多方面的:①增加外周及肝脂肪酶活性,使 TG 降解增多;②促进肝及肠道合成 ApoAI,从而使得 HDL-C 生成增多。

6. 肥胖 流行病学资料显示,体重及体脂分布状态对血浆 TG 水平影响显著,超重（BMI 25~30kg/m²）和肥胖（BMI≥30kg/m²）人群的血浆 TG 水平明显高于正常人群。有研究报道,腹型（中心型）肥胖（内脏脂肪沉积为主）及皮下型肥胖（皮下脂肪沉积为主）与血浆 TG 升高有密切关系,且腹型肥胖与 TG 升高关系更为密切。这与腹内脂肪代谢活跃、产生过量的游离脂肪酸经门静脉进入肝、刺激肝合成 VLDL 增多有关。

7. 糖尿病 糖尿病患者由于胰岛素缺乏、LPL 活性减弱导致肝 VLDL 产生增加及 CM 的清除减少,从而引起血浆 TG 水平升高。此外,胰岛素缺乏还可刺激脂肪组织释放游离脂肪酸,用于肝 VLDL 的合成,使血浆 TG 水平升高。控制不良的 1 型糖尿病患者常见餐后 TG 水平升高,而胰岛素治疗可逆转这种情况。约有 35% 的 2 型糖尿病患者空腹血浆 TG≥2.26mmol/L（200mg/dl）,同时伴有 TC 水平升高及 HDL-C 浓度降低。

8. 其他　前述的一些继发性引起高胆固醇血症的病因也可导致 TG 水平升高，如甲状腺功能减退、慢性肾脏疾病等。

9. 基因异常

（1）脂蛋白脂酶（LPL）和 *ApoCⅡ* 基因：血浆 CM 和 VLDL 中的三酰甘油有效地水解需要脂蛋白脂酶和它的复合因子 *ApoCⅡ* 参与。脂蛋白脂酶和 *ApoCⅡ* 的基因缺陷将导致三酰甘油水解障碍，从而引起严重的高三酰甘油血症。LPL 基因 *PvuⅡ* 多态（rs285）位于第 6 内含子，由 C-T 碱基突变引起。部分 *ApoCⅡ* 缺陷的患者可通过分析肝素化后脂蛋白脂酶活性来证实。

（2）*ApoE* 基因：*ApoE* 基因变异，可使含有 *ApoE* 的脂蛋白代谢障碍，这主要是指 CM 和 VLDL。CM 残粒是通过 *ApoE* 与 LDL 受体相关蛋白结合而进行分解代谢，而 VLDL 则是通过 ApoE 与 LDL 受体结合而进行代谢。*ApoE* 基因有 3 个常见的等位基因即 *ApoE2*、*ApoE3* 和 *ApoE4*。*ApoE2* 是一种少见的变异基因，由于 *ApoE2* 与上述 2 种受体的结合力都较弱，因而造成 CM 和 VLDL 残粒的分解代谢障碍。所以，*ApoE2* 等位基因携带者血浆中 CM 和 VLDL 残粒浓度增加，因而常导致高三酰甘油血症。

（3）*ApoAV* 基因：该基因含有 1 889bp，定位于 11 号染色体长臂 q23 区，编码 363 个氨基酸组成的蛋白质，在肝组织表达。从小鼠模型 *ApoAV* 基因的过表达和缺失研究证实，*ApoAV* 与 TG 的调节关系密切。*ApoAV* 降低 TG 是通过 LPL 激活，加速 VLDL 的分解代谢实现的。

（4）*ApoD* 基因：*ApoD* 载脂蛋白主要存在于 HDL 中，也存在于 LDL 及 VLDL 中。*ApoD* 在哺乳动物组织中广泛表达，以脑组织和睾丸尤甚，其基因位于第 3 号染色体 p14.2，表达水平随着衰老呈明显增加趋势。*ApoD* 的异常表达与脂代谢紊乱及冠心病密切相关。

（5）脂肪酶成熟因子基因该基因编码脂肪酶成熟因子 1（lipase maturation factor 1, *LMF1*）：*LMF1* 是一种位于内质网的蛋白质，对脂肪酶的成熟及进一步加工起着重要作用。研究发现，具有 *LMF1* 基因突变的小鼠可呈现出高三酰甘油血症。

（6）*GPIHBP1* 基因：*GPIHBP1* 是位于毛细血管内皮细胞中的蛋白质，协助 LPL 从内皮下间隙运输至血管腔面，从而有利于 CM 及 VLDL 的脂解。具有 *GPIHBP1* 基因缺陷的小鼠即使在低脂饮食下，其 TG 仍可极度升高达 56.5mmol/L（5 000mg/dl）。

（三）影响高密度脂蛋白的遗传因素

1. 载脂蛋白 AI（apolipoprotein AI, apoAI）基因缺陷　已发现 46 种基因突变可影响 apoAI 结构，导致 HDL-C 水平显著降低。临床表现可有黄色瘤、角膜弓等特征性表现，也可没有任何异常，并非所有的基因缺陷均可导致早发心血管疾病。apoAI 基因的其他突变，可能导致胆固醇分解代谢速率增加，但不一定增加心血管事件的风险。值得一提的是 apoAI Milano，它是罕见的 apoAI 基因自然点突变之一，能降低 HDL-C 的水平，却可延长寿命，抑制动脉粥样硬化发生。

2. 家族性胆固醇酯转运蛋白缺乏症（familial cholesteryl ester transfer protein deficiency）　家族性胆固醇酯转运蛋白缺乏症是由于胆固醇酯转运蛋白（cholesteryl ester transfer protein, *CETP*）基因突变所致。*CETP* 重要的生理功能是参与各类脂蛋白之间的胆固醇酯交换，*CETP* 缺乏时，由于 HDL 颗粒中的胆固醇酯转运至其他脂蛋白发生障碍，因而造成 HDL 颗粒中胆固醇酯的堆积，血浆 HDL-C 水平明显升高，而 LDL-C 水平偏低。家族性胆固醇酯转运蛋白缺乏症与早发冠心病无明确相关性，尽管 HDL-C 浓度明显升高，但也并未发挥抗动脉粥样硬化的作用。

3. Tangier 病　Tangier 病最早发现于 40 多年前，居住在摩洛哥北部 Tangier 岛的两兄弟被诊断患有此病。该病又称为家族性 α- 脂蛋白缺乏症，是一种罕见的家族性遗传病，以反复发作多神经病、淋巴结病、橙 - 黄色扁桃体增生和 HDL 显著下降相关的肝脾肿大（胆固醇脂储存于网状内皮细胞）为特征。Tangier 病是由三磷腺苷结合盒转运子 A1（ATP-binding cassette transporter A1, *ABCA1*）的基因突变所致，*ABCA1* 基因位于常染色体 9q31 上 D9S271 和 D9S1866 之间的区域，编码的蛋白称作胆固醇外流调节蛋白(cholesterol efflux regulatory protein,CERP)或 ABCA1 蛋白,它参与胆固醇外流,促使胆固醇转移给 apoAI 和 HDL。Tangier 病患者细胞中的胆固醇不能被清除,导致在扁桃体和其他器官中累积,因而该病患者的冠心病危险性增加。

二、高脂血症的分类及家族性高脂血症

(一)分类方法

目前有关高脂血症的分类较为繁杂,归纳起来有 3 种分类方法。

1. 继发性或原发性高脂血症   所谓继发性高脂血症是指由于全身系统性疾病所引起的血脂异常。可引起血脂升高的系统性疾病有甲状腺功能减退症、糖尿病、肾病综合征、肾衰竭、肝脏疾病、系统性红斑狼疮、糖原贮积症、骨髓瘤、脂肪萎缩症、急性卟啉病等。此外,某些药物如利尿药、β 受体阻滞剂、糖皮质激素等均可引起继发性血脂升高。在排除了继发性高脂血症后,即可诊断为原发性高脂血症。已知部分原发性高脂血症是由于先天性基因缺陷所致,例如 LDL 受体基因缺陷引起家族性高胆固醇血症等,而另一部分原发性高脂血症的病因目前还不清楚。

2. 表型分型法   1967 年 Fredrickson 等首先提出高脂蛋白血症的分型法,他们基于各种血浆脂蛋白升高的程度不同而进行分型,将高脂蛋白血症分为 5 型(Ⅰ、Ⅱ、Ⅲ、Ⅳ 和 Ⅴ型)。这种高脂蛋白血症分型法不但促进了人们对高脂血症的了解,而且有利于临床上对高脂血症的诊断和治疗,所以逐渐被广泛采用。当时主要是基于血浆脂蛋白电泳的结果而作出的分型诊断。血浆乳糜微粒升高,称之为 Ⅰ 型高脂蛋白血症;VLDL 或前 β 脂蛋白升高为 Ⅳ 型高脂蛋白血症;电泳时出现"宽 β 脂蛋白"称为 Ⅲ 型高脂蛋白血症;β 脂蛋白(即为 LDL)升高称为 Ⅱ 型高脂蛋白血症;同时有乳糜微粒和 VLDL 升高则为 Ⅴ 型高脂蛋白血症。1970 年世界卫生组织(WHO)对 Fredrickson 等提出的高脂蛋白血症分型法进行了部分修改,将其中的 Ⅱ 型分为两型,即 Ⅱa 型(单纯 LDL 升高)和 Ⅱb 型(LDL 和 VLDL 同时升高)高脂蛋白血症(表 24-1)。这种分型方法对指导临床诊断和治疗高脂血症有很大的帮助,但也存在不足之处,其最明显的缺点就是过于繁杂。此外,这种分类方法没有包括 HDL-C 的异常,也没有综合患者的临床资料,更没有考虑遗传因素。为了指导治疗,曾有人提出了高脂血症的简易分型方法,即将高脂血症分为高胆固醇血症、高三酰甘油血症和混合型高脂血症(表 24-2)。这种分类方法虽然简便易操作,但没有顾及临床资料及遗传因素等。

表 24-1　高脂蛋白血症 WHO 分型法

| 类型 | 疾病 | 脂蛋白变化 | | | | 血脂变化 | | 备注 |
		CM	LDL	VLDL	HDL	TC	TG	
Ⅰ	家族性高三酰甘油血症	升高	降低	正常或降低	降低	升高	升高	易发胰腺炎
Ⅱ	家族性高胆固醇血症							易发冠心病
	Ⅱa	无	升高	正常或降低	正常	升高	正常	易发冠心病
	Ⅱb	无	升高	升高	正常	升高	正常	易发冠心病
Ⅲ	家族性异常 β 脂蛋白血症	少量		升高		升高	升高	易发冠心病
Ⅳ	高前 β 脂蛋白血症	无	正常或降低	升高	正常或降低	正常	升高	易发冠心病
Ⅴ	混合型高脂血症	升高	降低	升高	降低	升高	升高	易发胰腺炎

3. 基因分型法   由于高脂血症的表型分类法只注重血浆中脂蛋白的异常,而忽略了引起高脂血症的原因,即没有考虑病因诊断,因而具有很大的局限性。近年来,随着分子生物学的迅速发展,人们对高脂血症的认识已逐步深入到基因水平。目前已发现有相当一部分高脂血症患者存在单一或

表24-2　高脂血症简易分型

分型	TC	TG	相当于WHO表型
高胆固醇血症	↑↑		Ⅱa
高三酰甘油血症		↑↑	Ⅳ（Ⅰ）
混合型高脂血症	↑↑	↑↑	Ⅱb（Ⅱ、Ⅳ、Ⅴ）

注：括号内为少见类型。

多个遗传基因的缺陷。由基因缺陷所致的高脂血症多具有家族聚集性，有明显的遗传倾向，临床上通常称为家族性高脂血症（familial hyperlipidemia）。遗传性脂蛋白异常种类较多，认识比较清楚的见表24-3。其中，临床上较常见且研究较多的有家族性高胆固醇血症、家族性高三酰甘油血症、家族性混合型高脂血症和家族性异常β脂蛋白血症。

表24-3　遗传性脂蛋白异常

	类型	基因缺陷
家族性高胆固醇血症	Familial Hypercholesterolemia（FH）	LDLR、ApoB、PCSK9
常染色体隐性遗传高胆固醇血症	Autosomal Recessive Hyperchol esterolemia（ARH）	ARH
无β脂蛋白血症	Abetalipoproteinemia	MTP
低β脂蛋白血症	Hypobetalipoproteinemia	ApoB
家族性高胆固醇血症	Familial sitosterolemia	ABCG5/ABCG8
家族性高LP（a）脂蛋白血症	Familial lipoprotein（a）hyperlipoproteinemia	Apo（a）
异常β脂蛋白血症	Dysbetalipoproteinemia	ApoE
肝脂肪酶缺乏症	Hepatic lipase deficiency	HL
脂蛋白酶缺之症	Lipoprotein lipase deficiency	LPL
ApoC-Ⅱ缺乏症	ApoC-Ⅱ deficiency	ApoC-Ⅱ
ApoA-Ⅴ缺乏症	ApoA-Ⅴ deficiency	ApoA-Ⅴ
家族性高三酰甘油血症	Familial hypertriglyceridemia	多基因型
家族性混合型高脂血症	Familial combined hyperlipi-demia	多基因型
ApoA-Ⅰ缺乏症	ApoA-Ⅰ deficiency	ApoA-Ⅰ
Tangier病，家族性HDL缺乏症	Tangier disease，Familial HDL deficiency	ABCA1
家族性卵磷脂胆固醇酰基转移酶缺乏症	Familial LCAT deficiency syndromes	LCAT
CETP缺乏症	CETP deficiency	CETP
Niemann-Pick病A和B型	Niemann-Pick disease types A and B	SMPD1
Niemann-Pick病C型	Niemann-Pick disease types C	NPC1

（二）家族性高胆固醇血症

家族性高胆固醇血症（familial hypercholesterolemia，FH）是一种常染色体显性遗传性疾病。本症的发病机制是肝细胞膜表面的LDL受体缺陷或异常以及LDL与LDL受体亲和力下降等，导致体内LDL代谢异常，造成血浆总胆固醇（TC）水平和低密度脂蛋白-胆固醇（LDL-C）水平升高，特征性黄色瘤如肌腱黄色瘤、皮肤黄色瘤、角膜弓以及早发冠心病等。既往认为FH的分子病理基础为LDL受体（LDLR）相关基因突变。随着遗传研究的深入，发现前蛋白转化酶枯草溶菌素9（proprotein convertase subtilisin/kexin-9，PCSK9）和载脂蛋白B（ApoB）基因异常也可引起FH。但LDLR突变最为常见。

FH患者的临床表现取决于其LDL受体缺陷的严重程度。典型杂合子型FH患者的血浆胆固醇浓度是正常人的 2～3 倍，且在儿童时期便可测定出高胆固醇血症。但有些杂合子 FH 患者的血浆胆固醇浓度可以正常或稍有升高，这提示基因缺陷所致的受体功能异常可能有程度上的差异。曾有报道，纯合子 FH 的后代血浆胆固醇浓度基本正常。国内的研究表明，多数确诊的杂合子 FH 患者的血浆胆固醇浓度只稍高于同性别、同年龄组正常人的 95% 上限。说明我国人群中杂合子 FH 患者的 LDL 受体基因缺陷可能有不同的特点，或其表达更多地受环境因素的影响。高胆固醇血症也促使胆固醇在其他组织沉着。例如吞噬了胆固醇的巨噬细胞可引起各部位的肌腱出现结节性肿胀，称肌腱黄色瘤，以跟腱和手伸肌腱受累为多见。在眼睑也可发生类似的胆固醇沉着，引起扁平状黄色瘤。角膜的胆固醇浸润则引起老年性角膜环。不过后两者表现并非 FH 所特有，也可发生于其他类型的高脂血症，亦偶见于正常人。随着年龄的增长，肌腱黄色瘤则更为常见，约 75% 的 FH 患者最终会出现肌腱黄色瘤。但也应该注意到，由于肌腱黄色瘤并不是所有的 FH 患者都会出现，所以没有发现肌腱黄色瘤并不能排除该病的诊断。杂合子型 FH 临床上并不少见，这类患者 LDL 受体数目减少，大部分患者血清胆固醇水平为 6.8～15.8mmol/L，在男性杂合子型 FH 患者中，30～40 岁时可患有冠心病。预期 23% 男性患者在 50 岁以前死于冠心病，50% 以上的男性患者在 60 岁时已有明显的冠心病症状。而在女性杂合子 FH 患者中虽也易患冠心病，但发生冠心病的年龄较男性患者晚 10 年左右。纯合子 FH 患者是从其父母身上分别遗传获得一个异常的 LDL 受体基因，患者体内无或几乎无功能性的 LDL 受体。因而造成患者血浆胆固醇水平较正常人高出 6～8 倍，一般为 18.1～31.1mmol/L，较早发生动脉粥样硬化，多在 10 岁时就出现冠心病的临床症状和体征。如果得不到有效治疗，这些患者很难活到 30 岁。

在临床上，对任何严重的高胆固醇血症患者都应怀疑有 FH 的可能，并应进行相关的基因缺陷检测。我国目前尚无公认的 FH 诊断标准。常规临床诊断 FH 主要根据临床表现、血浆胆固醇和三酰甘油水平、特征性黄色瘤、早发冠心病及阳性家族史。如为单纯性高胆固醇血症，且血浆胆固醇浓度超过 9.1mmol/L（350mg/dl），可以明确诊断为 FH。若同时发现其他表现则更支持 FH 的诊断。这些表现包括患者或其第一级亲属中有肌腱黄色瘤，第一代亲属中有高胆固醇血症者，患者家庭成员中有儿童期就被检出有高胆固醇血症者。纯合子型 FH 诊断较容易，患者血浆胆固醇水平常超过 15.6mmol/L（600mg/dl），且亲生父母也有高胆固醇血症，常出现特征性黄色瘤。对于杂合子 FH，血浆胆固醇浓度为 6.5～9.1mmol/L（250～350mg/dl），若同时有上述其他特征之一者，则可做出 FH 的诊断。2013 年，欧洲动脉硬化学会（EAS）发布的《家族性高胆固醇血症诊治共识》中指出，如满足如下条件之一，儿童、成人和其家庭组成员应进行 FH 筛查：①成人血胆固醇≥8mmol/L（≥310mg/dl），儿童血胆固醇≥6mmol/L（≥230mg/dl）；②家族成员早发冠心病；③家族成员患肌腱黄色瘤；④家族成员早发心源性猝死。

（三）家族性混合型高脂血症

家族性混合型高脂血症（FCH）是于 1973 年首次被认识的一个独立的病症。在 60 岁以下患有冠心病的人群中，这种类型的血脂异常最常见（占 11.3%）。在一般人群中 FCH 的发生率为 1%～2%。另有研究表明，在 40 岁以上原因不明的缺血性卒中患者中，FCH 为最多见的血脂异常类型。FCH 最突出的特征是在同一家庭成员中甚至在同一患者的不同时期，血浆脂蛋白谱有明显的不同。受累者可表现为 Fredrickson 分型的 Ⅱa 型（以 LDL 升高为主）、Ⅱb 型（LDL 和 VLDL 同时升高）或 Ⅳ 型高脂蛋白血症（以 VLDL 升高为主或伴有 LDL 升高）。由于在同一家族中发生不同类型的高脂血症，所以 FCH 又叫多发型高脂血症。FCH 的血脂异常特点是血浆胆固醇和三酰甘油均有升高，其生化异常类似于 Ⅱb 型高脂蛋白血症。所以，曾有人将 FCH 与 Ⅱb 型高脂蛋白血症相提并论。在做出 FCH 的诊断时，首先要注意排除继发性高脂血症。

临床上，FCH 患者很少见到各种类型的黄色瘤，但合并有早发性冠心病患者却相当常见。FCH 最突出的特征是，在同一家族中，发现有各种不同类型的高脂蛋白血症患者，并有 60 岁以下发生心肌梗死者的阳性家族史。由于目前有关 FCH 的代谢异常和遗传缺陷的基因尚不清楚，也未发现具有诊断意义的遗传标记，所以要建立 FCH 的诊断，了解家族史是必不可少的。FCH 的临床和生化特征以及提示诊断的要点如下：①第一代亲属中有多种类型高脂蛋白血症的患者；②早发性冠心病的阳性家族史；③血浆 ApoB 水平增高；④第一代亲属中无黄色瘤检出；⑤家族成员中 20 岁以下者无高脂蛋白血症；⑥表现为Ⅱa、Ⅱb、Ⅳ或Ⅴ型高脂血症；⑦ LDL-C/ApoB 比例变低；⑧ HDL$_2$- 胆固醇水平降低。一般认为，只要存在第 1、2 和 3 点就足以诊断 FCH。

（四）家族性异常 β 脂蛋白血症

家族性异常 β 脂蛋白血症（familial dysbetalipoproteinemia, FD）又名Ⅲ型高脂蛋白血症。将患者的血浆脂蛋白经超速离心方法分离后，并进行琼脂糖电泳，发现其 VLDL 电泳时常移至 β 位置，而不是正常的前 β 位置；因而称这种 VLDL 为 β-VLDL。对这些 β-VLDL 进行结构分析，发现其胆固醇的含量非常丰富。由于 β-VLDL 是Ⅲ型高脂蛋白血症最突出的表现，且具有明显的家族聚集性，所以称之为家族性异常 β 脂蛋白血症。血脂改变表现为血浆胆固醇和三酰甘油浓度同时升高。血浆胆固醇浓度通常高于 7.77mmol/L（300mg/dl），可高达 26.0mmol/L。血浆三酰甘油浓度升高的程度（若以 mg/dl 为单位）与血浆胆固醇水平大体相当或更高。一般认为，若血浆胆固醇和三酰甘油浓度同时升高，且两者相当时，应考虑Ⅲ型高脂蛋白血症的可能。

目前临床上尚没有诊断Ⅲ型高脂蛋白血症的简便可靠的方法。不过有些特征可提示和支持本症的诊断。对于血浆胆固醇浓度和三酰甘油浓度均明显升高且程度相当（例如，两者均接近 400mg/dl）者，应考虑到Ⅲ型高脂蛋白血症。血浆中 β-VLDL 被认为是诊断Ⅲ型高脂蛋白血症的重要依据。血浆中的 VLDL 富含胆固醇酯（>25%，正常为 15% 左右）即是 β-VLDL 的特征之一。一般可通过测定 2 种比值来反映 VLDL 中含胆固醇酯量的程度。① VLDL- 胆固醇 / 血浆三酰甘油比值：这一比值 ≥0.3mg/mg 对Ⅲ型高脂蛋白血症几乎有确诊意义，而比值 ≥0.28mg/mg 提示可能为Ⅲ型高脂蛋白血症；② VLDL- 胆固醇 /VLDL- 三酰甘油比值：该比值 ≥1.0mmol/mmol 对诊断Ⅲ型高脂蛋白血症很有价值。诊断Ⅲ型高脂蛋白血症最可靠的生化标记是 *ApoE* 表型或 ApoE 基因型的测定。ApoE$_2$ 与上述任何一个特征同时存在，即可确立Ⅲ型高脂蛋白血症的诊断。ApoE 的表型或基因型不会因其他因素而发生改变。

三、临床表现

高脂血症的临床表现主要包括两大方面：①脂质在真皮内沉积所引起的黄色瘤；②脂质在血管内皮下沉积所引起的动脉粥样硬化，产生冠心病和周围血管病等。由于高脂血症时黄色瘤的发生率并不十分高，动脉粥样硬化的发生和发展则需要相当长的时间，所以多数高脂血症患者并无任何症状和异常体征发现。而患者的高脂血症则常常是在进行血液生化检验测定血胆固醇和三酰甘油时被发现的。

（一）黄色瘤

黄色瘤是一种异常的局限性皮肤隆凸，其颜色可为黄色、橘黄色或棕红色，多呈结节、斑块或丘疹形状，质地一般柔软。主要是由于真皮内集聚了吞噬脂质的巨噬细胞（泡沫细胞、黄色瘤细胞）所致。根据黄色瘤的形态、发生部位，一般可分为下列 6 种。

1. 肌腱黄色瘤　是一种特殊类型的结节状黄色瘤，发生在肌腱部位，常见于跟腱、手或足背伸侧肌腱、膝部股直肌和肩三角肌腱等处。为圆或卵圆形质硬皮下结节，与皮肤粘连，边界清楚。这种黄色瘤常是家族性高胆固醇血症的较为特征性的表现。

2. 掌皱纹黄色瘤　是一种发生在手掌部的线条状扁平黄色瘤，呈橘黄色轻度凸起，分布于手掌及手指间皱褶处。此种黄色瘤对诊断家族性异常 β- 脂蛋白血症有一定的价值。

3. 结节性黄色瘤　发展缓慢，好发于身体的伸侧，如肘、膝、指节伸处以及髋、踝、臀等部位。为圆形结节，大小不一，边界清楚。早期质地较柔软，后期由于损害纤维化，质地变硬。此种黄色瘤主要见于家族性异常 β- 脂蛋白血症或家族性高胆固醇血症。

4. 结节疹性黄色瘤　好发于肘部、四肢伸侧和臀部，皮损常在短期内成批出现，呈结节状有融合趋势，疹状黄色瘤常包绕着结节状黄色瘤。瘤的皮肤呈橘黄色，常伴有炎性基底。这种黄色瘤主要见于家族性异常 β- 脂蛋白血症。

5. 疹性黄色瘤　表现为针头或火柴头大小丘疹，橘黄或棕黄色伴有炎性基底。有时口腔黏膜也可受累。主要见于高三酰甘油血症。

6. 扁平黄色瘤　见于睑周，又有睑黄瘤之称，是较为常见的一种黄色瘤。表现为眼睑周围处发生橘黄色略高出皮面的扁平丘疹状或片状瘤，边界清楚，质地柔软。泛发的可波及面、颈、躯干和肢体，为扁平淡黄色或棕黄色丘疹，几毫米至数厘米大小，边界清楚，表面平滑。此种黄色瘤常见于各种高脂血症，但也可见于血脂正常者。

上述不同形态的黄色瘤可见于不同类型的高脂血症，而在同一类型的高脂血症者又可出现多种形态的黄色瘤。经有效的降脂治疗，多数黄色瘤可逐渐消退。

（二）动脉粥样硬化

流行病学与观察性研究发现，LDL-C 水平与动脉粥样硬化性心血管疾病（ASCVD，包括冠心病、缺血性卒中以及外周动脉疾病）的发病风险密切相关。随着 LDL-C 水平增高，ASCVD 的发病率与致死致残率也增高。近年先后结束的大量研究证实，LDL 是致动脉粥样硬化病变的基本因素。基础研究发现，LDL 通过血管内皮进入血管壁内，在内皮下滞留的 LDL 被修饰成氧化型 LDL，后者被巨噬细胞吞噬后形成泡沫细胞。泡沫细胞不断增多融合，构成动脉粥样硬化斑块的脂质核心。

（三）冠心病

从临床角度研究血脂异常与冠心病关系主要集中在探讨血浆总胆固醇（或 LDL-C）升高、三酰甘油升高和 HDL-C 降低是否为冠心病独立的致病危险因素，也有不少文献涉及 LP（a）与冠心病的关系。目前大量研究结果已充分表明，血浆总胆固醇（TC）或 LDL-C 水平升高在动脉粥样硬化的发生和发展过程中起着很重要的作用，与人群中冠心病的发病率和死亡率呈显著的正相关。血浆 HDL-C 水平降低已被公认为冠心病的危险因素；血浆三酰甘油水平升高也逐渐被认为是冠心病的独立危险因素；临床流行病学资料提示，血浆 LP（a）升高是冠心病的独立危险因素。

（四）脂源性胰腺炎

在急性胰腺炎的发病原因中，以胆道疾病为主，占 54.4%，但是近年来随着生活水平的提高和饮食结构的改变，高脂血症逐渐成为诱发急性胰腺炎的重要病因。国内大样本资料统计，在我国高脂血症引起的胰腺炎占急性胰腺炎病因的 12.6%，病死率为 11.9%，但是目前高脂血症诱发和加重胰腺炎的确切发病机制仍不清楚。高脂血症时，在胰脂肪酶的作用下，患者体内大量 TG 生成游离脂肪酸，对胰腺腺泡细胞和毛细血管内皮细胞有直接的细胞毒性作用，通过多种细胞因子的毒性作用引起生物膜损伤，导致线粒体肿胀、变形、膜通透性增高，从而加重了胰腺的缺血坏死。虽然，高脂血症性胰腺炎与胆源性胰腺炎的基础病因不同，但其主要临床表现仍为上腹部疼痛、腹胀、恶心、呕吐。脂源性胰腺炎与长期的饮食习惯不良，摄入脂类物质较多，引起血脂升高有关，血脂升高可导致胰腺的微循环障碍，使胰腺组织缺血缺氧，导致胰腺组织水肿，并且对胰腺组织的致病是长期递进的过程，故高脂血症患者重症胰腺炎的比率相对较高。而胆源性胰腺炎是由于胆道疾病造成胆道内的压力增高，胆压力达到一定限度时，各种胰酶的胰液会进入胰腺组织，导致胰腺组织被消化，而其病因极易被发现，手术比例较高，重症的比例也就相对降低。高脂血症性胰腺炎患者的血淀粉酶水平较胆源性胰腺炎患者明显减低，可能与高脂血症患者血中存在血淀粉酶活性的抑制因子，可以抑制淀粉酶的活性，使尿淀粉酶的活性明显降低有关；当然，高脂血症本身也可以直接干扰血液中的淀粉酶活性，导致血液中淀粉酶活性不升高。高脂血症性胰腺炎患者早期 B 超检查通常无明显异常，使其容易被漏诊，这是重症发病率居高的不可忽略的原因之一。此外，由于高脂血症可随禁食、使用胰岛素、输液治疗而下降，造成诊断困难。高脂血症性与胆源性胰腺炎均有一定的复发率，近年来内镜取石和外科手术的发展，使胆源性胰腺炎的复发率和重症比例显著下降；而高脂血症性胰腺炎的诊断和临床特点尚未得到足够认识，未对患者进行生活方式教育及有效降脂治疗，这些可能是高脂血症胰腺炎患者复发次数多于胆源性胰腺炎的主要原因。总之,高脂血症是急性胰腺炎的重要病因之一。与胆源性胰腺炎比,在诊断时应注意高脂血症性胰腺炎患者的血淀粉酶升高水平较低,而常常病情较重,出现重症胰腺炎和死亡的比例升高,且6个月的复发比例较高。

(五) 其他表现

高脂血症还可出现两个体征,即角膜弓和脂血症眼底改变。角膜弓又称老年环,若见于40岁以下者,则多伴有高脂血症,以家族性高胆固醇血症为多见,但特异性并不很强。脂血症眼底改变是由于富含三酰甘油的大颗粒脂蛋白沉积在眼底小动脉上引起光散射所致,常常是严重的高三酰甘油血症并伴有乳糜颗粒血症的特征表现。此外,严重的高胆固醇血症尤其是纯合子家族性高胆固醇血症可出现游走性多关节炎,不过这种情况较为罕见,且关节炎多为自限性。

四、诊断标准和鉴别诊断

高脂血症的诊断主要是依靠实验室检查,最主要是检测血清总胆固醇、低密度脂蛋白胆固醇、高密度脂蛋白胆固醇和三酰甘油。血脂检查时,抽血前1d的晚餐忌进高脂食物和禁酒,并且需空腹12h以上。首次检查血脂异常,应在2~3周内复查,若仍然异常,则可确立高脂血症的诊断。高脂血症的诊断标准和鉴别诊断详见表24-4~表24-7。

高脂血症的诊断主要是依靠实验室检查,其中最主要是测定血浆(清)TC和TG浓度。近年来,已逐渐认识到测定血浆HDL-C水平的重要性。在进行血脂检查时,受检者在抽血前的最后一餐,忌进高脂肪食物及不饮酒,并应空腹12h以上。首次检查发现血脂异常,应在2~3周内复查,若仍然属异常,则可确立诊断。以往曾广泛采用的脂蛋白电泳方法,由于其方法本身可靠性欠佳,且为半定量分析法,其临床实际应用价值不大,所以目前已不常用。但是,脂蛋白电泳对于某些类型的高脂血症如家族性异常β-脂白血症的诊断仍有一定帮助。利用超速离心技术将血浆脂蛋白分离,然后分别测定各类脂蛋白中胆固醇和三酰甘油浓度,是高脂血症诊断最理想的方法。但由于该方法所要求仪器设备昂贵,技术操作繁杂,在一般的临床实验室中难以做到。判断血浆中有无乳糜微粒存在,可采用简易的方法,即把血浆放置4℃冰箱中过夜,然后观察血浆是否有"奶油样"的顶层。关于血浆LDL-C浓度可采用Friedewald公式进行计算,其公式是:LDL-C(mg/dl)=TC−(HDL-C+TG/5)或LDL-C(mmol/L)=TC−(HDL-C+TG/2.2)。对于血浆三酰甘油浓度在4.0mmol/L(350mg/dl)以内者,采用这一公式进行计算所获LDL-C浓度结果是比较可靠的。而对于血浆三酰甘油浓度超过4.0mmol/L者,则不能应用该公式进行计算LDL-C水平,因为此时采用该公式所计算出来的LDL-C浓度会明显低于实际值。

关于高脂血症的诊断标准,目前国际和国内尚未统一。过去采用统计学中的百分数法,即取人群的第90或95百分数作为上限,超过上限即认为是血脂过高。然而,在美国则采用血浆胆固醇水平的第75~90百分位数定为中度胆固醇增高或中度危险,第90百分位数以上定为重度胆固醇增高或高度危险。这两个标准是考虑了血浆胆固醇水平的增高与冠心病危险性的增加需要治疗两方面因素决定的。为了防治动脉粥样硬化和冠心病,合适的血浆胆固醇水平为5.17mmol/L(200mg/dl)以下。

现将美国胆固醇教育计划委员会成人治疗组(ATPⅢ)所制订的高脂血症诊断标准和中国成人血脂异常防治指南中血脂水平分层标准分别列于表24-4、表24-5。

表24-4　高脂血症诊断标准(美国ATPⅢ 2001年)

	血浆总胆固醇水平		血浆三酰甘油水平	
	mmol/L	mg/dl	mmol/L	mg/dl
合适水平	<5.2	<200	<1.7	<150
临界高值	5.2~6.2	200~240	1.7~2.3	150~200
高脂血症	>6.2	>240	>2.3	>200
低HDL-C血症	<1.0	<40		

表24-5 中国血脂水平分层标准（2007）

	TC	LDL-C	HDL-C	TG
合适范围	<5.18mmol/L（200 mg/dl）	<3.37mmol/L（130mg/dl）	≥1.04mmol/L（40mg/dl）	<1.70mmol/L（150mg/dl）
边缘升高	5.18～6.19mmol/L（200～239mg/dl）	3.37～4.12mmol/L（130～159mg/dl）		1.70～2.25mmol/L（150～199mg/dl）
升高	≥6.22mmol/L（240mg/dl）	≥4.14mmol/L（160mg/dl）		≥2.26mmol/L（200mg/dl）
重度升高				≥5.65mmol/L（500mg/dl）

表24-6 常见高脂血症的鉴别诊断

	高脂血症类型	
	原发性	继发性
胆固醇升高	家族性高胆固醇血症 家族性载脂蛋白B100缺陷症	甲状腺功能减退症 肾病综合征
三酰甘油升高	家族性高三酰甘油血症 脂蛋白脂酶缺乏症 家族性载脂蛋白CⅡ缺乏症 特发性高三酰甘油血症	糖尿病 酒精性高脂血症 雌激素治疗
胆固醇及三酰甘油均升高	家族性混合型高脂血症 Ⅲ型高脂蛋白血症	甲状腺功能减退症 肾病综合征 糖尿病

表24-7 四种原发性高脂血症的鉴别要点

	家族性高胆固醇血症	家族性高三酰甘油血症	家族性混合型高脂血症	Ⅲ型高脂蛋白血症
早发性冠心病	++	+-	++	++
跟腱黄色瘤	+	−	−	+-
掌纹黄色瘤	−	−	−	+
结节性黄色瘤	+	−	−	+
载脂蛋白B过多产生	−	−	+	−
LDL受体功能障碍	+	−	−	−
载脂蛋白E变异	−	−	−	+
20岁前出现高脂蛋白血症	+	+	−	−

注：＋表示存在；＋－表示可能存在；－表示不存在。

第二节 实验室检查指标和评估

一、实验室检查指标

血浆脂蛋白和脂质测定是临床生物化学检验的常规检验项目。血脂检测在以下方面具有重要的应用价值：高脂蛋白血症的早发现与早诊断、动脉粥样硬化症的辅助诊断、动脉粥样硬化疾病（如冠心病、脑梗死、糖尿病等）的危险评估、饮食与药物治疗效果的监测评价等方面。目前临床常规检验项目有血清（浆）TC、TG、HDL-C、LDL-C、LP（a）、ApoA-Ⅰ、ApoB。近年来研究及临床应用发现FFA、LCAT、oxLDL、sdLDL、过氧化脂质等项目具有越来越重要的参考价值；以ApoE基因型分析为代表的血脂基因分析也具有重要的辅助诊断意义。

（一）血脂检验

1. 总胆固醇　总胆固醇是指血液中各脂蛋白所含胆固醇之总和。总胆固醇分为酯化型胆固醇（CE）和游离型胆固醇（FC），其中 CE 占 60%～70%，FC 占 30%～40%，两种类型的比例在健康个体或个体之间是恒定的。FC 中的 C3 的 -OH 在卵磷脂胆固醇酯酰转移酶（LCAT）作用下，可分别与亚油酸（43%）、油酸（24%）、软脂酸（10%）、亚麻油酸（6%）、花生四烯酸（6%）、硬脂酸（3%）等脂肪酸结合成胆固醇酯。血清中胆固醇在 LDL 中最多，其次是 HDL 和 VLDL，CM 最少。

随着 TC 浓度的增高，冠心病等心血管疾病发生的危险性也增高。① TC 水平常随年龄而上升，但到 70 岁后不再上升，甚至有所下降。中青年期女性低于男性，女性绝经后 TC 水平较同年龄男性高；②长期高胆固醇、高饱和脂肪酸摄入可使 TC 升高；③与脂蛋白代谢相关酶或受体基因发生突变，是引起 TC 显著升高的主要原因。

2. 三酰甘油　三酰甘油构成脂肪组织，参与 TC、CE 合成及血栓形成。TG 是血浆中各脂蛋白所含有三酰甘油的总和，受饮食、时相和遗传等影响较大，个体内血清生物学变异在 30% 左右，个体间生物学变异可达到 50% 左右，需长期动态监测。TG 水平与胰岛素抵抗有关，也是糖尿病的独立危险因子。

（1）生理性改变：TG 受生活条件和饮食方式、年龄、性别等影响。如高脂肪饮食后 TG 升高，一般餐后 2～4h 达到高峰，8h 后基本恢复至空腹水平；运动不足和肥胖可使 TG 升高；成年后随年龄上升 TG 水平上升（中青年男性高于女性，50 岁后女性高于男性）。

（2）病理性改变轻至中度升高者：即 2.26～5.63mmol/L（200～500mg/dL），患冠心病的危险性增加；重度升高者，即≥5.63mmol/L（500mg/dL）时，常提示急性胰腺炎。

（3）低三酰甘油血症是指 TG＜0.56mmol/L。原发性见于遗传性 β- 脂蛋白血症和低 β- 脂蛋白血症；继发性见于继发性脂质代谢异常，如消化道疾病（肝疾病、吸收不良综合征）、内分泌疾病（甲状腺功能亢进、慢性肾上腺皮质功能不全）、癌症晚期、恶病质及肝素等药物的应用。

3. 游离脂肪酸　游离脂肪酸（free fatty acid，FFA）是指血清中未与甘油、胆固醇等酯化的脂肪酸，主要是长链脂肪酸，又称为非酯化脂肪酸（non-esterified fatty acid，NEFA）。FFA 主要由存储于脂肪组织中的 TG 分解释放入血，在末梢组织以能源形式被利用。FFA 是血液中能直接参与代谢的脂质，被骨骼肌、心肌、脑和其他组织吸收和利用，作为供能的物质来源。同时 FFA 参与细胞增殖、炎症反应、激素调控等，是具有多种生理功能的信号分子。正常情况下，血清中含量少，约占总脂肪酸含量的 5%～10%，FFA 主要包括月桂酸、豆蔻酸、软脂酸、硬脂酸、软油酸、油酸、亚油酸、花生四烯酸、二十碳五烯酸等。

（1）生理性改变饥饿、运动、情绪激动时；饭后及用葡萄糖后可使 FFA 降低，故 FFA 检测时必须注意各种影响因素，以早晨空腹安静状态下采血为宜。

（2）病理性升高甲亢；未经治疗的糖尿病患者（可高达 1.5mmol/L）；注射肾上腺素或去甲肾上腺素及生长激素后；任何能使体内激素（甲状腺素、肾上腺素、去甲肾上腺素、生长激素等）水平升高的疾病；药物，如咖啡因、甲苯磺丁脲、乙醇、肝素、烟酸、避孕药等。

（3）病理性降低甲状腺功能低下；胰岛素瘤；垂体功能减低；艾迪生病及用胰岛素或葡萄糖后的短时间内；某些药物，如阿司匹林、氯贝丁酯、烟酸和普萘洛尔等。

（二）血浆脂蛋白和载脂蛋白检验

1. 高密度脂蛋白胆固醇及亚类

（1）高密度脂蛋白胆固醇，高密度脂蛋白是血清中颗粒最小、密度最大的一组脂蛋白，被视为人体内具有抗动脉粥样硬化的脂蛋白。同时大量流行病研究表明，血清 HDL-C 水平与冠心病发病成负相关，因而将 HDL-C 称为"好的胆固醇"。随着 HDL-C 水平降低，缺血性心血管病的发病危险增加，HDL-C＜1.04mmol/L 的人群与 HDL-C≥1.55mmol/L 的人群相比，缺血性心血管病危险增加 50%。HDL-C 对于冠心病的二级预防、风险评估和指导预后具有重要的参考作用。影响 HDL-C 水平的因素很多，主要有①年龄和性别：儿童时期男女 HDL-C 水平相同；青春期男性开始下降，至 18～19 岁达最低点，以后男性低于女性，女性绝经后与男性接近。②饮食：高糖及素食时 HDL-C 降低。③肥胖：肥胖者常有 TG 升高，同时伴有 HDL-C 降低。④饮酒与吸烟：饮酒使 HDL-C 升高，而吸烟使 HDL-C 降低。⑤运动：长期足量运动使 HDL-C 升高。⑥药物：睾酮等雄激素、降脂药中的普罗布考（probucol）、β-受体阻断剂（普萘洛尔）、噻嗪类利尿药等，使 HDL-C 降低；雌激素类药物、烟酸和苯氧乙酸类降脂药（吉非贝齐、苯扎贝特）、洛伐他汀、苯妥英钠等，使 HDL-C 升高。

（2）HDL 亚类，HDL 根据形状、密度、颗粒大小、电荷和理化特性等方面差异进一步划分多个亚类：α-HDL（HDL_{2a}、HDL_{2b}、HDL_{3a}、HDL_{3b}、HDL_{3c}）、β-HDL（前 $β_1$-HDL、前 $β_2$-HDL、$β_3$-HDL）。新生小颗粒及盘状的前 β-HDL 含少量的 ApoA-Ⅰ和极性脂质，主要介导细胞胆固醇的流出，成熟大颗粒及球状的 HDL_2 则含较多的 ApoA-Ⅰ和胆固醇酯，与细胞胆固醇的酯化、转运和清除有关。

2. 低密度脂蛋白胆固醇　LDL 指经超速离心后密度在 1.019～1.063g/ml 间的一类脂蛋白。LDL 在体内主要将内源性脂质转运到外周组织利用，因此 LDL-C 水平更能反映个体的胆固醇水平。超速离心法为 LDL-C 测定的参考方法。可供选择的方法主要有：表面活性剂清除法（SUR 法），过氧化氢酶清除法（CAT 法），杯芳烃法（CAL 法），可溶性反应法（SOL 法）和保护性试剂法（PRO 法）。应用 Friedewald 方程也可以得到 LDL-C 浓度，但 Seyed- Ali Ahmadi 的研究认为，对于血清三酰甘油低或总胆固醇过高的患者，Friedewald 方程可能会过高估计 LDL-C 浓度。因此要用线性回归修正的公式计算。

LDL-C 是导致动脉粥样硬化的主要脂类危险因素。在缺血性心血管病发生的相对危险及绝对危险上升趋势及程度方面，LDL-C 水平与 TC 相似。LDL-C 水平增高见于家族性高胆固醇血症（TC 增高，LDL-C 增高，伴有 HDLC 减低），Ⅱa 型高脂蛋白血症（TC 增高，LDL-C 增高，TG 正常或轻度增高）。

3. 小而密低密度脂蛋白　根据非变性梯度凝胶扫描测定 LDL 主峰颗粒直径（peak particle diameter, PPD）将 LDL 分成两种亚型：PPD>25.5nm 为 A 型，即为大 LDL（Large LDL），密度接近 1.02g/ml；B 型 LDL PPD<25.5nm，密度接近 16g/ml，又称为小而密低密度脂蛋白（small dense low density protein, sdLDL）。sdLDL 是 LDL 中胆固醇成分所占比例较小而蛋白质比例较大的部分。sdLDL 颗粒包含更少的胆固醇酯，胆固醇/ApoB 比值更低。由于 sdLDL 与高 TG 在代谢上密切联系，并且高 TG 又与低 HDL-C 相伴，临床上常将高 TG、低 HDL-C 及 sdLDL 三者增多同时存在合称为致动脉粥样硬化脂蛋白表型或脂质三联症。sdLDL-C 水平是冠心病患者检测代谢综合征的有效指标。

4. 脂蛋白（a）[lipoprotein（a），LP（a）]　是密度介于 HDL 和 LDL 之间，并与两者重叠的一种特殊的脂蛋白。LP（a）和 LDL 结构相似，除含有载脂蛋白 B（ApoB）外，还含有一个特异的与纤溶酶原结构相似的 Apo（a），编码的基因具有多态性。

（1）生理性改变一般认为 LP（a）在同一个体中相当恒定，但个体间差异很大，波动范围在 0～1 000mg/L。LP（a）水平高低主要由遗传因素决定，基本不受性别、年龄、饮食、营养和环境的影响。

（2）病理性增高：①缺血性心、脑血管疾病；②心肌梗死、外科手术、急性创伤和急性炎症时，LP（a）和其他急性时相蛋白一样升高；③肾病综合征和尿毒症；④除肝癌以外的恶性肿瘤；⑤糖尿病性肾病。

（3）病理性降低：肝脏疾病（慢性肝炎除外）。

5. 载脂蛋白 A-Ⅰ　载脂蛋白 A-Ⅰ（apolipoprotein A-Ⅰ，ApoA-Ⅰ）主要存在于 HDL 中，占 HDL_3Apo 的 65%，占 HDL_2Apo 的 62%，在 CM、VLDL 和 LDL 中也有少量存在。ApoA-Ⅰ的主要生理功能是组成脂蛋白并维持其结构的稳定与完整性。ApoA-Ⅰ是通过激活 LCAT 催化胆固醇酯化，将多余的 CE 转运至肝脏处理。因此，ApoA-Ⅰ具有清除脂质和抗动脉粥样硬化的作用。ApoA-Ⅰ水平反映血液中 HDL 的数量，与 HDL-C 呈明显正相关，与冠心病发生危险性成负相关。ApoA-Ⅰ是 HDL 的主要载脂蛋白，反映的是 HDL 的颗粒数，缺乏时可出现严重低 HDL-C 血症。

6. 载脂蛋白 B　载脂蛋白 B（apolipoprotein B，ApoB）可分为两个亚类，即 ApoB48 和 ApoB100。前者主要存在于 CM 中，参与外源性脂质的消化、吸收和运输；后者存在于 LDL 中，参与 VLDL 的装配和分泌，在血液中，VLDL 可代谢转化为富含胆固醇的 LDL。血清 ApoB 水平反映血液中 LDL 的数量。血清 ApoB 浓度升高与冠心病发生危险性呈明显正相关。ApoB 是 LDL 的主要结构蛋白，反映的是 LDL 的颗粒数，ApoB 可介导 LDL 的摄取。临床检测 ApoB 的浓度主要用于心脑血管疾病危险性的预测。同时，血清 ApoB 水平上升也常见于高脂血症、糖尿病、肾病综合征等代谢相关疾病。ApoB 降低主要见于肝硬化、药物疗法及感染等。

7. 载脂蛋白 E　载脂蛋白 E（apolipoprotein E，ApoE）存在于多种脂蛋白颗粒中，是正常人血浆脂蛋白中重要的 Apo 成分，主要功能为运输并介导某些脂蛋白与相应的受体。ApoE 主要由肝脏产生，其他组织如脑、脾、肾上腺等组织和单核 - 巨噬细胞也可合成 ApoE（为总量的 10%～20%），在中枢神经系统中，ApoE 主要由星型胶质细胞及小胶质细胞合成和分泌。近年来研究发现，ApoE 及其单核苷酸多态性（SNP）与高脂血症、冠心病、阿尔茨海默病以及肝病、人类长寿等有关。

8. 磷脂　磷脂（phospholipid，PL）并非单一的化合物，而是含有磷酸基和多种脂质的一类物质的总称。血清中 PL 包括①磷脂酰胆碱（70%～75%）和鞘磷脂（18%～20%）；②磷脂酰丝氨酸和磷脂酰乙醇胺等（3%～6%）；③溶血卵磷脂（4%～9%）。PL 测定并不能为血浆脂蛋白异常的检测提供帮助，但是在 PL 浓度、组成和脂蛋白分布异常（包括梗死性黄疸、高密度脂蛋白缺乏症、低 β 脂蛋白血症和 LCAT 缺陷）的情况下，它可以用于描述总 PL，评估个体 PL 水平。

血清 PL 与胆固醇密切相关，两者多呈平行变动，正常人的胆固醇与 PL 的比值平均 10.94。高胆固醇血症时也常有高 PL 血症，但 PL 的增高可能落后于胆固醇，TG 增高时也会增高。PL 增高常见于胆汁淤积（可能与富含 PL 成分的 LP-x 增高有关）、原发性胆汁淤积性肝硬化、高脂血症、脂肪肝、LCAT 缺乏症、肾病综合征。PL 及其主要成分的检测，对未成熟儿（胎儿）继发性呼吸窘迫综合征出现的诊断有重要意义。

9. 过氧化脂质　过氧化脂质（lipid peroxide，LPO）是氧自由基与多聚不饱和脂肪酸反应的产物。在正常情况下，LPO 的含量极低，但在病理情况下，脂质过氧化反应增强可导致 LPO 升高，LPO 升高可对细胞及细胞膜的结构和功能造成种种损伤。血浆（清）LPO 水平有随年龄增高而增加的趋势；男性和女性的差异不明显。

病理性增高见于：①肝疾病，如急性肝炎、慢性肝炎活动期、脂肪肝以及肝硬化等；②糖尿病；③动脉硬化，脑梗死，心肌梗死和高脂血症；④肾脏疾病如慢性肾炎和肾功能不全；⑤恶性肿瘤；⑥骨质疏松症等。

10. 脂蛋白 -X　脂蛋白 -X（lipoprotein X，LPX）为胆汁淤积时在血液中出现的异常脂蛋白，是胆汁淤积敏锐而特异的生化指标，对胆汁淤积的临床诊断有重要意义。琼脂糖电泳时，其他脂蛋白均向阳极侧泳动，唯有 LPX 向阴极侧泳动。LPX 是胆汁淤积敏锐而特异的生化指标，其含量与胆汁淤积程度相关，可用于鉴别阻塞类型，肝外性胆汁淤积 LPX 值高于肝内性和混合性胆汁淤积，恶性阻塞高于良性阻塞。在卵磷脂胆固醇酯酰转移酶（LCAT）缺乏症中，LPX 含量增高，主要是因为其分解代谢减少。LPX 有抗动脉粥样硬化的功能，可能会降低动脉粥样硬化的风险。

（三）血浆脂代谢相关酶检验

1. 卵磷脂胆固醇酯酰转移酶　卵磷脂胆固醇酯酰转移酶（lecithin cholesterol acyl transferase，LCAT）由肝合成释放入血液，以游离或与 HDL 脂蛋白结合的形式存在，是一种在血浆中起催化作用的酶，其作用是催化 HDL 中的游离胆固醇转变成胆固醇酯，磷脂转变成溶血卵磷脂；参与 CH 的逆向转运和组织中过量 CH 的清除。其中 ApoA-Ⅰ 为其主要激活剂。血浆胆固醇几乎 70%～80% 是胆固醇酯，均是 LCAT 催化生成所致。LCAT 常与 HDL 结合在一起，在 HDL 颗粒表面活性很高并起催化作用，对 VLDL 和 LDL 的颗粒几乎不起作用。

病理性降低见于急性肝炎、重症肝炎、肝癌、肝硬化、先天性卵磷脂胆固醇酯酰转移酶缺乏症、无

β-脂蛋白（B-LP）血症、阻塞性黄疸、尿毒症、甲状腺功能减退症、心肌梗死、Tangier病、鱼眼病、低胆固醇血症、吸收不良综合征。病理性升高见于原发性高脂血症、脂肪肝、胆汁淤积症初期、肾病综合征等。

2. 脂蛋白脂肪酶　脂蛋白脂肪酶（lipoprotein lipase，LPL）主要由脂肪细胞、心肌细胞、骨骼肌细胞、乳腺细胞以及巨噬细胞等实质细胞合成和分泌。LPL是催化血浆中TG分解的关键酶。ApoCⅡ是LPL的激活剂，而ApoCⅢ则是LPL的抑制剂。LPL主要存在于脂肪组织，循环血液中仅有微量的无活性的LPL存在。成人正常LPL浓度为>150mg/L，当其水平低于40mg/L时应考虑为LPL纯合子缺乏者，40～150mg/L为杂合子缺乏者。

LPL与高脂血症、糖尿病以及脂肪肝等代谢疾病有密切关系，LPL活性测定在动脉粥样硬化的发病机制研究中也有重要意义。LPL显著降低或完全缺乏，见于Ⅰ型高脂血症，即家族性高乳糜微粒血症、家族性高三酰甘油血症。

3. 对氧磷酶1　对氧磷酶1（paraoxonase1，PON1）由355个氨基酸组成，主要由肝脏分泌，在哺乳动物体内广泛分布于许多组织，如肝脏、血液、肾脏、脾脏及脑组织等。人类血清中的PON1与HDL紧密结合，形成一个八聚体结构，是ApoA-Ⅰ的重要组成部分。除了抗氧化能力外，PON1还可以通过阻止巨噬细胞泡沫化而起到抗动脉粥样硬化产生的作用；它抑制胆固醇和氧化性脂质的流入，阻止巨噬细胞胆固醇生物合成且刺激巨噬细胞胆固醇流出。有研究发现，1型糖尿病患者血清中PON1的活力显著低于对照组，同时PON1也与AD的发生密切相关。

（四）其他

1. 非高密度脂蛋白胆固醇　非高密度脂蛋白胆固醇（non-HDL-C）是指除HDL以外其他脂蛋白中含有胆固醇的总和，主要包括LDL-C和VLDL-C，其中LDL-C占70%以上。冠心病及其高危人群防治是降脂治疗的第二目标，适用于TG水平在2.27～5.64mmol/L（200～500mg/dl）时，特别适用于VLDL-C增高、HDL-C偏低而LDL-C不高或已达治疗目标的个体。

2. 脂蛋白残粒　富含TG的脂蛋白（triglyceride-rich lipoprotein，TGRLP）（包括VLDL、IDL、CM等）通过LPL和CEPT等作用后，脂蛋白成分和脂质成分发生改变，称为脂蛋白残粒（remnant lipoprotein，RLP）。脂蛋白残粒胆固醇（remnant lipoprotein cholesterol，RemL-C）和残粒样微粒胆固醇（remnant-like particle-cholesterol，RLP-C）之间有明显的相互联系，不过RemL-C能更有效地反映个体IDL的增高。RLP-C浓度在动脉粥样硬化性疾病及与动脉粥样硬化有关的代谢性疾病中显著增加。高浓度血清RLP-C可能是影响CHD发病的一个重要危险因素，并且与疾病的严重程度有一定的关系。RLP是冠心病、2型糖尿病和代谢综合征等与动脉粥样硬化相关性疾病的危险因素。

3. 血清脂蛋白谱　血清脂蛋白谱（serum lipoprotein electrophoretogram，SLPG）指血清脂蛋白经DG-PAGE分离后的扫描结果，呈连续的曲线，表达了非酯化脂肪酸白蛋白（AL-NEFA）、α-脂蛋白（α-LP1～5）、β-脂蛋白（β-LP）、中间β-脂蛋白（intβ-LP）、前β-脂蛋白（preβ-LP1、2）和乳糜微粒（CM）之间的相对平衡状态。SLPG能表达常规血脂检测"正常"患者的血清脂蛋白动态平衡（SLDB）的真实情况。在治疗中，SLPG可作为一种新的判别指标。

4. 脂蛋白电泳分型　以琼脂糖凝胶为支持介质，先用脂类染料将血清进行预染，使血清脂蛋白着色，然后电泳，再用光密度计直接扫描测定各区带，计算出α-、β-和前β-脂蛋白的相对百分比。最近通过电泳技术的改进，根据LP的电泳图谱，可对各组分的胆固醇、三酰甘油进行定量测定。电泳法：α-脂蛋白占26%～45%，β-脂蛋白占43%～58%，前β-脂蛋白占6%～22%。

5. VAP血脂亚组分分析　垂直自动脂蛋白亚类分型（vertical auto profile，VAP）是一项倒置速率区带、单次垂直离心、密度梯度超速离心技术，可同时测量5个脂蛋白类［HDL、LDL、VLDL、IDL和LP（a）］及其亚类（HDL2、HDL3、LDL1、LDL2、LDL3、LDL4、VLDL1、VLDL2和VLDL3）的胆固醇浓度（图24-1）。VAP血脂亚组分分析可用于诊断和协助治疗涉及胆固醇过量和脂蛋白代谢紊乱的疾病。

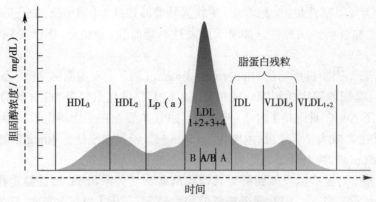

图 24-1　VAP 血脂亚组分分析典型图谱

6. 脂蛋白代谢相关基因检测　Apo、脂蛋白和脂蛋白受体等基因缺陷的种类并非是单一的，而是多位点、多类型、多种基因突变。不同种族、不同人群基因缺陷的位点、性质及其突变点可能不一样。人类 *ApoE* 是一种多态性蛋白质，同一基因位点上存在 3 个主要复等位基因：e2、e3、e4，编码产生 3 种基因产物，即 E2、E3、E4，因此 *ApoE* 共有 6 种主要表型：三种纯合子（E2/2、E3/3、E4/4）和三种杂合子表型（E2/3、E3/4、E2/4）。其中 E4 的碱性高于 E2 和 E3。等位基因在群体中出现的频率最高，因此 ApoE3 也是最常见的一种表型。不同民族 ApoE 等位基因频率不同，随着研究的深入，发现了其他少见的异构体（E5、E7）和一些 ApoE 的突变体，E7 可能与高脂血症和动脉粥样硬化有关。

许多证据认为 *ApoE* 多态性是动脉粥样硬化早期及发展过程中个体差异的主要原因。大量人群调查发现，*ApoE ε4* 等位基因可以显著升高健康人的总胆固醇浓度，使之易患动脉粥样硬化。相反，*ApoE ε2* 等位基因的一般作用是降低胆固醇浓度，其降低效应是 *ApoE ε4* 升高胆固醇的 2～3 倍。现认为 *ApoE ε2* 等位基因对冠状动脉粥样硬化的发展有防护作用。临床研究发现，患心血管疾病如心肌梗死幸存者，或血管造影证明有动脉粥样硬化者，比对照组的 *ApoE ε4* 等位基因频率高。*ApoE4/3* 杂合子比 *ApoE3/2* 和 *ApoE3/3* 基因型者发生心肌梗死的年龄更年轻。ApoE 多态性变异还与肾病综合征、糖尿病有关。值得重视的是，ApoE 与阿尔茨海默病和其他神经系统退行性病变有关。

（五）与高脂血症相关的病变的病理检查

与高脂血症相关的病变有黄色瘤、动脉粥样硬化和冠状动脉粥样硬化性心脏病等，这些病变的病理检查特点如下。

1. 黄色瘤（xanthoma）　黄色瘤并非真性肿瘤，通常是组织细胞（巨噬细胞）对高脂血症的反应性增生。一般认为是由血脂溢出血管引起的组织细胞反应，故在病变内出现大量含脂质的组织细胞聚集。该瘤可见于原发性高脂血症的各个亚型及与继发性高脂血症有关的疾病（如糖尿病、原发性胆汁性肝硬化），偶见于血脂正常者。此瘤通常发生于真皮及皮下，偶可累及深部软组织（如肌腱、滑膜等）、骨、胃及膀胱等部位。

光镜下：黄色瘤因其类型不同组织学形态稍有不同。疹性黄色瘤为早期病变，主要由大量组织细胞构成，偶见泡沫细胞（黄色瘤细胞）和炎细胞。结节性黄色瘤和肌腱黄色瘤组织学形态相似，早期可见组织细胞，典型者由成片的泡沫细胞构成，核小、固缩状，无异型性，可见散在炎细胞浸润；在上述细胞外可见大量的胆固醇结晶及异物巨细胞反应；病程较长者见明显的纤维组织增生。扁平黄色瘤和眼睑黄斑瘤均由成片的泡沫细胞构成，纤维化不明显。

免疫组织化学：组织细胞、泡沫细胞及异物巨细胞对 CD68 和 α1- 抗胰蛋白酶（α1-antitrypsin，α1-AT）等标记物呈阳性反应。

鉴别诊断：表浅部位的黄色瘤可结合患者多有高脂血症的病史、病变部位、光镜下见大量的组织细胞、泡沫细胞、胆固醇结晶及异物巨细胞反应，一般不难作出诊断。

预后：多采用保守治疗，经药物治疗后病变可缓慢消退。对较大或有症状的黄色瘤，可采用手术切除，部分患者手术后仍可能复发。

2. 动脉粥样硬化（atherosclerosis，AS）　AS 是心血管系统疾病中最常见的疾病，多见于中、老年人。其病变特征是：动脉内膜脂质沉积、灶状纤维化及粥样斑块形成；主要累及大动脉和中等大小动脉，导致动脉管壁增厚、变硬、弹性下降及管腔狭窄，引起相应器官缺血性改变。动脉硬化（arteriosclerosis）是泛指动脉壁增厚、变硬和弹性减退的一类疾病，包括三种类型① AS：是最常见和最具有危险性的疾病，特别是发生于冠状动脉者；②细动脉硬化：表现为细小动脉的玻璃样变，常见于高血压病和糖尿病；③动脉中层钙化：很少见，表现为动脉中膜的钙盐沉积。

基本病理变化为：①脂纹（fatty streak）：是 AS 的早期病变。最早可见于儿童期，但并非所有的脂纹都会进展为纤维斑块，是一种可逆性病变。肉眼检查：病灶位于动脉内膜面，可见黄色帽针头大小的斑点或宽 1～2mm、长短不一的黄色条纹，平坦或略为隆起，常见于血管分支开口处。光镜下：脂纹处内皮细胞下有充满脂质的泡沫细胞大量聚集。泡沫细胞体积大，圆形或椭圆形，胞质内含有大量小空泡。泡沫细胞来源于巨噬细胞和平滑肌细胞。②纤维斑块（fibrous plaque）：由脂纹发展而来。肉眼检查：动脉内膜面散在不规则隆起的斑块，颜色从浅黄或灰黄色变为瓷白色。光镜下：病灶表层为大量胶原纤维，并可发生玻璃样变。平滑肌细胞增生并分泌大量细胞外基质。大量玻璃样变的胶原纤维、大量平滑肌细胞和细胞外基质共同组成斑块表面厚薄不一的纤维帽。在纤维帽深面可见多少不等的泡沫细胞、平滑肌细胞、细胞外基质和炎细胞。③粥样斑块（atheromatous plaque）：也称粥瘤（atheroma），是 AS 的典型病变，由纤维斑块深层细胞发生坏死演变而来。肉眼检查：动脉内膜面可见灰黄色斑块既向内膜表面隆起又向深部压迫中膜。切面上，斑块的管腔面为白色质硬组织，深部为黄色或黄白色质软的粥样物质（故名）。光镜下：在纤维帽下方可见大量不定形的坏死降解产物、胆固醇结晶（针状裂隙）及钙盐沉积；斑块底部和边缘出现肉芽组织、少量淋巴细胞和泡沫细胞；动脉中膜因斑块压迫、平滑肌萎缩及弹力纤维破坏而变薄。

继发性病变是指在纤维斑块和粥样斑块的基础上继发的病变，常见有①斑块内出血：斑块内新生的血管破裂形成血肿，血肿使斑块体积在短期内增大，甚至完全堵塞管腔，导致急性供血中断。②斑块破裂：斑块表面的纤维帽破裂，粥样物从裂口进入血流，遗留粥瘤样溃疡。排入血流的坏死物质和脂质可形成胆固醇栓子，引起栓塞。③血栓形成：斑块破裂后，由于胶原暴露，促进血栓形成，加重动脉管腔狭窄，甚至引起器官梗死。④钙化：在纤维帽和粥瘤病灶内可见钙盐沉积，致动脉壁变硬、变脆。⑤动脉瘤形成：严重的粥样斑块底部的中膜平滑肌发生不同程度的萎缩和弹性下降，在血管内压力作用下，动脉壁局限性扩张，从外观看起来形成肿块，称之为动脉瘤（aneurysm）。动脉瘤破裂可致大出血。⑥血管腔狭窄：中等大小的动脉因粥样斑块而导致管腔狭窄，引起所供应区域的血量减少，导致相应器官发生缺血性病变。

3. 冠状动脉粥样硬化性心脏病（coronary atherosclerotic heart disease）　冠状动脉粥样硬化性心脏病是指冠状动脉粥样硬化使血管腔狭窄或阻塞，导致心肌缺血、缺氧而引起的心脏病，它和冠状动脉功能性改变（痉挛）一起，统称为冠状动脉性心脏病（coronary heart disease），简称冠心病。冠状动脉粥样硬化病变分布特点有：①左侧冠状动脉多于右侧冠状动脉；②大支多于小支；③同一支的近端多于远端，即主要累及在心肌表面走行的一段，进入心肌的部分很少受累；④左冠状动脉前降支最常受累且最为严重。

动脉粥样硬化的基本病理变化和继发性病变均可在冠状动脉发生。斑块性病变多发生于血管的心肌侧，呈新月形，使管腔呈偏心性狭窄。按狭窄程度分为四级：Ⅰ级：≤25%；Ⅱ级：26%～50%；Ⅲ级：51%～75%；Ⅳ级：≥76%。冠状动脉的其他病变（如：梅毒、炎症、栓塞、结缔组织病、创伤及先天性畸形等）也可使血管狭窄或阻塞而引起心脏病，但远较冠状动脉粥样硬化少见。冠状动脉无论有无病变，都可发生严重痉挛，引起心绞痛、心肌梗死甚至猝死，但有粥样硬化者更易发生痉挛。此处主要介绍心肌梗死的病理变化特点。

心肌梗死（myocardial infarction，MI）是由于冠状动脉供血中断，导致供血区急性、持续性缺血、缺氧所引起的较大范围的心肌坏死。根据 MI 的范围和深度不同,可分为心内膜下 MI 和透壁性 MI 两个主要类型。①心内膜下 MI:病变主要累及心室壁内层 1/3 的心肌,并波及肉柱和乳头肌,常表现为多发性、小灶性坏死,直径约 0.5～1.5cm;②透壁性 MI:发生部位与闭塞的冠状动脉分支供血区一致,病灶较大,最大直径在 2.5cm 以上,累及心室壁 2/3 或全层,多发生在左冠状动脉前降支供血区域,即左心室前壁、心尖部、室间隔前 2/3 及前内乳头肌。

病理变化:MI 属于贫血性梗死,其形态变化是逐渐演变的。肉眼检查:梗死发生 6h 后肉眼才能辨认,梗死灶呈苍白色,8～9h 后变为土黄色。因冠状动脉分支的供血区不规则,故梗死灶的形状也不规则,呈地图状。光镜下:心肌纤维早期表现为凝固性坏死,即细胞核固缩、碎裂和溶解消失;细胞质均质红染或呈不规则粗颗粒状,但细胞外形和组织轮廓仍可保存一段时间。间质水肿及不同程度的中性粒细胞浸润。4d 后,梗死灶周围出现充血出血带。7d～2 周,边缘出现肉芽组织。3 周后肉芽组织逐渐机化梗死区,玻璃样变后形成瘢痕组织。

并发症:尤其是透壁性 MI,可并发下列病变①心力衰竭。梗死后心肌收缩力丧失,可致左、右心或全心衰竭,是患者死亡的最常见原因。②心脏破裂。主要是由于梗死灶内浸润的中性粒细胞、单核细胞释放蛋白水解酶及坏死的心肌细胞自身溶酶体酶所致的酶性溶解作用,导致心脏破裂,心室内血液涌入心包腔,造成急性心脏压塞而引起猝死。③室壁瘤。由于梗死心肌或瘢痕组织弹性不如正常心肌,在心室内压力作用下,局限性向外膨隆而形成室壁瘤,故不属于真性肿瘤,可继发附壁血栓形成。④附壁血栓形成。由于梗死区内皮细胞脱落、室壁瘤处及心室颤动时出现涡流等原因,诱发血栓形成。较小的血栓可机化,但多数血栓易脱落引起血栓栓塞。⑤急性心包炎。梗死累及心外膜,可引起纤维素性心包炎。⑥心律失常。梗死累及传导系统,引起传导紊乱,严重者导致心搏骤停、猝死。⑦心源性休克。当梗死面积超过 40% 时,心肌收缩力极度减弱,心排出量显著减少,引起心源性休克,导致患者死亡。

4. 心肌纤维化(myocardial fibrosis)　心肌纤维化是由于中至重度的冠状动脉狭窄引起的心肌纤维持续性和 / 或反复加重的缺血、缺氧所产生的结果,逐渐发展为心力衰竭,即慢性缺血性心脏病(chronic ischemic heart disease)。肉眼检查:心脏体积增大,重量增加,所有心腔均扩张,以左心室明显;心壁厚度可能正常,伴有多灶性白色纤维条索或条块,甚至透壁性瘢痕;心内膜增厚并失去正常光泽,有时可见机化的附壁血栓。光镜下:广泛性、多灶性间质纤维化,邻近的心肌纤维萎缩和 / 或肥大,心内膜下心肌纤维弥漫性空泡变,可见多灶性陈旧性心肌梗死病灶或瘢痕形成。

5. 冠状动脉性猝死(sudden coronary death)　冠状动脉性猝死是心源性猝死中最常见的一种,多见于 40～50 岁的成年人,男性明显多于女性。猝死是指自然发生的、出乎意料的突然死亡。冠状动脉性猝死可发生于饮酒、劳累、吸烟或运动等诱因后,患者突然昏倒,四肢抽搐、小便失禁;或突然发生呼吸困难、口吐白沫、迅速昏迷。可立即或在 1h 至数小时后死亡,有的则在夜间睡眠中死亡。冠状动脉性猝死多发生在冠状动脉粥样硬化的基础上,由于冠状动脉粥样硬化斑块形成、斑块内出血导致冠状动脉狭窄或微循环血栓栓塞,导致心肌急性缺血;冠状动脉血流突然中断引起心室颤动等严重心律失常。无心肌梗死时也可发生猝死,此时通常有致心律失常的基础性病变(如心室瘢痕或左心室功能不全)。

二、实验室检查指标评估

(一)血脂实验室检查指标的评估

1. 总胆固醇　总胆固醇在终点法中血红蛋白高于 2g/L 时引起正干扰;胆红素高于 0.1g/L 时有明显负干扰;血中维生素 C 与甲基多巴浓度高于治疗水平时,会使结果降低。但是在速率法中上述干扰物质影响较小。高 TG 血症无明显影响。

2. 三酰甘油　当高 TG 同时伴有 TC、LDL-C 增高,HDLC 减低,并同时存在冠心病其他危险因子(如冠心病家族史、饮酒、吸烟、肥胖等)时,对动脉粥样硬化和冠心病诊断更有意义。

3. 游离脂肪酸　正常人血浆中存在 LPL,可使 FFA 升高,因此采血后应注意在 4℃ 条件下分离血清并尽快进行测定;肝素可使 FFA 升高,故不可在肝素治疗时(后)采血,也不可利用抗凝血作 FFA 测定;不能立即检测时,标本应冷冻保存。FFA 水平易受各种因素的影响,应动态观察。

4. HDL-C 及亚类　HDL-C 水平与冠心病发病成负相关,也称为"好的胆固醇"。随着各亚脂分功能的不断发现,单纯检测总 HDL-C 水平也不能满足临床检测的需求。

5. LDL-C　与 HDL-C 测定相同,高脂血症对 LDL-C 检测可产生干扰。生理条件下 LDL-C 水平随年龄增高而上升,青年与中年男性高于女性,老年前期与老年期女性高于男性。

6. sdLDL　sdLDL 可促进 AS 的发生、发展,是心脑血管事件发生的独立危险因素之一,sdLDL 比 LDL 更具有致 AS 作用,检测不同 LDL 亚型水平比仅测定 LDL-C 的临床价值更高,且定量检测高危患者 sdLDL 水平更为重要。肝素 - 镁沉淀法具有简便、快速的优点,为临床常规检测 sdLDL 提供了可能。

7. LP(a)　LP(a) 已公认为动脉粥样硬化性心脑血管性疾病的独立危险因素,测定 LP(a) 水平可用于评估该类疾病发生的危险性。

8. LP-X　用于胆汁淤积检测优于总胆红素、碱性磷酸酶和 γ 谷氨酰转肽酶;在原发性胆汁性肝硬化中,血清总胆固醇水平的升高主要是由于 LPX 升高所致。

9. VAP　血脂亚组分分析有助于深入了解脂蛋白和动脉粥样硬化的微妙关系,也有助于解释 LDL-C 降低策略对预防流行性动脉粥样硬化疾病的相对失效性的原因。综合 VAP 检测可用于:①提高动脉粥样硬化危险预测的准确性;②提高结果预测的准确性;③协助治疗选择和剂量调整;④向动脉硬化患者的一级亲属提出建议。VAP 的另一个优势是为临床医师提供了更深入的个体患者疾病观察,这些疾病通常被基础血脂测试正常结果所掩盖。VAP 检测被认为可能优于传统的 LDL-C 检测,甚至可以取代传统的脂蛋白胆固醇检测。

10. 脂蛋白代谢相关基因检测　脂蛋白代谢异常有一定的家族性和遗传性,属于多基因病,是多基因协调作用及环境因素共同作用的结果。因其发生涉及 2 个以上基因表达调控的改变,在难以获得家系分析的情况下,目前多采用以同胞对或人群为基础的关联分析方法研究候选基因多态性与疾病的关系,其中确定研究样本的代表性是最重要的一步,并应对目标对象进行详细的流行病学调查,通过分子生物学、遗传统计学和生物信息学技术,最终确定易感基因。

（二）与高脂血症相关的病变的病理检查评估

黄色瘤可能为高脂血症的一种临床表现,但也偶见于血脂正常者。发生于浅表部位者诊断多较容易,但因肌腱黄色瘤的发生部位深,且病变呈缓慢持续性生长,有时诊断较困难,甚至可能误诊为肉瘤。活检时需多取材,因腱鞘巨细胞瘤、弥漫性绒毛结节性滑膜炎及一些肉瘤的局灶区域可出现黄色瘤样形态。对于已确诊的高脂血症患者,当病变多发时,常需考虑肌腱黄色瘤。

当临床取材部位(动脉)明确时,结合患者的高脂血症或其他相关疾病的病史,出现动脉粥样硬化的一种或多种基本病理变化或继发性病变时,即可明确动脉粥样硬化的病理诊断。

结合患者的病史、临床表现及相关的实验室检查指标,经仔细进行肉眼及光镜下检查,较易作出心肌梗死、心肌纤维化或冠状动脉性猝死的病理诊断。

第三节　实验室检查指标的临床应用

一、检测指标的临床应用

近 30 年来,中国人群的血脂水平逐步升高,血脂异常患病率明显增加。中国成人血脂异常总体患病率高达 40.4%,较 2002 年呈大幅度上升。人群血清胆固醇水平的升高将导致 2010—2030 年期间我国心血管病事件约增加 920 万。我国儿童青少年高胆固醇血症患病率也有明显升高,预示未来中国成人血脂异常患病及相关疾病负担将继续加重。以 LDL-C 或 TC 升高为特点的血脂异常是动脉粥样硬化性心血管疾病（atherosclerotic cardiovascular disease，ASCVD）重要的危险因子；降低 LDL-C 水平，可显著减少 ASCVD 的发病及死亡危险。其他类型的血脂异常，如 TG 增高或 HDL-C 降低与 ASCVD 发病危险的升高也存在一定的关联。有效控制血脂异常，对我国 ASCVD 防控具有重要意义。

（一）在健康体检中的应用原则及作用

早期检出血脂异常个体，监测其血脂水平变化，是有效实施 ASCVD 防治措施的重要基础。健康体检是检出血脂异常患者的重要途径。为了及时发现血脂异常，建议 20～40 岁成年人至少每 5 年测量 1 次血脂（包括 TC、LDL-C、HDL-C 和 TG）；建议 40 岁以上男性和绝经期后女性每年检测血脂；ASCVD 患者及其高危人群，应每 3～6 个月检测 1 次血脂。因 ASCVD 住院治疗的患者应在入院时或 24h 内检测血脂。

血脂的基本检测项目为 TC、LDL-C、HDL-C 和 TG，其他血脂项目如 ApoA-Ⅰ、ApoB、LP（a）、ApoE、sdLDL、HDL 亚型、VLDL 亚型、LDL 亚型和 PON1 等项目。对于任何需要进行心血管危险性评估和给予降脂药物治疗的个体，原则上先进行 4 项基本血脂检测。其中，TC/HDL-C 比值可能比单项血脂测定更具临床意义，必要时检测 HDL 功能指标和 VAP 血脂亚组分分析。

血脂检查的重点对象为：①有 ASCVD 病史者；②存在多项 ASCVD 危险因素（如高血压、糖尿病、肥胖、吸烟）的人；③有早发性心血管病家族史者（指男性一级直系亲属在 55 岁前或女性一级直系亲属在 65 岁前患缺血性心血管病），或有家族性高脂血症患者；④皮肤或肌腱黄色瘤及跟腱增厚者。

干预的强度选择原则：干预强度根据心血管病发病的综合危险大小来决定，是国内外相关指南所共同采纳的原则。因此，全面评价心血管病的综合危险是预防和治疗血脂异常的必要前提。高血压对我国人群的致病作用明显强于其他心血管危险因素。建议按照有无冠心病及其等危症、有无高血压、其他心血管危险因素的多少，结合血脂水平来综合评估心血管病的发病危险，将人群进行危险性高低分类，此种分类也可用于指导临床开展血脂异常的干预，如表 24-8 所示。

表 24-8　血脂异常危险分层方案

危险分层	TC 5.18～6.19mmol/L（200～239mg/dl）或 LDL-C 3.37～4.12mmol/L（130～159mg/dl）	TC≥6.22mmol/L（240mg/dl）或 LDL-C≥4.14mmol/L（160mg/dl）
无高血压且其他危险因素数 <3	低危	低危
高血压或其他危险因素≥3	低危	中危
高血压且其他危险因素≥1	中危	高危
冠心病及其危症	高危	高危

注：其他危险因素包括年龄（男≥45 岁，女≥55 岁）、吸烟、低 HDL-C、肥胖和早发缺血性心血管病家族史。

根据血脂异常的类型和危险程度决定治疗目标和措施，同时加大对健康人群体检的普及范围，倡导健康的生活方式，调整饮食结构，纠正不良的饮食习惯，加强体育锻炼，严格控制血脂水平，以提高生活质量，降低发生心脑血管疾病的风险。

（二）儿童血脂水平的监测和作用

儿童青少年血脂异常（dyslipidemia）是指儿童青少年时期血浆脂质代谢紊乱，主要表现为高脂血症。在我国发病率达到 10% 左右。

儿童少年血脂异常病因常分为原发性和继发性两类。目前，原发性病因尚不明确，可能与遗传因素关系密切：例如有 CVD 或血脂异常的家族史者，由于先天性遗传基因缺陷，使参与脂质代谢的受体、酶或者载脂蛋白等异常。患者可以是单基因遗传，如家族性高胆固醇血症（LDL-C 受体缺如），家族性高乳糜微粒血症（脂蛋白脂酶 LPL 基因缺陷）；也可以是多基因遗传，如家族性多基因高胆固醇血症。继发性血脂异常的病因包括高血压、肥胖 / 超重、糖尿病、代谢综合征、川崎病、终末期肾病、癌症化疗等;服用影响血脂代谢的药物也会导致继发性的脂质紊乱。

儿童青少年血脂异常发病隐匿,进展缓慢,症状体征多不明显,其诊断主要依靠实验室检查,建议对高危人群进行血脂筛查。临床表现多为黄色瘤,脂性角膜弓,肝脾大,早发冠心病和脑卒中。实验室检查,空腹检测 TC、TG、HDL-C、LDL-C,如果异常,1~2 周内复查。血脂测定应标准化,保证结果准确、可靠。在 2009 年《儿童青少年血脂异常防治专家共识》中提出了我国 2 岁以上儿童青少年血脂异常诊断标准,如表 24-9 所示。

表24-9   2岁以上儿童青少年血脂异常诊断标准

合适水平	TC/(mmol·L^{-1})	LDL-C/(mmol·L^{-1})	HDL-C/(mmol·L^{-1})	TG/(mmol·L^{-1})
临界高值	<4.40	<2.85	—	—
边缘升高	4.40~5.15	2.85~3.34	—	—
高脂血症	≥5.18	≥3.37	≥1.70	—
低 HDL-C 症	—	—	—	≤1.04

在儿童高脂血症管理中,血清 TC 最佳值为 <4.4mmoL;血清 LDL-C 最佳值为 <2.8mmol/L。有高脂血症(含双亲中有一人血清 TC>6.2mmol/L)或动脉粥样硬化家族史的儿童应从 2 岁开始监测。监测方法是:①若血清 TC<4.4mmol/L,5 年内再监测一次;②若血清 TC 在 4.4~5.1mmol/L,应间隔 1 周在同一实验室再测定一次,求两次监测结果的均值;③如 TC≥4.4mmol/L,则应空腹 12h,再检测血清 TC、HDL-C、LDL-C 等,若 LDL-C<2.8mmol/L,可于五年内再检测血清 TC;④若血清 LDL-C 在 2.8~3.3mmol/L,应进行改善生活方式的教育和饮食治疗;若血清 LDL-C≥3.4mmoI/L,再继续检测,必要时对其家族全体成员进行血脂监测,查明是继发性的还是遗传性的,必要时要进行药物治疗。治疗方法包括饮食干预、运动干预、药物治疗以及原发病治疗。

(三)家庭性遗传疾病患者的管理

家族性血脂异常包括家族性高胆固醇血症(familial hypercholesterolemia, FH),家族性低胆固醇血症,家族性高三酰甘油血症,家族性混合性高三酰甘油和高胆固醇血症,家族性 HDL 血症。本次主要阐述常见的家族性高胆固醇血症。

FH 属常染色体显性遗传性胆固醇代谢障碍,系 LDL 受体的功能性遗传突变。其突出临床特征是血清 LDL-C 水平明显升高和早发冠心病(心肌梗死或心绞痛)。根据显性遗传,FH 的临床表型分为血清 TC 水平常 >13.5mmol/L(521mg/dl)的纯合子型(HoFH)和血清 TC 水平常 >8.5mmol/L(328mg/dl)的杂合子型(HeFH)。如果未经治疗,HeFH 患者常常在年过 40 岁(男)或 50 岁(女)罹患心血管疾病,而 HoFH 则多于幼童时期就发生严重心血管疾病,其青年时期心血管疾病死亡率较非 FH 患者增高 100 倍以上。

FH 治疗的最终目的是降低 ASCVD 危险,减少致死性和致残性心血管疾病发生。调脂治疗的目标水平与心血管疾病高危者相同。LDL 受体低下的患者接受他汀类治疗后 LDL-C 降低 25%,而无 LDL 受体的患者仅降低 15%。事实上,FH 患者常需要两种或更多种调脂药物的联合治疗。心血管疾病极高危患者,经联合调脂药物治疗,胆固醇水平仍未达到目标水平,尤其是疾病处于进展中的患者,可考虑接受脂蛋白血浆置换作为辅助治疗。

(四)心血管疾病的风险评估

1. 血脂和脂蛋白异常的分层 《中国成人血脂异常防治指南(2016 年修订版)》除使用"缺血性心血管病"(冠心病和缺血性脑卒中)危险来反映血脂异常及其他心血管病主要危险因素的综合致病危险外,另增加了对 ASCVD 余生危险评估的建议,以便于早期识别高危的个体,并进行积极干预。此版指南对我国人群血脂成分合适水平及异常切点的建议(表 24-10)基于多项对不同血脂水平的中国人群 ASCVD 发病危险的长期观察性研究结果,包括不同血脂水平对研究人群 10 年和 20 年 ASCVD

累积发病危险的独立影响；也参考了国际范围内多部血脂相关指南对血脂成分合适水平的建议及其依据。需要强调的是，这些血脂合适水平和异常切点主要适用于 ASCVD 一级预防的目标人群。

表 24-10　中国 ASCVD 一级预防人群血脂合适水平和异常分层标准

分层	TC	LDL-C	HDL-C	非 HDL-C	TG
理想水平		<2.6（100）		<3.4（130）	
合适水平	<5.2（200）	<3.4（130）		<4.1（160）	<3.4（130）
边缘升高	≥5.2（200）且<6.2（240）	≥3.4（130）且<4.1（160）		≥4.1（160）且<4.9（190）	≥1.7（150）且<2.3（200）
升高	≥6.2（240）	≥4.1（160）		≥4.9（190）	≥2.3（200）
降低			<1.0（40）		

注：括号外的单位为 mmol/L，括号内的单位为 mg/dl。

2. 心血管疾病风险评估指南

（1）中国成人血脂异常防治指南：新指南指出在进行危险评估时，已诊断 ASCVD 者直接列为极高危人群；符合如下条件之一者直接列为高危人群：① LDL-C≥4.9mmol/L（190mg/dl）；② 1.8mmol/L（70mg/dl）≤LDL-C<4.9mmol/L（190mg/dl）且年龄在 40 岁及以上的糖尿病患者。符合上述条件的极高危和高危人群不需要按危险因素个数进行 ASCVD 危险分层。不具有以上 3 种情况的个体，在考虑是否需要调脂治疗时，应按照图 24-2 的流程进行未来 10 年间 ASCVD 总体发病危险的评估。本次指南修订的危险分层按照 LDL-C 或 TC 水平、有无高血压及其他 ASCVD 危险因素个数分成 21 种组合，并按照不同组合的 ASCVD 10 年发病平均危险按 <5%，5%～9% 和≥10% 分别定义为低危、中危和高危。

符合下列任意条件者，可直接列为危或极危人群
极高危：ASCVD 患者
高危：（1）LDL-C≥4.9mmol/L 或 TC≥7.2mmol/L
（2）糖尿病患者 1.8mmol/L≤LDL-C<4.9mmol/L（或）3.1mmol/L≤TC<7.2mmol/L 且年龄≥40 岁

↓ 不符合者，评估 10 年 ASCVD 发病危险

危险因素个数	血清胆固醇水平分层/（mmol/L）		
	3.1≤TC<4.1（或）1.8≤LDL-C<2.6	4.1≤TC<5.2（或）2.6≤LDL-C<3.4	5.2≤TC<7.2（或）3.4≤LDL-C<4.9
无高血压　0~1个	低危（<5%）	低危（<5%）	低危（<5%）
2个	低危（<5%）	低危（<5%）	中危（5%～9%）
3个	低危（<5%）	中危（5%～9%）	中危（5%～9%）
有高血压　0个	低危（<5%）	低危（<5%）	低危（<5%）
1个	低危（<5%）	中危（5%～9%）	中危（5%～9%）
2个	中危（5%～9%）	高危（≥10%）	高危（≥10%）
3个	高危（≥10%）	高危（≥10%）	高危（≥10%）

↓ ASCVD 10 年发病危险为中危且年龄小于 55 岁者，评估余生危险

具有以下任意 2 项及以上危险因素者，定义为高危：
◎ 收缩压≥160mmHg 或舒张压≥100mmHg　　◎ BMI≥28kg/m²
◎ 非-HDL-C≥5.2mmol/L（200mg/dl）　　◎ 吸烟
◎ HDL-C<1.0mmol/L（40mg/dl）

图 24-2　ASCVD 危险评估流程图

由于国内外研究已经揭示危险因素水平对年龄低于 55 岁的人群余生危险的影响,新指南修订建议对 ASCVD 10 年发病危险为中危的人群进行 ASCVD 余生危险的评估,以便识别出中青年 ASCVD 余生危险为高危的个体,对包括血脂在内的危险因素进行早期干预。对于 ASCVD 10 年发病危险为中危的人群,如果具有以下任意 2 项及以上危险因素者,其 ASCVD 余生危险为高危。这些危险因素包括:①收缩压≥160mmHg(1mmHg=0.133kPa)或舒张压≥100mmHg;②非 HDL-C≥5.2mmol/L(200mg/dl);③ HDL-C<1.0mmol/L(40mg/dl);④体质指数(body mass index, BMI)≥28kg/m²;⑤吸烟。

(2)血脂和脂蛋白异常的干预原则:血脂异常治疗的宗旨是防控 ASCVD,降低心肌梗死、缺血性卒中或冠心病死亡等心血管病临床事件发生危险。由于遗传背景和生活环境不同,个体罹患 ASCVD 危险程度显著不同,调脂治疗能使 ASCVD 患者或高危人群获益。临床应根据个体 ASCVD 危险程度,决定是否启动药物调脂治疗,并确定调脂治疗需要达到的胆固醇基本目标值,见表 24-11。推荐将 LDL-C 降至某一切点(目标值)主要是基于危险-获益程度来考虑。

表 24-11 不同 ASCVD 危险人群降 LDL-C/非 HDL-C 治疗达标值

危险等级	LDL-C	非 HDL-C
低危、中危	<3.4(130)	<4.1(160)
高危	<2.6(100)	<3.4(130)
极高危	<1.8(70)	<2.6(100)

注:括号外的单位为 mmol/L,括号内的单位为 mg/dl

除积极干预胆固醇外,其他血脂异常是否也需要进行处理,尚缺乏相关临床试验获益的证据。血清 TG 的合适水平为<1.7mmol/L(150mg/dl)。当血清 TG≥1.7mmol/L(150mg/dl)时,首先应用非药物干预措施,包括治疗性饮食、减轻体重、减少饮酒、戒烈性酒等。若 TG 水平仅轻、中度升高[2.3~5.6mmol/L(200~500mg/dl)],为了防控 ASCVD 危险,虽然以降低 LDL-C 水平为主要目标,但同时应强调非 HDL-C 需达到基本目标值。经他汀治疗后,如非 HDL-C 仍不能达到目标值,可在他汀类基础上加用贝特类、高纯度鱼油制剂。对于严重高 TG 血症患者,即空腹 TG≥5.7mmol/L(500mg/dl),应首先考虑使用主要降低 TG 和 VLDL-C 的药物(如贝特类、高纯度鱼油制剂或烟酸)。对于 HDL-C<1.0mmol/L(40mg/dl)者,主张控制饮食和改善生活方式,目前无药物干预的足够证据。

二、病理检查的临床应用

在活检时,多能够明确黄色瘤的诊断。因动脉瘤或主动脉瘤手术时切除部分动脉壁,可使这部分患者的动脉粥样硬化诊断得以明确。结合病史、临床表现及相关实验室检查指标,可准确诊断心肌梗死;当然,心肌纤维化或冠状动脉性猝死等病变往往是在患者死亡后尸体解剖时才能明确病理诊断。

案例 24-1

【病史摘要】 患者女,37 岁,主因"发现血脂升高 35 年,心前区疼痛 1 年"收入住院。患者缘于 35 年前查血脂升高,一直服用降脂药物,曾行基因检测诊断为"杂合子型家族性高胆固醇血症"。现服用立普妥 40mg,1 次/晚,依折麦布 10mg,1 次/日。近 1 年来反复感心前区疼痛,为进一步诊治收入住院。自患病以来,精神尚可,食欲正常,睡眠正常,体重无明显变化,大小便正常。查体:神清,身高 156cm,体重 61kg,血压 130/80mmHg,双眼外角、双手指关节和肘关节皮肤可见黄色瘤。双肺呼吸音清,未闻及干湿性啰音;心率 86 次/min,律齐,各瓣膜听诊区未闻及病理性杂音;腹部查体无特殊,双下肢无水肿。

【临床检验】 总胆固醇 9.35mmol/L，低密度脂蛋白胆固醇 7.62mmol/L，高密度脂蛋白胆固醇 1.26mmol/L，脂蛋白（a）997.45mg/L，载脂蛋白 A 11.02g/L，载脂蛋白 B 2.11g/L，三酰甘油 0.95mmol/L。

【影像学检查】 超声心动图：左室射血分数 56%，心室节段性运动减弱。冠状动脉造影：见前降支闭塞，左回旋支中段多处狭窄并窄后扩张，右冠完全闭塞。

【诊断与鉴别诊断】

1. 诊断　杂合子型家族性高胆固醇血症；冠状动脉粥样硬化性心脏病。

2. 鉴别诊断　患者自幼即有高脂血症，且胆固醇水平升高明显，长期大剂量他汀类及联合治疗胆固醇水平仍然高于正常，可与继发性高脂血症鉴别。家族性高胆固醇血症以特征性黄色瘤以及早发冠心病为临床表现。典型杂合子型家族性高胆固醇血症患者的总胆固醇是正常人的 2 至 3 倍，且在幼儿期便可测出高胆固醇血症。纯合子型家族性高胆固醇血症患者的总胆固醇是正常人的 6～8 倍，较早发生动脉粥样硬化，多在 10 岁时就出现冠心病的临床症状和体征。杂合子型和纯合子型的诊断和鉴别需要基因缺陷检测。

【案例分析】 家族性高胆固醇血症是以低密度脂蛋白胆固醇水平显著升高和早发冠心病为主要临床表现的常染色体显性遗传疾病，目前已知的主要致病基因为低密度脂蛋白受体（*LDLR*）、载脂蛋白 B（*Apo B*）和前蛋白转化酶枯草溶菌素 9（*PCSK9*）。FH 患者的冠心病风险显著升高，早发心梗风险约为一般人群的 5.32 倍，心梗发病时间相较一般人群提前约 10 年。相较其他传统危险因素，长期显著升高的 LDL-C 水平为更重要的致病因素，因此急需提高早期诊断率及治疗率，采取更加有效的调脂策略，联合应用他汀、依折麦布及 PCSK9 抑制剂等，以减少心血管事件的发生。检测血清 LDL-C 水平是筛查 FH 的必检项目，血清 LDL-C 水平和早发 ASCVD 是 FH 重要的临床诊断依据。作为遗传性疾病，检测到 *LDLR*、*Apo B*、*PCSK9* 和 *LDLRAP1* 基因致病性突变是诊断 FH 的"金标准"。

小　结

高脂血症是血浆中一种或几种脂质浓度高于正常水平，表现为高胆固醇血症、高三酰甘油血症或两者兼有，血脂或脂蛋白在血液中浓度升高，主要是因为产生或分泌进入循环的量增加或从循环中的清除或移除减少。由基因缺陷导致的改变称为原发性脂质代谢异常，其他改变脂质代谢的因素称为继发性脂质代谢异常。高脂血症的临床表现主要包括两大方面：①脂质在真皮或皮下沉积引起的黄色瘤。②脂质在动脉内皮下沉积引起的动脉粥样硬化，产生冠心病和周围血管病等；此外还可引起脂源性胰腺炎、角膜弓和高脂血症眼底改变。血浆脂蛋白和脂质测定是临床生物化学检验的常规检验项目，目前临床常规检验项目有血清（浆）TC、TG、HDL-C、LDL-C、LP（a）、ApoA-Ⅰ及 ApoB。高脂血症的诊断主要是依靠实验室检查，其中最主要是测定血浆（清）TC 和 TG 浓度。有效控制血脂异常，对我国 ASCVD 防控具有重要意义。

参 考 文 献

[1] 中国成人血脂异常防治指南修订联合委员会. 中国成人血脂异常防治指南（2016 年修订版）. 中国循环杂志, 2017, 32（1）：53.

[2] 姜志胜. 动脉粥样硬化学. 北京：科学出版社, 2017.

[3] 刘伟, 宋晓彪, 刘超, 等. 高脂血症性胰腺炎的研究进展. 临床荟萃, 2016, 31（8）：919-925.

[4] 陈华, 陈淋, 张男, 等. 脂质组学在高脂血症的研究进展. 药物分析杂志, 2016, 36（8）1324-1329.

[5] 郑铁生, 倪培华. 临床检验医学. 北京：人民卫生出版社, 2017.

[6] 步宏, 李一雷. 病理学. 9 版. 北京：人民卫生出版社, 2018.

[7] 诸骏仁, 高润霖, 赵水平, 等. 中国成人血脂异常防治指南（2016 年修订版）. 中国循环杂志, 2016, 31（10）：937-953.

（鞠海兵　徐秀芬　成元华　阎晓初）

第二十五章

痛 风

第一节 概 述

痛风（gout）是由于各种遗传性或获得性疾病引起的嘌呤代谢紊乱和／或尿酸排泄障碍，导致血尿酸增高，而产生的一组临床综合征。尿酸盐沉积于骨关节、肾脏和皮下等部位，引发急慢性炎症和组织损伤。主要表现为反复发作性关节炎、痛风石沉积，严重者可导致关节活动障碍和关节畸形，累及肾脏引起慢性间质性肾炎和尿酸性肾石病。随着生活方式的改变和经济水平的提高，饮食结构的改变，痛风的发病率正逐渐上升，男性的发病率高于女性，发病年龄也早于女性。近年来，研究发现华人地区痛风与高尿酸血症的患病率上升、发病年龄下降、女性痛风增加，严重的痛风石关节炎较少，合并代谢综合征及器官移植等复杂病况的患者较多。

一、病因、分类与发病机制

高尿酸血症是痛风的标志，尿酸是人类嘌呤代谢的最终产物，血尿酸盐浓度和嘌呤代谢密切相关，当尿酸生成过多和／或排出减少时，均可引起血中尿酸浓度的增高。

（一）病因及分类

痛风的起因是血尿酸过多，按高尿酸血症形成的原因，可将痛风分为原发性和继发性两大类。

1. 原发性痛风 原发性痛风指在排除其他疾病的基础上，由于先天性嘌呤代谢紊乱和／或尿酸排泄障碍所引起，具体机制不明，可能与多基因遗传缺陷相关。可以分为①原因未明的分子缺陷病：其中80%～90%引起尿酸排泄减少，10%～20%引起尿酸产生过多；②酶及代谢缺陷：包括磷酸核糖焦磷酸合成酶（PRS）亢进症、次黄嘌呤——鸟嘌呤磷酸核糖转移酶（HGPRT）部分缺乏症、腺嘌呤磷酸核糖转移酶（APRT）缺乏症等，占原发性痛风的1%。

原发性痛风具有明显的家族聚集性。调查研究发现，痛风可能是在多基因控制背景下，有一个常染色体显性基因发挥主要作用，性别对该基因有显著影响。

2. 继发性痛风 继发性痛风指继发于其他疾病过程中的一种临床表现，与肾脏疾病导致尿酸排泄减少、骨髓增生性疾病导致尿酸生成增多、某些药物抑制尿酸的排泄等有关。

（1）细胞过量破坏所致：体内死亡的细胞越多，嘌呤释放的就越多，尿酸的水平就越高。如溶血、烧伤、外伤、化疗、放疗、过量运动等情况，均可能造成机体内细胞过量破坏，核酸转换增加，体内尿酸生成过多，继而出现痛风。

（2）细胞增殖：骨髓增生性疾病如白血病、淋巴瘤、骨髓瘤、红细胞增多症等疾病均可出现细胞增殖加速，核酸转换增加，导致尿酸生成过多，继发痛风。

（3）食物：高嘌呤饮食（如肉类海产、动物内脏等）或者过量饮酒（尤其是啤酒）都可能造成血尿酸水平升高，导致痛风发作。高嘌呤食物直接增加体内尿酸水平，引起痛风。乙醇引发痛风的原因是因为乙醇在肝组织代谢时，大量吸收水分，使血浓度加强，使得原来已经接近饱和的尿酸，加速进入软组织形成结晶。

（4）肾脏排泄尿酸减少：体内嘌呤物质的新陈代谢紊乱，导致尿酸排出减少，持续尿酸高的患者中 90% 有肾处理尿酸功能的异常。肾脏疾病包括慢性肾小球肾炎、肾盂肾炎、多囊肾、铅中毒和高血压晚期等引起的肾小球滤过功能减退，可使尿酸排泄减少，导致血尿酸浓度升高。

（5）药物：如服用噻嗪类利尿药、呋塞米、阿司匹林、烟酸、吡嗪酰胺、乙胺丁醇、免疫抑制剂等药物，可竞争性抑制肾小管排泄尿酸，尿酸排泄减少从而继发痛风。

值得提出的是，HGPRT 部分缺乏症，临床上只表现为痛风称原发性痛风；而 HGPRT 完全缺乏症又称 Lesch-Nyhan 综合征，除痛风外，还有神经系统伤害等表现，而归属到继发性痛风。实质上二者都是 X 伴性染色体遗传性疾病。

（二）发病机制

痛风的发生取决于血尿酸的浓度和在体液中的溶解度。

1. 高尿酸血症的形成　目前尚无证据说明溶解的高尿酸有毒性。血尿酸的平衡取决于嘌呤的吸收、生成、分解和排泄。

（1）吸收：体内的尿酸 20% 来源于富含嘌呤的食物，含嘌呤食物摄取过多可诱发痛风的发作，但这不是发生高尿酸血症的原因。

（2）分解：尿酸是嘌呤代谢的终产物，正常人约 1/3 的尿酸在肠道经细菌降解处理，约 2/3 经肾原形排出，人类缺乏尿酸酶，故尿酸分解降低作为高尿酸血症的机制已被排除。

（3）生成：体内的尿酸 80% 来源于体内嘌呤生物合成。参与尿酸代谢的嘌呤核苷酸有三种：次黄嘌呤核苷酸、腺嘌呤核苷酸、鸟嘌呤核苷酸。核苷酸的生成有两个途径：主要是从氨基酸、磷酸核糖及其他小分子的非嘌呤基的前体，经过一系列步骤合成而来；另一途径是从核酸分解而来，核苷酸再一步步生成尿酸。在嘌呤代谢过程中，各环节都有酶参与调控，一旦酶的调控发生异常，即可发生血尿酸增多或减少，其中致尿酸生成增多的主要为 PRS 亢进症、HGPRI 缺乏症、APRTE3 缺乏症等。这类患者在原发性痛风人群中不足 20%。

（4）排泄：在原发性痛风中，80%～90% 的发病直接机制是肾小管对尿酸盐的清除率下降，尿酸在肾脏的排泄代谢过程，致血尿酸增高的主要环节认为是肾小管分泌下降，也包括重吸收升高。造成清除率降低可能是原因未明的分子缺陷。事实上尿酸排泄减少常与生成增多是伴发的。

2. 痛风的发生　痛风指尿酸盐结晶、沉积所致的反应性关节炎或 / 和痛风石疾病。其发生是尿酸在体液中处于过饱和状态。血尿酸的正常范围有一定跨度，一般导致过饱和的血尿酸浓度均超过 7.0mg/dl。除浓度外，还有一些因素将影响尿酸的溶解度，比如雌激素、温度、H^+ 浓度等可促进尿酸游离。仅有高尿酸血症，即使合并尿酸性结石也不称之为痛风。临床上 5%～15% 高尿酸血症患者发展为痛风，表现为痛风性关节炎、痛风肾和痛风石等，确切原因不清。痛风患者常有阳性家族史，属多基因遗传缺陷。

急性关节炎是由于尿酸盐结晶沉积引起的炎症反应，因尿酸盐结晶可趋化白细胞，故在关节囊内尿酸盐沉积处可见白细胞显著增加并吞噬尿酸盐，然后释放白三烯 B4（LTB4）和糖蛋白等化学趋化因子；单核细胞受尿酸盐刺激后可释放白介素 1（IL-1）。长期尿酸盐结晶沉积致纤维母细胞、淋巴细胞和多核巨细胞浸润，形成异物结节即痛风石。痛风性肾病是痛风特征性的病理变化之一，表现为肾髓质和椎体内有小的白色针状物沉积，周围有白细胞和巨噬细胞浸润。

近年来也有一些关于痛风发生机制的新发现：①肾小管的数种尿酸转运蛋白的先天性异常可导致高尿酸血症的发生，并与促进尿酸排出药物及抑制尿酸排泄物质的机制相关；②流行病学研究表明，高尿酸血症及痛风均与心血管疾病的死亡相关，甚至高尿酸血症也被证实与慢性肾病变相关；③先天性免疫中的 toll 样受体（TLR-2，TLR-4）和 NALP3 炎症小体接受到尿酸的危险讯号（dangersignal）后，通过白介素（IL）-1 的活化而引起痛风的炎症反应，另外，转化生长因子 -β（TGF-β）可能与炎症反应的自动缓解有关，这些发现促成了生物制剂的研发，有助于治疗难治性痛风。

二、临床症状与体征

（一）无症状

此时仅有血尿酸持续性或波动性增高，无明显临床症状。

（二）急性关节炎

急性关节炎常是痛风的首发症状，是尿酸盐结晶沉积在局部引起的炎症反应。常由受寒、劳累、饮酒、高蛋白高嘌呤饮食、穿紧鞋、外伤、手术、感染等诱发。典型发作起病急，患者多在午夜因剧烈疼痛而惊醒，以下肢远端单一关节红肿热痛和功能障碍为常见，偶尔双侧或多关节同时或先后受累，最易受累部位是第一跖趾关节；常伴发热、白细胞升高、血沉增快。初次发作常呈自限性，数小时至数周自然缓解，缓解时局部可出现特有的脱屑和瘙痒表现，缓解期可数月、年乃至终生。但大部分患者反复发作，甚至进展至慢性关节炎阶段。

（三）痛风石及慢性关节炎

痛风石是痛风特有的损害，是由于尿酸单钠结晶沉淀所引起的一种慢性异物样反应，周围被纤维母细胞、淋巴细胞和多核巨细胞所形成异物结节，引起轻度慢性炎症反应。痛风石可以存在于任何关节、肌腱和关节周围软组织中，最常见于关节内及附近与耳轮，亦可见于鼻软骨、舌、会厌、声带、杓状软骨、主动脉、心瓣膜和心肌等处。表现为黄白色大小不一的隆起，初期质软，随着纤维增生逐渐变硬。浅表的痛风石向皮肤表面破溃而排出白色粉末状尿酸结晶。溃疡难以愈合，但由于尿酸盐具有抑菌作用，一般很少发生继发性感染。关节附近因为容易磨损，加上结节隆起使表皮菲薄，更易破溃成瘘管。此外，痛风石向下损害皮下组织、滑膜囊、软骨和骨，导致关节僵硬、破溃和畸形，引起骨质侵蚀缺损乃至骨折；浸润肌腱和脊柱，导致肌腱断裂、脊椎压缩和脊髓神经压迫症状。

（四）肾脏

痛风的肾脏表现有：痛风性肾病、梗阻性肾病、尿酸性肾石病。

1. 痛风性肾病　是痛风特有的损害，早期为间歇性蛋白尿，随着病情的发展，可为持续性蛋白尿，最终发展为尿毒症。组织学表现是尿酸盐沉积在肾髓质或乳头处，周围有白细胞和间质细胞浸润，呈慢性间质性炎症，导致肾小管变性、萎缩和肾小球硬化而导致肾衰竭。由于患者常常伴有高血压、动脉硬化、尿路结石或尿路感染等因素，可加速肾损害的进程，导致患者最终死于尿毒症。

2. 急性梗阻性肾病　也称为高尿酸血症肾病，是短期内大量尿酸结石沉积于肾脏的集合管、肾盂、肾盏及输尿管内，引起尿路阻塞而发生急性肾衰竭。主要见于骨髓增殖性疾病或肿瘤放化疗等致血尿酸急剧增高的患者，表现为突然出现的少尿甚至无尿，如不及时处理，可迅速发展为急性肾衰竭而死亡。

3. 尿酸性肾石病　高尿酸血症期即可出现结石，发生率在高尿酸血症中约为 40%。大部分患者常无症状，较大者有肾绞痛、血尿，易并发感染。80% 以上的尿酸性结石由单纯的尿酸构成，特点是 X 线不显影；极少数为尿酸与草酸钙的混合性结石或草酸钙、磷酸钙结石，X 线可显影。尿酸性结石的发生率与血尿酸浓度、尿酸排泄率及尿液 pH 有关。血尿酸浓度越高，尿酸排泄量越多，结石形成也越多。血尿酸超过 770μmol/L（13mg/dl）或者 24h 尿尿酸超过 6.54mmol（1 100mg）时，结石发病率达 50%。尿 pH 为 7.4 时，99% 以上尿酸呈离子状态；pH 为 7.0 时，尿酸在尿液中的溶解度降低 90%；pH 为 5.0 时，85% 的尿酸为非离子状态。

（五）痛风与代谢综合征

痛风与胰岛素抵抗有关，常与肥胖、2 型糖尿病、高血压、高血脂、动脉硬化和冠心病等聚集发生，是代谢综合征的组成成分。痛风未经适当治疗还可能引起多种心血管并发症。

三、诊断标准与诊断流程

关节腔内、关节周围或痛风石内尿酸盐结晶的发现是痛风诊断的"金标准"。但由于尿酸盐结晶不易获取,目前最常用的是 1977 年美国风湿病学会(American College of Rheumatology,ACR)的诊断分类标准。

该标准规定,除发现尿酸盐结晶外,若具备以下 12 条中的 6 条也可诊断:

1. 急性关节炎发作>1次。

2. 炎症反应在 24h 内达高峰。

3. 单关节炎发作。

4. 可见关节发红。

5. 第一跖趾关节肿胀或疼痛。

6. 单侧第一跖趾关节受累。

7. 单侧跗骨关节受累。

8. 可疑痛风石。

9. 高尿酸血症。

10. 不对称性关节内肿胀(X 线证实)。

11. 无骨侵蚀的骨皮质下囊肿(X 线证实)。

12. 关节炎发作时关节液或微生物培养阴性。

近年来,随着关节 B 超和双能 CT 检查在痛风诊断中的应用,使得痛风诊断的敏感性和特异性大为提高。2015 年美国风湿病学会(ACR)和欧洲抗风湿病联盟(EULAR)提出了最新的 ACR/EULAR 痛风分类标准(表 25-1),将超声和双能 CT 等影像学诊断技术加入了分类当中,并考虑了痛风发作时血尿酸水平可能不高的情况。

表 25-1　2015 年 ACR/EULAR 痛风分类标准

步骤	分类	评分
第一步:纳入标准	至少一次外周关节或滑囊发作性肿胀,疼痛或压痛	
第二步:充分标准	有症状的关节或滑囊中存在尿酸盐晶体或痛风石	
第三步:其他标准		
1. 临床		
症状发作曾累及关节或滑囊	踝关节或中足	1
	累及第一跖趾关节	2
关节炎发作特点		
受累关节发红	符合左栏 1 个特点	1
受累关节不能忍受触摸、按压	符合左栏 2 个特点	2
受累关节严重影响行走或无法活动	符合左栏 3 个特点	3
发作的时序特征(符合 2 项及以上为 1 次典型发作)		
到达疼痛高峰时间<24h	1 次典型的发作	1
症状在 14 天内缓解	2 次及以上典型的发作	2
发作间期症状完全消退		
痛风石的临床证据	存在	4
2. 实验室检查		
血尿酸:通过尿酸酶方法测定	血尿酸<240μmol/L	−4
(理想情况下,应该在患者没有接受降尿酸治疗的时候和症状发生 4 周后进行评分,如果可行,进行复测,以最高数值为准)	血尿酸 240~360μmol/L	0
	血尿酸 360~480μmol/L	2
	血尿酸 480~600μmol/L	3
	血尿酸≥600μmol/L	4

步骤	分类	评分
有症状关节或滑囊进行滑液分析	单钠尿酸盐阴性	-2
3. 影像学		
尿酸盐沉积在有症状的关节或滑囊中的影像学证据：超声中双轨征或双能 CT 显示有尿酸盐沉积	存在（任何一个）	4
痛风相关关节损害的影像学证据：双手和/或足在传统影像学表现有至少一处骨侵蚀	存在	4

四、鉴别诊断

（一）急性关节炎期需要与以下疾病相鉴别

1. 类风湿关节炎　多见中青年女性，好发于四肢的小关节及腕、膝、踝、骶髂和脊柱等关节，表现为游走性、对称性多关节炎，受累关节呈梭形肿胀，类风湿因子滴度高。

2. 化脓性关节炎　化脓性关节炎全身中毒症状重，囊液可培养出细菌，无血尿酸升高，关节囊液无尿酸盐结晶。

3. 创伤性关节炎　因痛风常在创伤后发作故易误诊，重要的是痛风病情和创伤程度呈不平行关系。创伤性关节炎无血尿酸升高，关节囊液无尿酸盐结晶。

4. 假性关节炎　又称假性痛风，系关节软骨钙化所致，多见于用甲状腺激素进行替代治疗的老年人，女性发病较男性多见，膝关节最常受累。关节炎症状发作常无明显季节性，患者血尿酸水平正常，关节滑囊液中可见焦磷酸结晶或磷灰石，X 线片可见软骨呈线状钙化或关节旁钙化。部分患者可合并痛风存在，此时患者血尿酸浓度升高，关节滑囊液检查可见尿酸盐和焦磷酸盐钙两种结晶。

5. 关节周围蜂窝织炎　关节周围软组织明显红肿，畏寒、发热等全身症状较为突出，但关节疼痛往往不如痛风显著，周围血白细胞明显增高，血尿酸正常。

6. 其他关节炎　急性关节炎尚需与系统性红斑狼疮、Charcot 关节炎、复发性关节炎和 Reiter 综合征等相鉴别。

（二）慢性关节炎需要与以下疾病相鉴别

1. 类风湿关节炎　关节呈慢性僵直畸形，多见于中青年女性，血尿酸不增高，X 线可见关节面粗糙，关节间隙狭窄，晚期可有关节面融合，但缺乏痛风的穿凿样特征性缺损。

2. 银屑病关节炎　常累及远端指（趾）间关节、掌指关节、跖趾关节，少数可累积脊柱和骶髂关节，表现为非对称性关节炎。约 20% 伴高尿酸血症，故有时难以区分。关节炎的症状与皮肤病损活动性一致，X 线片可见关节间隙增宽，骨质增生与破坏同时存在，末节指（趾）远端呈铅笔尖或帽状。

3. 骨肿瘤　痛风可因多处穿凿样破坏以致骨折、畸形而被误诊为骨肿瘤。骨肿瘤无急性关节炎及高尿酸血症病史，鉴别困难者可行活组织检查。

4. 其他关节炎　慢性关节炎还应与肥大性骨关节病、结核性关节炎、创伤性关节炎及化脓性关节炎的后遗症等进行鉴别。

（三）痛风的尿酸结石需与其他成分的结石鉴别

草酸钙、磷酸钙、碳酸钙结石 X 线显影，易与混合型尿酸结石混淆，但后者有高尿酸血症及相应痛风表现。胱氨酸结石 X 线也不显影，但血尿酸不高。

第二节　实验室检查指标与评估

一、临床检验、病理检查和其他检查方法

（一）临床检验

1. 血液检查　包括血尿酸、血常规、血沉、血尿素氮和肌酐检测。

血尿酸水平升高是痛风患者重要的特点。通常采用血清标本尿酸酶法进行测定。男性正常值上限是 420μmol/L（7mg/dl），绝经期女性正常值上限是 350μmol/L（6mg/dl）。高于正常值上限可确定为高尿酸血症。影响血尿酸水平的因素很多，血尿酸的水平与患者的临床表现严重程度并不一定完全平行，甚至有少数处于关节炎急性发作期的患者血尿酸浓度仍可正常。由于存在波动性，应反复监测。除了血尿酸升高，关节炎发作期间还可有外周血白细胞增多，血沉加快。尿酸性肾病影响肾小球滤过功能时，可出现血尿素氮和肌酐升高。

2. 尿液检查　主要指 24h 尿尿酸排泄量检测。

正常人经过 5d 限制嘌呤饮食后，24h 尿尿酸排泄量一般不超过 3.57mmol（600mg），一般超过该数值即认为尿酸生成增多。但由于急性期尿酸盐与炎症的利尿作用，使患者尿尿酸排泄增多，因而此项检查对诊断痛风意义不大。但 24h 尿尿酸排泄增多有助于痛风性肾病与慢性肾小球肾炎所致肾衰竭的鉴别。有尿酸性结石形成时，尿中可出现红细胞和尿酸盐结晶。尿酸盐结晶阻塞尿路引起急性肾衰竭时，24h 尿尿酸与肌酐的比值常大于 1.0。

判断尿酸生成过多和排泄减少的方法主要有以下四种方法：① 24h 尿中尿酸定量测定：正常尿中尿酸排泄量 <800mg/d（普食）或 <600mg/d（低嘌呤饮食）属排泄不良型。正常尿中尿酸排泄量 >800mg/d（普食）或 >600mg/d（低嘌呤饮食）属生成过多型。②尿酸清除率（Cua）测定：尿尿酸（Uua）测定方法是准确收集 60min 尿，留中段尿。同时采血测血尿酸，计算每分钟尿酸排泄量与血清尿酸值之比，正常范围在 6.6～12.6ml/min。Cua>12.6ml/min 属生成过多型，<6.6ml/min 可判断为排泄减少型。③ Cua 与肌酐清除率（Ccr）比值测定即 Cua/Ccr×100%，若 >10% 属生成过多型，<5% 属排泄减少型。随意尿与 24h 尿的 Cua/Ccr 呈显著正相关，故在门诊可采用简便的一次尿计算法。④随意尿中尿酸/肌酐比值测定随意尿中尿酸/肌酐比值是最简便的方法，若 >1.0 属生成过多型，<0.5 可判断为排泄减少型。

3. 滑囊液检查　通过关节腔穿刺术抽取滑囊液，在偏振光显微镜下可发现白细胞中有双折光的针形尿酸钠结晶。关节炎急性发作期检出率一般在 95% 以上。用普通光学显微镜检查的阳性率仅为偏振光显微镜的一半。此外，滑囊液的白细胞计数一般在 $1×10^9～7×10^9$/L，主要为分叶核粒细胞。无论接受治疗与否，绝大多数间歇期的患者进行关节滑囊液检查，仍可见尿酸钠晶状体。

4. 痛风石活检　包括偏光镜观察、紫脲酸胺试验、尿酸氧化酶分解及紫外线分光光度计测定方法。

活检组织标本可以来源于结节自行破溃物或穿刺获得的皮下结节内容物。通过偏振光显微镜可观察到大量的尿酸盐结晶，镜下呈黄色的双折光的针状结晶。也可以通过紫脲酸胺（murexide）试验、尿酸氧化酶分解及紫外线分光光度计测定等方法分析活检标本的化学成分。如紫脲酸胺反应：将 1 滴硝酸滴在标本上，加热使硝酸蒸发掉，冷却后再滴氨水 1 滴，若是尿酸标本呈暗紫红色，特异性很高，氧嘌呤则阴性。

（二）病理检查

急性痛风性肾病是由肾小管尿酸结晶沉积所致，常见于集合管。急性痛风性肾病患者可出现严重高尿酸血症、急性少尿或无尿性肾衰竭。常继发于肿瘤溶解综合征或挤压伤。慢性痛风性肾病为尿酸钠结晶沉积所致，常见于痛风、慢性高尿酸血症和高血压患者。

光镜：急性痛风性肾病可见集合管内尿酸结晶沉积，急性肾小管损伤、轻度肾小管间质炎乙醇固

定冰冻切片可见双折射针样尿酸钠结晶。慢性痛风性肾病可见髓质肾小管和 / 或间质针状痛风石，周围合胞体巨细胞、上皮样巨噬细胞、淋巴细胞和嗜酸性粒细胞浸润；不同程度的肾小管间质纤维化。肾小球病变包括：肾小球系膜基质增加和肾小球基底膜（GBM）双轨征。

电镜：集合管可见上皮细胞损伤和细胞质针状结晶。GBM 双轨征患者内层板扩张。

（三）其他检查

1. X 线检查　急性关节炎期可见非特征性软组织肿胀；慢性期或反复发作后，可见软骨缘破坏，关节面不规则，软骨面、骨内、腔内可见痛风石沉积，骨质边缘可见增生反应等非特异表现。特征性改变为圆形或不整齐的穿凿样、凿孔样、虫蚀样或弧形、圆形骨质透亮缺损。

2. 关节镜检查　在痛风发作时，常在滑膜上见到微小结节，冲洗关节腔时，可见部分结晶脱落到关节腔内。

3. X 线双能骨密度检查　在 X 线检查尚无变化时，可早期发现受伤害部位的骨密度改变，并可作为痛风性关节炎诊断和病情观察的评价指标。

4. 超声显像　尿酸性尿路结石 X 线检查不显影，但超声显像可显影。混合型结石 X 线、超声显像均可显影。

5. CT 或 MRI 检查　沉积在关节内的痛风石，根据其灰化程度不同，在 CT 扫描中表现为灰度不等的斑点状影像。痛风石在 MRI 检查的 T1 和 T2 影像中均呈低到中等密度的块状阴影。两项检查联合进行可对多数关节内痛风石作出准确诊断。

二、实验室检查指标评估

痛风是长期嘌呤代谢障碍、血尿酸增高引起组织损伤的一组疾病。临床特点是高尿酸血症、特征性急性关节炎反复发作，在关节滑液内可找到尿酸盐结晶。故而检测血液尿酸水平和从关节滑液或痛风石中证实有尿酸盐结晶，是诊断本病的关键依据。仅有高尿酸血症即便合并尿酸性结石也不能诊断为痛风，高尿酸血症只有 5.0%～12% 发生痛风。在关节滑液或痛风石中证实有尿酸盐结晶，是确诊本病的"金标准"。但由于目前国内的相关检查未广泛开展，因此需要强调临床综合评价的重要性，尤其应重视急性痛风性关节炎发作史和血尿酸水平的监测。血尿酸的测定方法有尿酸酶紫外法、尿酸酶 - 过氧化物酶法、磷钨酸还原法、HPLC 法及干化学法。目前临床上常用的方法是尿酸酶 - 过氧化物酶法，尿酸酶紫外法是尿酸测定的参考方法。

第三节　实验室检查指标的临床应用

一、实验室检测指标在临床诊疗中的应用

高尿酸血症和痛风被认为是同一疾病的不同阶段，高尿酸血症是痛风的前期，但并非所有高尿酸血症最终都会发展为痛风。痛风的实验室检测通常包括：血尿酸测定、尿尿酸测定、关节滑液或痛风石内容物检测及 X 线检查。尤其重要是血尿酸检查、关节滑液和痛风石尿酸盐结晶显微镜检测。值得注意的是，部分患者在急性期血液尿酸增高的程度与临床症状的轻重不一定平行，甚至少数急性痛风发作的患者其血尿酸水平可以正常。在关节腔穿刺取关节滑液进行显微镜检查，需确定在白细胞内观察到有双折光现象的针形尿酸盐结晶。尿尿酸测定需在限制嘌呤饮食 5d 后进行，每日尿酸排出量超过 3.57mmol 可认为尿酸生成增多，尿尿酸的检测有助于分析高尿酸血症是生成过多型还是排泄减少型或是混合型。而 X 线的检查须观察到非特征性软组织肿胀，在关节面可见有圆形或不整齐的穿凿样透亮缺损，但在痛风早期可无此影像学表现。对于在急性关节炎期诊断有困难的患者，可用秋水仙碱作诊断性治疗，如为痛风，治疗后症状迅速缓解，该方法对于痛风诊断具有特征性诊断意义。

目前高尿酸血症和痛风的发病率较高而临床常规的检查主要依赖血清尿酸测定。血清尿酸浓度超过参考值上限称为高尿酸血症。当血液尿酸浓度增高到480μmol/L以上时，同时出现尿酸盐结晶形成和沉积，并引发特征性急性关节炎、痛风石、关节畸形、慢性间质性肾炎和尿酸性尿路结石，即为痛风。

二、血尿酸检测在预后中的应用

痛风的生化标志是高尿酸血症，尿酸在细胞外液的浓度，取决于尿酸生成速度和经肾排出之间的平衡关系。高尿酸血症如果得不到及时有效的控制，将会导致痛风性关节炎的反复发作，并由急性转化为慢性。血尿酸在软组织内沉积所形成的痛风石可影响人体组织的结构和功能，影响日常活动。一般认为血尿酸水平越高，持续时间越长，痛风石的发生率越高，影响越严重。动物实验和人体研究的结果均显示，长期高尿酸血症可诱发和加重糖尿病、冠心病、脑血管意外等现代流行病的发生和发展。故而在痛风治疗预后过程中，只要发现血尿酸水平超过正常值上限，就应及时到医院咨询问诊，只要血尿酸水平超过480μmol/L就必须引起患者的高度重视，开始考虑药物治疗。

痛风发作与否，与血尿酸水平密切有关，两者间有一个量变到质变的过程。血尿酸水平越高，痛风发作越频繁，反之亦然。因此只要将血尿酸水平控制在正常范围以内，痛风发作次数就会明显减少，甚至不发作。人体内80%的尿酸来源于体内自身合成，只有20%来源于食物供给。大部分痛风患者由于尿酸自身合成增加或排泄减少，血尿酸已处于相对较高的水平，进食高嘌呤食物后，由于外源性尿酸的增加，致使原已升高的尿酸进一步升高，触发痛风阈值，导致痛风发作。因此，在痛风治疗与预后过程中，患者应实时监测自己基础血尿酸水平，根据自己的血尿酸水平，遵循医嘱，分阶段、分层次地进行饮食控制。只有这样才能既控制了血尿酸水平，有效防止痛风的发作，又能保证健康所需的营养合理摄入。痛风患者的血尿酸水平的监测，在痛风治疗、预后过程中尤为重要。

案例 25-1

【病史摘要】 男，47岁，因"反复多关节红肿疼痛10余年，再发1周"入院。患者于10余年前出现双足第一跖趾关节红肿疼痛，到当地医院就诊，完善尿酸等检查后考虑痛风性关节炎。对症止痛治疗后症状均缓解，此后每年发作2~3次，伴局部关节红肿、疼痛、皮温升高，发作部位有膝关节、踝关节、双足背、双手腕关节、肘关节等，每次口服止痛药物后疼痛缓解，未予以降尿酸治疗。入院前1周患者再次出现左膝关节、左踝关节、右第一跖趾关节红肿、疼痛、皮温升高，为求进一步治疗，门诊以"痛风性关节炎"收住入院。自发病来，患者精神差、睡眠稍差，饮食减少，大小便正常，体重无明显变化。查体：血压129/76mmHg，左膝关节、左踝关节、右第一跖趾关节有痛风石形成，局部红肿、皮温升高、触痛明显、活动受限；左足第一跖趾关节、耳郭、双手关节、双腕关节、右踝关节、右膝关节、双侧肘关节均可见痛风石形成。

【临床检验】 肾功：血尿酸633μmol/L、尿素氮16.2mmol/L、肌酐243μmol/L、估算肾小球滤过率26.28ml/(min·L)。血糖正常。

【影像学检查】 CT双能痛风结石成分分析：双足多发异常密度影，考虑痛风石可能性大。腹部超声：双肾囊肿。左上肢X线片：左侧肘关节、腕关节符合痛风表现。

【诊断与鉴别诊断】

1. 诊断 痛风性关节炎（急性期）多关节痛风石形成 痛风性肾病。

2. 鉴别诊断

（1）化脓性关节炎：患者表现为关节疼痛、肿胀、皮温升高和活动受限，关节腔穿刺液为脓性液体，培养出细菌。伴有血沉和C反应蛋白升高。

（2）假痛风性关节炎：是一种少见代谢性骨关节病，为关节软骨钙化所致，多见于老年女性患者，常发生于膝关节。血尿酸正常，关节滑囊液检查焦磷酸钙结晶或磷灰石，X 线可见软骨呈线状钙化或关节旁钙化。

【案例分析】 该患者中年男性，主要表现为反复多关节红肿疼痛 10 余年，再发 1 周；查体：血压 129/76mmHg，左膝关节、左踝关节、右第一跖趾关节有痛风石形成，局部红肿、皮温升高、触痛明显、活动受限；左足第一跖趾关节、耳郭、双手关节、双腕关节、右踝关节、右膝关节、双侧肘关节均可见痛风石形成。肾功：血尿酸 633μmol/L、尿素氮 16.2mmol/L、肌酐 243μmol/L、估算肾小球滤过率 26.28ml/（min·L）。血糖正常。CT 双能痛风结石成分分析：双足多发异常密度影，考虑痛风石可能性大。腹部超声：双肾囊肿。左上肢 X 线片：左侧肘关节、腕关节符合痛风表现。故诊断"痛风性关节炎（急性期），多关节痛风石形成，痛风性肾病"明确。

小　结

痛风是由于各种遗传性或获得性疾病引起的嘌呤代谢紊乱和 / 或尿酸排泄障碍，导致血尿酸增高，而产生的一组临床综合征。主要表现为反复发作性关节炎、痛风石沉积，严重者可导致关节活动障碍和关节畸形，累及肾脏引起慢性间质性肾炎和尿酸性肾石病。关节腔内、关节周围或痛风石内尿酸盐结晶的发现是痛风诊断的"金标准"。高尿酸血症是痛风的标志，检测血液尿酸水平和从关节滑液或痛风石中证实有尿酸盐结晶，是诊断本病的关键依据。

参 考 文 献

[1] 史轶繁. 协和内分泌和代谢学. 北京：科学出版社，1999.
[2] 廖二元. 内分泌代谢病学. 北京：人民卫生出版社，2012：1566-1579.
[3] WILSON JD, FOSTER DW. Williams Textbook of Endocrinology. 10th ed. Elsevier Science Health Science div. 2003.1.
[4] 中华医学会风湿病学分会. 2016 中国痛风诊疗指南. 中华内科杂志，2016，55（11）：892-899.

（武晓泓　钱士匀　肖德胜　府伟灵）

第二十六章

骨质疏松症

第一节 概　　述

骨质疏松症（osteoporosis）是一种以骨量减少和骨组织微结构破坏为特征、骨骼脆性增加和易发生骨折的一种全身性代谢性骨病。绝经后妇女和老年人是骨质疏松的高危人群。典型临床表现是：疼痛、脊柱变形和发生脆性骨折。

一、流行病学

骨质疏松症是一种多因素所致的慢性疾病，随年龄增长，患病风险增加。多见于绝经后女性和老年男性。随着人类寿命延长和老龄化社会的到来，骨质疏松症已成为人类的重要健康问题。我国目前是世界人口大国，也是世界上老年人口绝对数量最多的国家。2009 年，根据我国应用 DXA 技术的 12 个单个地区和两个跨地区按 WHO 诊断标准调查报告的结果显示，50 岁以上人群骨质疏松症总患病率 15.7%（男性 8.8%，女性 30.8%），患病总人数约 6 940 万（男性 1 500 万，女性 5 410 万），是目前全球报道拥有骨质疏松患者最多的地区。骨质疏松症的患病率与年龄成正相关。以 DXA 髋部骨密度值按 WHO T 值诊断标准评定，骨质疏松症患病率在我国女性 40～49 岁仅 0.2%，50～59 岁为 5.2%，而在 80 岁以上人群组高达 53.3%。

骨质疏松的严重后果是发生骨质疏松性骨折（脆性骨折）。骨质疏松性骨折的危害很大，导致病残率和死亡率增加，如发生髋部骨折后 1 年内死于各种合并症者达 20%，而存活者中约 50% 致残，生活不能自理，生命质量明显下降。而且，骨质疏松及骨质疏松性骨折的治疗和护理需要投入巨大的人力和物力，费用高昂，造成家庭、社会的沉重负担。流行病学调查显示骨质疏松在我国中老年人口中发病率高，诊断率、治疗率低，骨折后果严重。预计在未来几十年中国人髋部骨折发生率仍将处于增长期。据估计，2015 年我国主要骨质疏松性骨折约为 269 万例次，2035 年约为 483 万例次，到 2050 年约达 599 万例次。女性一生发生骨质疏松性骨折的危险性高于乳腺癌、子宫内膜癌和卵巢癌的总和，男性一生发生骨质疏松性骨折的危险性高于前列腺癌。

二、分类

骨质疏松症分为原发性和继发性两大类。原发性骨质疏松症包括绝经后骨质疏松症（Ⅰ型）、老年性骨质疏松症（Ⅱ型）和特发性骨质疏松症（包括青少年型）。在Ⅰ型和Ⅱ型骨质疏松症中，绝经后骨质疏松症一般发生在女性绝经后 5～10 年内；老年骨质疏松症一般指 70 岁以后发生的骨质疏松；特发性骨质疏松症主要发生在青少年，病因尚未明。继发性骨质疏松症（Ⅲ型）指由任何影响骨代谢的疾病（如性腺功能减退症、甲亢、甲旁亢、库欣综合征、1 型糖尿病等）和 / 或药物及其他明确病因导致的骨质疏松（表 26-1）。

表 26-1　骨质疏松症的分类

1. 原发性骨质疏松
Ⅰ型（绝经后骨质疏松症）
Ⅱ型（老年性骨质疏松症）
特发性青少年低骨量和骨质疏松症

2. 继发性骨质疏松症

（1）内分泌性	（8）药物
甲旁亢	糖皮质激素
库欣综合征	肝素
性腺功能减退症	抗惊厥药
甲亢	甲氨蝶呤、环孢素
催乳素瘤和高催乳素血症	LHRH 激动剂和 GnRH 拮抗剂
1 型糖尿病	含铝抗酸药
生长激素缺乏症	（9）制动
（2）血液病	（10）肾脏疾病
浆细胞病（多发性骨髓瘤或巨球蛋白血症）	慢性肾衰竭
系统性肥大细胞增多症	肾小管性酸中毒
白血病和淋巴瘤	（11）营养性疾病和胃肠疾病
镰状细胞贫血和轻型珠蛋白生成障碍性贫血	吸收不良综合征
戈谢（Gaucher）病	静脉营养支持（肠外营养）
骨髓增生异常综合征	胃切除术后
（3）结缔组织病	肝胆疾病
（4）成骨不全	慢性低磷血症
（5）骨肿瘤（原发性和转移性）	（12）其他
（6）Marfan 综合征	家族性自主神经功能障碍
（7）坏血病（维生素 C 缺乏症）	反射性交感神经性营养不良

三、发病机制

（一）Ⅰ型或称为绝经后骨质疏松症

主要原因是性腺（雌激素和睾酮）功能的缺陷，发生在任何年龄段的雌激素和睾酮缺乏都将加速骨量丢失。骨量丢失的确切机制尚不完全明确，原因是多方面的，其中最主要的原因是破骨细胞前期细胞的募集和敏感性增加，以及骨吸收的速度超过骨形成。雌激素缺乏使骨对甲状旁腺激素（PTH）的作用敏感性增加，导致钙从骨中丢失增加、肾脏排泄钙降低、$1,25\text{-}(OH)_2D_3$ 生成增加。$1,25\text{-}(OH)_2D_3$ 的增加促进肠道和肾脏对钙的吸收，并通过增加破骨细胞的活性和数量促进骨吸收。PTH 的分泌通过负反馈机制而下降，引起同上述相反的作用。破骨细胞也受细胞因子的影响，如 TNF-α、IL-1 以及 IL-6，上述细胞因子由单核细胞产生，在性激素缺乏时产生增加（图 26-1/文末彩图 26-1）。

（二）Ⅱ型或称老年性骨质疏松症

见于男性和女性，源于骨形成下降和老年人肾脏形成 $1,25\text{-}(OH)_2D_3$ 降低。上述生理变化的结果是引起骨皮质以及骨小梁的丢失，增加了髋骨、长骨以及椎骨的骨折发生危险性（图 26-1/文末彩图 26-1）。

（三）Ⅲ型骨质疏松症

继发于药物，尤其是糖皮质激素，或是其他各种能增加骨量丢失的病变。

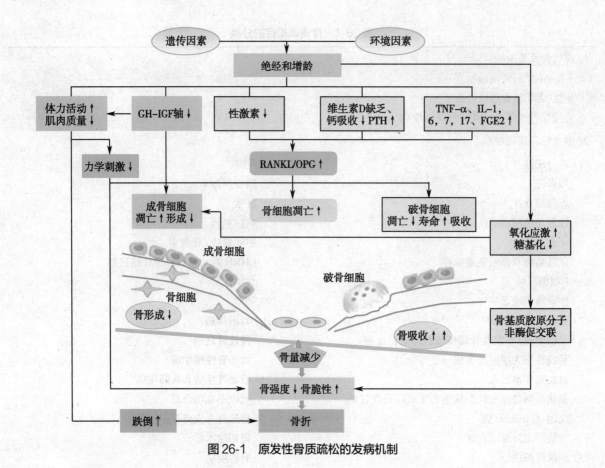

图 26-1　原发性骨质疏松的发病机制

四、危险因素及风险评估

（一）危险因素

骨质疏松症是在遗传因素和环境因素的共同作用下，影响高峰骨量及骨量丢失并最终发展至骨质疏松。骨折是骨质疏松的严重后果，骨质疏松性骨折患者的致残率和致死率增加，生活质量下降、经济负担沉重。因此，临床上需注意识别骨质疏松症及其并发症骨折的危险因素，筛查高危人群，尽早诊断和防治骨质疏松症，减少骨折的发生。

骨的形成和吸收是一个动态平衡的过程。在儿童和青少年期，骨骼从大小、强度和矿物质含量三方面增长，骨形成超过骨吸收；至 35 岁骨量达到峰值。女性自 40 岁，男性自 50 岁起，成骨细胞骨形成功能逐渐下降，破骨细胞骨吸收功能相对增加，骨吸收大于骨形成，骨的矿物质和有基质成等比例减少，骨量趋于下降，结构发生改变，使骨的机械强度降低，发生骨质疏松。

骨质疏松症的危险因素分为不可控因素与可控因素，后者包括不健康生活方式、疾病、药物等。

1. 不可控因素　主要有种族（白种人和黄种人患骨质疏松症的风险高于黑种人）、老龄化、女性绝经、脆性骨折家族史。

2. 可控因素　不健康生活方式：包括体力活动少、吸烟、过量饮酒、过多饮用含咖啡因的饮料、营养失衡、蛋白质摄入过多或不足、钙和 / 或维生素 D 缺乏（光照少或摄入少）、高钠饮食、低体重等。患影响骨代谢的疾病：包括性腺功能减退症等多种内分泌系统疾病、风湿免疫性疾病、胃肠道疾病、血液系统疾病、肌肉疾病、慢性肾脏及心肺疾病等。使用影响骨代谢的药物：包括糖皮质激素、抗癫痫药物、芳香化酶抑制剂、促性腺激素释放激素类似物、抗病毒药物、噻唑烷二酮类药物、质子泵抑制剂和过量甲状腺激素等。

（二）风险评估

骨质疏松症是受多因素影响的复杂疾病,对个体进行骨质疏松症风险评估,能为疾病早期防治提供有益帮助。临床上评估骨质疏松风险的方法较多,中国 2017 年中华医学会骨质疏松和骨矿盐疾病分会在《原发性骨质疏松症诊疗指南》中推荐了国际骨质疏松基金会（International Osteoporosis Foundation，IOF）骨质疏松风险一分钟测试题和亚洲人骨质疏松自评工具（Osteoporosis Self-tool for Asians，OSTA）这两种敏感性较高又操作方便的简易评估方法作为初筛工具。

1. IOF 骨质疏松风险一分钟测试题　是根据患者简单病史,从中选择与骨质疏松相关的问题,由患者判断是与否,从而初步筛选出可能具有骨质疏松风险的患者。具体测试题见表 26-2。

表 26-2　骨质疏松风险一分钟测试题

编号		问题
不可控因素	1	父母曾被诊断有骨质疏松或曾在轻摔后骨折？
	2	父母中一人有驼背？
	3	实际年龄超过 40 岁？
	4	是否成年后因为轻摔后发生骨折？
	5	是否经常摔倒（去年超过一次）,或因为身体较虚弱而担心摔倒？
	6	40 岁后的身高是否减少超过 3cm 以上？
	7	是否体质量过轻？（BMI 值小于 19kg/m²）
	8	是否曾服用类固醇激素（例如可的松,泼尼松）连续超过 3 个月？（可的松通常用于治疗哮喘、类风湿关节炎和某些炎性疾病）
	9	是否患有类风湿关节炎？
	10	是否被诊断出有甲状腺功能亢进或是甲状旁腺功能亢进、1 型糖尿病、克罗恩病或乳糜泻等胃肠疾病或营养不良？
	11	女士回答：是否在 45 岁或以前就停经？
	12	女士回答：除了怀孕、绝经或子宫切除外,是否曾停经超过 12 个月？
	13	女士回答：是否在 50 岁前切除卵巢又没有服用雌 / 孕激素补充剂？
	14	男性回答：是否出现过阳痿、性欲减退或其他雄激素过低的相关症状？
可控因素	15	是否经常大量饮酒（每天饮用超过两单位的乙醇,相当于啤酒 1 斤、葡萄酒 3 两或烈性酒 1 两）？
	16	目前习惯吸烟,或曾经吸烟？
	17	每天运动量少于 30min？（包括做家务、走路和跑步等）
	18	是否不能食用乳制品,又没有服用钙片？
	19	每天从事户外活动时间是否少于 10min,又没有服用维生素 D？
结果判断		上述问题,只要其中有一题回答结果为"是",即为阳性提示存在骨质疏松症风险,并建议进行骨密度检查或 FRAX 风险评估。

注：BMI 为体质量指数；FRAX 为骨折风险评估工具。

2. 亚洲人骨质疏松自评工具　是基于亚洲 8 个国家和地区绝经后妇女 OSTA 的研究,收集多项骨质疏松危险因素,并进行骨密度测定,从中筛选出 11 项与骨密度显著相关的危险因素,再经多变量回归模型分析,得出能较好体现敏感度和特异度的两项简易筛查指标,即年龄和体质量。计算方法是：OSTA 指数 =[体质量（kg）－年龄（岁）]×0.2,结果评定见表 26-3。

表 26-3　OSTA 指数评价骨质疏松风险级别

风险级别	OSTA 指数
低	>-1
中	-4～-1
高	<-4

3. 骨质疏松性骨折的风险预测　世界卫生组织推荐的骨折风险预测简易工具(FRAX)由英国 Shifeld 大学和 WHO 联合开发。应用这一软件,输入患者性别、年龄、身高、体重、既往脆性骨折史、家族史、吸烟、饮酒量、糖皮质激素应用、风湿性关节炎病史和其他继发因素等风险因子,即可计算出 10 年内发生髋部骨折的风险,以评估是否需要进一步行骨密度检查或干预。FRAX 具有较高的准确性。

应用人群:不需 FRAX 评估者:临床上已诊断骨质疏松症(即骨密度 T 值≤-2.5)或已发生脆性骨折者,不必再用 FRAX 评估骨折风险,应及时开始治疗。

需要 FRAX 评估风险者:具有一个或多个骨质疏松性骨折临床危险因素,未发生骨折且骨量减少者(骨密度为 T 值 -2.5～-1),可通过 FRAX 计算患者未来 10 年发生主要骨质疏松性骨折及髋部骨折的概率。对于 FRAX 评估阈值为骨折高风险者,建议进行骨密度测量,并考虑给予治疗。

FRAX 工具不适于已接受有效抗骨质疏松药物治疗的人群。

五、临床表现

骨质疏松症初期通常没有明显的临床表现,因而被称为"寂静的疾病"或"静悄悄的流行病"。但随着病情进展,骨量不断丢失,骨微结构破坏患者会出现骨痛,脊柱变形,甚至发生骨质疏松性骨折等后果。部分患者可没有临床症状,仅在发生骨质疏松性骨折等严重并发症后才被诊断为骨质疏松症。

（一）疼痛

骨质疏松症患者,可出现腰背疼痛或全身骨痛,以腰背痛多见,占疼痛患者中的 70%～80%。疼痛延脊柱向两侧扩散,仰卧或坐位时疼痛减轻,直立时后伸或久坐、久坐时疼痛加剧,夜间或负重活动时疼痛加重,并可能伴有肌肉痉挛,甚至活动受限。初起时疼痛为随人体的动静状态变化而出现的间歇性疼痛,以后随着骨质疏松的发展、加重,为持续性疼痛,有昼轻夜重的特点。疼痛以酸痛、胀痛、钝痛、深部痛为主,当出现骨折时可引起急性剧痛,而椎体压缩骨折时约半数患者感到疼痛或疼痛加重。

（二）脊柱变形

原发性骨质疏松最常见的体征,多在疼痛后出现。脊椎椎体前部几乎多为松质骨组成,而且此部位是身体的支柱,负重量大,尤其第 11、12 胸椎及第 3 腰椎,负荷量更大,容易压缩变形,使脊椎前倾,背曲加剧,形成驼背。严重骨质疏松症患者,因椎体压缩性骨折,可出现身高变矮或驼背等脊柱畸形。多发性胸椎压缩性骨折可导致胸廓畸形,甚至影响心肺功能;严重的腰椎压缩性骨折可能会导致腹部脏器功能异常,引起便秘、腹痛、腹胀、食欲减低等不适。

（三）骨折

在骨质疏松患者中不仅常见,有时甚至是骨质疏松患者的首诊原因。骨质疏松性骨折属于脆性骨折,通常指在日常生活中受到轻微创伤或因日常活动而发生的骨折。骨折发生的常见部位为椎体(胸、腰椎)、髋部、桡尺骨远端和肱骨近端,其他部位如肋骨、距骨、腓骨、骨盆等部位亦可发生骨折。发生过一次脆性骨折后,再骨折的风险显著增加。发生了脆性骨折临床上即可诊断为骨质疏松症。

（四）对心理状态及生活质量的影响

骨质疏松症及其相关骨折对患者心理状态的危害常被忽略,主要的心理异常包括恐惧、焦虑、抑郁、自信心丧失等。老年患者自主生活能力下降,以及骨折后缺少与外界接触和交流,均会给患者造成巨大的心理负担。应重视和关注骨质疏松症患者的心理异常,并给予必要的治疗。

（五）并发症

驼背或胸廓畸形者常伴胸闷、气短、呼吸困难,甚至发绀等表现。肺活量、肺最大换气量和心排量下降,极易并发上呼吸道和肺部感染。髋部骨折者常因感染、心血管病或慢性衰竭而死亡;幸存者生活自理能力下降或丧失,长期卧床加重骨丢失,使骨折极难愈合。

六、诊断

骨质疏松症的诊断基于全面的病史采集、体格检查、骨密度测定、影像学检查及必要的生化测定。临床上诊断原发性骨质疏松症应包括两方面：确定是否为骨质疏松症和排除继发性骨质疏松症。

(一)诊断线索

骨质疏松症的诊断线索有：①绝经后或双侧卵巢切除后女性；②不明原因的慢性腰背疼痛；③身材变矮或脊椎畸形；④脆性骨折史或脆性骨折家族史；⑤存在多种骨质疏松危险因素，如高龄、吸烟、制动、低体重、长期卧床、使用糖皮质激素等。

(二)诊断标准

骨质疏松症的诊断主要基于 DXA 骨密度测量结果和 / 或脆性骨折。WHO 和多数学术组织推荐的骨质疏松诊断标准为：发生了脆性骨折和 / 或骨密度低下。

1. 基于骨密度测定的诊断　临床上将骨密度（BMD）测量作为诊断骨质疏松、预测骨质疏松性骨折风险、检测自然病程以及评估药物干预疗效的最佳定量指标。骨密度是指单位体积（体积密度）或单位面积（面积密度）的骨量，临床上应用的有双能 X 线吸收测定法（DXA）、外周双能 X 线吸收测定法（pDAX）以及定量计算机断层照相术（QCT）。其中 DAX 测量值是目前国际学术界推荐诊断骨质疏松的"金标准"。

骨密度低于同性别、同种族年轻健康成人的骨峰值不足 1 个标准差属正常，降低 1～2.5 个标准差为骨量减少，降低程度≥2.5 个标准差为骨质疏松，骨密度降低程度符合骨质疏松诊断标准同时伴有一处或多处骨折时为严重骨质疏松。通常用 T 值表示，即 T 值≥-1.0 为正常，-2.5＜T 值＜-1.0 为骨量减少，T 值≤-2.5 为骨质疏松。

T 值用于绝经后妇女和 50 岁以上男性的骨密度水平。对于儿童、绝经前妇女和 50 岁以下男性，其骨密度水平建议用 Z 值表示。Z 值＝（测定值－同龄人骨密度均值）/ 同龄人骨密度标准差。

根据中国原发性骨质疏松症诊断指南建议，符合以下任何一点需行骨密度测定：女性 65 岁以上和男性 70 岁以上，无论是否有其他骨质疏松危险因素；女性 65 岁以下和男性 70 岁以下，有一个或多个骨质疏松危险因素；有脆性骨折史和 / 或脆性骨折家族史的男、女成年人；各种原因引起的性激素水平低下的男、女成年人；X 线摄片已有骨质疏松改变者；接受骨质疏松治疗进行疗效监测者；有影响骨矿代谢的疾病和药物史；IOF 一分钟测试题回答结果阳性者；OSTA 结果≤-1。

2. 基于脆性骨折的诊断　脆性骨折是指受到轻微创伤或日常活动中即发生的骨折。如髋部或椎体发生脆性骨折，不依赖于骨密度测定，临床上即可诊断骨质疏松症。而在肱骨近端、骨盆或前臂远端发生的脆性骨折，即使骨密度测定显示低骨量（-2.5＜T 值＜-1.0），也可诊断骨质疏松症（表 26-4）。

表 26-4　骨质疏松诊断标准

骨质疏松症的诊断标准（符合以下三条中之一者）
● 髋部或椎体脆性骨折
● DXA 测量的中轴骨骨密度或桡骨远端 1/3 骨密度的 T 值≤-2.5
● 骨密度测量符合低骨量（-2.5＜T 值＜-1.0）+ 肱骨远端、骨盆或前臂远端脆性骨折

注：DAX 为双能 X 线吸收检测法。

(三)诊断流程

2017 年修订的《原发性骨质疏松诊疗指南》中给出了骨质疏松患者或高危人群的诊断流程图 26-2。

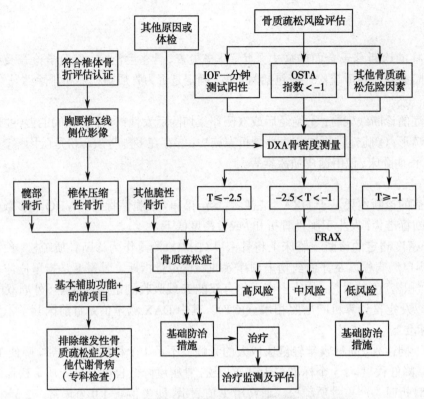

图 26-2   骨质疏松患者或高危人群的诊断流程图

七、鉴别诊断

根据临床表现及必要的内分泌功能测定、骨骼 X 线检查,临床上虽可见单纯的骨质疏松,亦可见本症与骨软化同时存在。本症主要和骨软化症、骨髓瘤、成骨不全以及各种癌性骨病相鉴别,必要时需做骨活组织检查。

(一)骨软化症

特点为骨有基质增多,但矿物化发生障碍。临床上常有胃肠吸收不良、脂肪痢、胃大部切除病史或肾病病史。早期骨骼 X 线常不易和骨质疏松区别。但如出现假骨折线(Looser 带)或骨骼变形,则多属骨软化症。生化改变较骨质疏松明显。

1. 维生素 D 缺乏   维生素 D 缺乏所致骨软化症则常有血钙、血磷低下,血碱性磷酸酶增高,尿钙、磷减少。

2. 肾性骨病变   肾性骨病变多见于肾小管病变,如同时有肾小球病变时,血磷可正常或偏高。由于血钙过低、血磷过高,患者均有继发性甲状旁腺机能亢进症,故 X 线表现实际上是骨软化症和全身性纤维化骨炎的混合体。在慢性尿毒症时尚可伴有骨硬化症。

(二)骨髓瘤

典型患者的骨骼 X 线表现常有边缘清晰的脱钙,须和骨质疏松区别。患者血碱性磷酸酶均正常,血钙、磷变化不定,但常有血浆球蛋白(免疫球蛋白 M)增高及尿中出现本-周蛋白。

(三)遗传性成骨不全症

可能由于成骨细胞产生的骨基质较少,结果状如骨质疏松。血及尿中钙、磷及碱性磷酸酶均正常,患者常伴其他先天性缺陷,如耳聋等。

(四)转移癌性骨病变

临床上有原发性癌症表现,血及尿钙常增高,伴尿路结石。X 线所见骨质有侵蚀。

（五）纤维囊性骨炎

多为原发性甲状旁腺功能亢进所致。患者常有高血钙、肾结石、消化性溃疡、颈前部肿块病史。血ALP升高，尿钙、磷明显升高；X线表现为骨膜下骨吸收，后期有囊性改变。不宜用维生素D及钙剂治疗。

（六）Paget骨病

又称畸形性骨炎，为原因不明的骨吸收增加的慢性骨骼改变。特征是骨吸收增加，随之代偿性的新骨形成增加，骨转换率增加，导致病变部位编织骨和板层骨镶嵌，使骨膨大、疏松、血供增多、出现骨骼畸形或骨折。主要累及40岁以上人群，多数患者没有症状，仅在健康体格检查时由于典型的X线表现发现本病。

临床上常见的三种代谢性骨病区别要点如表26-5。

表26-5 几种常见代谢性骨病的区别要点

	骨软化症	骨质疏松	全身性纤维性骨病
病史	①维生素D缺乏或日光照射不足；②胃肠道疾病；③脂肪痢；④肾脏病史	①绝经期或更年期；②蛋白质或其他营养物质缺乏；③长期使用糖皮质激素；④内分泌病	①血钙过高症状史；②肾结石史
病理及X线所见	①骨基质明显增加；②骨质矿化过程障碍；③骨骼多见变形如长骨弯曲，骨盆狭窄，骨骺端生长板增宽；④后期有假骨折线；⑤常有骨膜下骨质吸收征	①单位体积骨小梁数目减少，但骨小梁钙化正常，清晰可见；②如无合并骨软化症一般无骨质吸收征	①骨膜下骨质吸收多见于手指骨外侧、牙槽骨板及颅骨；②后期呈囊性骨炎
生化改变	血磷、钙均低，血碱性磷酸酶增高，尿钙、磷均低下，可有肝肾功能损害，血PTH增高	血及尿生化基本无明显改变血PTH基本正常	血钙和碱性磷酸酶增高，血磷低下，尿钙增高；血PTH增高
维生素D及钙剂治疗	效果佳，肾性者用大量或其活化形式效果也好	效果仅在营养不良所致者较明显	不宜使用

第二节 实验室检查指标与评估

实验室检查包括影像学检查和骨代谢标志物检测，当然钙、镁、磷等常规生化检测项目也是必须的。可反映单位体积骨量的骨密度测定是诊断骨质疏松症最主要的检测手段；而实验室生化检验指标和骨代谢标志物的检测，可对骨代谢进行评价并协助骨质疏松症的诊断。对一些由其他疾病引起的骨质疏松症，还应通过必要的内分泌功能测定和相应的系列生物化学检测鉴别。

一、钙、磷、镁的实验室检查

血钙的测定包括总钙和离子钙，在评价钙生物学活性上，以离子钙为佳，但反映机体钙的总代谢状况方面总钙水平测定更为客观，两者不能相互替代。钙是构成人体骨骼和牙齿的主要成分，血钙的测定可为临床钙磷代谢紊乱的诊断和治疗检测提供实验室依据。总钙测定包括染料结合法、滴定法、荧光法、原子吸收分光光度法、酶法和同位素稀释质谱法。参考方法为原子吸收分光光度法；目前离子钙最常用的方法为离子选择电极法。血磷的检测是测定血浆中的无机磷酸根。测定方法包括磷钼酸还原法、酶法、同位素稀释质谱法等。WHO推荐的常规方法是磷钼酸还原法。

钙磷主要以无机盐形式存在于体内，血浆中钙与磷的浓度保持着一定数量关系，正常人$[Ca] \times [P] = 2.5 \sim 3.5$。当$[Ca] \times [P] > 3.5$时，则钙和磷以骨盐形式沉积于骨组织；若$[Ca] \times [P] < 2.5$则妨碍骨的钙化，甚至可使骨盐溶解，影响成骨作用。

　　血浆镁的测定包括总镁和离子镁测定,其测定方法同血磷。由于镁离子是多种酶的辅助因子,目前已经建立了多种根据这些酶活性的高低来测定离子镁的酶学方法,其性能优于离子选择电极法。镁的代谢及功能与钙、磷的水平密切相关,人体骨骼中镁含量占总镁含量的25%,其余在细胞内。镁能从羟基磷灰石中置换出钙,影响骨的代谢,骨镁含量对钙的改变还可能造成某些骨性疾病。

　　I型和II型骨质疏松症患者通常血钙、磷和碱性磷酸酶值在正常范围,但I型骨质疏松症患者的骨形成和骨吸收的生化指标有所增高;而II型骨质疏松症患的骨形成和骨吸收的生化指标有降低倾向。

二、骨代谢调节激素的测定

　　钙、磷及骨代谢的主要调节激素是受甲状旁腺素(PTH)、$25(OH)D_3$、$1,25(OH)_2D_3$ 以及降钙素三大重要激素调节,PTH促进骨吸收,降钙素抑制骨吸收,活性维生素D及代谢产物具有双向调节作用。

(一)甲状旁腺激素

　　PTH的合成与分泌受细胞外液钙离子浓度的负反馈调节,血钙浓度降低可促进PTH的合成与分泌;血钙浓度高则抑制PTH的合成与分泌,血钙浓度在 $1.3\sim3.9mmol/L$ 范围内与PTH分泌成负相关关系。

(二)维生素D的测定

　　维生素D在体内的活性形式有 $25(OH)D_3$、$1,25(OH)_2D_3$、$24,25(OH)_2D_3$ 等几种形式,其中 $25(OH)D_3$ 为主要活性形式。I型骨质疏松症患者,$25(OH)D_3$ 会明显升高,而II型骨质疏松症患者,$25(OH)D_3$、$1,25(OH)2D_3$ 均会明显降低。活性维生素D的测定方法有放射免疫法、高效液相色谱法及酶联免疫法等,临床多选用酶联免疫法进行测定。

(三)降钙素测定

　　降钙素为骨吸收的抑制剂,骨质疏松与降钙素的下降有关,特别是绝经后妇女的骨质疏松症。降钙素在血清中含量甚微,成人血清水平通常<100ng/L,故测定方法主要为放射免疫测定法。

　　综上所述,PTH、降钙素及活性维生素D均可调节钙磷代谢,影响骨代谢,三者相互协调、相互制约,以维持血中钙、磷的动态平衡和正常骨代谢功能。

三、骨代谢标志物测定

　　骨代谢生化标记物分为骨形成标志物和骨吸收标志物。前者代表成骨细胞活动和骨形成时的骨代谢产物,后者代表破骨细胞活动和骨吸收时的代谢产物,特别是骨基质降解产物。这些指标的测定有助于判断骨转换的类型、骨丢失速率、骨折风险的评估、了解病情进展、干预措施的选择以及疗效检测等。

(一)骨形成生化指标

　　反映骨形成的标志物主要有碱性磷酸酶、骨碱性磷酸酶、骨钙素和I型前胶原羧基端前肽等。

　　1.血清碱性磷酸酶(ALP)及骨碱性磷酸酶(BALP)　血清中ALP主要来源于肝和骨,其中骨ALP约占总ALP的一半,血清总ALP是检测骨形成的常用指标之一,血清ALP升高是骨转换增加的结果。而BALP只来源于成骨细胞,在反映成骨细胞活性和骨形成上具有较高的特异性,并优于骨钙素。BALP升高见于修复活跃的骨质疏松、Paget骨病、甲状旁腺功能亢进、骨软化症和肾性骨营养不良等。

　　2.骨钙素(BGP)　BGP是骨组织中最丰富的非胶原蛋白,由成骨细胞合成,成熟的BGP分子分泌到细胞外,其中大部分进入细胞外骨基质,小部分进入骨循环。绝经后骨质疏松妇女血中的BGP可能升高、降低或正常,取决于骨形成速率。骨形成刺激剂治疗后BGP水平升高,而使用骨吸收抑制剂后,BGP水平降低。肾功能不良者,血BGP升高。

　　3.血清I型前胶原羧基端前肽(PICP)　血清PICP水平反映成骨细胞活动、骨形成和I型胶原合成速率的特异指标。由于Ⅰ型胶原也是其他组织的结构基质，故测定敏感性和特异性不如BGP和BALP，同时前胶原是通过肝上皮细胞相关受体结合而被清除，所以易受肝功能的影响。

（二）骨吸收生化指标

骨吸收是指骨基质的水解和骨盐的溶解，主要过程是由破骨细胞引起的脱钙反应。

1. 吡啶酚（Pyr）和脱氧吡啶酚（D-Pyr）　Pyr存在于软骨，而D-Pyr存在与骨、韧带、主动脉，是Ⅰ型胶原分子之间构成胶原纤维的交联物，起稳定胶原链的作用。骨吸收期间Ⅰ型胶原被分解生成吡啶酚和脱氧吡啶酚，释放入血并经尿液排出，故而可作为反映骨吸收的指标。由于不需经过肝脏降解而直接排泄到尿液中，故具有更高的特异性和灵敏度。尿中Pyr和D-Pyr的浓度不受饮食和运动的影响，是反映骨胶原降解和骨吸收的最敏感和最特异的生化检测指标之一。通常为了减少尿量增多或减少所引起的尿稀释及尿浓缩的影响，测定尿D-Pyr的同时，需检测尿肌酐的浓度，并以D-Pyr/Cr作为骨吸收的客观指标。

2. 尿羟脯胺酸（HOP）　HOP是体内胶原代谢的最终产物之一，尿中HOP的50%来自于骨，为骨胶原的代谢产物，尿中HOP的排出量可以反映骨吸收和骨转换程度。食物中胶原蛋白的摄入量影响尿中HOP排泄入尿的量，因此摄入含胶原蛋白较多的食物，可影响尿HOP的浓度。

3. 抗酒石酸酸性磷酸酶（TRAP）　TRAP是一种溶酶，主要存在于骨、前列腺、溶酶体、血小板和脾脏中，血浆中TRAP由破骨细胞合成并直接分泌入血，当骨吸收时，TRAP由破骨细胞释放入血液循环，血浆中TRAP水平是而反应骨吸收的生化指标，在骨吸收增强时，血中TRAP升高。

4. Ⅰ型胶原C端肽（CTX）和N端肽（NTX）　CTX和NTX均是Ⅰ型胶原分解的产物。骨吸收增强时，骨胶原溶解释放出Ⅰ型胶原蛋白，钙蛋白在肝脏中分解为NTX和CTX。Ⅰ型胶原降解时，CTX释放血液中，血清中CTX浓度变化与骨吸收参数呈显著正相关，并与其他骨吸收生化指标如Pyr和D-Pyr正相关。因此血清CTX水平是破骨细胞性胶原降解的检测的敏感指标。

四、骨骼X线影像检查

虽可根据常规X线影像观察骨结构稀疏状态，用于评估骨质疏松，但X线影像显示骨质疏松时其骨质已丢失达30%以上。胸腰椎侧位X线影像可作为骨质疏松椎体压缩性骨折及其程度判定的首选方法。另外，X像影像所示的骨质密度受投照条件和阅片者主观等因素的影响，且不易量化评估，故X线影像不用于骨质疏松症的早期诊断。但根据临床症状和体征选择性进行相关部位的骨骼X线影像检查，可反映骨骼的病理变化，为骨质疏松症的诊断和鉴别诊断提供依据。

第三节　病理检查与评估

骨质疏松症的病理学改变主要表现为骨吸收量增多，而骨形成水平正常。在多数情况下，髂嵴活检的病变状态与脊柱病变基本一致。因此，髂嵴活检作为评价原发性骨质疏松程度的首选病理检查的骨组织活检部位，对于继发性骨质疏松症的病理诊断则需进行病变部位的骨组织活检。

一、骨质疏松症的病理检查

无论是哪一种类型的骨质疏松症，其显微镜下的组织病理改变大致相同，主要表现为骨细胞数目和骨小梁数量的绝对值减少，尤以松质骨的骨小梁减少、变细、皮质骨变薄、变疏松，而骨细胞和骨小梁的结构及骨基质的钙化均正常。

二、骨质疏松症病理检查的价值评估

由于骨组织活检属于创伤性检查方法，因此，在临床实践中，很少用于原发性骨质疏松症的临床诊断，偶尔会用于不明原因引起的继发性骨质疏松症的诊断和鉴别诊断。

案例 26-1

【病史摘要】 女,68 岁,停经 17 年,因"反复腰背部疼痛 5 年,加重 1 个月"入院。患者 5 年前无明显诱因出现腰背部疼痛、双膝关节酸软、疼痛,站立和行走时明显,未予重视,未就诊。1 年前再次出现上述症状时至我院门诊就诊,完善相关检查后诊断为"骨质疏松症",予以钙剂、维生素 D、阿仑膦酸钠治疗后症状缓解,患者自行停药,1 个月前上述症状再次加重,为求进一步治疗,门诊以"骨质疏松症"收住入院。自发病来,患者精神状态、睡眠稍差,活动正常,食欲食量无明显变化,体重无明显变化。查体:腰部脊柱叩痛阳性。

【临床检验】 骨代谢检测:25 羟维生素 D 22.65ng/ml(>20ng/ml)、总 I 型前胶原氨基末端肽 63.81ng/ml(20.5~76.31ng/ml)、β- 胶原降解产物 0.488ng/ml(0.113~1.008ng/ml)、骨钙素 N 端中分子片段 15.58ng/ml(15~46ng/ml)、甲状旁腺激素 33.02ng/ml(15~65ng/ml)、骨碱性磷酸酶 11.18μg/ml(0~22.4μg/ml)。血钙 2.25mmol/L(2.1~2.55mmol/L)、血磷 1.15mmol/L(0.81~1.45mmol/L)。肝功、肾功正常。

【影像学检查】 腰椎 X 片:腰 1 椎体轻度压缩性骨折。腰椎骨密度测定:骨密度(g/cm^2):L_1 0.639、L_2 0.691、L_3 0.787、L_4 0.679、整体 0.700,T 值:L_1 -3.2、L_2 -3.1、L_3 -2.7、L_4 -3.5、整体 -3.2。

【诊断与鉴别诊断】

1. 诊断 重度骨质疏松症。

2. 鉴别诊断

(1)骨软化症:常由于维生素 D 缺乏,一般表现为骨质软化、腰腿部疼痛、行动不便、骨骼疼痛、骨骼变形、骨折、假性骨折等。

(2)甲状旁腺功能亢进症:可以出现囊性骨病、棕色瘤、骨折、高钙血症、低血磷、泌尿系结石,血甲状旁腺激素是最直接、灵敏的诊断指标,会明显升高。

【案例分析】 该患者老年女性,停经 17 年,反复腰背部疼痛 5 年,加重 1 个月,查体腰部脊柱叩痛阳性。骨代谢检测:25 羟维生素 D 22.65ng/ml、总 I 型前胶原氨基末端肽 63.81ng/ml、β- 胶原降解产物 0.488ng/ml、骨钙素 N 端中分子片段 15.58ng/ml、甲状旁腺激素 33.02ng/ml、骨碱性磷酸酶 11.18μg/ml。血钙 2.25mmol/L、血磷 1.15mmol/L。肝功、肾功正常。腰椎 X 片:腰 1 椎体轻度压缩性骨折。腰椎骨密度测定:骨密度(g/cm^2):L_1 0.639、L_2 0.691、L_3 0.787、L_4 0.679、整体 0.700,T 值:L_1 -3.2、L_2 -3.1、L_3 -2.7、L_4 -3.5、整体 -3.2。故诊断为重度骨质疏松症。

小 结

骨质疏松即骨质疏松症,是多种原因引起的一组骨病,以单位体积内骨组织量减少为特点的代谢性骨病变。骨质疏松症可发生于不同性别和任何年龄,但多见于绝经后女性和老年男性。以骨骼疼痛、易于骨折为特征;原发性骨质疏松症最常见的症状,以腰背痛多见,占疼痛患者中的 70%~80%。疼痛沿脊柱向两侧扩散,仰卧或坐位时疼痛减轻,直立时后伸或久立、久坐时疼痛加剧,弯腰、咳嗽、大便用力时加重。一般骨量丢失 12% 以上时即可出现骨痛。老年骨质疏松症时,椎体压缩变形,脊柱前屈,肌肉疲劳甚至痉挛,产生疼痛。WHO 建议根据 BMD(骨密度)值对骨质疏松症进行分级,规定正常健康成年人的 BMD 值加减 1 个标准差(SD)为正常值,较正常值降低(1~2.5)SD 为骨质减少;降低 2.5SD 以上为骨质疏松症;降低 2.5SD 以上并伴有脆性骨折为严重的骨质疏松症。骨代谢生化标记物分为骨形成标志物和骨吸收标志物,这些指标的测定有助于判断骨转换的类型、骨丢失速率、骨折风险的评估、了解病情进展、干预措施的选择以及疗效评估等。

参 考 文 献

[1] 中华医学会骨质疏松和骨矿盐疾病分会. 原发性骨质疏松诊疗指南. 中华骨质疏松和骨矿盐疾病杂志, 2017, 33 (10): 890-910.
[2] 童南伟, 邢小平. 国家卫生和计划生育委员会住院医师规范化培训规划教材内分泌科分册. 北京: 人民卫生出版社, 2016.
[3] 杨莹. 内分泌代谢病学习手册. 昆明: 云南科技出版社, 2015, 12.

（钱士匀 杨 莹 杨 军 梁自文）

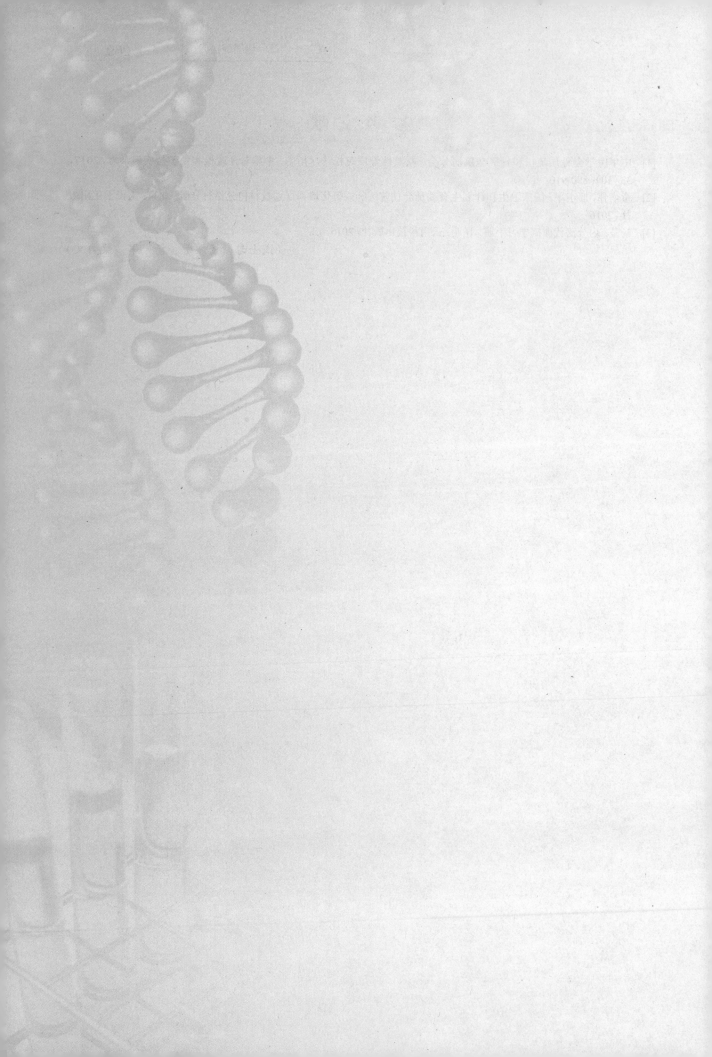

中英文名词对照索引

Z

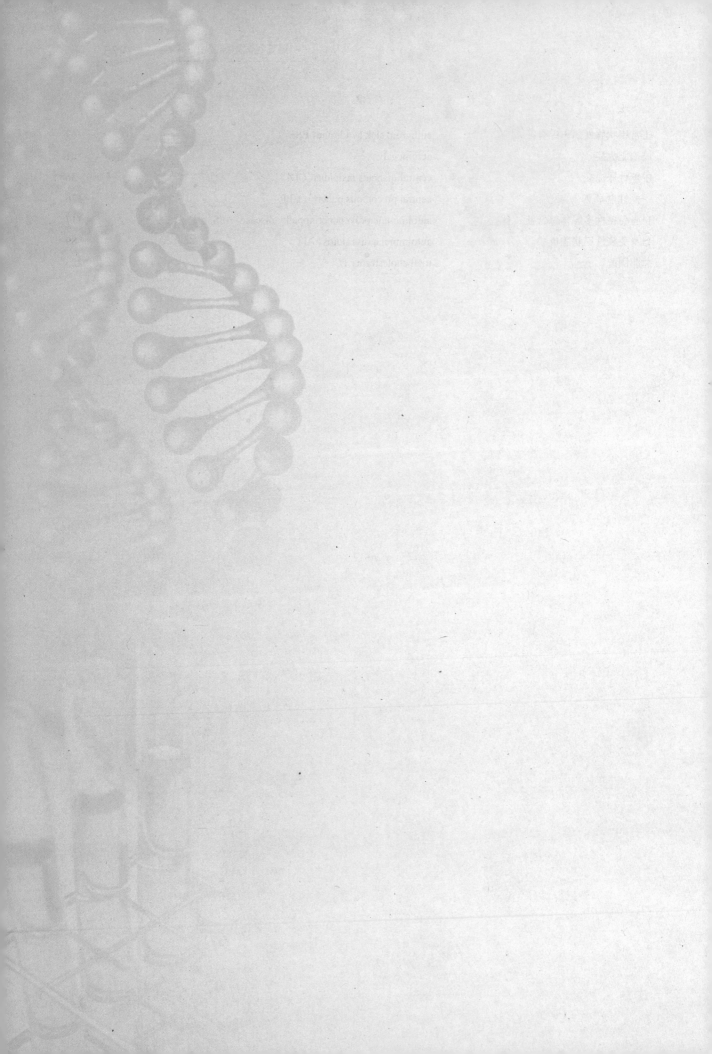

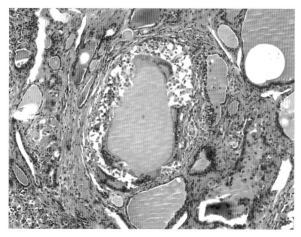

彩图 10-2 亚急性甲状腺炎，肉芽肿中央可见残留的甲状腺滤泡胶质

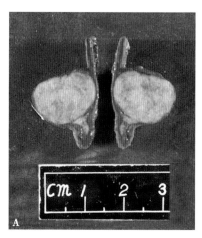

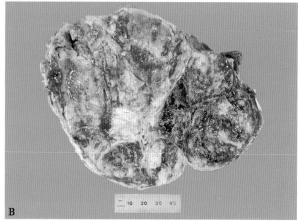

彩图 15-5 醛固酮瘤肉眼观
A. 醛固酮瘤（肿瘤切面金黄色）；B. 醛固酮增多症的皮质癌（肿瘤切面大片坏死）。

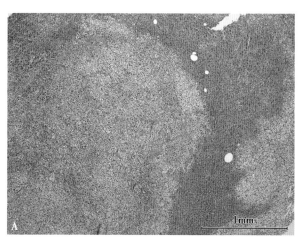

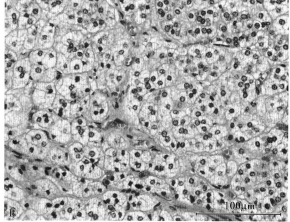

彩图 15-6 （左肾上腺）皮质腺瘤镜下观
A. 低倍镜下瘤组织呈一灰白色结节样区域，与周围正常组织分界欠清，无明显包膜形成。B. 高倍镜下，瘤细胞呈圆形或多形性，细胞界限清楚，胞质透明呈空泡样。瘤细胞核圆形卵圆形，染色质颗粒状淡染，偶见核仁。

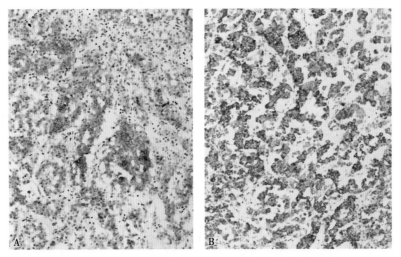

彩图 15-7　分泌醛固酮的肾上腺皮质癌免疫组化染色

A. Syn 阳性；B. Melan-A 阳性。

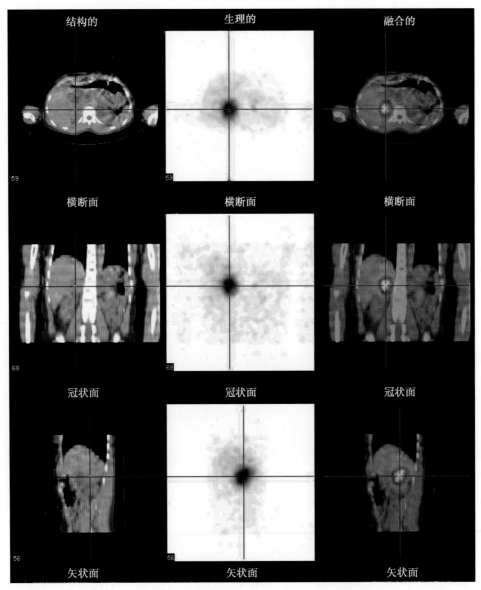

彩图 16-6　右肾嗜铬细胞瘤 SPECT/CT 显像

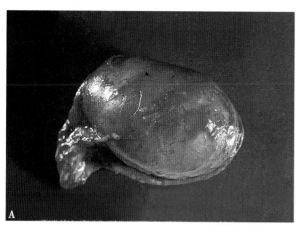
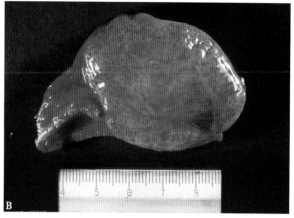

彩图 16-8　肾上腺嗜铬细胞瘤肉眼观
A. 表面有包膜；B. 切面棕红色。

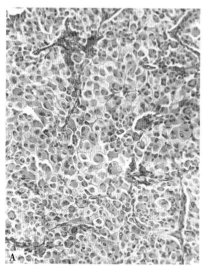
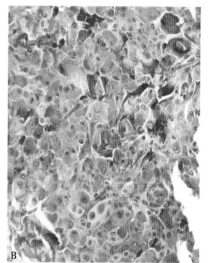

彩图 16-9　嗜铬细胞瘤镜下观
A. 瘤细胞为圆形或多角形，胞质丰富；B. 瘤细胞为大多角形，核异型性明显。

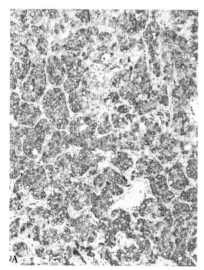
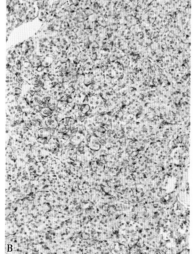

彩图 16-10　嗜铬细胞瘤免疫组化染色
A. 肿瘤细胞 CgA 免疫反应阳性；B. S-100 阳性的肿瘤支持细胞。

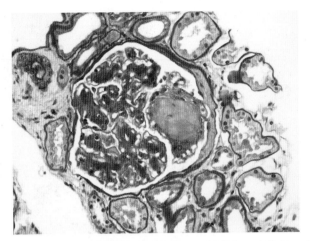

彩图 23-1 结节性糖尿病肾小球硬化症 KW 结节（PAS 染色，×200）

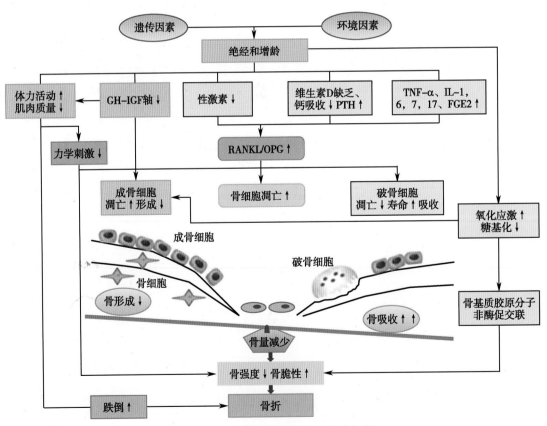

彩图 26-1 原发性骨质疏松的发病机制